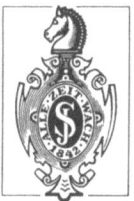

Die Lithiumtherapie

Nutzen, Risiken, Alternativen

Eine Einführung
für Ärzte aller Fachrichtungen

Herausgegeben von
B. Müller-Oerlinghausen und W. Greil

Mit 50 Abbildungen und 56 Tabellen

Springer-Verlag
Berlin Heidelberg New York Tokyo

Professor Dr. Bruno Müller-Oerlinghausen
Psychiatrische Klinik und Poliklinik
Freie Universität Berlin
Eschenallee 3, 1000 Berlin 19

Dr. Waldemar Greil
Psychiatrische Klinik und Poliklinik
Universität München
Nußbaumstraße 7, 8000 München 2

CIP-Kurztitelaufnahme der Deutschen Bibliothek
Die Lithiumtherapie: Nutzen, Risiken, Alternativen:
e. Einf. für Ärzte aller Fachrichtungen/
hrsg. von B. Müller-Oerlinghausen u. W. Greil... –
Berlin; Heidelberg; New York; Tokyo: Springer, 1986.
ISBN-13: 978-3-642-96936-2   e-ISBN-13: 978-3-642-96935-5
DOI: 10.1007/978-3-642-96935-5
NE: Müller-Oerlinghausen, Bruno [Hrsg.]

Das Werk ist urheberrechtlich geschützt. Die dadurch begründeten Rechte, insbesondere die der Übersetzung, des Nachdruckes, der Entnahme von Abbildungen, der Funksendung, der Wiedergabe auf photomechanischem oder ähnlichem Wege und der Speicherung in Datenverarbeitungsanlagen bleiben, auch bei nur auszugsweiser Verwertung, vorbehalten. Die Vergütungsansprüche des § 54, Abs. 2 UrhG werden durch die „Verwertungsgesellschaft Wort", München, wahrgenommen.

© by Springer-Verlag Berlin Heidelberg 1986
Softcover reprint of the hardcover 1st edition 1986

Die Wiedergabe von Gebrauchsnamen, Handelsnamen, Warenbezeichnungen usw. in diesem Werk berechtigt auch ohne besondere Kennzeichnung nicht zu der Annahme, daß solche Namen im Sinne der Warenzeichen- und Markenschutz-Gesetzgebung als frei zu betrachten wären und daher von jedermann benutzt werden dürften.

Produkthaftung: Für Angaben über Dosierungsanweisungen und Applikationsformen kann vom Verlag keine Gewähr übernommen werden. Derartige Angaben müssen vom jeweiligen Anwender im Einzelfall anhand anderer Literaturstellen auf ihre Richtigkeit überprüft werden.

Vorwort

Circa 0,5% der Bevölkerung werden, zumindest nach einer englischen Schätzung, mit Lithiumsalzen behandelt. Überträgt man diese Angaben auf die Bundesrepublik Deutschland, entspräche dies etwa 30 000 Patienten. Wenn es auch außerhalb der manisch-depressiven Erkrankung weitere Indikationen für die Anwendung von Lithiumsalzen gibt, wie z.B. die Prophylaxe aggressiver Zustände bei Kindern oder geistig Behinderten oder die Anwendung in der Neurologie beim phasenhaft verlaufenden Kopfschmerz oder in der inneren Medizin zur Behandlung von Leukopenien, so stellt doch die Lithiumlangzeitprophylaxe der affektiven Psychosen z.Zt. sicher die interessanteste und auch sozialpsychiatrisch wichtigste Indikation für eine Lithiummedikation dar.

Wirksamkeit und Sicherheit der Lithiumprophylaxe bei der manisch-depressiven Erkrankung sind während der letzten 2 Dekaden in überzeugender Weise und von den besten Forschergruppen der Welt nachgewiesen worden. Wenige Psychopharmaka sind in so sorgfältiger Weise untersucht worden, wie gerade die Lithiumsalze. Dennoch besteht offensichtlich nach wie vor in Klinik und Praxis Unsicherheit über die akzeptierten Indikationen und die praktischen Modalitäten dieser Therapie. Die Furcht vor unbekannten Nebenwirkungen ist bei einer so langfristigen Behandlung verständlich und wird deren Anwendung zum Nachteil mancher Patienten verhindern, wenn zudem noch Unklarheit über den zu erwartenden Nutzen besteht.

Das vorliegende Buch versucht deshalb, unser derzeitiges Wissen über die Lithiumtherapie in seinen klinisch relevanten Aspekten darzustellen. Da Patienten unter einer Lithiumtherapie nicht nur vom Psychiater, sondern auch vom Arzt für Allgemeinmedizin oder innere Medizin behandelt werden, erscheint es uns besonders wichtig, daß gerade in diesem Kollegenkreis eine zureichende Kenntnis über Nutzen und Risiken dieser Therapie besteht – im Interesse derjenigen Patienten, denen wir nach unserem derzeitigen Kenntnisstand effektiv *nur* durch diese Therapie helfen können. Wenn sich auch in neuester Zeit einige experimentelle Ansätze zu anderen medikamentösen Prophylaxeverfahren entwickelt haben, so muß doch deutlich gesagt werden, daß eine etablierte und im gleichen Umfang geprüfte Alternative zur Lithiumlangzeitprophylaxe bislang nicht existiert.

Um den verschiedenen Interessen prospektiver Leser entgegen zu kommen, haben wir theoretische und praktische Beiträge voneinander deutlich getrennt. Im ersten Teil des Buches werden einige moderne theoretische Ansätze dargestellt, die klinische Wirkung von Lithium zu erklären. Dabei kommen neben den biochemischen Konstrukten auch neurophysiologische und psychologische Modelle als eigenständige Beschreibungsebenen zu Worte, die nicht einfach reduktionistisch aufeinander bzw. auf den molekularen Bereich zurückgeführt werden können. Der zweite Teil des Buches behandelt dann im Detail Indikationen sowie erwünschte und unerwünschte Wirkungen von Lithiumsalzen am Menschen. Abschließend werden noch einmal in komprimierter Form die für die praktische Therapie wichtigsten Fakten in Form von Richtlinien für die Behandlung und Kontrolle von Lithiumpatienten dargestellt.

Wir danken allen unseren Autoren für ihre Bereitschaft und Geduld, auf die vielfältigen Wünsche der Herausgeber einzugehen. Unser Dank gilt auch dem Springer-Verlag, der uns zu diesem Unternehmen Mut gemacht und seinerseits nicht die Geduld mit uns verloren hat. Ein ganz besonderer Dank sei Frau Dr. Ursula Consbruch und Frau Annette Hegel gesagt, die uns beim Lesen der Korrekturen so tatkräftig und uneigennützig unterstützt haben.

Wir hoffen, daß die nachfolgenden Beiträge den Kollegen in Klinik und Praxis helfen können, optimierte und rationale Behandlungsstrategien für ihre Patienten zu entwickeln.

Berlin/München, 7.3.1986　　　　　　　　　　B. MÜLLER-OERLINGHAUSEN
　　　　　　　　　　　　　　　　　　　　　　W. GREIL

Inhaltsverzeichnis

1 **Der historische Hintergrund der Lithiumtherapie und -prophylaxe**
F. N. Johnson und A. Amdisen. Mit 1 Abbildung 1

2 **Theoretische Grundlagen, Wirkungsmechanismen von Lithium**

2.1 Biochemische und zellphysiologische Effekte von Lithiumionen
D. van Calker und W. Greil. Mit 4 Abbildungen
und 3 Tabellen 5

2.2 Tierexperimentelle neurophysiologische Untersuchungen
zur Lithiumwirkung. A. Ullrich. Mit 1 Abbildung 35

2.3 Chronobiologische Aspekte der Lithiumprophylaxe. B. Pflug
Mit 1 Abbildung 46

2.4 Wirkung von Lithium auf die Bewegungsaktivität
von Versuchstieren. D. F. Smith. Mit 1 Abbildung 51

2.5 Der psychologische Zugang zur Prophylaxe akuter affektiver
Psychosen mit Lithiumsalzen. D. Kropf. Mit 3 Abbildungen . 60

2.6 Neurophysiologische Aspekte der Lithiumwirkung. G. Ulrich
Mit 13 Abbildungen 78

2.7 Einfluß von Lithium auf die evozierten kortikalen Potentiale
U. Hegerl. Mit 4 Abbildungen 97

2.8 Pharmakokinetik. K. Lehmann. Mit 3 Abbildungen
und 2 Tabellen 106

3 **Klinische Effekte und Indikationen**

3.1 Behandlung der Manie mit Lithiumsalzen
M. C. Stoltzenburg und W. Greil. Mit 2 Tabellen 116

3.2 Behandlung der akuten Depression mit Lithium
M. Schölderle und W. Greil. Mit 3 Tabellen 130

3.3 Rezidivprophylaxe affektiver Psychosen mit Lithium. W. GREIL
und M. SCHÖLDERLE. Mit 1 Abbildung und 7 Tabellen . . . 138

3.4 Prophylaxe der schizoaffektiven Psychosen. G. LENZ und
R. WOLF. Mit 1 Tabelle 164

3.5 Verlaufscharakteristika manisch-depressiver Psychosen
unter Lithiumprophylaxe. A. KUKOPULOS und A. TONDO . . 173

3.6 Selektionskriterien und Prädiktoren für kurative und
prophylaktische Lithiumbehandlung. P. GROF 183

3.7 Indikationen für die Lithiumtherapie außerhalb der manisch-
depressiven Erkrankung. M. SCHOU 191

3.8 Lithiumsalze in der Kinder- und Jugendpsychiatrie
B. MÜLLER-OERLINGHAUSEN 200

3.9 Lithiumtherapie bei alten Patienten
B. MÜLLER-OERLINGHAUSEN 206

3.10 Die Lithiumprophylaxe in der nervenärztlichen Praxis
U. CONSBRUCH. Mit 3 Abbildungen und 5 Tabellen 211

3.11 Psychodynamische Prozesse während einer Lithiumlangzeitmedikation. U. RÜGER 223

3.12 Lithium in der Neurologie. M. SCHÖLDERLE und W. GREIL
Mit 1 Tabelle 231

3.13 Indikationen für die Anwendung von Lithiumsalzen
in der inneren Medizin. E. HEIDEMANN 238

4 **Unerwünschte Wirkungen und Risiken**

4.1 Neurologische, neuromuskuläre und neurotoxische Effekte
der Lithiumbehandlung. B. WARDIN und
B. MÜLLER-OERLINGHAUSEN. Mit 2 Tabellen 246

4.2 Lithium und das Herz-Kreislauf-System. J. ALBRECHT
Mit 2 Tabellen 264

4.3 Beeinflussung der Schilddrüsenfunktion und des Immunsystems
durch Lithiumsalze. J. ALBRECHT. Mit 1 Abbildung
und 2 Tabellen 276

4.4 Lithium und Nierenfunktion. D. KAMPF. Mit 3 Tabellen . . . 286

4.5 Wirkung von Lithiumsalzen auf Kohlenhydratstoffwechsel,
     Körpergewicht und gastrointestinale Funktionen
     B. MÜLLER-OERLINGHAUSEN. Mit 1 Abbildung und 3 Tabellen   297

4.6 Unerwünschte Wirkungen der Lithiumtherapie an der Haut
     G. ALBRECHT. Mit 4 Abbildungen und 1 Tabelle   305

4.7 Klinisch-chemische Veränderungen unter Lithiumbehandlung
     K. DIEBOLD   316

4.8 Wirkung von Lithium auf Sexualfunktion und
     Schwangerschaft. B. MÜLLER-OERLINGHAUSEN   323

4.9 Die Lithiumintoxikation. H. D. MÜHLBAUER. Mit 1 Tabelle . 329

4.10 Therapie der Lithiumintoxikation. T. R. ZILKER und
     M. VON CLARMANN. Mit 1 Tabelle   337

4.11 Wechselwirkungen von Lithiumsalzen mit anderen
     Arzneimitteln. B. MÜLLER-OERLINGHAUSEN. Mit 1 Tabelle . . 347

5 Alternativen zur Lithiumprophylaxe
     H. M. EMRICH. Mit 3 Abbildungen und 3 Tabellen 356

6 Praktische Therapiedurchführung

6.1 Praktische Ratschläge zur Durchführung und Kontrolle
     einer Lithiumbehandlung. B. MÜLLER-OERLINGHAUSEN
     und W. GREIL. Mit 13 Tabellen   369

6.2 Probleme der Patienten mit der eigenen Wahrnehmung
     ihrer Krankheit und deren Langzeitbehandlung.
     Zusammenarbeit zwischen Patient und Arzt. M. SCHOU . . . 390

6.3 Labormethoden zur Bestimmung von Lithium
     in Körperflüssigkeiten. A. AMDISEN. Mit 6 Abbildungen . . 398

Handelsnamen der im Text erwähnten Pharmaka   424

Sachverzeichnis 429

Mitarbeiterverzeichnis

ALBRECHT, G., Dr. med., Chefärztin der Dermatologischen Abteilung des Krankenhauses Spandau – Allergologie, Lynarstraße 12, 1000 Berlin 20

ALBRECHT, J., Dr. med., Oberarzt, Psychiatrische Klinik und Poliklinik der Freien Universität Berlin, Eschenallee 3, 1000 Berlin 19

AMDISEN, A., M. D., Assistant Research Director, Aarhus University, Department of Psychiatry, Psychiatric Hospital, DK-8240 Risskov

CALKER D. VAN, Dr. rer. nat., Psychiatrische Klinik der Universität München, Nußbaumstraße 7, 8000 München 2

CLARMANN, M. VON, Priv.-Doz. Dr. med., II. Med. Klinik und Poliklinik der Technischen Universität München, Toxikologische Abteilung, Ismaninger Straße 22, 8000 München 80

CONSBRUCH, U., Dr., Dipl.-Chem., Leiterin des Klin. Chem. Laboratorium der Psychiatrischen und Neurologischen Klinik der Albert-Ludwigs-Universität Freiburg, Hauptstraße 5, 7800 Freiburg i. Br.

DIEBOLD, K., Prof. Dr. med., Klinikum der Universität Heidelberg, Psychiatrische Klinik, Voßstraße 4, 6900 Heidelberg 1

EMRICH, H. M., Prof. Dr. med., Max-Planck-Institut für Psychiatrie, Kraepelinstraße 10, 8000 München 40

GREIL, W., Dr. med., Oberarzt, Psychiatrische Klinik der Universität München, Nußbaumstraße 7, 8000 München 2

GROF, P., M. D., Professor of Psychiatry, McMaster University, Faculty of Health Sciences, Department of Psychiatry, 1200, Main Street West, Hamilton, Ontario L8N 325, Canada

U. HEGERL, U., Dr. med, Psychiatrische Klinik und Poliklinik – Bereich Psychophysiologie – der Freien Universität Berlin, Eschenallee 3, 1000 Berlin 19

HEIDEMANN, E., Priv.-Doz. Dr. med., Eberhard-Karls-Universität Tübingen, Medizinische Klinik, Otfried-Müller-Straße 10, 7400 Tübingen 1

JOHNSON, F. N., Dr. phil., Head of Department, Department of Psychology, Fylde College, University of Lancaster, Bailrigg, Lancaster LA1 4YF, Great Britain

KAMPF, D., Priv.-Doz. Dr. med., Universitätsklinikum Charlottenburg, Abt. für Innere Medizin mit Schwerpunkt Nephrologie, Spandauer Damm 130, 1000 Berlin 19

KROPF, D., Dr., Dipl.-Psych., Psychiatrische Klinik und Poliklinik
der Freien Universität Berlin, Eschenallee 3, 1000 Berlin 19

KUKOPULOS, A., Dr. med., Centro 'Lucio Bini', 4, Via Crescenzio,
I-00193 Rom

LEHMANN, K., Dr. med., MSD Sharp & Dohme GmbH, Charles-de-
Gaulle-Straße 4, 8000 München 83

LENZ, G., Oberarzt, Psychiatrische Universitäts-Klinik Wien, Währinger
Gürtel 18–20, A-1097 Wien

MÜHLBAUER, H. D., Dr. med., Institut für Psychogene Erkrankungen
der AOK Berlin, Müllerstraße 143, 1000 Berlin 65

MÜLLER-OERLINGHAUSEN, B., Prof. Dr. med., Psychiatrische Klinik und
Poliklinik der Freien Universität Berlin, Eschenallee 3, 1000 Berlin 19

PFLUG, B., Prof. Dr. med., Klinikum der Joh. Wolfg. Goethe-Universität,
Zentrum der Psychiatrie, Heinrich-Hoffmann-Straße 10, 6000 Frankfurt 71

RÜGER, U., Prof. Dr. med., Abteilung Psychosomatik und Psychotherapie
im Zentrum 16 der Universitätskliniken Göttingen, von-Siebold-Straße 5,
3400 Göttingen

SCHÖLDERLE, M., Dr. med., Psychiatrische Klinik der Universität
München, Nußbaumstraße 7, 8000 München 2

SCHOU, M., Prof. Dr. med., Psychopharmacology Research Unit,
Aarhus University, Department of Psychiatry, Psychiatric Hospital,
DK-8240 Risskov

SMITH, D. F., Dr. phil. Dr. med., Aarhus University, Department
of Psychiatry, Psychiatric Hospital, DK-8240 Risskov

STOLTZENBURG, M. C., Dr. med., Psychiatrische Klinik und Poliklinik
der Technischen Universität München, Möhlstraße 26, 8000 München 80

TONDO, A., Dr. med., Centro 'Lucio Bini', 4, Via Crescenzio,
I-00193 Rom

ULLRICH, A., Dr. med., Krankenhauszweckverband Augsburg,
Zentralklinikum, Neurologische Klinik, Stenglinstraße 1, 8900 Augsburg

ULRICH, G., Priv.-Doz. Dr. med., Psychiatrische Klinik und Poliklinik –
Bereich Psychophysiologie – der Freien Universität Berlin, Eschenallee 3,
1000 Berlin 19

WARDIN, B., Dr. med., Universitätsklinik, Rheinische Landesklinik,
Bergische Landstraße 2, 4000 Düsseldorf 12

WOLF, R. Dr. med., Oberarzt, Psychiatrische Universitäts-Klinik Wien,
Währinger Gürtel 18–20, A-1097 Wien

ZILKER, T. R., Priv.-Doz. Dr. med., II. Med. Klinik und Poliklinik
der Technischen Universität München, Toxikologische Abteilung,
Ismaninger Straße 22, 8000 München 80

1 Der historische Hintergrund der Lithiumtherapie und -prophylaxe*

F. N. Johnson und A. Amdisen

Allgemein wird angenommen, daß Cade 1949 die antimanische Wirkung von Lithium entdeckte. Tatsächlich jedoch war er ein Wiederentdecker, denn die Lithiumsalze wurden bereits 50 Jahre früher sowohl für die akute Manie-Behandlung als auch für die Prophylaxe der Depression eingesetzt (Johnson u. Amdisen 1983).

Die Harnsäurediathese

Als 1841 Lipowitz berichtete, daß das zerkleinerte Lithiumerz Lepidolit mit der schwach wasserlöslichen Harnsäure gekocht das hochlösliche Lithiumurat ergab, legte er den Grundstein für eine medizinische Hypothese, die fast ein Jahrhundert Bestand hatte. Lipowitz nahm eine nahe „Verwandtschaft" zwischen Harnsäure und Lithium an. Ein Chirurg, Alexander Ure, der auf die Arbeit von Lipowitz stieß, schlug den Gebrauch von Lithiumsalzen als Lösungsmittel für Harnsäure im Körper vor und behauptete, daß sich harnsäurehaltige Nierensteine und harnsaures Natron, „welches bekanntlich den Hauptbestandteil der Gichtknoten ausmacht" (Ure 1844), auflösten, wenn man sie in eine wässerige Lithiumkarbonatlösung legte (1843–44). Die Arbeiten von Lipowitz als auch von Ure beeinflußten Sir Alfred Baring Garrods Ansichten zur Gichtbehandlung; Garrod wiederholte Ures Experiment, ersetzte jedoch den Harnstein durch ein an Gicht erkranktes Endstück eines Fingerknochens. Da sich die Harnsäureablagerungen auflösten, schloß Garrod, daß die Lithiumsalze wirksamer als andere Salze seien (1859). In Übereinstimmung mit der Auffassung früherer Autoren (Ure 1844/45) wurden Garrods Vorstellungen zur Gicht auf andere Beschwerden als Gelenkerkrankungen und Nierensteine ausgedehnt; er beschrieb eine Form von „irregulärer Gicht", die angeblich durch einen Überschuß von Harnsäure (Ure 1844/45) ausgelöst werde und sich in verschiedensten Symptomen manifestieren sollte. Die Gesamtheit dieser Symptome bezeichnete er als „Harnsäurediathese" und schloß auch Affektstörungen wie die „gichtige Manie" mit ein. Garrod schlug eine periodische Lithiumbehandlung zur Prophylaxe immer wiederkehrender Symptome der gichtigen Diathese inklusive von Stimmungsschwankungen vor.

Die Harnsäurediathese wurde begeistert in den Vereinigten Staaten und auf dem europäischen Festland aufgenommen (Johnson u. Amdisen 1983); Trousseau in Paris meinte ebenfalls, daß diese „Diathese" auch für die Entstehung affektiver Erkrankungen verantwortlich sei (1968). Garrods Vorstellungen wurden einem dänischen Neurologen, Carl Lange, bekannt, der 1886 die Meinung vertrat, daß periodische Depressionen mit einem Überschuß an Harnsäure in Beziehung stünden und deshalb behandelbar und einer Prävention durch Lithiumsalze zugänglich sein müßten

---

* Übersetzt von H. D. Mühlbauer

(1886a, b). Es war somit Lange, der als erster die Nützlichkeit von Lithium in der Prophylaxe der Depression postulierte. Carl Langes Bruder, der Psychiater Fritz Lange, wendete angeblich mit guter Wirkung Lithium in der akuten Behandlung depressiver Phasen an (1894). Auf der Grundlage früherer Untersuchungen beschrieb Alexander Haig 1892 die endogene Depression als einen Ausdruck von Harnsäureüberschuß des Körpers und behauptete, daß Lithiumsalze die depressive Stimmung verbesserten, obgleich er dies niemals klinisch überprüfte.

Wenngleich das Konzept der Harnsäurediathese im ausgehenden 19. und beginnenden 20. Jahrhundert zunehmend kritisiert wurde, beeinflußte es weiterhin die ärztliche Praxis, auch dann noch, als sich die theoretischen Grundlagen längst als unrichtig erwiesen hatten. Noch 1957 empfahlen verschiedene medizinische Lehrbücher in Europa die Lithiumbehandlung von Nieren- und Blasensteinen. Eine Anzahl von lithiumhaltigen Präparaten sind oder waren bis vor kurzem zur Therapie des Rheumatismus sogar in Dänemark und in der Bundesrepublik Deutschland im Handel, im Sinne des früheren Konzeptes der „gichtigen Diathese" (Johnson u. Amdisen 1983).

Das Werk von John Cade

Ende der vierziger Jahre untersuchte der australische Psychiater John F. J. Cade die Toxizität der Harnsäure an Meerschweinchen und bemerkte, daß das Lithiumsalz der Harnsäure eine sedierende Wirkung auf die Tiere ausübte. Ähnliches war für die Kontrollsubstanz, Lithiumkarbonat, nachweisbar. Nachdem er in einem Selbstversuch schädliche Wirkungen ausschließen konnte, verordnete er es mehreren seiner Patienten. Bei allen 10 manischen Patienten entfaltete Lithium eine günstige Wirkung, war jedoch weniger wirksam bei 6 Schizophrenen und unwirksam bei 3 Patienten mit schwerer depressiver Symptomatik. Die Ergebnisse seiner Beobachtungen wurden 1949 publiziert, aber ihr Einfluß auf die medizinische Öffentlichkeit außerhalb Australiens wurde durch die Tatsache gemindert, daß im gleichen Jahr in den USA Berichte erschienen, die auf schwere toxische Reaktionen bei herzkranken Patienten hinwiesen; diese hatten Lithium als Geschmackskorrigens bei einer kochsalzfreien Diät erhalten (Talbott 1950).

Das Werk von Schou, Baastrup und Hartigan

Der nötige Anstoß für einen breiteren therapeutischen Einsatz von Lithiumsalzen kam 1954. Unter der Leitung eines jungen Forschers namens Mogens Schou bestätigten Erik Strömgren und eine kleine Gruppe von Wissenschaftlern der Psychiatrischen Abteilung der Universität Aarhus nicht nur Cades Ergebnisse einer antimanischen Lithiumwirkung, sondern wiesen diese auch in einem kontrollierten Versuch nach. Dies war wahrscheinlich der erste Doppelblindversuch in der Geschichte der Psychiatrie (Schou et al. 1954). Bei dieser Untersuchung wurde entsprechend dem Vorschlag von John L. Talbott die Serumlithiumkonzentration mittels der Flammenfotometrie kontrolliert. Diese Form der Therapiekontrolle wurde mit allerdings wenig ermutigenden Ergebnissen auch von Noack u. Trautner versucht (1951). In diesen ersten Jahren der Lithiumtherapie wurde ein Serumlithiumspiegel zwischen 0,50 und

2,00 mmol/l als effektiv und sicher empfohlen (Schou et al. 1954), aus heutiger Sicht muß dieser Bereich jedoch als zu groß angesehen werden; spätere Untersuchungen ergaben die Notwendigkeit, die Pharmakokinetik der Lithiumsalze durch Standardisierung des Behandlungsverfahrens und der Blutentnahme zu berücksichtigen. Um toxische Nebenwirkungen zu vermeiden, war eine erheblich niedrigere obere Grenze des Lithiumspiegels (1,40 mmol/l) notwendig (Amdisen 1977). Die Arbeit der dänischen Gruppe war zwar ein Meilenstein in der Entwicklung der Lithiumtherapie, trieb aber Cades grundlegende Erkenntnis einer antimanischen Wirkung zunächst nicht weiter voran. Wesentliche Anstöße kamen aus zwei Ländern. In England und einem anderen Teil Dänemarks gelangten unabhängig voneinander zwei Psychiater zum gleichen Schluß: Hartigan vom St. Augustine's Hospital in Canterbury (England) und Baastrup vom Staatlichen Krankenhaus Vordingborg (Dänemark) stellten nicht nur die Wirksamkeit der Lithiumbehandlung bei akut manischen Zuständen fest, sondern auch, daß eine Fortsetzung der Therapie depressive Rezidive zu verhindern schien. Diese Wiederentdeckung der prophylaktischen antidepressiven Wirkung der Lithiumsalze, die bereits 70 Jahre früher von Carl Lange (1886, 1896) berichtet wurde, teilten beide Untersucher Mogens Schou mit, der sie drängte, ihre Ergebnisse zu publizieren, was sie in zeitlichem Abstand auch taten (Baastrup 1964; Hartigan 1963).

Die Kontroverse um einen „neuen therapeutischen Mythos"

In einer gemeinsamen Untersuchung unternahmen es Baastrup und Schou, die Wirksamkeit der Lithiumprophylaxe wissenschaftlich nachzuweisen. Aus methodischen Gründen wurde jedoch ihre Arbeit von zwei britischen Psychiatern, Michael Shepherd und Barry Blackwell, heftigst bekämpft, die den prophylaktischen Nutzen als einen neuen „therapeutischen Mythos" bezeichneten (Blackwell u. Shepherd 1968). Baastrup und Schou verteidigten erfolgreich ihre Untersuchungen und führten eine elegante Doppelblindabbruchstudie durch, womit diese Frage ein für allemal eindeutig entschieden wurde (Baastrup et al. 1970).

Spätere Entwicklungen

Nachdem die therapeutische und prophylaktische Wirksamkeit von Lithium bewiesen worden war, verbreitete sich diese Therapie schnell in anderen Ländern, obwohl auch heute noch weltweit beträchtliche Unterschiede der Anwendungshäufigkeit bestehen. Lithium wurde in den USA sowohl durch Schous Kontakte zu amerikanischen Psychiatern wie auch durch Samuel Gershon, einem australischen Forscher der Anfangszeit, populär gemacht; einmal akzeptiert, ist diese Behandlungsform dann durch eine Vielzahl von Untersuchern weiterentwickelt und verbreitet worden. Unermüdliche Arbeit leistete hierbei Ronald Fieve, der wahrscheinlich als einzelner den größten Beitrag zur Aufklärung der nordamerikanischen Öffentlichkeit über Lithium und die damit behandelte Krankheit geliefert hat.

Die Etablierung der Lithiumbehandlung traf immer wieder auf Hindernisse und zeitweilig schien ihre Fortsetzung in Frage gestellt. So fand sich ein Zusammenhang zwischen Lithiumbehandlung, Kropfbildung und Hypothyreose; es wurde Sorge wegen möglicher schwerer Nebenwirkungen auf das Knochensystem geäußert; einige kardial vorgeschädigte Patienten starben plötzlich während der Lithiumbehandlung; Nierenschäden wurden befürchtet und bei Langzeitprophylaxe nachgewiesen. Diese Probleme sind jedoch im allgemeinen gelöst. In den meisten Fällen bedurfte es nur der genaueren Beachtung der bekannten Prinzipien einer guten Patientenführung, d. h. sorgfältige Patientenauswahl vor Behandlungsbeginn, engmaschige Beobachtung und standardisierte Blutspiegelbestimmungen. Derzeit wird der Nutzen einer sehr niedrig dosierten Prophylaxe untersucht, um das Risiko ernsthafter Nebenwirkungen zu verringern.

Was die Zukunft für Lithium beinhaltet, kann keiner vorhersagen, aber es ist sicher, daß die Lithiumtherapie Tausenden von Patienten für die Zukunft Wohlbefinden verspricht.

Literatur

Amdisen A (1977) Serum level monitoring and clinical pharmacokinetics of lithium. Pharmacokinetics 2:73–92
Baastrup PC (1964) The use of lithium in manic-depressive psychosis. Compr Psychiat 5:396–408
Baastrup PC, Poulsen JC, Schou M, Thomsen K, Amdisen A (1970) Prophylactic lithium: Double-blind discontinuation in manic-depressive disorders. Lancet II:326–330
Blackwell B, Shepherd M (1968) Prophylactic lithium: Another therapeutic myth? Lancet I:968–971
Cade JFJ (1949) Lithium salts in the treatment of psychotic excitement. Med J Aust 36:349–352
Garrod AB (1859) The nature and treatment of gout and rheumatic gout. Walton & Maberly, London
Haig A (1892) Uric acid as a factor in the causation of disease. Churchill, London
Hartigan GP (1963) The use of lithium salts in affective disorders. Br J Psychiat 109:810–814
Johnson FN, Amdisen A (1983) The first era of lithium in medicine. An historical note. Pharmacopsychiatria 16:61–63
Lange C (1886) Periodische Depressionszustände und ihre Pathogenesis (in Dänisch). Lunds, Copenhagen
Lange C (1896) Periodische Depressionszustände und ihre Pathogenesis auf dem Boden der Harnsäure-Diathese. Voss, Hamburg Leipzig
Lange F (1894) Die wichtigsten Gruppen der Nervenkrankheiten (in Dänisch). Gyldendalske Boghandel, Copenhagen
Lipowitz A (1841) Versuche und Resultate über die Löslichkeit der Harnsäure. Ann Chem Pharmakol 38:348–355
Noack CH, Trautner EM (1951) The lithium treatment of maniacal psychosis. Med J Aust 38:219–222
Schou M, Juel-Nielsen N, Strömgren E, Voldby H (1954) The treatment of manic psychoses by the administration of lithium salts. J Neurol Neurosurg Psychiat 17:250–260
Talbott JH (1950) Use of lithium salts as a substitute for sodium chloride. Arch Int Med 85:1–10
Trousseau A (1868) Clinique médicale et l'Hôtel-Dieu de Paris. Baillière & Fils, Paris
Ure A (1843–44) Observations and researchers upon a new solvent for stone in the bladder. Pharmaceut J Trans 3:71–74
Ure A (1844–45) Researchers on gout. Med Times II:45
Ure A (1844) Einführung des Lithiums in die Materia medica. Repert Parmazie 84:259–263

2.1 Biochemische und zellphysiologische Effekte von Lithiumionen

D. van Calker und W. Greil

Synopsis

1. Der biologisch wirksame Bestandteil von Lithiumsalzen ist das Lithiumion. Es kommt im Körper normalerweise nur in geringen Spuren vor. Das Lithiumion ähnelt chemisch sowohl den einwertigen Alkalimetallionen Na^+ und K^+ wie auch den zweiwertigen Erdalkalimetallionen Ca^{++} und Mg^{++}. Seine biologische Wirksamkeit beruht wahrscheinlich auf einer Konkurrenz mit einem oder mehreren dieser biologisch wichtigen Ionen an ihren Bindungsstellen. Damit könnte die Fülle der verschiedenen biochemischen Effekte von Lithiumionen erklärt werden. Insbesondere wird derzeit die mögliche Konkurrenz von Lithium mit Kalziumionen intensiv diskutiert.
2. Erythrozyten sind wertvolle Modellsysteme zum Studium des Transportes von Lithiumionen über die Zellmembran sowie des Einflusses von Lithiumionen auf verschiedene Transportsysteme.
   Längerfristige Behandlung mit Lithiumsalzen führt zu einer Anreicherung von Lithiumionen in den Erythrozyten durch Hemmung eines Na^+-Li^+-Gegentransportsystems sowie zu einer Erhöhung der intrazellulären Konzentration von Cholin und Glyzin. Es gibt Hinweise darauf, daß solche Effekte auch im Gehirn stattfinden und so cholinerge und glyzinerge Prozesse beeinflussen könnten.
3. Lithiumionen beeinflussen in vivo und in vitro Membrantransport, Synthese und Metabolismus von Neurohormonen bzw. -transmittern sowie deren biologische Vorstufen.
   Je nach Versuchsbedingungen wurden sehr unterschiedliche, teilweise widersprüchliche Befunde erhoben. Wirkungen von Lithium auf das serotonerge System im Gehirn gewinnen derzeit wieder verstärktes Interesse.
4. Die Behandlung mit Lithiumsalzen modifiziert möglicherweise die Sensitivität bzw. die Anzahl funktioneller Rezeptoren für Hormone und Neurotransmitter auf der Zelloberfläche.
   Längerfristige Gabe von Lithiumsalzen verhindert bei Versuchstieren in einigen, aber nicht in allen Untersuchungen die – durch Rezeptorblocker auslösbare – Entwicklung von Supersensitivität gewisser Rezeptoren (Dopamin, Azetylcholin). Auch die Sensitivität von Opioid-, Benzodiazepin- und GABA-Rezeptoren sowie von alpha- und betaadrenergen Rezeptoren soll durch Lithiumionen modifiziert werden.
5. Das von einem Hormon an Rezeptoren an der Zelloberfläche übermittelte Signal wird durch sogenannte „second messenger" (z. B. Zyklo-AMP oder

> Inositoltriphosphat) ins Zellinnere weitergegeben. Lithiumionen können diesen
> Signaltransfer beeinflussen, z. B. durch Hemmung des cAMP-synthetisierenden
> Enzyms Adenylatzyklase oder durch Hemmung einer spezifischen Phosphatase
> des Phosphatidylinositolstoffwechsels.
> 6. Die verschiedenen Effekte von Lithiumionen auf Transportmechanismen, Synthese und Metabolismus von Neurotransmittern, Rezeptorsensitivität sowie „Second messenger"-Systeme lassen bislang eine eindeutige Aussage über die biochemischen Mechanismen der therapeutischen und prophylaktischen Wirkung von Lithiumsalzen nicht zu.

Einleitung

Die Entdeckung der therapeutischen und prophylaktischen Wirkung von Lithiumionen bei affektiven Psychosen hat eine kaum noch zu übersehende Fülle von biochemischen und zellphysiologischen Forschungsarbeiten stimuliert (Übersichten bei Bunney u. Murphy 1976; Cooper et al. 1979; Schou et al. 1981; Emrich et al. 1982; Knapp 1983). Die Hoffnung aber, daß die Aufklärung der biochemischen Effekte von Lithiumionen Rückschlüsse auf den molekularen Mechanismus affektiver Psychosen gestatten würde, hat sich bisher nicht erfüllt.

Lithiumionen können die Wirkung der ubiquitär in der Zellphysiologie regulatorisch wirksamen Ionen Na^+, K^+, Ca^{++} und Mg^{++} nachahmen und/oder hemmen (vgl. S. 7). Daher beobachtet man innerhalb und außerhalb des Zentralnervensystems eine große Anzahl verschiedener Effekte von Lithiumionen, die man zum Teil den unerwünschte (Neben-)Wirkungen bzw. den toxischen Wirkungen von Lithiumsalzen zuordnen kann, deren Beziehung zum therapeutischen Effekt aber unklar bleibt.

Innerhalb des Zentralnervensystems können Lithiumionen aus dem erwähnten Grund nahezu die gesamte Sequenz der Ereignisse bei der neuralen interzellulären Kommunikation beeinflussen:

- Transport von Hormonvorläufersubstanzen über die Blut-Hirn-Schranke und die Zellmembran
- Synthese und Metabolismus der Neurohormone (-transmitter)
- Ausschüttung und Wiederaufnahme von Neurohormonen
- Sensitivität der Rezeptoren
- Aktivität der „Second messenger"-Systeme
- Öffnung bzw. Schließung von Ionenkanälen
- elektrische Reizleitung.

Diese Effekte werden im folgenden in der angegebenen Reihenfolge dargestellt. Sie wurden z. T. unter Verwendung sehr unterschiedlicher Untersuchungsobjekte und Versuchsbedingungen beobachtet. Eine Diskussion einiger experimenteller Probleme der Lithiumforschung ist daher vorangestellt. Die elektrophysiologischen Effekte von Lithiumionen werden in Kap. 2.2 behandelt.

Chemie der Lithiumionen

Lithium ist das dritte Element des Periodensystems und das kleinste und leichteste der Gruppe der Alkalimetalle. In wässeriger Lösung ist nur das Lithiumion beständig. Dies ist die biologisch bzw. therapeutisch wirksame Form. Das Lithiumion weist chemisch und biochemisch gewisse Ähnlichkeiten mit seinen Gruppennachbarn Na^+ und K^+ auf. Der geringe Radius und die entsprechend hohe Ladungsdichte bedingen aber auch Ähnlichkeiten mit den Erdalkalimetallionen Ca^{++} und Mg^{++}.

Ionen wirken in biologischen Systemen entweder durch Bindung an andere Moleküle, deren Eigenschaften dadurch verändert werden (z. B. die Konformation eines Proteins), oder aufgrund ihrer elektrochemischen Eigenschaften. Die elektrochemische Wirksamkeit erfordert das Vorliegen einer Ungleichverteilung über die Zellmembran, also einen elektrochemischen Gradienten, und damit die Existenz eines Pumpprozesses, der der passiven Diffusion entgegenwirkt. In jedem Fall muß also für ein biologisch aktives Ion ein Rezeptor existieren, der für das entsprechende Ion eine gewisse Spezifität aufweist.

Lithiumionen sind im Organismus natürlicherweise nur in geringen Spuren vorhanden (Eichner u. Opitz 1974). Ein hypothetischer, physiologischer Lithiumrezeptor müßte daher eine aus physikochemischen Gründen kaum vorstellbar hohe Spezifität aufweisen. Eine physiologische Funktion von Lithiumionen ist demnach unwahrscheinlich.

Die gegenwärtig akzeptierte Vorstellung ist deshalb, daß Lithiumionen an die Bindungsstelle anderer Liganden binden können und dort entweder die Wirkung des physiologischen Liganden nachahmen („agonistische Wirkung") oder aber kompetitiv hemmen („antagonistische Wirkung").

Als derartige Liganden kommen die Alkali- bzw. Erdalkaliionen Na^+, K^+, Ca^{++}, Mg^{++} in Frage, aber auch positiv geladene funktionelle Gruppen anderer Moleküle (Übersicht bei Bunney u. Murphy 1976).

Experimentelle Probleme beim Studium der biochemischen Effekte von Lithiumionen

Da Lithiumionen mit anderen Ionen (Na^+, K^+, Ca^{++}, Mg^{++}) um deren Bindungsstellen und Ionenkanäle konkurrieren, ist ihre Wirkung in besonderem Maße konzentrationsabhängig. Die „therapeutische Breite" beim Menschen ist gering (ca. 0,5 bis 1,5 mM). Dies wurde in Tier- und in In-vitro-Versuchen nicht immer genügend beachtet. Daher besteht oft Unklarheit, ob die gemessenen Effekte der „therapeutischen" oder der toxischen Wirkung von Lithium zuzuordnen sind.

Tierversuche

Dosierung. Selbst bei Aufrechterhaltung eines mittleren Plasmaspiegels von 1 mM Lithium, d.h. einer therapeutische Konzentration beim Menschen, können beim Versuchstier akute toxische Konzentrationsspitzen auftreten, etwa durch den steilen Konzentrationsanstieg bei subkutaner oder intraperitonealer Applikation von Lithiumionen (Birch u. Jenner 1973), oder durch die wegen der hohen renalen Clearance bei der Ratte erforderlichen hohen Einzeldosen (Olesen u. Thomsen 1976). Darüberhinaus ist unklar, ob angesichts unterschiedlicher allgemeiner oder organspezifischer Lithiumtoleranz verschiedener Spezies eine für den Menschen „therapeutische" Lithiumkonzentration für ein Versuchstier nicht bereits toxisch ist.

Eine längerfristige Gabe lithiumhaltigen Futters führt in der Regel zu einer geringeren Futteraufnahme und zu verminderten Wachstumsraten der Versuchstiere, auch wenn keine Zeichen von Toxizität (z. B. Diarrhoe) beobachtbar sind. Die resultierenden Gewichtsunterschiede zwischen Experimental- und Kontrollgruppe wurden in den meisten Studien nicht beachtet, obwohl sie eine mögliche Ursache für Artefakte darstellen. Die Kontrolle dieses Parameters durch Futterrestriktion bei paarweise zugeordneten Kontrolltieren scheint daher sinnvoll (vgl. Bloom et al. 1983).

Akute und chronische Behandlung. Für die Aussagekraft und Vergleichbarkeit von experimentellen Ergebnissen ist ferner die Dauer der Lithiumbehandlung entscheidend. Viele bei akuter Lithiumgabe festgestellten Effekte können nach chronischer Gabe (mehr als etwa 10 Tage) nicht mehr beobachtet werden, vermutlich auf Grund von bislang unbekannten kompensatorischen Regelprozessen. Schließlich sind auch noch Speziesunterschiede zu bedenken.

In-vitro-Versuche

Bei In-vitro-Versuchen ist eine kritische Abwägung der Aussagekraft des verwendeten zellulären und subzellulären Modellsystems für die vorliegende Fragestellung unerläßlich.

Zelluläre Modellsysteme. Da ein verläßliches Tiermodell für affektive Psychosen nicht zur Verfügung steht, werden seit einiger Zeit menschliche Erythrozyten, Thrombozyten und Lymphozyten als Modellsysteme verwendet und auf etwaige mit der Krankheit oder mit einer Psychopharmakatherapie korrelierende biochemische Veränderungen untersucht.

Dabei wird von der Annahme ausgegangen, daß gewisse biochemische Mechanismen (z. B. Membrantransportprozesse, Rezeptor-Effektor-Kopplung) auf Grund eines biologischen Ökonomieprinzips genetisch nur in einer Form verwirklicht sind und daher an Modellzellen prinzipiell genauso ablaufen wie an Hirnzellen. Eventuelle genetische Besonderheiten bei affektiven Psychosen sowie Effekte von Psychopharmaka auf bestimmte biochemische Mechanismen sollten dann bei allen Zellen auffindbar sein, in denen die entsprechenden genetisch determinierten Funktionen nachweisbar sind. Da diese Voraussetzung sicherlich nicht für alle biochemischen Prozesse gilt (so gibt es beispielsweise Isoenzyme), ist ein wesentliches Problem aller Untersuchungen an Modellzellen, die Identität des an Modellzellen untersuchten Prozesses mit dem an Hirnzellen ablaufenden nachzuweisen. Thrombozyten sind z. B. gute Modelle für Aufnahme, Speicherung und Ausschüttung von Serotonin in Hirnzellen, nicht aber für die Aufnahme von Dopamin und Noradrenalin (Übersicht bei Rotman 1983).

Für manche Untersuchungen sind auch Zellkulturen von neuralen Tumorzellen (Gorkin u. Richelson 1981; Reiser u. Duhm 1982; Reiser et al. 1982) oder Hirnprimärkulturen (Szentistvanyi et al. 1979; van Calker u. Hamprecht 1980) geeignete Modellsysteme.

Bei diesen Modellen ist die Möglichkeit von Artefakten durch Kulturbedingungen zu bedenken, z. B. gestörte intrazelluläre Regulation. Bei Tumorzellen ist speziell zu beachten, daß beim Prozeß der Transformation zur Tumorzelle bestimmte genetisch determinierte Zellfunktionen möglicherweise verlorengehen oder neu hinzukommen.

Subzelluläre Modellsysteme. Am häufigsten werden Synaptosomen (durch Zellhomogenisation und differenzielle Zentrifugation gewonnene, abgescherte synaptische Nervenendigungen) sowie Membranfragmente verwendet. Die Aussagekraft dieser Systeme ist u.a. durch Probleme der Reinheit der Fraktionen und die artifiziellen Versuchsbedingungen begrenzt.

Membrantransportmechanismen

Lithiumtransport

Studien zum Lithiumtransport über Zellmembranen sollen zur Beantwortung der Fragen beitragen: Wie erreichen Lithiumionen über die Blut-Hirn-Schranke ihren Wirkungsort im Gehirn, und welche Mechanismen bestimmen ihre Verteilung zwischen Extra- und Intrazellulärraum neuraler Zellen?

Blut-Hirn-Schranke. Über den Transport von Lithiumionen über die Blut-Hirn-Schranke ist relativ wenig bekannt. Untersuchungen am isolierten Plexus choroideus der Katze weisen auf einen aktiven Transport von Lithiumionen in die Zerebrospinalflüssigkeit (CSF) hin. Dabei werden die Lithiumionen offenbar von dem System transportiert, das für die CSF-Sekretion verantwortlich ist (Yen u. Reed 1981).

Erythrozyten. Zur Untersuchung der Mechanismen, die den Transport von Lithiumionen über die Zellmembran bewirken, wurden wegen ihrer einfachen Zugänglichkeit vor allem menschliche Erythrozyten als Modellsystem gewählt (vgl. S. 8).

Bei einer lediglich durch passive Diffusion erfolgenden Verteilung von Lithiumionen zwischen Erythrozyten und Plasma würde man einen „Lithiumquotienten" (Konzentration von Lithium in den Zellen/Konzentration im Plasma) von 1,4:1 erwarten, also eine höhere Konzentration in den Zellen als außen. Tatsächlich aber findet man bei Patienten unter Lithiumtherapie Lithiumquotienten zwischen 0,2 und 0,9, also eine geringere Lithiumkonzentration in den Zellen als im Plasma bei ausgeprägten interindividuellen Unterschieden (Greil et al. 1977; Greil 1982). Es muß demnach ein Mechanismus existieren, der Lithium in interindividuell unterschiedlichem Ausmaß gegen den elektrochemischen Gradienten nach außen transportiert.

Vier Mechanismen sind bislang identifiziert worden (Abb. 1), mit deren Hilfe Lithiumionen die Zellmembran überwinden (Übersicht bei Pandey et al. 1979; Ehrlich u. Diamond 1980; Greil 1982):

- Die durch Ouabain (= Strophantin G) hemmbare *Natrium-Kalium-ATPase* (Na^+-K^+-Pumpe), die den Na^+-K^+-Gradienten aufrechterhält;
- ein nicht durch Ouabain, aber durch Phloretin hemmbares *Na^+-Li^+-Gegentransportsystem;*
- ein durch *Bikarbonat stimulierbarer Lithiumtransport;*
- ein „Leck" in der Membran, über das Lithiumionen durch passive Diffusion die Zellmembran durchdringen können.

Die Na^+-K^+-ATPase trägt bei physiologischen Na^+- und K^+-Ionenkonzentrationen nicht zum Lithiumtransport bei. Lediglich unter artifiziellen Bedingungen – wenn Na^+ und K^+ durch Cholin ersetzt werden – kann ein Ouabain-sensitiver Transport beobachtet werden (Duhm u. Becker 1977).

Das Natrium-Lithium-Gegentransportsystem transportiert ein Lithiumion im Austausch für ein Natriumion und ist wahrscheinlich mit einem Natrium-Natrium-Gegentransportsystem identisch, dessen biologische Bedeutung ungeklärt ist. Die Affinität des Transportsystems für Lithiumionen ist auf beiden Seiten der Membran gleich groß und etwa 15mal größer als die für

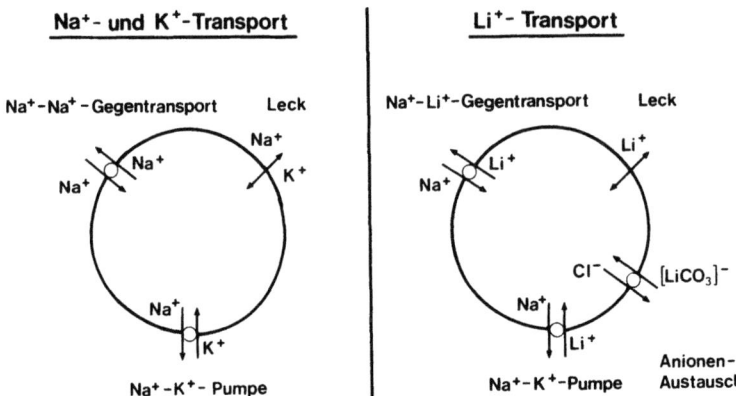

Abb. 1. Mechanismen des Transportes von Lithium über Zellmembranen von Erythrozyten im Vergleich zum Transport von Natrium und Kalium. Der Einwärtstransport von Lithium in die Zellen wird durch einen Bikarbonat-stimulierbaren Anionenaustausch und durch einen Lithium-Leck-Transport bestimmt. Entsprechende Lecks existieren auch für Natrium und Kalium. Die Lithiumaufnahme durch die Natrium-Kalium-Pumpe spielt unter klinischen Bedingungen keine Rolle. Der Auswärtstransport von Lithium aus den Zellen wird durch einen Natrium-Lithium-Gegentransport bestimmt, der wahrscheinlich mit einem Natrium-Natrium-Gegentransport identisch ist. Die *Pfeile* zeigen die unter physiologischen bzw. klinischen Bedingungen vorherrschenden Richtungen des Transportes der Ionen

Natriumionen. Da die physiologische Natriumkonzentration innen wesentlich niedriger ist als außen (8 mM innen, 140 mM außen), ist die Kompetition der Lithiumionen mit den Natriumionen um die Bindungsstelle des Transportsystems auf der Innenseite der Membran erheblich wirksamer als auf der Außenseite. Lithiumionen werden daher bevorzugt aus der Zelle heraustransportiert, Natriumionen fließen entlang ihrem elektrochemischen Gradienten nach innen. Die Energie für diesen Auswärtstransport stammt aus dem großen Natriumgradienten und damit indirekt aus dem von der Na^+, K^+-ATPase verbrauchten ATP.

Der durch Bikarbonat stimulierbare Lithiumtransport ist mit einem Anionenaustauschsystem (Chloridbikarbonat) identisch (Duhm et al. 1979; Pandey et al. 1979; Ehrlich u. Diamond 1980).

Der Lithium-Leck-Transport ist abhängig vom Konzentrationsgefälle und vom Ruhepotential der Zelle.

Unter klinischen Bedingungen wird das Ausmaß des Auswärtstransportes von Lithiumionen aus den Erythrozyten in das Plasma durch das Natrium-Lithium-Gegentransportsystem bestimmt. Der Einwärtstransport von Lithiumionen wird unter physiologischen Bedingungen vorwiegend durch den sogenannten Lecktransport (passive Diffusion) sowie durch das Bikarbonat-sensitive System getragen.

Durch die Entwicklung von In-vitro-Methoden (Greil et al. 1977; Greil u. Eisenried 1978; Duhm et al. 1979; Pandey et al. 1979; Greil 1982) wurde es möglich, die Aktivität der Lithiumtransportmechanismen bei verschiedenen Individuen zu untersuchen, ohne diese mit Lithium behandeln zu müssen. Es zeigte sich, daß die Effektivität des Natrium-Lithium-Gegentransportsystems sowohl bei Patienten mit affektiven Störungen als auch bei gesunden Kontrollpersonen ausgeprägte interindividuelle Unterschiede aufweist und auch zwischen verschiedenen Tierspezies stark variiert. Zwillings- und Familienuntersuchungen weisen auf eine genetische Grundlage für diese Unterschiede hin. Diese interindividuelle Variation beruht auf Unterschieden in der maximalen Geschwindigkeit des Transports (v_{max}) und nicht auf einer unterschiedlichen Affinität des Systems (K_M) gegenüber Lithiumionen (Ehrlich u. Diamond 1980).

Die genetisch determinierten Unterschiede im Natrium-Lithium-Gegentransportsystem sind die Ursache der erwähnten Variabilität der Lithiumquotienten. Obwohl in einigen Arbeiten Korrelationen zwischen einem hohen Lithiumquotienten einerseits und dem Behandlungserfolg, einer höheren Häufigkeit unerwünschter Wirkungen sowie der bipolaren Verlaufsform der affektiven Psychosen andererseits gefunden wurden, scheint nach neueren Ergebnissen die Messung des Lithiumquotienten gegenüber der alleinigen Bestimmung des Plasmaspiegels kaum wesentlichen praktischen Wert zu besitzen (Übersichten bei Greil et al. 1979; Greil 1982). Allerdings spricht ein gleichbleibender Lithiumquotient zusammen mit einem konstanten Lithiumplasmaspiegel für eine regelmäßige Tabletteneinnahme und kann so bei Zweifeln an der Compliance des Patienten nützliche Informationen liefern.

Bei Patienten mit bipolaren affektiven Psychosen und deren Verwandten ersten Grades mit gleicher Erkrankung wurden geringfügig höhere mittlere In-vitro-Lithiumquotienten gefunden als bei nichterkrankten Verwandten und bei anderen gesunden Kontrollpersonen. Hieraus wurde eine Membranhypothese der affektiven Psychosen abgeleitet, wonach bei einer Untergruppe von Patienten mit bipolaren affektiven Psychosen eine Minderfunktion des Natrium-Lithium-Gegentransports an der Membran von Erythrozyten und möglicherweise auch von Zellen des Gehirns besteht. Dieser postulierte „Membraneffekt" stehe mit einer genetisch determinierten erhöhten Vulnerabilität für bipolare affektive Erkrankungen in Beziehung (Dorus et al. 1979; Pandey et al. 1979).

Ein im Mittel signifikant aktiveres Natrium-Lithium-Gegentransportsystem wurde bei Erythrozyten von Patienten mit essentieller Hypertonie und ihren Verwandten (Canessa et al. 1980) sowie bei spontan hypertensiven Ratten, nicht aber bei normalen Ratten (Bloom et al. 1983) gefunden. Die Beziehung dieser Befunde zur Pathophysiologie der Hypertonie ist unklar.

Chronische Behandlung mit Lithiumsalzen reduziert den Natrium-Lithium-Gegentransport in Erythrozyten um etwa 20 bis 50% (Ehrlich u. Diamond 1980). Dies beruht offenbar auf einer Verminderung der Affinität des Systems (K_M), die maximale Transportgeschwindigkeit (v_{max}) bleibt dagegen unverändert (Ehrlich u. Diamond 1980).

Ob eine chronische Lithiumbehandlung auch die Na^+-K^+-ATPase der Erythrozyten beeinflußt, ist anhand der vorliegenden, widersprüchlichen Befunde noch nicht sicher zu beurteilen. Die anderen Transportmechanismen für Lithiumionen (Lecktransport, Bikarbonat-stimulierter Transport) werden nicht beeinflußt (Ehrlich u. Diamond 1980).

Neurale Zellen. Die Mechanismen des Membrantransports von Lithiumionen bei neuralen Zellen sind weit weniger geklärt als die bei Erythrozyten (Übersicht bei Ehrlich u. Diamond 1980; Knapp 1983). Wesentliche Unterschiede zu den Verhältnissen bei Erythrozyten sind vor allem durch die potentialabhängigen Natriumkanäle bedingt, wie sie bei elektrisch erregbaren Zellen vorhanden sind. Das Lithiumion ist das einzige Ion, das Natriumionen bei der Zellerregung durch diese Kanäle ersetzen kann (Hille 1972). Veratridin, eine Substanz, die die Natriumkanäle öffnet, stimuliert den Einstrom von Lithiumionen in elektrisch erregbare neurale Tumorzellen (Richelson 1977; Reiser u. Duhm 1982). Der Lithiumeinstrom in elektrisch erregbare Zellen scheint im wesentlichen durch diese potentialabhängigen Natriumkanäle sowie zusätzlich durch ein „Leck" (passive Diffusion entlang dem elektrochemischen Gradienten) zu erfolgen. Der Ausstrom von Lithiumionen wird bei einer neuronalen Tumorzell-Linie (Reiser u. Duhm 1982) sowie bei neuronalen Zellen in Primärkultur (Szentistványi et al. 1979) offenbar durch ein Natrium-Lithium-Gegentransportsystem vermittelt (Übersicht bei Ehrlich u. Diamond 1980).

Die an verschiedenen neuronalen Tumorzell-Linien durchgeführten Untersuchungen führten zu unterschiedlichen Ergebnissen (Richelson 1977; Saneto et al. 1980). Dies unterstreicht die begrenzte Aussagekraft derartiger Modellsysteme (vgl. S. 8). Die wenigen an Gliamodellzellen erhobenen Befunde sind bislang schwer zu interpretieren (Gorkin u. Richelson 1979; Janka et al. 1980).

Über die Bedeutung der Ouabain-sensitiven Na^+-K^+-ATPase für den Lithiumtransport an elektrisch erregbaren Zellen sowie über die Effekte einer Lithiumbehandlung auf ATPasen in neuralem Gewebe besteht noch Unklarheit (Übersicht bei Knapp 1983).

Transport von Neurohormonen und deren Vorstufen

Membrantransportprozesse sind entscheidend für den Antransport der Neurohormonvorstufen (Cholin, Tryptophan, Tyrosin) über die Blut-Hirn-Schranke und über die Zellmembranen der Nervenzellen. Membrantransportprozesse bestimmen außerdem das Ausmaß der präsynaptischen Wiederaufnahme von Neurohormonen (biogenen Aminen) in die Nervenzellen nach zuvor erfolgter Freisetzung in den synaptischen Spalt (Inaktivierung).

Cholin

Cholin ist eine Vorstufe bei der Synthese des Neurotransmitters Azetylcholin sowie des Membranlipids Phosphatidylcholin.

Erythrozyten. Chronische Behandlung mit Lithiumsalzen bewirkt eine irreversible Hemmung des Cholintransports über die Membran menschlicher Erythrozyten (Lingsch u. Martin 1976). Die Erythrozyten Lithium-behandelter Patienten zeigen eine etwa bis zu 20mal so hohe intrazelluläre Cholinkonzentration wie die Erythrozyten von Kontrollpersonen (Jope et al. 1978, 1980; Haag et al. 1984). Der Cholingehalt in den Erythrozyten steigt in den ersten Wochen nach Beginn einer Lithiumtherapie nahezu linear an, nach etwa 7 Wochen wird ein Plateau erreicht (Abb. 2).

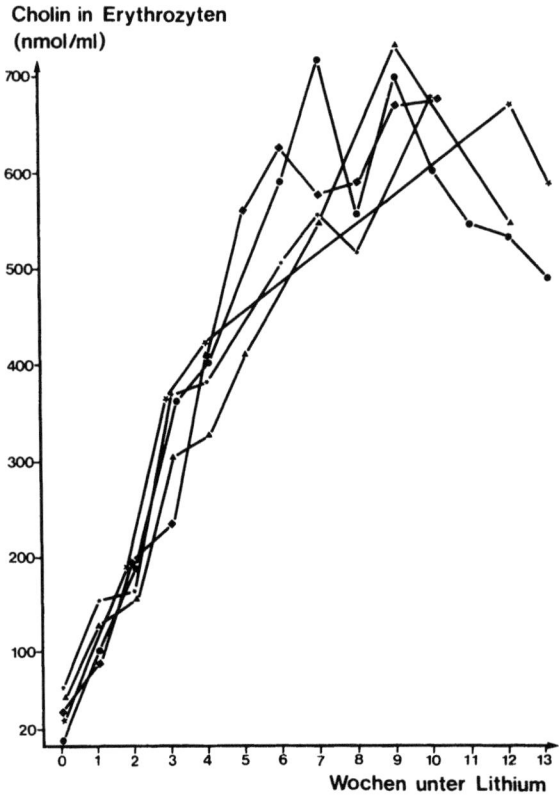

Abb. 2. Anstieg des Cholingehaltes in menschlichen Erythrozyten nach Beginn einer Lithiumtherapie bei 5 Patienten (Haag et al. 1984)

Der Lithium-induzierte Cholinanstieg in den Erythrozyten beruht wahrscheinlich darauf, daß intrazellulär durch Abbau von Phospholipiden freigesetztes Cholin nach Hemmung des Transportsystems nicht mehr aus der Zelle heraustransportiert werden kann (Hanin et al. 1980 a; Jenden et al. 1980). In diesem Zusammenhang sind Berichte zu erwähnen, nach denen manische (Jope et al. 1980) und depressive (Hanin et al. 1980b) Patienten einen höheren Cholingehalt in Erythrozyten aufweisen sollen als Kontrollpersonen. Diese vorläufigen Befunde bedürfen jedoch weiterer Bestätigung.

Blut-Hirn-Schranke. Auch der Cholintransport über die Blut-Hirn-Schranke (Cornford et al. 1978; Ehrlich u. Diamond 1980) wird durch Lithiumionen gehemmt.

Neurale Zellen. Chronische Behandlung mit Lithiumsalzen potenziert die nach Cholinfütterung beobachtete Erhöhung der Cholinkonzentration im Rattenhirn (Millington et al. 1979). Diese letzteren Befunde bedeuten eine gewisse Analogie zu den an Erythrozyten erhaltenen Ergebnissen. Ein größeres Angebot an Cholin könnte eine vermehrte Synthese und damit Verfügbarkeit von Azetylcholin zur Folge haben.

Die experimentellen Hinweise für einen derartigen Prozeß sind aber bislang allenfalls indirekt (Jope 1979). Inwieweit die an Modellzellen (Erythrozyten) gewonnenen Erkenntnisse über den Einfluß von Lithiumionen auf den Cholintransport die Verhältnisse an neuralen Zellen widerspiegeln, ist im Moment unklar. Direkte Messungen an z. B. neuronalen Tumorzellen oder neuronalen Primärkulturen liegen derzeit nicht vor. Der Einfluß einer Lithiumbehandlung auf Synthese und Metabolismus von Azetylcholin und die daraus abgeleiteten Hypothesen zur Wirkung einer Lithiumtherapie werden später (vgl. S. 16 u. 17) diskutiert.

Vorstufen biogener Amine: Tryptophan, Tyrosin

Tryptophan ist eine Vorstufe bei der Synthese des Neurotransmitters Serotonin, Tyrosin eine Vorstufe der Neurotransmitter Noradrenalin und Dopamin.

Tryptophan. Der Transport von Tryptophan durch die Blut-Hirn-Schranke wird von Lithiumionen nicht beeinflußt (Yuwiler et al. 1979; Ehrlich u. Diamond 1980).

Chronische Behandlung von Ratten mit Lithiumsalzen erhöht jedoch den Transport von Tryptophan über Synaptosomenmembranen (Knapp u. Mandell 1975) durch Steigerung der maximalen Transportgeschwindigkeit (v_{max}) eines hochaffinen, neuronalen Aufnahmesystems. Dies ist offenbar der Grund für den erhöhten Tryptophangehalt im Gehirn nach Lithiumbehandlung (Übersicht bei Knapp 1983).

Inwieweit ein Lithium-induziertes größeres Substratangebot eine verstärkte Synthese von Serotonin im Gehirn bewirkt oder längerfristig durch eine Verminderung der Aktivität des Serotonin-synthetisierenden Enzyms Tryptophanhydroxylase kompensiert wird (Knapp u. Mandell 1975), ist im einzelnen noch unklar (Übersicht bei Knapp 1983) (vgl. S. 16). Klinische Studien ergaben Hinweise, daß die Gabe von Tryptophan die therapeutische Wirkung einer Lithiumbehandlung verstärken könnte (Brewerton u. Reus 1983). Ob dieser Effekt mit einer durch erhöhtes Substratangebot verstärkten serotonergen Aktivität in Zusammenhang steht, ist ungeklärt. Allerdings spricht eine große Zahl experimenteller Befunden für einen serotonergen Nettoeffekt chronischer Lithiumbehandlung (Übersicht bei Müller-Oerlinghausen 1985) (vgl. Tabelle 1).

Tyrosin. Der Transport von Tyrosin über die Blut-Hirn-Schranke wird durch Lithiumbehandlung nicht beeinflußt (Ehrlich u. Diamond 1980). Lithium beeinflußt ebenfalls nicht den Tyrosintransport über Synaptosomenmembranen (Knapp u. Mandell 1975) – im Gegensatz zum Tryptophantransport.

Tabelle 1. Wirkungen von Lithiumionen auf das serotonerge System im Gehirn

Funktionen	Wirkung von Lithium	Literatur
Tryptophanaufnahme in Synaptosomen	erhöht	Knapp u. Mandell (1975), Swann et al. (1981)
Tryptophangehalt im Gehirn	erhöht	Knapp u. Mandell (1975)
Synthese von Serotonin	vorübergehend gesteigert	Knapp u. Mandell (1975), Sangdee u. Frantz (1980)
Ausschüttung von Serotonin	erhöht	Treiser et al. (1981)
Anzahl funktioneller Serotoninrezeptoren	vermindert	Maggi u. Enna (1980), Treiser et al. (1981), Tanimoto et al. (1983)

Biogene Amine: Serotonin, Noradrenalin, Dopamin

Studien zum Membrantransport biogener Amine geben Aufschluß über den Einfluß einer Lithiumbehandlung auf das Ausmaß ihrer Inaktivierung durch Wiederaufnahme in die Zelle.

Die im folgenden besprochenen Arbeiten weisen darauf hin, daß eine Lithiumbehandlung die Konzentration von „funktionellen" biogenen Aminen im synaptischen Spalt unterschiedlich beeinflußt:

- Zunahme von *Serotonin* (verringerte Inaktivierung durch verminderte Wiederaufnahme)
- Abnahme von *Dopamin* (erhöhte Wiederaufnahme)
- Zu- oder Abnahme von *Noradrenalin* je nach Hirnregion.

Eine Interpretation der Ergebnisse ist jedoch sehr erschwert durch die mangelnde Unterscheidungsmöglichkeit zwischen Influx- und Effluxveränderungen sowie durch die eingeschränkte Aussagekraft der verwendeten Modellsysteme.

Serotonin. Zur Untersuchung des Serotoninaufnahmesystems wurden häufig Thrombozyten als Modellzellen verwendet, da sie in dieser Hinsicht ähnliche biochemische Eigenschaften aufweisen wie Synaptosomen (Übersicht bei Rotman 1983). Frühere Arbeiten über den Effekt von Lithiumionen auf die Serotoninaufnahme in Thrombozyten lieferten widersprüchliche Ergebnisse (Übersicht bei Knapp 1983). Ergebnisse einer neueren Arbeit (Arora et al. 1983) sprechen für eine verringerte maximale Geschwindigkeit (v_{max}) der Serotoninaufnahme in Thrombozyten von Ratten nach chronischer Gabe von Lithium. Die Affinität des Aufnahmesystems für Serotonin scheint dagegen zuzunehmen.

In Synaptosomen aus verschiedenen Hirnregionen von Lithium-behandelten Ratten war die Serotoninaufnahme ebenfalls vermindert (Ahluwalia u. Singhal 1981). Das Aufnahmesystem für Serotonin steht offenbar in engem Zusammenhang mit spezifischen, hochaffinen Bindungsstellen für Imipramin (Rotman 1983). Die Anzahl von Imipraminbindungsstellen an Membranfragmenten aus dem Gehirn wird durch chronische Gabe bei Ratten mit Lithiumsalzen reduziert (Plenge u. Mellerup 1982).

Dopamin. Die Aufnahme von Dopamin in Synaptosomen chronisch Lithium-behandelter Ratten war in allen untersuchten Hirnregionen erhöht (Ahluwalia u. Singhal 1981).

Noradrenalin. Die Aufnahmewerte von Noradrenalin in Synaptosomen von Ratten unter chronischer Lithiumbehandlung waren, abhängig von der untersuchten Hirnregion, teils erhöht, teils erniedrigt (Ahluwalia u. Singhal 1981). Da Synaptosomen, die aus dem gesamten Gehirn isoliert wurden, eine erhöhte Aufnahme von Noradrenalin nach Lithiumbehandlung zeigen (Colburn et al. 1967), scheint insgesamt dieser Effekt zu überwiegen.

Auch an Hirnschnitten wurde nach Lithiumbehandlung der Ratten eine erhöhte Aufnahme von Noradrenalin beobachtet. Dabei wurden jedoch keine regionalen Unterschiede festgestellt. Allerdings fand sich dieser Effekt nur nach akuter (2 Tage) Lithiumgabe, nach längerfristiger Gabe ging die Aufnahme von Noradrenalin wieder auf Kontrollwerte zurück (Cameron u. Smith 1980).

Synthese und Metabolismus von Neurohormonen

Biogene Amine: Serotonin, Dopamin, Noradrenalin

Den Wirkungen von Lithiumionen auf aminerge Systeme im Gehirn wurde besondere Bedeutung zugemessen, da biogene Amine für die Steuerung menschlichen und tierischen Verhaltens sowie für die Pathophysiologie affektiver Psychosen eine entscheidende Rolle spielen sollen.

Die „Aminhypothese" affektiver Psychosen postuliert einen funktionellen Überschuß von biogenen Aminen (Noradrenalin und/oder Serotonin) an aminergen Rezeptoren im Gehirn in der manischen Phase und einen Mangel in der depressiven Phase (Sachar u. Baron 1979). Seit einigen Jahren wird diskutiert, daß zusätzlich Sensitivitätsänderungen noradrenerger und serotoninerger Rezeptoren bei affektiven Psychosen eine Rolle spielen.

Die Ergebnisse der großen Anzahl von Arbeiten über Lithiumwirkungen auf aminerge Systeme sind äußerst widersprüchlich (Übersicht bei Shaw 1975). Dies steht mit Unterschieden in den experimentellen Anordnungen in Zusammenhang: unterschiedliche Dosierungen bzw. Konzentrationen, unterschiedliche Zell- und Gewebepräparationen sowie mögliche Speziesunterschiede (vgl. S. 7 ff.).

Insbesondere ist die unterschiedliche Wirkung akuter und chronischer Behandlungsdauer zu beachten: Die durch akute Lithiumgabe ausgelösten (und z. T. umstrittenen) Effekte auf Gehalt und Metabolismus von biogenen Aminen im Gehirn sind nach chronischer Gabe häufig nicht mehr festzustellen (Shaw 1975; Schou et al. 1981), wobei allerdings die Änderungen in einzelnen Hirnregionen unterschiedlich sein können.

Der Noradrenalinumsatz im Gehirn soll z. B. nach akuter und subchronischer Behandlung mit Lithiumsalzen erhöht sein (Corrodi et al. 1967; Poitou u. Bohuon 1975). Nach einer Lithiumbehandlung von 14 Tagen oder länger ist jedoch kein Effekt mehr feststellbar (Corrodi et al. 1969; Poitou u. Bohuon 1975).

Der Dopaminumsatz im Gehirn zeigt unter Lithium möglicherweise eine ähnliche Tendenz, die Ergebnisse sind aber zu widersprüchlich, um eine sichere Aussage zuzulassen (Shaw 1975).

Ein weiteres Problem dieser Experimente ist ihre Interpretation: Änderungen im Gehalt von biogenen Aminen oder ihren Abbauprodukten im Hirngewebe oder Synaptosomen geben lediglich das Resultat des Zusammenwirkens einer Reihe unterschiedlicher neurochemischer Prozesse wieder (z. B. Aufnahme der Vorstufen, Synthese, Ausschüttung und Wiederaufnahme der biogenen Amine, Anzahl funktioneller Rezeptoren). Außerdem könnten die Ergebnisse indirekt durch Beeinflussung anderer neurohormoneller Systeme (z. B. GABA, Azetylcholin) zustandekommen, die auf aminerge Systeme zurückwirken.

Der Serotoninumsatz im Gehirn wurde durch Lithium unterschiedlich beeinflußt (Erhöhung, Erniedrigung, kein Effekt) (Übersicht bei Shaw 1975; Müller-Oerlinghausen 1985).

Die Ergebnisse über die Lithiumwirkungen auf das serotonerge System im Gehirn (vgl. Tabelle 1) verdeutlichen die vielfältigen kompensatorischen Regelprozesse:

Die Lithium-induzierte erhöhte Verfügbarkeit der Synthesevorstufe Tryptophan (vgl. S. 13) resultierte in den ersten Tagen der Lithiumbehandlung in einer vermehrten Synthese von Serotonin in Synaptosomen aus dem Striatum. Anschließend ging die Serotoninsynthese bei anhaltend vergrößerter Tryptophanaufnahme wieder auf Kontrollwerte zurück. Diese kompensatorische Regelung wird auf eine Verminderung der Aktivität der Tryptophanhydroxylase zurückgeführt (Knapp und Mandell 1975), ist aber neuerdings umstritten (Schou et al. 1981, Knapp 1983).

Eine chronische Lithiumbehandlung führt im Hippokampus von Ratten zu einer verstärkten Serotoninausschüttung und zu einer Abnahme spezifischer Bindung an Membranen (Rezeptoren). Es bleibt aber unklar, ob eine Lithium-induzierte Steigerung der Serotoninausschüttung die Abnahme der Anzahl funktioneller Serotoninrezeptoren zur Folge hatte, oder ob umgekehrt die Lithiumbehandlung durch Verminderung funktioneller Rezeptoren zur kompensatorischen Steigerung der Serotoninausschüttung führte (Treiser et al. 1981). Es ist allerdings nicht sicher auszuschließen, daß die Wirkungen von Lithium auf Rezeptordichte und auf Synthese und Ausschüttung von Serotonin voneinander unabhängig sind.

Amphetamin-induzierte Verhaltensänderung

Informationen über eine Interaktion von Lithiumionen mit aminergen Prozessen können indirekt auch über eine Analyse der Lithiumwirkungen auf pharmakologisch induzierte Verhaltensänderungen von Menschen und Versuchstieren erhalten werden. Die durch Amphetamine bewirkten stereotypen Verhaltensweisen bei Versuchstieren (Schnüffeln, Lecken, Beißen, Kopfbewegungen, rotierende Bewegungen) beruhen offenbar auf einer Stimulierung dopaminerger Impulse. Andere Amphetaminwirkungen (Hyperaktivität, Euphorie beim Menschen) scheinen auch noch Wirkungen auf andere aminerge Systeme miteinzubeziehen. Studien am Menschen zeigen eine partielle Hemmung des euphorisierenden Effektes von Amphetamin nach Lithiumbehandlung (van Kammen u. Murphy 1975; Angrist u. Gershon 1979). An Versuchstieren wurden sehr unterschiedliche Befunde erhoben. Dies beruht wohl auf unterschiedlicher Dosierung und Applikationsdauer von Lithiumsalzen, unterschiedlichen Amphetamindosierungen sowie auf Unterschieden in den Methoden der Verhaltensanalyse (Ebstein et al. 1980; Fessler et al. 1982) (vgl. Kap. 2.4).

Azetylcholin

Eine mögliche Bedeutung cholinerger Mechanismen bei endogenen Psychosen wird immer wieder diskutiert (Übersicht bei Davis et al. 1978; Janowsky et al. 1983). Die als „antimanisch" und „depressionsauslösend" aufgefaßten Effekte von Inhibitoren der Cholinesterase (Diisopropylfluorophosphat DFP, Physostigmin) bei Versuchstieren und beim Menschen wiesen insbesondere auf eine mögliche Beteiligung cholinerger Mechanismen bei affektiven Psychosen hin (Übersicht bei Janowsky et al. 1983).

Eine entsprechende Hypothese der Störung der adrenerg-cholinergen Balance bei affektiven Psychosen postuliert ein adrenerg-cholinerges Ungleichgewicht als Ursache affektiver Psychosen mit einem Überwiegen der adrenergen Aktivität in der manischen, einer überwiegend cholinergen Aktivität in der depressiven Phase (Janowsky et al. 1972).

Frühere Untersuchungen zur Wirkung von Lithiumionen auf den Azetylcholinmetabolismus und die cholinerge Neurotransmission sind meist bei so hohen Lithiumkonzentrationen durchgeführt worden, daß eine Bedeutung für die therapeutischen Effekte von Lithium zweifelhaft ist (Vizi 1975). Die Ergebnisse dieser Untersuchungen wurden als eine Lithium-induzierte Minderung cholinerger Aktivität interpretiert (Hemmung der Azetylcholinsynthese, Verminderung der Azetylcholinausschüttung, Verminderung des Gewebegehaltes von Azetylcholin und Verminderung der postsynaptischen Sensitivität gegenüber cholinerger Stimulation) (Vizi 1975).

Neuere Untersuchungen im therapeutischen Konzentrationsbereich sind uneinheitlich.

In Verhaltensstudien fanden Janowsky und Mitarbeiter (Janowsky et al. 1979) eine Verminderung des hemmenden Physostigmineffektes auf die Methylphenidat-induzierten stereotypen Verhaltensweisen bei Mäusen und Ratten nach Lithiumbehandlung (7 Tage). Sie interpretieren ihre Resultate als Hinweis auf eine Lithium-induzierte verminderte cholinerge Aktivität im Gehirn. Die durch Physostigmin beim Menschen ausgelöste psychomotorische Retardierung und „depressive" Wirkung wurde dagegen durch Lithiumbehandlung nicht beeinflußt (Oppenheim et al. 1979).

Biochemische Studien (Jope 1979) deuten eher auf eine erhöhte Aktivität des cholinergen Systems im Rattenhirn nach chronischer (10 Tage) Lithiumgabe hin. Inwieweit die geschilderten (vgl. S. 12 u. 13) Hemmeffekte einer Lithiumbehandlung auf den Cholintransport in Erythrozyten und über die Blut-Hirn-Schranke Rückschlüsse auf mögliche Lithiumeffekte auf die Azetylcholinsynthese im Gehirn zulassen, ist unklar. Studien zum Azetylcholingehalt in verschiedenen Hirnregionen nach Lithiumbehandlung erbrachten divergierende Ergebnisse (Vizi 1975; Jope 1979; Miyauchi et al. 1980).

Eine kombinierte Behandlung mit Lithium und Physostigmin oder anderen cholinerg wirkenden Stoffen (Pilokarpin, DFP) bewirkt bei Ratten eine erhöhte Letalität (Samples et al. 1977; Janowsky et al. 1983), Krämpfe in den Extremitäten, ausgedehnte Hirnschädigungen sowie einen Anstieg der Konzentration von D-Inositol-1-Phosphat im Gehirn (Honchar et al. 1983, vgl. S. 26 u. 27). Da dieses Syndrom durch Atropingabe verhindert wird (Samples et al. 1977; Honchar et al. 1983), ist als Ursache eine Lithium-induzierte Intensivierung cholinerger Mechanismen anzunehmen (zur näheren Diskussion dieser Effekte vgl. S. 26 u. 27). Obwohl ähnliche Auswirkungen einer Gabe von Physostigmin an Patienten unter Lithiumtherapie (z. B. Oppenheim et al. 1979) bisher nicht berichtet wurden, mahnen diese Resultate doch zu Vorsicht bei dieser Kombinationsbehandlung.

Falls wirklich eine Störung der adrenerg-cholinergen Balance bei affektiven Psychosen vorliegen sollte (Janowsky et al. 1972), so ist es nach den bisher vorliegenden Untersuchungen unklar, ob man sich den „ausbalancierenden" Effekt einer Lithiumbehandlung als Verminderung (Janowsky et al. 1979) oder als Erhöhung (Jope 1979) cholinerger Aktivität vorstellen soll.

Andere Neurohormone

Eine Behandlung mit Lithiumsalzen soll den Gehalt einer Reihe weiterer, teils noch nicht völlig anerkannter Neurotransmitter bzw. Neurohormone im Gehirn beeinflussen. Unter den Aminosäuren (Übersicht bei Berl u. Clarke 1975; Hendler 1978) gewannen vor allem Glyzin und GABA besonderes Interesse.

Glyzin. Glyzin wirkt als inhibitorischer Neurotransmitter im Rückenmark und möglicherweise auch im Gehirn. Es spielt weiterhin eine wesentliche Rolle im sog. C_1-Stoffwechsel.

Die Behandlung mit Lithium soll den Gehalt an freiem Glyzin in den Erythrozyten von Menschen und Ratten erhöhen (Übersicht bei Deutsch et al. 1983). Dieser Effekt konnte aber von einer weiteren Arbeitsgruppe nicht bestätigt werden (Hunt et al. 1983). Es ist ungeklärt, ob die beschriebene Erhöhung des Glyzinspiegels in den Erythrozyten, ähnlich wie bei Cholin, mit einer Lithium-induzierten Veränderung von Membrantransportprozessen in Zusammenhang steht.

Bei Ratten unter Lithiumbehandlung wurde eine Erhöhung des Gehaltes an freiem Glyzin im Gehirn festgestellt, die mit der Konzentration an Glyzin in den Erythrozyten korrelieren soll (Deutsch et al. 1983). Über Messungen an neuronalen Modellzellen (Tumorzellen in Kultur, Primärkulturen) wurde bislang nicht berichtet.

Es ist unbekannt, ob glyzinerge Prozesse bzw. der C_1-Stoffwechsel mit den molekularen Mechanismen affektiver Psychosen oder der therapeutischen Wirkung von Lithiumionen in Zusammenhang stehen.

GABA. Eine Lithiumbehandlung soll den Gehalt an GABA, einem inhibitorischen Neurotransmitter, im Hypothalamus von Ratten (Gottesfeld et al. 1971; Banay-Schwartz et al. 1982) sowie in der Zerebrospinalflüssigkeit von Menschen (Berrettini et al. 1983, allerdings nur 4 Patienten) erhöhen. Chronische, nicht aber akute Behandlung mit Lithiumsalzen reduzierte die Bindung von GABA an niederaffine Bindungsstellen von Membranfragmenten aus dem Striatum und dem Hypothalamus von Ratten (Maggi u. Enna 1980). Ob diese Befunde Ausdruck einer Desensitivierung von GABA-Rezeptoren sind, und ob diese mögliche Desensitivierung evtl. aus einer erhöhten GABAergen Aktivität resultiert, ist unklar.

Angeregt durch die antimanische Wirkung von Valproat, einem Antiepileptikum, das möglicherweise über eine Verstärkung GABAerger Neurotransmission wirksam ist, entwickelten Emrich et al. eine GABA-Mangelhypothese der Manie (Übersicht bei Emrich et al. 1980; Emrich 1982). Emrich (1982) diskutiert die Möglichkeit, daß Lithium über eine indirekte Potenzierung der GABAergen Übertragung antimanisch wirken könne. Die (vorwiegend prophylaktische) antidepressive Wirkung von Lithium dagegen könne durch einen Effekt auf die serotonerge bzw. noradrenerge Aktivität zustandekommen (Monoaminmangelhypothese der Depression). Ob sich die wenigen, bisher bekannten Effekte von Lithium auf GABA-Rezeptoren, auf die Hirnkonzentration und die Synthese von GABA und auf elektrophysiologische Parameter (vgl. die Sammlung von Arbeiten in Emrich et al. 1982) in dieses Konzept einordnen lassen, ist bislang unklar.

Enkephaline. Die Enkephaline gehören zu einer Klasse körpereigener Peptide, die als endogene Agonisten der Opiatrezeptoren wirken.

Behandlung mit Lithiumsalzen führt zu einem vorübergehenden Anstieg des Gehaltes an Methionin- und Leuzinenkephalin im Striatum von Ratten sowie zu einer Potenzierung der endogenen Enkephalinausschüttung (Übersicht bei Bloom et al. 1983). Diese Effekte sind stark abhängig von der Dauer der Behandlung sowie der Lithiumkonzentration im Gehirn. Entsprechend der erhöhten Enkephalinkonzentration zeigten chronisch Lithium-behandelte Ratten eine erhöhte Analgesie (Bloom et al. 1983).

Substanz P. Dieses Peptid wirkt sowohl im Zentralnervensystem (z. B. bei der Modulation synaptischer Transmission und der Schmerzschwellenregulation) als auch in der Peripherie (z. B. im Gastrointestinaltrakt) als Neurotransmitter und Neuromodulator. Substanz P ist nach subchronischer Lithiumbehandlung von Ratten in den Hirnteilen vermehrt, die stark dopaminerg innerviert sind (z. B. Striatum, Nucleus accumbens, frontaler Kortex). In anderen Hirnteilen (Hippokampus, Hirnstamm, Hypothalamus) ist keine Veränderung nach Lithiumbehandlung festzustellen. Die Lithium-induzierte Konzentrationserhöhung von Substanz P im Gehirn wird durch gleichzeitige Gabe von Haloperidol (ein Dopaminrezeptorblocker) verhindert (Hong et al. 1983).

Prostaglandine. Über einen hemmenden Einfluß von Lithium auf die Synthese von Prostaglandinen und verwandten Substanzen wurde berichtet (Horrobin 1979).

Sensitivität von Rezeptoren

Die *Aminhypothese der affektiven Psychosen* in ihrer ursprünglichen Form (Übersicht bei Garver u. Davis 1979) postulierte einen Überschuß an biogenen Aminen, vor allem Noradrenalin und Serotonin, in der manischen, einen Mangel in der depressiven Phase. Der entscheidende Einwand gegen diese Theorie ist, daß trizyklische Antidepressiva das Angebot an Aminen an der Synapse durch Hemmung der Wiederaufnahmesysteme schon kurz nach ihrer Applikation effektiv vergrößern, während der therapeutische Effekt nur relativ langsam einsetzt. Parallel mit der antidepressiven Wirkung entwickelt sich eine Subsensitivität der Rezeptoren (Übersicht bei Sulser et al. 1978). Diese und andere Einwände gegen die ursprüngliche Aminhypothese stimulierten Überlegungen, inwieweit Sensitivitätsänderungen der Rezeptoren für die Ätiologie affektiver Psychosen und/oder den Wirkungsmechanismus therapeutischer Eingriffe (elektrokonvulsive Therapie, Psychopharmaka) verantwortlich sein könnten (Sulser et al. 1978).

Adaptive Änderungen der Sensitivität gegenüber Hormonen sind in der Zellbiologie seit einiger Zeit bekannt (Creese u. Sibley 1981). Es kann zur Entwicklung von Subsensitivität und von Supersensitivität von Rezeptoren kommen mit verminderter bzw. gesteigerter Rezeptorenantwort.

Abhängig vom Zelltyp und von den Versuchsbedingungen wurden verschiedene, einander nicht ausschließende Mechanismen beobachtet.

Entwicklung von Subsensitivität. Dauernde und wiederholte Stimulierung der Rezeptoren mit Agonisten kann zu einer Verminderung der Anzahl funktioneller Rezeptoren auf der Zellmembran führen.

Bei Stimulierung der Rezeptoren kann sich durch dauernde Aktivierung des Enzyms Adenylatzyklase auch ein refraktärer Zustand des Enzyms entwickeln, bei dem es nur noch gering aktivierbar ist (Levitzky u. Atlas 1981).

Entwicklung von Supersensitivität. Blockierung der Rezeptoren und/oder Verminderung der Konzentration des Agonisten kann eine Vermehrung der funktionellen Rezeptoren zur Folge haben. An neuronalen Zellen in Zellkultur konnte nachgewiesen werden, daß bei dauernder Hemmung der Adenylatzyklase eine Aktivitätssteigerung des Enzyms möglich ist (Hamprecht 1977).

Die nachfolgend beschriebenen experimentellen Befunde über die Wirkung einer Lithiumbehandlung auf die Rezeptorsensitivität sind z. T. noch widersprüchlich und umstritten. Dennoch häufen sich die Hinweise, daß eine Behandlung mit Lithiumsalzen zu einer Stabilisierung der Rezeptorsensitivität durch Verhinderung der Entwicklung von Supersensitivität von Rezeptoren führen könnte (Tabelle 2).

Dopaminrezeptoren

Chronische Behandlung mit dem Dopaminantagonisten Haloperidol verstärkt bei Ratten die Wirkung des Dopaminagonisten Apomorphin auf das Verhalten der Tiere (Stereotypie und gesteigerte lokomotorische Aktivität). Diese gesteigerte Reaktion auf Apomorphin wird als Supersensitivität dopaminerger Rezeptoren interpretiert, die sich als Folge der chronischen Blockade von postsynaptischen Dopaminrezeptoren entwickelt. Nach chronischer Vorbehandlung mit Lithiumsalzen wird die durch Haloperidol verstärkte Wirkung von Apomorphin auf das stereotype Verhalten der Tiere nicht mehr (Pert et al. 1978) oder nur noch abgeschwächt (Staunton et al. 1982a) beobachtet. Dies wird als Lithium-induzierte Verhinderung der Supersensitivitätsentwicklung gedeutet (Tabelle 2).

Während bezüglich dieses Effektes von den verschiedenen Arbeitsgruppen ähnliche Resultate erzielt wurden (Übersicht bei Bunney u. Garland 1983), besteht ansonsten bezüglich des Einflusses einer Lithiumbehandlung auf die Supersensitivitätsentwicklung von Dopaminrezeptoren Uneinigkeit. So berichten einige Autoren (Übersicht bei Bunney u. Garland 1983), daß eine Lithiumbehandlung bestimmte Verhaltensweisen der Versuchstiere gedämpft habe, die, in gleicher Weise ausgelöst, eine Supersensitivität von Dopaminrezeptoren anzeigen, wie z. B. eine erhöhte lokomotorische Aktivität (Verimer et al. 1980) und Aggressivität (Allikmets et al. 1979). Der Effekt auf die lokomotorische Aktivität konnte aber in einer sorgfältig kontrollierten Studie nicht bestätigt werden (Staunton et al. 1982a; Bloom et al. 1983).

Weitere Verhaltensparadigmata, die eine Supersensitivität von Dopaminrezeptoren anzeigen sollen, sind das Rotationsverhalten nach Apomorphininjektion bei Versuchstieren, deren nigrostriatale dopaminerge Innervation durch Injektion von 6-Hydroxydopamin (6-OHDA) unilateral denerviert wurde sowie das durch Reserpinbehandlung verstärkte stereotype Verhalten nach Apomorphininjektion. Während beim 6-OHDA-Paradigma je nach Arbeitsgruppe partielle, vorübergehende oder gar keine Wirkungen einer Lithiumvorbehandlung festgestellt wurden, soll im Reserpinparadigma (Friedman et al. 1979) Lithium sogar eine Supersensitivitäts-steigernde Wirkung haben (Übersicht bei Bunney u. Garland 1983; Bloom et al. 1983).

Die aus Verhaltensanalysen gefolgerte Supersensitivität von Dopaminrezeptoren korreliert mit einer Erhöhung der Anzahl spezifischer Bindungsstellen für Dopaminrezeptorliganden an Membranfraktionen aus dem Striatum.

Ob eine Lithiumbehandlung die durch Haloperidol (Pert et al. 1978; Staunton et al. 1982b; Reches et al. 1982) oder 6-OHDA-Denervierung (Staunton et al. 1982b) ausgelöste Zunahme an Dopaminrezeptoren verhindert, ist umstritten (Übersicht bei Bunney u. Garland 1983; Bloom et al. 1983). Eine Lithiumbehandlung allein soll die Dopaminrezeptordichte im Striatum vermindern (Bunney u. Garland 1983) oder aber nicht beeinflussen (Bloom et al. 1983).

Tabelle 2. Stabilisierung der Rezeptorsensitivität durch Lithium. (Mod. nach Belmaker et al. 1982)

System	Sensitivitäts-änderung	Messung der Sensitivitäts-änderung	Methode	Lithiumeffekt	Literatur
Dopamin					
Postsynapt.	Supersensitivität	Verhaltensanalyse	Haloperidol	Verhinderung	Pert et al. (1978)
		Ligandenbindung	Haloperidol	Verhinderung[a]	Pert et al. (1978)
Präsynapt.	Supersensitivität	Verhaltensanalyse	Haloperidol	Verhinderung	Verimer et al. (1980)
		Elektrophysiologie	Haloperidol	Verhinderung	Gallager et al. (1978)
Betaadrenerg	Supersensitivität	Ligandenbindung	Reserpin	Verhinderung	Treiser u. Keller (1979)
		Adenylatzyklase	Reserpin	Verhinderung	Hermoni et al. (1980)
	Subsensitivität	cAMP menschliches Plasma	Salbutamol	keine	Zohar et al. (1982)
		Ligandenbindung	Imipramin	keine	Rosenblatt et al. (1979)
Serotonin	Supersensitivität	Verhaltensanalyse	Reserpin	Steigerung	Friedman et al. (1979)
		Elektrophysiologie	Chlorimipramin	keine	Gallager u. Bunney (1979)
Azetylcholin					
Peripherie	Supersensitivität	Ligandenbindung	Denervierung	Verhinderung	Pestronck u. Drachman (1980)
Zentral	Supersensitivität	Ligandenbindung	Atropin	Verhinderung	Levy et al. (1982)
	Subsensitivität	Ligandenbindung	DFP	keine	Levy et al. (1982)

[a] Kürzlich nicht bestätigt durch Staunton et al. (1982b) und Reches et al. (1982)

Verhaltensanalysen an Versuchstieren (sedierender Effekt geringer Apomorphindosen) (Verimer et al. 1980) sowie elektrophysiologische Untersuchungen (Gallager et al. 1978) ergaben Hinweise, daß eine Lithiumbehandlung auch die Entwicklung von Supersensitivität präsynaptischer Dopaminrezeptoren verhindert. Reches et al. (1982) konnten dagegen in einem anderen, synaptische Supersensitivität von Dopaminrezeptoren anzeigenden Paradigma keinen Effekt von Lithium feststellen.

Adrenerge Rezeptoren

Berichte über die Effekte einer Lithiumbehandlung auf die Anzahl alpha- und betaadrenerger Rezeptoren in verschiedenen Hirnteilen von Ratten sind widersprüchlich (Übersicht bei Pert u. Bunney 1982; Bunney u. Garland 1983).

Studien zur Wirkung einer Behandlung mit Lithiumsalzen auf die durch 6-OHDA-Denervierung oder durch Reserpin auslösbare Supersensitivität von alpha- und betaadrenergen Rezeptoren ergaben ebenfalls widersprüchliche Ergebnisse (Übersicht bei Pert u. Bunney 1982; Bunney u. Garland 1983). Allerdings weisen zwei Untersuchungen darauf hin, daß zumindest die durch Reserpin ausgelöste Entwicklung der Supersensitivität von betaadrenergen Rezeptoren durch Lithiumbehandlung verhindert wird (Treiser u. Kellar 1979; Hermoni et al. 1980) (s. Tabelle 2).

Die Entwicklung einer Subsensitivität betaadrenerger Rezeptoren wird nach den beiden bisher vorliegenden Studien durch Lithium nicht beeinflußt. Lithiumbehandlung hat keinen Einfluß auf die durch chronische Behandlung mit dem Antidepressivum Imipramin ausgelöste Abnahme der spezifischen Bindung von ^{3}H-Dihydroalprenolol an Betarezeptoren im Gehirn von Ratten (Rosenblatt et al. 1979). Am Menschen wird die durch Salbutamol ausgelöste Subsensitivität der betaadrenerg stimulierbaren Adenylatzyklase durch Lithium nicht beeinflußt (Zohar et al. 1982; Übersicht bei Pert u. Bunney 1982).

Serotoninrezeptoren

Verschiedene Arbeitsgruppen berichten übereinstimmend über eine Abnahme der Zahl der Serotoninrezeptoren im Hippokampus von Ratten nach Lithiumbehandlung (Maggi u. Enna 1980; Treiser et al. 1981; Tanimoto et al. 1983). Es ist gegenwärtig jedoch unklar, ob dieser Effekt indirekt als Anpassung an eine Lithium-induzierte erhöhte Serotoninausschüttung (Treiser et al. 1981) zustandekommt, oder ob umgekehrt die erhöhte Serotoninausschüttung die Folge der reduzierten Serotoninrezeptorsensitivität ist (vgl. S. 13 u. 16 sowie Tabellen 1 u. 2).

Lithiumbehandlung kann offenbar die Entwicklung Imipramin-induzierter Supersensitivität von Serotoninrezeptoren nicht hemmen (Gallager u. Bunney 1979) (Unter Imipramin wird allerdings meist die Entwicklung einer Subsensitivität gefunden!). Die Reserpin-induzierte Supersensitivität (Friedman et al. 1979) soll durch Lithium sogar gesteigert werden (Übersicht bei Pert u. Bunney 1982; Bunney u. Garland 1983).

Opioidrezeptoren

Die wenigen Arbeiten über den Effekt von Lithiumbehandlung auf die Sensitivität von Opioidrezeptoren ergeben noch kein klares Bild (Übersicht bei Pert u. Bunney 1982).

Azetylcholinrezeptoren

Azetylcholinrezeptoren werden in nikotinische und muskarinische Rezeptoren eingeteilt.

Nikotinische Rezeptoren. Subchronische (4–9 Tage) Behandlung mit Lithiumsalzen (2 × täglich intraperitoneal) reduzierte die Anzahl von (nikotinischen) Azetylcholinrezeptoren an der neuromuskulären Endplatte von Skelettmuskulatur. Die durch Denervierung erzeugte Zunahme extrajunktionaler Azetylcholinrezeptoren (Supersensitivität) wurde durch Lithiumbehandlung verhindert (Pestronk u. Drachman 1980) (s. Tabelle 2).

Muskarinische Rezeptoren. Behandlung mit Atropin, einem spezifischen Blocker von muskarinischen Rezeptoren, bewirkt bei Ratten eine Erhöhung der spezifischen Bindung des muskarinischen Liganden ^{3}H-Quinuclidinylbenzilat (^{3}H-QNB) an Hirnmembranfragmente (Supersensitivität). Die Behandlung mit dem Azetylcholinesterasehemmer Diisopropylfluorophosphat (DFP) führt zu einer Verminderung der spezifischen Bindung von ^{3}H-QNB (Subsensitivität). Diese Effekte geben die Möglichkeit, den Einfluß von Lithiumbehandlung auf die Sensitivitätsänderung von Rezeptoren in beiden Richtungen bei sehr ähnlichen experimentellen Bedingungen zu untersuchen.

Levy et al. (1982) berichten, daß chronische Lithiumbehandlung die Atropininduzierte Supersensitivität muskarinischer Rezeptoren, nicht aber die DFP-induzierte Subsensitivität verhindert (s. Tabelle 2).

Chronische Behandlung mit Lithium allein scheint die ^{3}H-QNB-Bindung, wenn überhaupt, allenfalls geringfügig zu erhöhen (Maggi u. Enna 1980; Levy et al. 1982).

GABA- und Benzodiazepinrezeptoren

Rezeptoren für GABA und für Benzodiazepine sind funktionell eng gekoppelt. Die wenigen, bislang vorliegenden Arbeiten deuten auf eine Abnahme spezifischer Bindungsstellen für GABA im Striatum und Hippokampus (Maggi u. Enna 1980) sowie von ^{3}H-Flunitrazepam im frontalen Kortex (Hetmar et al. 1983) nach chronischer Lithiumbehandlung.

Zirkadiane Rhythmik der Rezeptorsensitivität

Die Sensitivität von Rezeptoren für verschiedene Neurohormone bzw. -transmitter im Gehirn von Ratten unterliegt einer zirkadianen Rhythmik, die durch chronische Lithiumbehandlung z. T. verlängert, z. T. aufgehoben werden soll (Kafka et al. 1982). Diese Effekte wurden bei relativ niedrigen Lithiumplasmakonzentrationen (Tagesschwankung ca. 0,1–0,4 mmol/l) beobachtet. Eine ausführliche Darstellung dieser und anderer Effekte von Lithiumionen auf zirkadiane Rhythmen findet sich in Kap. 2.3.

Rezeptorsensitivitätsänderungen und therapeutische Wirkung von Lithium

Entsprechend einer Hypothese der Oszillation der Sensitivität von Katecholaminrezeptoren bei affektiven Psychosen (Bunney et al. 1977) ist das Einsetzen einer manischen Phase mit einer Supersensitivität (und der Beginn einer depressiven Phase mit einer Subsensitivität) der Rezeptoren assoziiert. Die prophylaktische Wirksamkeit von Lithium könnte entsprechend dieser Hypothese mit einer Verhinderung („Prävention") dieser Änderungen der Rezeptorsensitivität in Zusammenhang stehen.

Die experimentellen Befunde sprechen jedoch nur für einen „prophylaktischen" Effekt von Lithium auf die Entwicklung von Supersensitivität. Es wäre möglich, daß Lithium durch seine Wirkung auf die Rezeptoren verschiedener Neurotransmitter „stabilisierend" wirkt. So könnte die Verhinderung der Supersensitivität von Katecholamin- und von Azetylcholinrezeptoren durch Lithium zur Aufrechterhaltung der Katecholamin-Azetylcholin-Balance beitragen. Eine Störung dieser Balance mit katecholaminerger bzw. cholinerger Überaktivität wird für die manische bzw. depressive Phase diskutiert (vgl. S. 16 u. 17). Auch die beobachtete Unterdrückung bzw. Verschiebung der zirkadianen Rhythmik katecholaminerger bzw. cholinerger Rezeptoren könnte mit einer „Stabilisierung" der Rezeptorsensitivität zusammenhängen.

Wirkungen auf „Second messenger"-Systeme

Als „second messenger" bezeichnet man allgemein einen Stoff, der die Information, die von einem Hormon an Rezeptoren auf der Zelloberfläche vermittelt wird, ins Zellinnere weiterleitet. Das bekannteste Beispiel eines „second messenger" ist das Zyklo-*AMP,* das von dem membrangebundenen Enzym *Adenylatzyklase* gebildet wird.

„Second messenger" sind für die Regelung einer Vielzahl hormoneller Prozesse von entscheidender Bedeutung. Dies betrifft auch die Kommunikation zwischen Hirnzellen als einen Spezialfall der Hormonwirkung.

Man kann Rezeptoren nach der Art des angeschlossenen „Second messenger"-Systems in drei Gruppen einteilen:

Gruppe 1: Rezeptoren, deren Aktivierung zu einer Aktivierung der Adenylatzyklase führt
Gruppe 2: Rezeptoren, deren Aktivierung zu einer Hemmung der Adenylatzyklase führt
Gruppe 3: Rezeptoren, deren Aktivierung zu einer erhöhten Hydrolyse des Membranlipids Phosphatidylinositol sowie zu einer erhöhten intrazellulären Kalzium- und/oder Zyklo-GMP-Konzentration führt (Berridge 1980).

Adenylatzyklase

Lithiumionen scheinen bei höheren Konzentrationen generell einen inhibitorischen Effekt auf die Adenylatzyklase verschiedener Gewebe- und Zelltypen auszuüben (Cooper et al. 1979; Belmaker et al. 1983). Bei niedrigeren Konzentrationen scheint der Effekt selektiver zu sein (vgl. S. 25).

In Untersuchungen an Patienten unter chronischer Lithiumbehandlung und an Kontrollpersonen wurde nachgewiesen, daß Lithiumionen auch beim Menschen im therapeutischen Konzentrationsbereich eine Adenylatzyklase hemmen: Der Anstieg der Plasmakonzentration des Zyklo-AMP, der nach Stimulierung peripherer Betarezeptoren durch Adrenalin beobachtet werden kann, wird durch Lithiumgabe verhindert (Ebstein et al. 1976) (Abb. 3).

Eine Hemmung der Adenylatzyklase im Hirngewebe durch Lithiumionen wurde durch In-vivo- und In-vitro-Experimente nachgewiesen (Übersicht bei Belmaker et al. 1983).

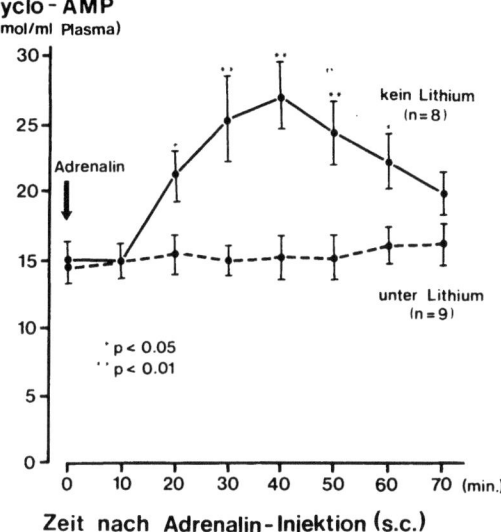

Abb. 3. Hemmung des Adrenalin-induzierten Anstieges von Zyklo-AMP im Plasma durch Lithiumbehandlung. Die Probanden (9 Patienten unter Lithiumbehandlung, 8 Kontrollpersonen) erhielten zum Zeitpunkt 0 Adrenalin 0,5 mg s.c. (Nach Ebstein et al. 1976)

Nach chronischer Gabe in vivo (Lithium-gefütterte Ratten) ist bei therapeutischer Dosierung ein Hemmeffekt auf die Noradrenalin-stimulierte Adenylatzyklase in Hirnschnitten deutlich (Belmaker et al. 1983).

In-vitro-Studien zeigen, daß die Sensitivität gegenüber einer Hemmung durch Lithiumionen in verschiedenen Hirnregionen unterschiedlich ist. Außerdem scheint das Ausmaß der Hemmung vom jeweiligen Rezeptor abhängig zu sein: Die durch Noradrenalin stimulierte Akkumulation von Zyklo-AMP (Membranfraktion aus dem Kortex) wird schon bei therapeutischen Konzentrationen gehemmt, während zur Inhibition der Dopaminwirkung (Membranen aus dem Nucleus caudatus) höhere Konzentrationen von Lithium erforderlich sind (Belmaker et al. 1983).

Auf Grund dieser relativen Spezifität des Lithiumeffektes auf die Adenylatzyklase und der gut dokumentierten Wirkung auch bei therapeutischer Konzentration halten die Autoren (Belmaker et al. 1983) eine Lithium-induzierte Hemmung der betaadrenerg stimulierten Adenylatzyklase im Gehirn für den wahrscheinlichsten Mechanismus der therapeutischen Lithiumeffekte.

Von besonderem Interesse ist die Lithium-induzierte Hemmung der betaadrenerg stimulierten Zyklo-AMP- und der Zyklo-GMP-Akkumulation in der Zirbeldrüse (Zatz 1979), da dieses Organ eine wichtige Rolle bei der Regulation biologischer Rythmen spielt.

Der molekulare Mechanismus der hemmenden Wirkung von Lithium auf die Adenylatzyklase ist noch nicht geklärt. Vermutlich ist auch hierbei eine Wechselwirkung von Lithium mit divalenten Kationen entscheidend (Birch 1976; Bunney u. Murphy 1976; Zatz 1979).

Die weite Verbreitung von Adenylatzyklasen im Körper und deren unterschiedliche Sensitivität für die inhibitorische Wirkung von Lithium könnte die Toxizität und auch die geringe therapeutische Breite von Lithium erklären. Bei sehr hohen, „toxischen" Dosierungen von Lithium werden sehr viele Adenylatzyklasen gehemmt, im therapeutischen Konzentrationsbereich dagegen nur wenige, besonders sensitive. Struma und Polyurie, die bereits bei therapeutischer Dosierung von Lithium auftreten können, sind vermutlich, zumindest teilweise, durch eine Hemmung der TSH-

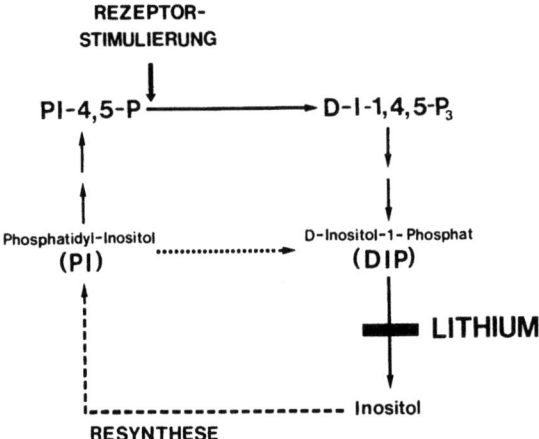

Abb. 4. Wirkung von Lithium auf den Phosphatidylinositol-Stoffwechsel. Lithium hemmt die spezifische Phosphatase, die D-Inositol-1-Phosphat (*DIP*) zu Inositol abbaut. Dadurch kommt es zu einer Abnahme von Inositol in den Zellen, welches für die Resynthese von Phosphatidylinositol (*PI*) benötigt wird

sensitiven Adenylatzyklase in der Schilddrüse bzw. der ADH-sensitiven Adenylatzyklase in der Niere verursacht.

Die Wirkungen von Lithiumionen auf die „Second messenger"-Systeme der Rezeptoren der Gruppe 2 sind noch weitgehend unerforscht. Murphy et al. (1973) berichten, daß Lithiumionen nicht nur die Prostaglandin-E_1-induzierte Stimulation der Adenylatzyklase von Thrombozyten hemmen, sondern auch die Hemmung dieses Effektes durch Noradrenalin vermindern. Dies ist bislang der einzige Hinweis darauf, daß Lithiumionen auch die Auswirkung einer Stimulierung der Rezeptoren der Gruppe 2 (Hemmung der Adenylatzyklase) vermindern können.

Phosphatidylinositolmetabolismus und Kalzium

Phosphatidylinositol (PI) ist ein Bestandteil der Phospholipide der Zellmembran. Obwohl nur in niedriger Konzentration vorhanden, zeichnet sich die Substanz durch einen sehr ausgeprägten Metabolismus aus. Stimulierung von Rezeptoren (Rezeptoren der Gruppe 3, s. S. 24) führt zu einer gesteigerten Hydrolyse von PI bzw. seiner phosphorylierten Derivate (PI-4-P, PI-4,5-P) zu phosphorylierten Inositolen (D-I-1,4,5-P_3. DIP) (Abb. 4). Das schließlich entstehende D-Inositol-1-Phosphat (DIP) wird durch eine spezifische Phosphatase zu Inositol abgebaut, welches zur Neusynthese von PI verwendet wird. Zugleich mit dem gesteigerten Metabolismus von PI zeigt sich eine erhöhte intrazelluläre Kalziumkonzentration.

Die genannte spezifische Phosphatase wird durch Lithiumionen gehemmt (vgl. Abb. 4). Infolgedessen führt die Behandlung mit Lithiumsalzen bei Ratten zu einer Akkumulation von D-Inositol-1-Phosphat und zu einer Abnahme von Inositol im Gehirn (Übersicht bei Michell 1982).

Eine Verarmung der Zellen an Inositol könnte zu einer verminderten Synthese von PI und damit zu einer verminderten Rezeptorantwort führen: Nach neuesten Untersuchungen soll nämlich Inositol-1,4,5-Triphosphat (D-I-1,4,5-P_3) eine „Second messenger"-Funktion haben (Berridge 1984) und eine intrazelluläre Freisetzung von Kalzium bewirken. Eine Lithium-induzierte Abnahme des PI-Gehaltes der Zellmembran könnte zu einer Hemmung dieses Prozesses führen.

Durch zusätzliche Gabe von Physostigmin wird bei Ratten die Lithium-induzierte Akkumulation von D-Inositol-1-Phosphat im Gehirn potenziert, zugleich treten toxische Erscheinungen wie Schädigung von Hirnzellen, Extremitätenkrämpfe und erhöhte Letalität auf (vgl. S. 17). Da die Gabe von Atropin beide Wirkungen von Physostigmin verhindert, scheint vor allem die muskarinische Neurotransmission beteiligt zu sein (Honchar et al. 1983).

Eine Konkurrenz von Lithiumionen mit Kalziumionen an Ionenkanälen und kalziumbindenden Proteinen (z. B. Kalmodulin, ein weitverbreitetes kalziumabhängiges Regulatorprotein) erscheint aus physikochemischen Gründen (vgl. S. 7) naheliegend und ist in elektrophysiologischen Untersuchungen auch nachgewiesen worden (Aldenhoff u. Lux 1984). Dennoch liegen bisher über die Wirkung von Lithiumionen auf die „Second messenger"-Funktionen von Kalziumionen kaum Informationen vor (Übersicht bei Aldenhoff u. Lux 1984, Dubovsky u. Franks 1983).

Die Wirkungen von Lithium auf den Phosphatidylinositolmetabolismus, der mit intrazellulären Kalziumkonzentrationsänderungen im Zusammenhang steht, sowie seine möglichen Effekte auf die Funktion von Kalziumionen, könnten für die erwünschten und unerwünschten Wirkungen von Lithium von ähnlich großer Bedeutung sein wie seine Effekte auf die Adenylatzyklase.

Hypothesen zum Mechanismus der therapeutischen Wirkung von Lithiumsalzen

Aus den vielfältigen Wirkungen von Lithium wurde eine Reihe von Hypothesen zum Wirkmechanismus von Lithium bei der Behandlung affektiver Störungen abgeleitet. Die derzeit am meisten diskutierten Hypothesen sind in Tabelle 3 wiedergegeben.

Die einzelnen Hypothesen sind bereits in den entsprechenden vorausgehenden Kapiteln dargestellt: Die Membranhypothese (S. 11), die Kalziumhypothese (S. 26), die Rezeptorsensitivitätshypothese (S. 23), die Adenylatzyklasehypothese (S. 25), die adrenerg-cholinerge Balancehypothese (S. 17) und die GABA-Mangelhypothese (S. 18) (zur chronobiologischen Hypothese vgl. Kap. 2.3).

Keine dieser Hypothesen kann aus den Wirkungen von Lithium ein Modell ableiten, das die Wirkungen von Lithium auf Verhalten und Erleben schlüssig erklärt. Die Hypothesen gründen sich häufig nur auf einzelne Effekte von Lithium, die zudem manchmal nicht einheitlich beobachtet wurden. Außerdem werden in den Hypothesen bisher nicht eindeutig nachgewiesene Störungen als biologische Grundlage der affektiven Erkrankungen postuliert.

Hypothesen zum Wirkmechanismus von Lithium wurden auf verschiedenen Ebenen biologischer Betrachtung gebildet: auf der Ebene der Biochemie und Zellphysiologie, der Hirnphysiologie und der Verhaltensbiologie bzw. Humanpsychologie.

Ein relativ einheitliches Bild ergeben die Befunde zum Transport von Lithium über Zellmembranen (vgl. Abb. 1). Allerdings bleibt der Zusammenhang mit dem Wirkmechanismus von Lithium hierbei unklar. Einerseits wird für affektive Psychosen eine Minderfunktion des Natrium-Lithium-Gegentransports angenommen, andererseits hemmt eine Lithiumtherapie dieses Transportsystem.

Von besonderem Interesse sind die „stabilisierenden" Wirkungen von Lithium auf die Sensitivität von Rezeptoren durch Verhinderung von Supersensitivität, die jedoch nicht einheitlich nachgewiesen werden konnte (vgl. Tabelle 2). Für affektive Psychosen werden überschießende Veränderungen der Rezeptorsensitivität angenommen.

Gut belegt sind die Wirkungen von Lithium auf „Second messenger"-Systeme.

Tabelle 3. Hypothesen zum Mechanismus der therapeutischen Wirkung von Lithium

Hypothese	Störung bei affektiver Psychose	Mechanismus der Lithiumwirkung	Literatur
Biochemie			
Membranhypothese	genetisch bedingte Minderfunktion des Na$^+$-Li$^+$-Gegentransportsystems	ungeklärt	Pandey et al. (1979), Dorus et al. (1979)
Zellphysiologie			
Kalziumhypothese	Störungen der intra/extrazellulären Ca^{++}-Homöostase oder -Dynamik	Kompetition von Li$^+$-Ionen mit Ca^{++}-Ionen	Dubovsky u. Franks (1983), Aldenhoff u. Lux (1982)
Rezeptorsensitivitäts-hypothese	inadäquate, überschießende Rezeptorsensitivitätsänderungen	Verhinderung der Supersensitivitätsentwicklung	Bunney et al. (1977), Pert u. Bunney (1982)
Adenylatzyklasehypothese	ungeklärt	spezifische Hemmung der betaadrenerg stimulierten Adenylatzyklase im Gehirn	Belmaker (1981), Belmaker et al. (1983)
Hirnphysiologie			
Monoaminhypothese	Überschuß an biogenen Aminen bei Manie, Mangel bei Depression	ungeklärt	Garver u. Davis (1979)
Adrenerge cholinerge Balancehypothese	Überwiegen adrenerger Aktivität bei Manie, cholinerger bei Depression	Hemmung adrenerger Aktivität; Steigerung (oder Hemmung) cholinerger Aktivität	Janowsky et al. (1972, 1983)
GABA-Mangelhypothese	mangelhafte GABAerge Neurotransmission	Manie: Indirekte Potenzierung GABAerger Übertragung; Depression: Erhöhung aminerger Neurotransmission	Emrich et al. (1982), Emrich (1982)
Verhaltensbiologie			
Chronobiologische Hypothese	Störungen in zirkadianen Systemen	Verlängerung, Synchronisation oder Verschiebung zirkadianer Rhythmen	Pflug, vgl. Kap. 2.3

Hierbei wird vor allem eine Hemmung der Adenylatzyklase durch Lithium gefunden (vgl. Abb. 3). Diese erklärt zumindest eine Reihe von unerwünschten Wirkungen von Lithium, wie Polyurie und Struma, und könnte für den Wirkmechanismus bei der Indikation Hyperthyreose entscheidend sein.

Große Beachtung fand außerdem in jüngster Zeit die Beobachtung, daß Lithium den Phosphatidylinositolstoffwechsel beeinflußt und zu einer Verarmung der Nervenzellen an Inositol führt (vgl. Abb. 4). Dies könnte zur Folge haben, daß die Bildung des neu entdeckten „Second messengers" Inositol-1,4,5-Triphosphat vermindert und dadurch der Anstieg der Kalziumkonzentrationen in den Zellen abgeschwächt wird. Das würde bedeuten, daß neben der Adenylatzyklase auch das zweite bislang bekannte „Second messenger"-System von Lithiumionen gehemmt würde. Diese Wirkungen von Lithium werden vermutlich die weitere Forschung über die biologischen Grundlagen der Lithiumtherapie entscheidend beeinflussen.

Von besonderer Bedeutung ist es, inwieweit die Hypothesen, die auf verschiedenen Teilaspekten der Lithiumwirkung beruhen, sich gegenseitig ergänzen und aufeinander aufbauen können.

So könnte z.B. die Wirkung von Lithiumionen auf die Rezeptorsensitivität und deren zirkadiane Rhythmik die Grundlage darstellen für die Effekte von Lithiumionen auf verschiedene andere zirkadiane Rhythmen (Schlaf-Wach-Rhythmus, Körpertemperatur). Die Wirkungen von Lithiumionen auf die Rezeptorsensitivität könnte wiederum mit der Konkurrenz von Lithiumionen mit Kalziumionen und Bindungsstellen an Proteinen (z.B. Kalmodulin) zusammenhängen.

In einer Reihe von Hypothesen wird versucht, den Wirkmechanismus von Lithium durch spezifische Wirkungen auf bestimmte Neurotransmittersysteme zu erklären, z.B. auf biogene Amine, GABA oder die Balance bestimmter Systeme.

Möglicherweise sind jedoch für den Wirkmechanismus nicht spezifische Effekte von Lithium entscheidend, sondern allgemein dämpfende und hemmende Wirkungen auf verschiedene Systeme. Eine Therapie mit Lithium könnte zu einer Abflachung der Maxima der Rezeptorsensitivität sowie zu einer Hemmung der angeschlossenen „Second messenger"-Systeme führen, und dadurch zu einer Dämpfung des Signaltransfers zwischen den Nervenzellen. Hiermit könnte Lithium durch Verhinderung überschießender Reaktionen stabilisierend auf zelluläre Prozesse wirken.

Literatur

Ahluwalia P, Singhal RL (1981) Monoamine uptake into synaptosomes from various regions of rat brain following lithium administration and withdrawal. Neuropharmacology 20:483–487

Aldenhoff JB, Lux HD (1984) Lithium- und Kalzium-abhängige Zellfunktionen. Der Beitrag eines membranphysiologischen Untersuchungsansatzes zur Erklärung therapeutischer Lithiumwirkungen. Fortschr Neurol Psychiat 52:152–163

Allikmets LH, Stanley M, Gershon S (1979) The effect of lithium on chronic haloperidol enhanced apomorphin aggression in rats. Life Sci 25:165–170

Angrist B, Gershon S (1979) Variable attenuation of amphetamine effects by lithium. Amer J Psychiat 136:806–810

Arora RC, Fessler RG, Meltzer HY (1983) Effects on lithium carbonate on serotonin uptake in rat blood platelets. Prog Neuropsychopharmacol Biol Psychiat 7:39–45

Banay-Schwartz M, Wajda IJ, Manigault I, DeGuzman T, Lajtha A (1982) Lithium: Effect on (^{3}H)spiperone binding, ionic content, and amino acid levels in the brain of rats. Neurochem Res 7:179–189

Belmaker RH (1981) Receptors, adenylate cyclase, depression and lithium. Biol Psychiat 16:333–350

Belmaker RH, Zohar J, Levy A (1982) Unindirectionality of lithium stabilization of adrenergic and cholinergic receptors. In: Emrich HM, Aldenhoff JB, Lux HD (eds) Basic mechanisms in the action of lithium. Excerpta Medica, Amsterdam Oxford Princeton, pp 146–153

Belmaker RH, Lerer B, Klein E, Newman M, Dick E (1983) Clinical implications of research on the mechanism of action of lithium. Prog Neuropsychopharmacol Biol Psychiat 7:287–296

Berl S, Clarke DD (1975) Lithium and amino acid metabolism. In: Johnson FN (ed) Lithium research and therapy. Academic Press, London, pp 425–441

Berrettini WH, Nurnberger JI Jr, Hare TA, Simmons-Alling S, Gershon ES, Post RM (1983) Reduced plasma and CSF gamma-aminobutyric acid in affective illness: Effect of lithium carbonate. Biol Psychiat 18:185–194

Berridge MJ (1980) Receptors and calcium signalling. Trends Pharmacol Sci 2:419–424

Berridge MJ (1984) Inositol triphosphate and diacylglycerol as second messengers. Biochem. J 220:345–360

Birch NJ (1976) Possible mechanism for biological action of lithium. Nature 264:681

Birch NJ, Jenner FA (1973) The distribution of lithium and its effects on the distribution and excretion of other ions in the rat. Brit J Pharmacol 47:586–594

Bloom FE, Baetge G, Deyo S et al (1983) Chemical and physiological aspects of the actions of lithium and antidepressant drugs. Neuropharmacology 22:359–365

Brewerton TD, Reus VI (1983) Lithium carbonate and L-tryptophan in the treatment of bipolar and schizoaffective disorders. Amer J Psychiat 140:757–760

Bunney WE Jr, Garland BL (1983) Possible receptor effects of chronic lithium administration. Neuropharmacology 22:367–372

Bunney WE Jr, Murphy DL (eds) (1976) The neurobiology of lithium. Neurosci Res Prog Bull 14:111–206

Bunney WE Jr, Post RM, Amdisen AE, Kopanda RT (1977) A neuronal receptor sensitivity mechanism in affective illness. A review of evidence. Commun Psychopharmacol 1:393–405

Calker D van, Hamprecht B (1980) Effects of neurohormones on glia cells. In: Fedoroff S, Hertz L (eds) Advances in cellular neurobiology, vol 1. Academic Press, New York, pp 32–67

Cameron OG, Smith CB (1980) Comparison of acute and chronic lithium treatment on ^{3}H-norepinephrine uptake by rat brain slices. Psychopharmacology 67:81–85

Canessa M, Adragna N, Solomon HS, Conolly TM, Tosteson DC (1980) Increased sodium-lithium countertransport in red cells of patients with essential hypertension. N Engl J Med 302:772–776

Colburn RW, Goodwin FK, Bunney WE Jr, Davis JM (1967) Effect of lithium on the uptake of noradrenaline by synaptosomes. Nature 215:1395–1397

Cooper TB, Gershon S, Kline NS, Schou M (eds) (1979) Lithium: Controversies and unresolved issues. Excerpta Medica, Amsterdam

Cornford EM, Braun LD, Oldendorf WH (1978) Carrier mediated blood-brain barrier transport of choline and certain choline analogs. J Neurochem 30:299–308

Corrodi H, Fuxe K, Hökfelt T, Schou M (1967) The effect of lithium on cerebral monoamine neurons. Psychopharmacologia 11:345–353

Corrodi H, Fuxe K, Schou M (1969) The effect of prolonged lithium administration on cerebral monoamine neurons in the rat. Life Sci 8:643–651

Creese I, Sibley DR (1981) Receptor adaptations to centrally acting drugs. Ann Rev Pharmacol Toxicol 21:357–391

Davis KL, Berger PA, Hollister LE, Barchas JD (1978) Cholinergic involvement in mental disorders. Life Sci 22:1865–1872

Deutsch SI, Stanley M, Peselow ED, Banay-Schwartz M (1983) Glycine: A possible role in lithiums action and affective illness. Neuropsychobiology 9:215–218

Dorus E, Pandey GN, Shaughnessy R, Gaviria M, Val E, Ericksen S, Davis JM (1979) Lithium transport across red cell membrane: A cell membrane abnormality in manic-depressive illness. Science 205:932–934

Downes CP (1983) Inositol phospholipids and neurotransmitter-receptor signalling mechanisms. Trends Neuro Sci 6:313–316

Dubovsky SL, Franks RD (1983) Intracellular calcium ions in affective disorders: A review and an hypothesis. Biol Psychiat 18:781–797

Duhm J, Becker BF (1977) Studies on the lithium transport across the red cell membrane. II. Characterization of ouabain-sensitive and ouabain-insensitive Li^+ transport. Effects of bicarbonate and dipyridamole. Pflügers Arch 367:211–219

Duhm J, Becker BF, Greil W (1979) Na^+ dependent Li^+ countertransport and the lithium distribution across the human erythrocyte membrane: An introduction. In: Obiols J, Gallús C, Monoclús EG, Pujol J (eds) Biological psychiatry today. North-Holland Biomedical, Elsevier, pp 1137–1142

Ebstein R, Belmaker R, Grunhaus L, Rimon R (1976) Lithium inhibition of adrenaline-stimulated adenylate cyclase in humans. Nature 259:411–413

Ebstein RP, Eliashar S, Belmaker RH, Ben-Uriah Y, Yehuda S (1980) Chronic lithium treatment and dopamine-mediated behavior. Biol Psychiat 15:459–467

Ehrlich BE, Diamond JM (1980) Lithium, membranes, and manic-depressive illness. J Membr Biol 52:187–200

Eichner D, Opitz K (1974) Über den natürlichen Lithiumgehalt tierischer Gewebe. Histochemistry 42:295–300

Emrich HM (1982) Prophylactic therapies in affective disorders: Mode of action from a clinical point of view. In: Emrich HM; Aldenhoff JB, Lux HD (eds) Basic mechanisms in the action of lithium. Excerpta Medica, Amsterdam Oxford Princeton, pp 202–214

Emrich HM, Zerssen D von, Kissling W, Möller HJ, Windorfer A (1980) Effect of sodium valproate on mania. The GABA-hypothesis of affective disorders. Arch Psychiat Nervenkr 229:1–16

Emrich HM, Aldenhoff JB, Lux HD (eds) (1982) Basic mechanisms in the action of lithium. Excerpta Medica, Amsterdam Oxford Princeton

Fessler RG, Sturgeon RD, London SF, Meltzer HY (1982) Effects of lithium on behaviour induced by phencyclidine and amphetamine in rats. Psychopharmacology 78:373–376

Friedman E, Dallob A, Levine G (1979) The effect of long-term lithium treatment on reserpine-induced supersensitivity in dopaminergic and serotonergic transmission. Life Sci 25:1263–1266

Gallager DW, Bunney WE Jr (1979) Failure of chronic lithium treatment to block tricyclic antidepressant-induced 5-HT supersensitivity. Naunyn-Schmiedeberg's Arch Pharmacol 307:129–133.

Gallager DW, Pert A, Bunney WE Jr (1978) Haloperidol-induced presynaptic dopamine supersensitivity is blocked by chronic lithium. Nature 273:309–312

Garver DL, Davis JM (1979) Biogenic amine hypotheses of affective disorders. Life Sci 24:383–394

Gorkin RA, Richelson E (1979) Lithium ion accumulation by cultured glioma cells. Brain Res 171:365–368

Gorkin RA, Richelson E (1981) Lithium transport by mouse neuroblastoma cells. Neuropharmacology 20:791–801

Gottesfeld Z, Ebstein BS, Samuel D (1971) Effect of lithium on concentration of glutamate and GABA levels in amygdala and hypothalamus in rat. Nature New Biol 234:124–125

Greil W (1982) Zu den Mechanismen der Verteilung von Lithium zwischen Erythrozyten und Plasma. Nervenarzt 53:461–466

Greil W, Eisenried F (1978) Lithium uptake by erythrocytes of lithium-treated patients: Interindividual differences. In: Johnson FN, Johnson S (eds) Lithium in medical practice. MTP Press, Lancaster, pp 415–420

Greil W, Eisenried F, Becker BF, Duhm J (1977) Interindividual differences in the Na^+-dependent Li^+-distribution ratio across the red cell membrane amongst Li^+-treated patients. Psychopharmacology 53:19–26

Greil W, Becker BF, Duhm J (1979) On the relevance of the red blood cell/plasma lithium ratio. In: Cooper TB, Gershon S, Kline NS, Schou M (eds) Lithium: Controversies and unresolved issues. Excerpta Medica, Amsterdam, pp 209–217

Haag M, Haag H, Eisenried F, Greil W (1984) RBC-choline: Changes by lithium and relation to prophylactic response. Acta Psychiat Scand 70:389–399

Hamprecht B (1977) Structural, electrophysiological and pharmacological properties of neuroblastoma × glioma hybrid cells in cell culture. Int Rev Cytol 49:99–170

Hanin I, Mallinger AG, Kopp V, Himmelhoch JM, Neil JF (1980a) Mechanism of lithium-induced elevation in red blood cells choline content: An in vitro analysis. Commun Psychopharmacol 4:345–355

Hanin I, Kopp V, Spiker DG, Neil JF, Shaw DH, Kupfer DJ (1980b) RBC and plasma choline levels in control and depressed individuals: A critical evaluation. Psychiat Res 3:345–355

Hendler NH (1978) Lithium pharmacology and physiology. In: Iversen LL, Iversen SD, Snyder SH (eds) Affective disorders: Drug action in animals and man. Plenum, New York London (Handbook of psychopharmacology, vol 14, pp 233–273)

Hermoni M, Lerer B, Ebstein RP, Belmaker RH (1980) Chronic lithium prevents reserpine-induced supersensitivity of adenylate cyclase. J Pharm Pharmacol 32:510–511

Hetmar O, Nielsen M, Braestrup C (1983) Decreased number of benzodiazepine receptors in frontal cortex of rat brain following long-term lithium treatment. J Neurochem 41:217–221

Hille B (1972) The permeability of the sodium channel to metal cations in myelinated nerve. J Gen Physiol 59:637–658

Honchar MP, Olney JW, Sherman WR (1983) Systemic cholinergic agents induce seizures and brain damage in lithium-treated rats. Science 220:323–325

Hong JS, Tilson HA, Yoshikawa K (1983) Effects of lithium and haloperidol administration on the rat brain levels of substance P. J Pharmacol Exp Ther 224:590–593

Horrobin DF (1979) Lithium as a regulator of prostaglandin synthesis. In: Cooper TB, Gershon S, Kline NS, Schou M (eds) Lithium: Controversies and unresolved issues. Excerpta Medica, Amsterdam, pp 854–880

Hunt GE, Beilharz GR, Storlien LH, Kuchel PW, Johnson GF (1983) The effect of lithium on rat erythrocyte choline, glycine and glutathione levels. Biochem Pharmacol 32:2981–2983

Janka Z, Szentistványi I, Juhász A, Rimanóczy A (1980) Difference in lithium transport between neurons and glia in primary culture. Neuropharmacology 19:827–829

Janowsky DS, El-Yousef MK, Davis JM, Sekerke HJ (1972) A cholinergic-adrenergic hypothesis of mania and depression. Lancet II:632–635

Janowsky DS, Abrams AA, Groom GP, Judd LL, Cloptin P (1979) Lithium administration antagonizes cholinergic behavioral effects in rodents. Psychopharmacology 63:147–150

Janowsky DS, Risch SC, Gillin JC (1983) Adrenergic-cholinergic balance and the treatment of affective disorders. Prog Neuro Psychopharmacol Biol Psychiat 7:297–307

Jenden DJ, Jope RS, Fraser SL (1980) A mechanism for the accumulation of choline in erythrocytes during treatment with lithium. Comm Psychopharmacol 4:339–344

Jope RS (1979) Effects of lithium treatment in vitro and in vivo on acetylcholine metabolism in rat brain. J Neurochem 33:487–495

Jope RS, Jenden DJ, Ehrlich BE, Diamond JM (1978) Choline accumulates in erythrocytes during lithium therapy. New Engl J Med 299:833–834

Jope RS, Jenden DJ, Ehrlich BE, Diamond JM, Gosenfeld LF (1980) Erythrocyte choline concentrations are elevated in manic patients. Proc Natl Acad Sci USA 77:6144–6146

Kafka MS, Wirz-Justice A, Naber D, Marangos PJ, O'Donohue TL, Wehr TA (1982) Effect of lithium on circadian neurotransmitter receptor rhythms. Neuropsychobiology 8:41–50

Kammen DP van, Murphy DL (1975) Attenuation of the euphoriant and activating effects of d- and l-amphetamine by lithium carbonate treatment. Psychopharmacologia 44:215–224

Knapp S (1983) Lithium. In: Grahame-Smith DG, Cowen PJ (eds) Psychopharmacology, Part 1, Preclinical psychopharmacology. Excerpta Medica, Amsterdam, pp 71–106

Knapp S, Mandell AJ (1975) Effects of lithium chloride on parameters of biosynthetic capacity for 5-hydroxytryptamine in rat brain. J Pharmacol Exp Ther 193:812–823

Levitzki A, Atlas D (1981) A possible molecular mechanism for β-receptor desensitization: Experiments and hypotheses. Life Sci 28:661–672

Levy A, Zohar J, Belmaker RH (1982) The effect of chronic lithium pretreatment on rat brain muscarinic receptor regulation. Neuropharmacology 21:1199–1201

Lingsch C, Martin K (1976) An irreversible effect of lithium administration to patients. Brit J Pharmac 57:323–327

Maggi A, Enna SJ (1980) Regional alterations in rat neurotransmitter systems following chronic lithium. J Neurochem 34:888–892

Michell B (1982) A link between lithium, lipids and receptors? Trends Biochem Sci 7:387–388

Millington WR, McCall AL, Wurtman RJ (1979) Lithium and brain choline levels. New Engl J Med 300:196–197

Miyauchi T, Orkawa S, Kitada Y (1980) Effects of lithium chloride on the cholinergic system in different brain regions in mice. Biochem Pharmacol 29:654–657

Müller-Oerlinghausen B (1985) Lithium long-term treatment – does it act via serotonin? Pharmacopsychiatry 18:214–217

Murphy DL, Donnelly C, Moskowitz J (1973) Inhibition by lithium of prostaglandin E and norepinephrine effects on cyclic adenosine monophosphate production in human platelets. Pharmac Therapeut 14:810–814

Olesen OV, Thomsen K (1976) A preventive effect of potassium against fatal lithium intoxication in rats. Neuropsychobiology 2:112–117

Oppenheim G, Ebstein RP, Belmaker RH (1979) Effect of lithium on the physostigmine-induced behavioral syndrome and plasma cyclic GMP. J Psychiat Res 15:133–138

Pandey GN, Dorus E, Davis JM, Tosteson DC (1979) Lithium transport in human red blood cells. Genetic and clinical aspects. Arch Gen Psychiat 36:902–908

Pert A, Bunney WE Jr (1982) Chronic lithium modulates neurotransmitter receptor sensitivity. In: Emrich HM, Aldenhoff JB, Lux HD (eds) Basic mechanisms in the action of lithium. Excerpta Medica, Amsterdam, pp 121–132

Pert A, Rosenblatt E, Sivit C, Pert CB, Bunney WE Jr (1978) Long-term treatment with lithium prevents the development of dopamine receptor supersensitivity. Science 201:171–173

Pestronk A, Drachman DB (1980) Lithium reduces the number of acetylcholine receptors in skeletal muscle. Science 210:342–343

Plenge P, Mellerup ET (1982) ^{3}H-imipramine high-affinity binding sites in rat brain. Effects of imipramine and lithium. Psychopharmacology (Berlin) 77:94–97

Poitou P, Bohuon C (1975) Catecholamine metabolism in the rat brain after short and long term lithium administration. J Neurochem 25:535–537

Reches A, Wagner HR, Jackson V, Fahn S (1982) Chronic lithium administration has no effect on haloperidol-induced supersensitivity of pre- and postsynaptic dopamine receptors in rat brain. Brain Res 246:172–177

Reiser G, Duhm J (1982) Transport pathways for lithium ions in neuroblastoma × glioma hybrid cells at 'therapeutic' concentrations of Li^+. Brain Res 252:247–258

Reiser G, Scholz F, Hamprecht B (1982) Pharmacological and electrophysiological characterization of lithium ion flux through the action potential sodium channel in neuroblastoma × glioma hybrid cells. J Neurochem 39:228–234

Richelson E (1977) Lithium ion-entry through the sodium channel of cultured mouse neuroblastoma cells: A biochemical study. Science 196:1001–1002

Rosenblatt JE, Pert CB, Tallman JF, Pert A, Bunney WE Jr (1979) The effect of imipramine and lithium on α- and β-receptor binding in rat brain. Brain Res 160:186–191

Rotman A (1983) Blood platelets in psychopharmacological research. Prog Neuropsychopharmacol Biol Psychiat 7:135–151

Roufogalis BD (1980) Calmodulin: Its role in synaptic transmission. Trends Neuro Sci 3:238–241

Sachar EJ, Baron M (1979) The biology of affective disorders. Ann Rev Neurosci 2:505–518

Samples J, Janowsky DS, Pechnick R, Judd RL (1977) Lethal effects of physostigmine plus lithium in rats. Psychopharmacology 52:307–309

Sangdee C, Franz DN (1980) Lithium enhancement of central 5-HT transmission induced by 5-HT-precursors. Biol Psychiat 15:59–68

Saneto RP, Srivastava SK, Werrbach-Perez K, Perez-Polo JR (1980) Lithium uptake at physiological ion concentrations in a human clonal neuroblastoma cell line. J Neurochem 34:1520–1521

Schou M, Mellerup ET, Rafaelson OJ (1981) Mode of action of lithium. In: Praag H van, Lader MH, Rafaelson OJ, Sachar EJ (eds) Brain mechanism and abnormal behavior – chemistry. Dekker, New York Basel (Handbook of Biological Psychiatry, part IV, pp 805–824)

Shaw DM (1975) Lithium and amine metabolism. In: Johnson FN (ed) Lithium research and therapy. Academic Press, London, pp 411–423

Staunton DA, Magistretti PJ, Shoemaker WJ, Bloom FE (1982a) Effects of chronic lithium treatment on dopamine receptors in the rat corpus striatum. I. Locomotor activity and behavioral supersensitivity. Brain Res 232:391–400

Staunton DA, Magistretti PJ, Shoemaker WJ, Deyo S, Bloom FE (1982b) Effects of chronic lithium treatment on dopamine receptors in the rat corpus striatum. II. No effect on denervation or neuroleptic-induced supersensitivity. Brain Res 232:401–412

Sulser F, Vetulani J, Mobley PL (1978) Mode of action of antidepressant drugs. Biochem Pharmacol 27:257–261

Swann AC, Heninger GR, Roth RH, Maas JW (1981) Differential effects of short and long-term lithium on tryptophan uptake and serotonergic function in cat brain. Life Sci 28:347–354

Szentistványi I, Janka Z, Joó F, Rimanóczy A, Juhász A, Latzkovits L (1979) Na-dependent Li-transport in primary nerve cell cultures. Neurosci Lett 13:157–161

Tanimoto K, Maeda K, Terada T (1983) Inhibitory effect of lithium on neuroleptic and serotonin receptors in rat brain. Brain Res 265:148–151

Treiser S, Kellar KJ (1979) Lithium effect on adrenergic receptor supersensitivity in rat brain. Eur J Pharmacol 58:85–86

Treiser SL, Cascio CS, O'Donohue TL, Thoa NB, Jacobowitz DM, Kellar KJ (1981) Lithium increases serotonin release and decreases serotonin receptors in the hippocampus. Science 213:1529–1531

Verimer T, Goodale DB, Long JP, Flynn JR (1980) Lithium effects on haloperidol-induced pre- and postsynaptic dopamine receptor supersensitivity. J Pharm Pharmacol 32:665–666

Vizi ES (1975) Lithium and acetylcholine metabolism. In: Johnson FN (ed) Lithium research and therapy. Academic Press, London, pp 391–409

Yen MH, Reed DJ (1981) Regulation of lithium in cerebrospinal fluid of the cat by the choroid plexus isolated in situ. Arch Int Pharmacodyn 251:217

Yuwiler A, Bennett BL, Brammer GL, Geller E (1979) Lithium treatment and tryptophan transport through the blood brain barrier. Biochem Pharmacol 28:2709–2712

Zatz M (1979) Low concentrations of lithium inhibit the synthesis of cyclic AMP and cyclic GMP in the rat pineal gland. J Neurochem 32:1315–1321

Zohar J, Lerer B, Ebstein RP, Belmaker RH (1982) Lithium does not prevent agonist-induced subsensitivity of human adenylate cyclase. Biol Psychiat 17:343–350

2.2 Tierexperimentelle neurophysiologische Untersuchungen zur Lithiumwirkung

A. Ullrich

Synopsis

1. Tierexperimentelle neurophysiologische Befunde zur Lithiumwirkung lassen bisher keine eindeutigen Rückschlüsse auf einen bestimmten therapeutisch relevanten Wirkmechanismus zu.
2. In einer Vielzahl von Untersuchungen konnten Einflüsse von Lithium auf das Ionenmilieu gezeigt werden. Nach dem derzeitigen Stand der Forschung sprechen die Untersuchungsergebnisse für eine Lithium-abhängige Erhöhung der Konzentration des extrazellulären Kalium, sowie entsprechend für eine Erniedrigung der intrazellulären Kaliumkonzentration. Daneben wurde unter Lithium eine Zunahme von intrazellulären ionisierten Kalziumionen und eine Abnahme in der intrazellulären Natriumkonzentration gemessen. Hierbei zugrundeliegende mögliche Interaktionen von Lithium mit transmembranalen Transportmechanismen werden noch diskutiert.
3. Veränderungen der Zellerregbarkeit, der Impulsfortleitung sowie der interneuronalen Verschaltung (elektrisch-biochemischer Art) können vor dem Hintergrund dieser ionalen Veränderungen erklärt werden.

Einleitung

Das Verhalten von Nervenzellen aufgrund der extra- und intrazellulären Ionen-Verteilung, ihr Zustand in Ruhe und unter Reizbedingungen sowie ihre Verschaltungen mittels elektrischer und biochemischer Signale sind die Anwendungsgebiete neurophysiologischer Grundlagenforschung. Hierbei werden elektrophysiologische Parameter an bestimmten anatomischen Strukturen untersucht und mit Ergebnissen biochemischer Untersuchungen in Zusammenhang gebracht.

Ein Ziel der Lithiumforschung ist das Aufdecken der Wirkmechanismen von Lithium auf das Zentralnervensystem (ZNS) von Patienten, welche an affektiven Psychosen leiden. Da direkte Ableitungen an intakten Neuronen des menschlichen ZNS bisher nicht möglich sind, ist die experimentelle Neurophysiologie auf Tiermodelle angewiesen. In Bezug auf die klinische Anwendbarkeit der tierexperimentellen Lithiumforschung ist jedoch einschränkend festzuhalten, daß beim Tier bisher keine spontan auftretenden oder experimentell erzeugbaren depressiven oder manischen Zustandsbilder im eigentlichen Sinne beobachtet werden konnten. Durch Deprivationsexperimente konnten nur depressionsähnliche Verhaltensmuster hervorgerufen werden. Die tierexperimentelle Neurophysiologie ist somit auf die Untersuchung von „gesunden" Neuronen angewiesen. Über die unmittelbare klinische Bedeutung der so erhobenen Befunde läßt sich nur spekulieren. Es scheint jedoch aufgrund der eingeschränkten Untersuchungsmöglichkeiten des menschlichen ZNS durchaus sinnvoll, Experimente am Tier durchzuführen und die sich daraus entwickelnden Wirkmodelle auf den Menschen zu übertragen.

In den Anfängen der Lithiumforschung wurden Untersuchungen mit Lithium in untherapeutisch hohen Dosierungen durchgeführt (z. B. kompletter Austausch von Natrium gegen Lithium). Auf derartige Studien soll hier wegen ihrer fraglichen klinischen Relevanz nicht näher eingegangen werden. Vorrangig werden Untersuchungsbefunde berücksichtigt, deren Lithiumdosierungsschemata und Lithiumkonzentrationen nahe am oder im Bereich der klinisch-therapeutischen Praxis liegen.

Neurophysiologische Grundlagenbegriffe

Das Grundelement des Nervensystems ist die Nervenzelle. Ihre Leistung ist es, Erregungen bilden zu können und diese weiterzuleiten. Diese Funktion beruht auf besonderen Membraneigenschaften. Im Ruhezustand besteht zwischen der Nervenzellmembraninnenseite sowie der Außenseite eine Spannungsdifferenz von 60 bis 90 mV, innen negativ geladen. Diese Spannungsdifferenz, das Ruhemembranpotential (RMP) wird durch folgende Membranfähigkeiten bedingt:

1. Konzentrationsunterschiede für Kaliumionen können durch die Membran zwischen Intra- und Extrazellulärraum aufrechterhalten werden.

2. Die Membran ist im Ruhezustand selektiv für Kaliumionen durchlässig, d. h. es entsteht ein physikochemisches Diffusionspotential, welches sich in der Nähe des Kaliumgleichgewichtspotentials befindet. Für Natrium ist die Membran in Ruhe wenig durchlässig. Somit bestimmen Veränderungen der extrazellulären Kaliumkonzentration im wesentlichen das RMP. Ionenleitfähigkeiten, oben für die beiden wichtigsten Ionen beschrieben, bestimmen den Membranwiderstand. Physikalische oder elektrische Reize können die Leitfähigkeit und damit den Membranwiderstand ändern. Unter Reizbedingungen wird die Membranpolarität in Richtung einer weniger negativ geladenen Membraninnenseite verschoben. Diese sog. Membrandepolarisation löst ab einer gewissen Schwelle ein Aktionspotential aus, welches auf einer kurzdauernden Erhöhung der Natriumpermeabilität beruht, d. h. das Membranpotential nähert sich nunmehr dem Natriumgleichgewichtspotential an. Eine Inaktivierung des Natriumsystems führt zusammen mit einem etwas verzögerten Anstieg der Kaliumpermeabilität zur Repolarisation der Membran. Die erhöhte Kaliumpermeabilität dauert deutlich länger als die erhöhte Natriumpermeabilität. Hierdurch entsteht eine Zunahme des negativ geladenen Membranpotentials, es entsteht eine kurzdauernde Hyperpolarisation im Aktionspotential. Die entlang des Konzentrationsgradienten umverteilten Ionen werden mittels energieabhängiger Prozesse (Natrium-Kalium-Pumpe etc.) entgegen dem Gradienten wieder über die Membran transportiert. Treibende Kraft ist hierbei die intrazelluläre Natriumkonzentration. Der extrazelluläre Kaliumanstieg als solcher wird weitgehend über eine Kaliumaufnahme in Gliazellen ausgeglichen. So entsteht trotz einer elektrogen arbeitenden Pumpe (Verhältnis Natrium:Kalium = 3:2) zur Wiederherstellung der Ausgangsionenverteilungen in Ruhebedingung ein kurzzeitiger Abfall der extrazellulären Kaliumkonzentration unter den Ausgangswert. Es entsteht der sog. Kalium-Undershoot. Dieser

Vorgang gilt für Einzelreize wie auch für Dauerstimulation, analog spricht man hierbei von der posttetanischen Kaliumerholungsphase.

Die Amplitude des Aktionspotentials hängt von der Aktivierbarkeit des Natriumsystems ab. Eine Vordepolarisation, z. B. durch eine Erhöhung der extrazellulären Kaliumkonzentration, führt zu einer geringeren Aktivierbarkeit des Natriumsystems und damit zu einer Verkleinerung des Aktionspotentials.

Neben der Impulsfortleitung im Axon über Aktionspotentiale wird an den Verbindungsstellen zweier Nerven die elektrische Erregung in Form von synaptischen Potentialen weitergeleitet. Das in der Endaufzweigung des Axons ankommende Aktionspotential bedingt die Freisetzung von Neurotransmittern aus der präsynaptischen Nervenendigung. Nach Durchwandern des synaptischen Spaltes lösen diese Transmitter postsynaptische Potentiale aus. Diese können über eine Depolarisation der postsynaptischen Membran erregend, d. h depolarisierend, oder über eine Hyperpolarisation hemmend wirken. Die postsynaptischen Potentiale werden im Gegensatz zu Aktionspotentialen nicht über größere Strecken fortgeleitet, ihre Amplitude ist variabel und von der Zahl der beteiligten Synapsen abhängig. Wenn die erregend wirkenden postsynaptischen Potentiale eine bestimmte Depolarisationshöhe erreicht haben, wird ein Aktionspotential ausgelöst. Es entsteht ein monosynaptischer Reflex oder bei Durchlaufen von mehreren Interneuronen ein polysynaptischer Reflex.

Transport von Lithium über neuronale Membranen

Die Grundlagen der neurophysiologischen Forschung stellen Transportvorgänge über die neuronale Membran dar (Abb. 1, A). Die membranphysiologisch wichtigsten Kationen Kalium und Natrium, Kalzium und Magnesium sind aufgrund ihrer elektro- und physikochemischen Eigenschaften eng mit dem Lithiumion verwandt. Eine Interaktion von Lithium mit diesen Ionen ist somit zu erwarten. Hier soll im folgenden über Lithiumwirkungen auf die Membranphysiologie der Nervenzelle berichtet werden (zu allgemeinen membranphysiologischen Lithiumeigenschaften s. Kap. 2.1). Bei einer passiven Verteilung von Lithium müßte sich aufgrund der negativ geladenen Nervenmembraninnenseite eine intrazelluläre Lithiumanreicherung ergeben. Bei einer solchen passiven Verteilung wären Verhältniszahlen von 5–30:1 zu erwarten. Tatsächlich liegen jedoch in Abhängigkeit vom untersuchten neuronalen Gewebe Konzentrationsverhältnisse zwischen Werten von < 1 (Ehrlich u. Diamond 1980; Thellier et al. 1980) bis zu ca. 4 (Richelson 1977) vor. Somit ist ein Transportsystem zu postulieren, welches Lithiumionen gegen den elektrochemischen Gradienten aus der Zelle heraustransportieren kann. In experimentellen Untersuchungen an Nervenzellen konnte gezeigt werden, daß Lithium in therapeutischer Konzentration über mindestens vier verschiedene Mechanismen in das Neuron gelangen, bzw. aus ihm heraustransportiert werden kann.

Der Lithiumeinwärtsstrom findet wahrscheinlich neben einem Ouabain-resistenten, sättigbaren Lithiumaufnahmemodus (gehemmt von Natrium/Kalium) über spannungsabhängige Natriumkanäle statt (Richelson 1977).

Ein Lithiumeinwärtstransport scheint über die Kaliumbindungsstelle an der Natrium-Kalium-Pumpe möglich zu sein. Zu Kaliumionen besteht nach experimentellen Befunden eine kompetitive Hemmung. Bei einer Kaliumkonzentration von

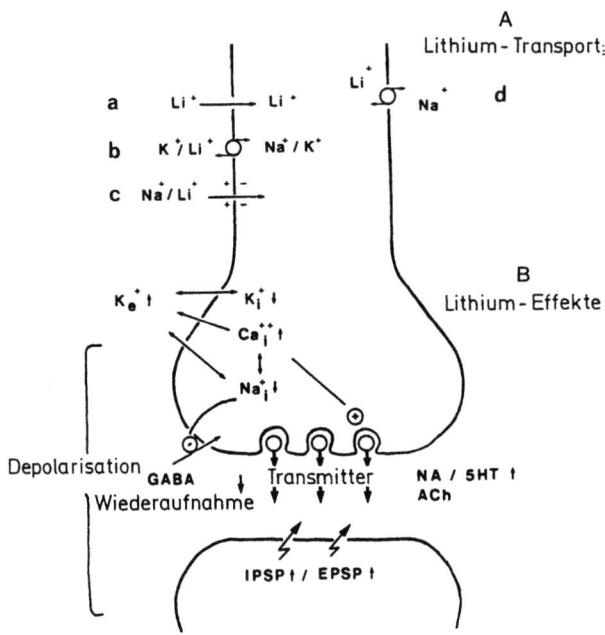

Abb. 1. *A Lithiumtransportmechanismen*; *a*) sättigbarer Lithiumeinwärtsstrom, *b*) Lithiumeinwärtstransport über die Kaliumbindungsstelle der Na^+-K^+-Pumpe, *c*) Lithiumeinwärtsstrom über spannungsabhängige Na^+-Kanäle, *d*) Lithiumauswärtstransport über ein Li^+-Na^+-Gegentransportsystem; *B* Lithiumeffekte auf das Ionenmilieu; *e* Ionenkonzentrationen extrazellulär, *i* Ionenkonzentration intrazellulär, *NA* Noradrenalin, *5HT* 5-Hydroxytryptamin, *ACh* Acetylcholin

5 mmol/l beträgt die Hemmung des Lithiumeinwärtstransportes ca. 40% (Reiser u. Duhm 1982). Eine Hemmung der Kaliumaufnahme in Astrozytenzellkulturen unter akuter wie chronischer Lithiumgabe wurde berichtet (Walz u. Hertz 1982). Die Lithiumaufnahme über Kaliumbindungsstellen an der Natrium-Kalium-Pumpe erwies sich als empfindlich gegenüber Hemmstoffen der Natrium-Kalium-ATPase (kardioaktive Steroide: Ouabain, Strophantidin).

Ein Ouabain-insensitiver Natriumgegentransportmechanismus kann Lithium in beiden Richtungen über die Zellmembran transportieren. Dieser Mechanismus scheint weitgehend für den Lithiumauswärtsstrom verantwortlich zu sein (Ehrlich u. Diamond 1980).

Lithiumwirkungen auf extra- und intrazelluläre Ionenkonzentrationen

Neben dem transmembranalen Transport von Lithium verdienen Veränderungen im extra- und intraneuronalen Ionenmilieu unter Lithiumgabe besondere Aufmerksamkeit (Abb. 1, B).

Untersuchungen unter In-vivo-Bedingungen bei Einhaltung klinischer Dosierungsschemata und Berücksichtigung therapeutischer Serumwirkspiegel zeigten bei der Ableitung mit ionensensitiven Mikroelektroden (ISME) einen Lithiumabhängigen Anstieg der *extrazellulären Kaliumkonzentration* im Kleinhirn der Ratte (Ullrich et al. 1980). In In-vitro-Versuchen wurden bei Konzentrationen von 5 mmol/l LiCl im extrazellulären Medium des Froschrückenmarks sowie bei Konzentrationen von 2 mmol/l LiCl im Superfusat des olfaktorischen Kortex und des Hippokampus des Meerschweinchens Anstiege der extrazellulären Kaliumkonzentration beobachtet. Korrespondierend hierzu fand sich eine Abnahme der intraneuronalen Kaliumkonzentration (Grafe et al. 1983).

Elektrophysiologische Korrelate dieser Veränderungen im Ionenmilieu sind in einer Membrandepolarisation von Neuronen und Gliazellen zu sehen (Haas 1982; Ullrich et al. 1982; Grafe et al. 1983). Bei Neuronen führte Lithium zu einer Amplitudenabnahme des Aktionspotentials. Es zeigte sich eine Reduktion des reizinduzierten Kaliumabfalls (Kalium-Undershoot) (Ullrich et al. 1980; Grafe et al. 1983). Der Kalium-Undershoot wird als Parameter für die Aktivität der Natrium-Kalium-Pumpe angesehen (Krnjevic u. Morris 1975). In Übereinstimmung hiermit trat unter Lithium eine Verzögerung der posttetanischen Erholungsphase auf (Grafe et al. 1983). Eine Änderung im Membranwiderstand konnte jeweils nicht beobachtet werden (Den Hertog u. Ploeger 1973; Ploeger 1974; Grafe et al. 1983).

Diese elektrophysiologischen Effekte lassen sich durch die Gabe von Ouabain/Strophantidin simulieren und verstärken (Ullrich et al. 1980). Eine Erhöhung des extrazellulären Kalium führte zu den gleichen Effekten auf das Membranpotential und die Amplitude des Aktionspotentials wie bei Anwesenheit von Lithium (Haas 1982; Grafe et al. 1983).

Die freie *extrazelluläre Kalziumkonzentration* zeigte im In-vivo-Versuch (Rattenkleinhirn) unter Ruhebedingungen *keine* Veränderung (Ullrich et al. 1982). Dagegen wurde eine Zunahme der intraneuronalen Kalziumkonzentration in membrannahen Zytosolschichten unter der akuten Gabe von 1 mmol/l LiCl an Schneckenneuronen beobachtet (Aldenhoff u. Lux 1984). Die Autoren fanden in Übereinstimmung mit anderen Untersuchergruppen in Ruhe eine Zelldepolarisation unter Lithium, eine Verlangsamung der Depolarisations- und Repolarisationszeit, eine Abnahme in der Amplitude des Aktionspotentials und eine Reduktion der Spontanaktivität.

Die oben beschriebenen Veränderungen im Ionenmilieu und ihre elektrophysiologischen Korrelate können unter verschiedenen Gesichtspunkten diskutiert werden. Aldenhoff u. Lux (1984) nehmen als Wirkmodus für die beschriebenen neurophysiologischen Befunde einen Lithiumeffekt auf die Kalziumregulation sowie auf Kalziumabhängige Membraneigenschaften an. Auswirkungen der beschriebenen Erhöhungen der intrazellulären Kalziumkonzentration ($+1 \times 10^{-4}$ mmol/l) auf die extrazelluläre Kalziumkonzentration sind bei Konzentrationsunterschieden von Kalzium intrazellulär 10^{-6} mmol/l zu Kalzium extrazellulär 2 mmol/l nicht zu erwarten. Eine gleichzeitig zum intrazellulären Kalziumanstieg gemessene leichte Abnahme der intrazellulären Natriumkonzentration weist auf einen möglichen Zusammenhang zwischen Kalziumauswärtsstrom und Natriumeinwärtsstrom hin. Eine Lithium-abhängige Hemmung eines Natrium-Kalzium-Austauschsystems wird vermutet. Über die erhöhte intrazelluläre Kalziumaktivität ist daneben eine Beeinträchtigung eines Kalium-Kalzium-Gegentransportsystems möglich. Die Natrium-Kalium-Pumpe wiederum könnte über die erniedrigte intrazelluläre Natriumkonzentration in ihrer Aktivität gehemmt sein. Hierbei ist auch zu berücksichtigen, daß Lithium im Gegensatz zu Natrium die Natrium-Kalium-Pumpe nicht von ihrer intrazellulären Bindungsstelle her zu aktivieren vermag (Thomas 1969).

Daneben wird ein direkter Angriffsmodus von Lithium an der Natrium-Kalium-Pumpe vermutet. Eine Kompetition von Lithium mit Kalium an der extrazellulären Bindungsstelle der Natrium-Kalium-Pumpe wurde bereits oben beschrieben. Über eine Lithiuminteraktion mit der Natrium-Kalium-Pumpe können die Veränderungen in den intra- und extrazellulären Kaliumkonzentrationen mit ihren elektrophysiologischen Konsequenzen auf die Membranpolarität und deren Folgezustände (s. oben) erklärt werden. Diese Befunde werden von einigen Autoren als Hinweise auf eine Lithium-bedingte Änderung in der Pumpenfunktionsleistung diskutiert (Den Hertog u. Ploeger 1973; Haase 1982; Ullrich et al. 1982).

Duhm (1982) diskutiert als einen Lithiumeffekt einen Wechsel im Funktionszustand der Natrium-Kalium-Pumpe von einer elektrogenen Natrium-Kalium-Pumpe zu einer elektroneutralen Kalium-Kalium-Pumpe. Der Kalium-Kalium-Austausch wird wiederum von einer Erniedrigung des intrazellulären Natriums aktiviert. Auch bei diesem Pumpmechanismus wäre ein Lithiumangriffsort an der extrazellulären Kaliumbindungsstelle zu vermuten.

Es ist jedoch derzeit nicht beurteilbar, welcher Vorgang von Lithium primär beeinflußt wird und bei welchen Befunden es sich um regulatorische bzw. gegenregulatorische Vorgänge handelt.

Lithiumwirkungen auf die Impulsfortleitung

Aufgrund der beschriebenen Lithiumeinflüsse auf die Membranpolarität sowie die Kaliumkinetik sind Veränderungen in der axonalen sowie transsynaptischen Impulsfortleitung zu erwarten. Eine Beeinträchtigung der Nervenleitgeschwindigkeit durch Lithium konnte unter Einzelreizgabe bei akuter und chronischer Lithiumgabe nicht beobachtet werden. Erst bei einer Dauerstimulation von 15 min wurde am N. vagus der Ratte eine Herabsetzung der Nervenleitgeschwindigkeit beschrieben (Ploeger 1974). In Ableitungen an Motoneuronen des Froschrückenmarkes zeigte sich unter einer akuten Lithiumverabreichung eine Bahnung von monosynaptisch erregend wirkenden, postsynaptischen Potentialen (Grafe et al. 1983). Dies wird vor dem Hintergrund einer Lithium-abhängigen Membrandepolarisation erklärt. Auch wurde eine Abnahme polysynaptischer Reflexe beschrieben. Dies könnte bedeuten, daß Lithium eine vermehrte Transmitterausschüttung bewirkt, wobei jedoch seltener die Schwelle für die Fortleitung eines postsynaptischen Aktionspotentials erreicht wird.

Lithiumwirkungen auf synaptische Übertragungsmechanismen

Eine Vielzahl von Untersuchungen beschäftigt sich neben der Erforschung von direkten Lithiumwirkungen auf Membranvorgänge mit Lithiumeffekten auf synaptische Übertragungsmechanismen. Die weitaus meisten Studien zu Lithiumwirkungen auf die verschiedenen Neurotransmittersysteme beziehen sich auf biochemische und verhaltensmodifikatorische Veränderungen. Neurophysiologische Befunde lassen auf funktioneller Ebene derzeit kein klares Bild bezüglich der Lithiumwirkung auf synaptische Übertragungsmechanismen erkennen. Auch fehlen bisher sichere Hinweise auf eine direkte Beeinflussung der Rezeptorempfindlichkeit durch Lithium (vgl. Kap. 2.1).

Diskutiert wird eine durch Lithium erhöhte Ausschüttung von Transmittern (Haas 1982). Die Transmitterfreisetzung kann durch folgende Lithiumeffekte erklärt werden: Membrandepolarisation (Grafe et al. 1983) und/oder eine Erhöhung der intrazellulären Kalziumkonzentration (Koketsu u. Yamamoto 1974). An Hirnschnitten vom Hippokampus konnte bei einer In-vitro-Konzentration von 1–10 mmol/l LiCl eine Depolarisation von Pyramidenzellen und eine Zunahme der synaptischen Transmission gezeigt werden (Haas 1982). Ouabain konnte die Lithiumwirkungen simulieren. Die Lithiumeffekte zeigten sich zudem als temperaturabhängig. Bei Temperaturen von unter 37 °C erwies sich Lithium als weniger wirksam. Demzufolge werden in diesem Zusammenhang Lithiumeinflüsse auf stoffwechselaktive Prozesse, wie sie z. B. von Pumpmechanismen bekannt sind, diskutiert.

Im Gegensatz zu diesen Befunden stehen Ergebnisse iontophoretisch applizierten Lithiums auf Neurone im Hippokampus der Ratte (Segal 1974). Hier hemmte Lithium die Wirkung von Noradrenalin. Die Effekte akuter und chronischer Lithiumapplikation wurden auf synaptische Übertragungsmechanismen an Purkinje-Zellen des Rattenkleinhirns untersucht (Schultz et al. 1981). In der akuten Versuchsanordnung führte Lithium zu einer Abnahme der (hemmenden) Wirkung von Noradrenalin. In der chronischen Anwendung zeigte sich unter Lithium eine verstärkte Antwort auf iontophoretisch appliziertes Noradrenalin. Unter beiden Lithiumanwendungsformen fand sich eine herabgesetzte Spontanentladung der Purkinje-Zellen. Die Autoren diskutieren die Effekte als zumindest teilweise unspezifisch für das noradrenerge Transmittersystem. Eine Lithium-abhängige Beeinflussung von Ionenpermeabilitäten wird als möglicher Wirkmechanismus diskutiert. Hierbei könnten Effekte auf die Adenylatzyklase oder Zyklo-AMP eine Rolle spielen (Segal 1974; Schultz et al. 1981) (vgl. Kap. 2.1).

Am Modell einer GABA-ergen Synapse (Flußkrebs) fand sich nach einstündiger Einwirkung von 1 mmol/l LiCl eine Verlangsamung des Natrium-abhängigen GABA-Wiederaufnahmemechanismus (Dose u. Deisz 1982). Die Autoren diskutieren die Lithiumwirkung als Ausdruck einer Beeinflussung transmembranaler Ionentransportmechanismen, welche zu veränderten Natriumkonzentrationsverteilungen zwischen Intra- und Extrazellulärraum führen können. Die beschriebenen Effekte auf die GABA-Wiederaufnahme würden zu einer erhöhten GABA-Konzentration im synaptischen Spalt und damit zu einer verstärkten Aktivierung von GABA-Rezeptoren führen. Eine Zunahme einer von GABA vermittelten inhibitorischen Wirkung konnte durch Untersuchungen am Katzenrückenmark gezeigt werden (Polc 1982). Diese Effekte traten nur bei chronischer Lithiumgabe in Erscheinung. Akut verabreichtes Lithium hatte keine Wirkung.

Nach pathophysiologischen Modellvorstellungen sollen bei affektiven Psychosen Neurotransmittersysteme in ihrem Gleichgewicht gestört sein. Hierbei wird dem Gleichgewicht von dopaminergen, adrenergen und cholinergen Systemen besondere Aufmerksamkeit gewidmet. So soll z. B. in der Manie das dopaminerge und/oder adrenerge System sich in einem Zustand der Überfunktion gegenüber dem cholinergen System befinden. In der Depression soll demzufolge ein umgekehrter Zustand vorliegen. Eine Veränderung der Rezeptorempfindlichkeit kann bei dem verschobenen Gleichgewicht eine wichtige Rolle spielen. Nach dieser Modellvorstellung könnte Lithium einen stabilisierenden Einfluß auf die Neurotransmittersysteme ausüben. Eine Einflußmöglichkeit ist in einer Lithium-abhängigen Verhinderung der Entwicklung von Rezeptorüberempfindlichkeiten zu sehen. Ein solcher Lithiumeffekt wurde u.a. von Gallager et al. (1978) für den Dopaminrezeptor nach Haloperidolgabe an Neuronen des mesolimbischen Systems beschrieben. Die Rezeptorenempfindlichkeit hängt u.a. von der Menge freigesetzter Transmittermoleküle ab. Eine Verringerung an freigesetzten Transmittern führt zu einer Erhöhung der Rezeptorempfindlichkeit, eine Zunahme der Transmitterkonzentration im synaptischen Spalt führt zu einem gegenteiligen Effekt auf die Rezeptorempfindlichkeit. Die Neurotransmitterkonzentration im synaptischen Spalt wird von Ionenkonzentrationen beeinflußt. So fördert eine Erhöhung des freien intrazellulären Kalzium die Transmitterfreisetzung. Für die Transmitterwiederaufnahme ist eine Natriumabhängigkeit bekannt. Daneben kann durch eine erhöhte intrazelluläre Kalziumkonzentration die präsynaptische Transmittersynthese gesteigert werden, postsynaptisch kann durch einen Kalzium-abhängigen Einfluß auf Rezeptormoleküle die Rezeptorempfindlichkeit verbessert werden. So könnte Lithium über einen Effekt auf die Ionenkonzentrationen z. B. eine Erhöhung von Neurotransmitterkonzentrationen im synaptischen Spalt bedingen. Hierdurch ließe sich wiederum die Verhinderung der Entwicklung einer Rezeptorüberempfindlichkeit erklären. Hierbei würde es sich um einen Effekt handeln, der sich sekundär auf die Neurotransmitter auswirkt und der als unspezifisch für ein bestimmtes Transmittersystem zu bezeichnen wäre (Haas 1982).

Eine befriedigende Erklärung für die zum Teil unterschiedlichen Wirkungen von Lithium im akuten und chronischen Experiment in Bezug auf synaptische Übertragungsprozesse existiert derzeit noch nicht. Bezogen auf klinische Erfahrungen lassen sich jedoch insbesondere die chronisch durchgeführten Versuche mit therapeutischen Effekten in Verbindung bringen.

Verbindungen der tierexperimentellen Befunde zu klinisch-neurophysiologischen Befunden

Eine Lithiumtherapie beim Menschen scheint nach den bisherigen Literaturbefunden zu keinen einheitlichen EEG-Veränderungen zu führen (vgl. Kap. 2.6). Von der überwiegenden Mehrzahl der Untersucher wird jedoch eine Verlangsamung der EEG-Aktivität beschrieben. Die vermuteten Generatoren der EEG-Makrorhythmen befinden sich in kortikalen Strukturen. Es ist noch in der Diskussion, ob es sich hierbei um Dendritenpotentiale, axodendritische postsynaptische Potentiale oder auch präsynaptische Ladungsverschiebungen handelt. Die EEG-Befunde finden eine Ergänzung in der Latenzzunahme der Antwortsignale somatosensorisch evozierter Potentiale (SEP) unter einer Lithiumtherapie (vgl. Kap. 2.7). Eine Dosiswirkungskurve dieser Veränderungen ließ sich für Lithium nicht nachweisen. Vielmehr bestehen ausgeprägte interindividuelle Unterschiede in der Ausprägung dieser Effekte.

Eine Erklärung für die Verlangsamung in den Frequenzen von EEG- und Leitungszeiten der SEP kann in tierexperimentell erhobenen neurophysiologischen Befunden gesucht werden. Hierbei wären folgende Lithiumeffekte zu erwähnen: Verzögerte Membranrepolarisation (Aldenhoff u. Lux 1984), verlangsamte posttetanische Erholungsphase und Depression polysynaptischer Reflexe (Grafe et al. 1983). Eine Lithiumwirkung auf die Nervenleitgeschwindigkeit, gemessen an peripheren Nerven des Menschen, konnte beobachtet werden. Im Elektromyogramm wurde hierbei eine geringe, klinisch jedoch nicht relevante Abnahme der maximalen Nervenleitgeschwindigkeit gefunden (vgl. Kap. 4.1).

Klinisch-therapeutische Konsequenzen der neurophysiologischen Lithiumforschung

Experimentell gewonnene neurophysiologische Lithiumbefunde haben zum Teil Eingang gefunden in neuere Therapiekonzepte zur Behandlung affektiver Erkrankungen.

Entsprechend der GABA-Mangelhypothese bei manischen Erkrankungen wird einer Lithium-abhängigen Verminderung der GABA-Wiederaufnahme in die präsynaptische Nervenendigung und damit einer GABA-Anreicherung im synaptischen Spalt eine antimanische Wirkung zugeschrieben. Therapieversuche mit den GABA-mimetisch wirksamen Substanzen Carbamazepin, Valproat und Propranolol (Betarezeptorenblocker, in hohen Konzentrationen GABA-mimetisch) weisen auf deren antimanische Potenz hin. Bei Carbamazepin und Valproat zeigte sich neben der antimanischen Wirksamkeit auch ein Effekt in der prophylaktischen Behandlung affektiver Psychosen (Emrich et al. 1983). Diese Effekte traten in der Monotherapie wie auch in der Kombinationsbehandlung mit Lithium auf. Die Kombinationsbehandlung findet eine besondere Indikation bei Patienten, die keinen ausreichenden Therapieerfolg unter Lithium gezeigt haben (vgl. Kap. 5 u. 6.1). Eine direkte Konsequenz der Kalzium-Hypothese bezüglich der Lithiumwirkung findet sich im klinischen Einsatz von Kalziumantagonisten. Erste vorläufige Therapieerfahrungen mit den Substanzen Verapamil und Nimodipin scheinen für eine antimanische Potenz von Kalziumantagonisten zu sprechen (Dose et al. 1983).

Schlußbemerkungen

Aus der Vielfalt der dargestellten neurophysiologischen Befunde lassen sich derzeit noch keine verbindlichen Modelle für die klinisch-therapeutische Lithiumwirkung erkennen. Die neurophysiologischen Befunde sprechen für eine Lithiumwirkung auf membranphysiologisch wichtige Kationen wie Kalium, Natrium und Kalzium. Diese Ionen können Einflüsse auf verschiedene neuromodulatorisch wirksame Systeme (z. B. Neurotransmitter) ausüben. Diese Effekte, welche vom Wirkmechanismus her als unspezifisch für ein bestimmtes Neurotransmittersystem zu bezeichnen sind, könnten im pathophysiologischen Einzelfall einen spezifischen Effekt auf ein gestörtes Transmittersystem ausüben. Dies könnte in der akuten Behandlung von manischen Syndromen durch Lithium von Bedeutung sein. Es ist dabei durchaus denkbar, daß ein ins Ungleichgewicht geratenes Neurotransmittersystem besonders von Lithium beeinflußt wird. Ein eher unspezifischer Lithiumeffekt, z. B. im Sinne einer Stabilisierung von „schwingungsfähigen biologischen Systemen", könnte der prophylaktischen Wirksamkeit von Lithium gegenüber manisch-depressiven Psychosen zugrundeliegen.

Die möglicherweise unspezifische Wirkung von Lithium auf das Ionenmilieu erklärt auch die Vielfalt an Befunden in den unterschiedlichsten biologischen Systemen. Hierbei sind neben den direkten Lithiumeinflüssen auch noch Folgereaktionen in Form von regulatorischen und gegenregulatorischen Reaktionen zu berücksichtigen.

Aufgrund der oben beschriebenen tierexperimentell gewonnenen neurophysiologischen Forschungsergebnisse zur Lithiumwirkung lassen sich für weitere Untersuchungsansätze folgende Empfehlungen geben:

Es sollte versucht werden, an komplex aufgebauten neuronalen Zellverbänden nach Erfahrungswerten der klinischen Lithiumverabreichung (Serumkonzentrationen/Anwendungsdauer) elektrophysiologische und biochemische Untersuchungsansätze miteinander zu verbinden. Durch Untersuchungen an ein und demselben Präparat könnte der Versuch gelingen, primäre Lithiumeffekte von sekundären Auswirkungen zu trennen.

In Bezug auf die klinische Praxis erscheint es sinnvoll, verhaltensbeeinflussende Lithiumwirkungen mit elektrophysiologischen und biochemischen Untersuchungen in Beziehung zu setzen.

Eine gut fundierte Untersuchung an Einzelfällen oder kleinen Populationen erscheint durchaus sinnvoll. Es sei dabei noch einmal auf die individuelle Variabilität der Effekte einer Lithiumtherapie beim Menschen hingewiesen, die sich auf der neurophysiologischen Konstruktebene ebenso zeigt wie etwa im psychologischen (vgl. Kap. 2.5) oder klinischen Gegenstandsbereich.

Literatur

Aldenhoff JB, Lux HD (1984) Lithium und kalziumabhängige Zellfunktionen. Der Beitrag eines membranphysiologischen Untersuchungsansatzes zur Erklärung therapeutischer Lithiumwirkungen. Fortschr Neurol Psychiat 52:152–163

Dose M, Deisz RA (1982) Lithium effects on the GABA synapse of grayfish stretch receptor neurones. In: Emrich HM, Aldenhoff JB, Lux HD (eds) Basic mechanisms in the action of lithium. Excerpta Medica, Amsterdam, pp 175–182

Dose M, Emrich HM, Cording-Tömmel C, Zerssen D von (1983) Calciumantagonists in mania: A preliminary clinical report. In: Pichot P, Berner P, Wolf R (eds) Psychiatry: A state of the art, vol 3. Plenum, New York London, pp 501–506

Duhm J (1982) Note on the interaction of lithium ions with the transport function of the sodium/potassium-pump. In: Emrich HM, Aldenhoff JB, Lux HD (eds) Basic mechanisms in the action of lithium. Excerpta Medica, Amsterdam, pp 21–27

Ehrlich BE, Diamond JM (1980) Lithium, membranes and manic-depressive illness. J Membrane Biol 52:187–200

Emrich HM, Günther R, Dose M (1983) Current perspectives in the pharmaco-psychiatry of depression and mania. Neuropharmacology 22:385–388

Gallager DW, Pert A, Bunney WE Jr (1978) Haloperidol induced presynaptic dopamine supersensitivity is blocked by chronic lithium. Nature 273:309–312

Grafe P, Reddy MM, Emmert H, Bruggencate G ten (1983) Effects of lithium on electrical activity and potassium ion distribution in the vertebrate central nervous system. Brain Res 279:65–76

Haas HL (1982) Lithium and synaptic transmission in the mammalian brain. In: Emrich HM, Aldenhoff JB, Lux HD (eds) Basic mechanisms in the action of lithium. Excerpta Medica, Amsterdam, pp 71–79

Hertog A Den, Ploeger HJ (1973) Mechanism of action of lithium salts. Psychiat Neurol Neurochir 76:529–535

Koketsu K, Yamamoto K (1974) Effects of lithium ions on electrical activity in sympathetic ganglia of the bullfrog. Brit J Pharmacol 50:69–77

Krnjevic K, Morris ME (1975) Factors determining the decay of K^+-potentials and focal potentials in the central nervous system. Can J Physiol Pharmacol 53:923–934

Ploeger EJ (1974) The effects of lithium on excitable cell membranes. On the mechanism of inhibition of the sodium-pump of non-myelinated nerve fibres of the rat. Eur J Pharmacol 25:316–321

Polc P (1982) Effects of lithium and valproate on the cat spinal cord. In: Emrich HM, Aldenhoff JB, Lux HD (eds) Basic mechanisms in the action of lithium. Excerpta Medica, Amsterdam, pp 193–201

Reiser G, Duhm J (1982) Transport pathway for lithium ions in neuroblastoma and glioma hybrid cells at "therapeutic" concentrations of lithium. Brain Res 252:247–258

Richelson E (1977) Lithium ion entry through the sodium channel of cultured neuroblastoms cells: A biochemical study. Science 198:1001–1002

Segal M (1974) Lithium and the monoamine neurotransmitters in the rat hippocampus. Nature 250:71–72

Schultz JE, Siggins GR, Schocker FW, Türck M, Bloom FE (1981) Effects of prolonged treatment with lithium and tricyclic antidepressants on discharge frequency, norepinephrine responses and beta receptor binding in rat cerebellum: Electrophysiological and biochemical comparison. J Pharmacol Exptl Ther 216:28–38

Thellier M, Heurteux C, Wissocq J-C (1980) Quantitative study of the distribution of lithium in the mouse brain for various doses of lithium given to the animal. Brain Res 199:175–196

Thomas RC (1969) Membrane current and intracellular sodium changes in a snail neurone during extrusion of injected sodium. J Physiol 201:495–514

Ullrich A, Baierl P, Bruggencate G ten (1980) Extracellular potassium in rat cerebellar cortex during acute and chronic lithium application. Brain Res 192:287–290

Ullrich A, Baierl P, Bruggencate G ten (1982) Effects of acute and chronic lithium application upon extracellular potassium and calcium in rat cerebellum. In: Emrich HM, Aldenhoff JB, Lux HD (eds) Basic mechanisms in the action of lithium. Excerpta Medica, Amsterdam, pp 80–91

Walz W, Hertz L (1982) Acute and chronic effects of lithium in therapeutically relevant concentrations on potassium uptake into astrocytes. Psychopharmacology 78:309–313

2.3 Chronobiologische Aspekte der Lithiumprophylaxe

B. Pflug

> **Synopsis**
>
> 1. Rhythmische Änderungen mit einer Periodenlänge von etwa 24 Stunden werden im zirkadianen System zusammengefaßt. Dieses System findet sich bei Einzellern, Pflanzen, Tieren und Menschen.
> 2. Das zirkadiane System des Menschen beruht als multioszillatorisches System auf verschieden starken Oszillatoren, die sich gegenseitig beeinflussen.
> 3. Lithiumionen sind chronobiologisch aktiv. Sie beeinflussen das zirkadiane System indem sie Phasenbeziehungen modifizieren und die Periodik unter Freilaufbedingungen verlängern.
> 4. Während der Episoden bei manisch-depressiver Erkrankung ist das zirkadiane System gestört.
> 5. Die chronobiologische Aktivität von Lithiumsalzen kann ihre prophylaktische Wirksamkeit bei manisch-depressiven Erkrankungen erklären.

Einleitung

Biologische Systeme weisen eine zeitliche Organisation auf, die in der Ausprägung periodischer Ereignisse zu beobachten ist. Solche periodischen Ereignisse spielen eine große Rolle für die Wechselbeziehungen zahlreicher Funktionen auf verschiedenen Organisationsebenen, wie der Anpassung eines Organismus an wechselnde Umgebungsbedingungen oder der Koordination zahlreicher Funktionen innerhalb eines solchen.

Von besonderer Bedeutung sind rhythmische Änderungen, die mit einer Periodenlänge von etwa 24 Stunden verlaufen und deshalb als zirkadiane Rhythmen bezeichnet werden. Sie finden sich bis auf wenige Ausnahmen bei allen eukarioten Organismen, sowohl bei Einzellern, als auch bei allen Pflanzen- und Tierstämmen und beim Menschen. Durch die geophysikalische Periodizität infolge Drehung der Erde um ihre Achse treten Zeitgeber auf (z. B. Lichtintensität, Temperaturschwankungen, Tag-Nacht-Periodik), die den Organismus genau auf einen Tagesrhythmus von 24 Stunden synchronisieren. Schaltet man diese Zeitgeber im Experiment aus, etwa bei konstanten Licht- und Temperaturbedingungen, ändert sich die Spontanfrequenz eines Organismus. Sie weicht von 24 Stunden ab und liegt in einem Bereich von ungefähr 21–27 Stunden (zirkadian: circa diem = ungefähr ein Tag). Dieses Verhalten ist einer der Hinweise darauf, daß es sich bei den zirkadianen Rhythmen um endogene, selbsterregte Schwingungen handelt. An jedem Tag wird der Organismus durch Zeitgeber der

Umwelt auf genau 24 Stunden einreguliert. Nach Wever (1979) ist das zirkadiane System des Menschen ein multioszillatorisches System, welches sich aus verschiedenen starken und schwachen Oszillatoren zusammensetzt. Die schwachen Oszillatoren (z. B. Schlaf-Wach-Rhythmus) stehen in einem stabilen Phasenverhältnis mit starken Oszillatoren (z. B. Körpertemperatur, Kortisolsekretion). Unter verschiedenen Bedingungen kann das zirkadiane System beeinflußt werden hinsichtlich der Phasenbeziehung, der Periodenlänge, der Amplitude und der Fähigkeit, sich an einen veränderten exogenen Rhythmus anzupassen (sog. Mitnahmebereich). Solche Bedingungen sind beim Menschen z. B. Zeitverschiebungen, Einflüsse von Hormonen und von bestimmten Pharmaka sowie Erkrankungen.

Lithiumsalze, die zur Prophylaxe phasisch verlaufender affektiver Psychosen eingesetzt werden, sind im zirkadianen System chronobiologisch aktiv. Nach bisher vorliegenden Forschungsergebnissen kann angenommen werden, daß diese Wirkung für den prophylaktischen Effekt von Bedeutung ist.

Befunde aus der Biologie

An Pflanzen (Lemmna, Wasserlinse) beobachtete Kandeler 1970 eine Beeinflussung der photoperiodisch gesteuerten Blütenbildung durch Lithiumionen. Dieser von ihm als Beeinflussung des Phytochromsystems gedeutete Effekt konnte jedoch auch als Beeinflussung der Tagesrhythmik verstanden werden, da nach Bünning (1936) die Zeitmessung photoperiodischer Reaktionen mit Hilfe der Tagesrhythmik erfolgen soll. Von Engelmann (1973) wurde deshalb am tagesperiodischen Öffnen und Schließen der Blüten des Dickblattgewächses Kalanchoe versucht, eine solche Wirkung nachzuweisen. Er konnte zeigen, daß Lithiumionen unter konstanten Umgebungsbedingungen diese Tagesperiodik konzentrationsabhängig verlängern. Dieser periodenverlängernde Effekt ließ sich auch bei Tieren nachweisen. Zum Beispiel wird die Aktivitätsperiodik von Küchenschaben (Leucophaea maderae), Springmäusen (Meriones) und Ratten deutlich verlängert (Engelmann 1973; Hofmann et al. 1978; Kripke et al. 1979a). Unter chronischer Lithiumapplikation läßt sich bei Ratten eine Phasenverzögerung der zirkadianen Rhythmen der Serumkonzentration von Prolaktin, Kortikosteron, Parathormon sowie der Serumelektrolyte Kalzium und Magnesium beobachten (McEachron et al. 1982). Lithium fördert ebenfalls die Anpassung an einen experimentell verlängerten Licht-Dunkel-Rhythmus bei Ratten (McEachron et al. 1981). Im Gegensatz dazu steht ein neuerer Befund, wonach bei Ratten in einem Wechsel von 12 Stunden Licht und 12 Stunden Dunkel eine Vorverschiebung der Melatoninsekretion durch Lithiumdiät zu beobachten war, während sich die Wachstumshormonsekretion verzögerte (Seggie et al. 1983). Auch für die zirkadianen Rhythmen der Neurotransmitterrezeptoren im Gehirn von Nagern finden sich Veränderungen unter Lithiumsalzen: Die Rhythmen von α_1- und β-adrenergen Rezeptoren werden unterdrückt, die Phasenposition des cholinergen Rezeptors verzögert (Kafka et al. 1982). Bis auf eine Ausnahme (Melatoninsekretion bei Ratten) läßt sich aus den Studien an Pflanzen und Tieren entnehmen, daß Lithiumsalze im zirkadianen System eine Verlängerung der Periodik oder Verzögerung der Phasenbeziehungen verschiedener Parameter bewirken.

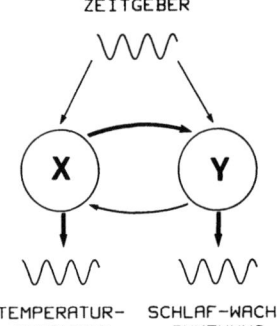

Abb. 1. Schematische Darstellung eines 2-Oszillatorensystems für die zirkadiane Kontrolle von Temperatur- und Schlaf-Wach-Rhythmik, wobei X dem stärkeren Temperatur-, Y dem schwächeren Schlaf-Wach-Oszillator entspricht

Befunde beim Menschen und Modellvorstellungen

Wenn man die Einflüsse von Lithiumsalzen auf das zirkadiane System des Menschen untersucht, so ergeben sich ähnliche Verhältnisse wie bei Pflanzen und Tieren. So verzögern sich unter normalen Umgebungsbedingungen sowohl Schlafbeginn als auch morgendliches Erwachen, wenn Versuchspersonen Lithiumsalze in therapeutischen Dosen einnehmen (Kripke et al. 1979b).

Schaltet man Zeitgeber aus, die den zirkadianen Rhythmus auf eine Periodik von 24 Stunden einregulieren, so kann die freilaufende Periodik, die länger als 24 Stunden ist, unter dem Einfluß von Lithiumsalzen zusätzlich verlängert werden (Johnsson et al. 1980).

Unter arktischen Dauerlichtbedingungen lebten im Sommer 1979 5 Gruppen mit je 2 Versuchspersonen 4 Wochen lang voneinander isoliert in Hütten in Spitzbergen. Acht von ihnen erhielten Lithiumkarbonat in vorher ermittelten therapeutischen Dosen im Doppelblindversuch gegen Plazebo. Sie führten ein Tagebuch über Befindlichkeit und Aktivitäten; mittels eines digitalen Datenerfassungsgerätes wurden die rektale Körpertemperatur und die motorische Aktivität kontinuierlich in kodierter Form aufgezeichnet; Schlaf-Wach-Zeiten wurden ebenfalls markiert. Vier Versuchspersonen zweier Gruppen zeigten eine Verlängerung der freilaufenden Periode, die bei etwa 26–27 Stunden lag, um 1–1 1/2 Stunden unter Lithiumkarbonat (Serumkonzentration 0,60–0,74 mmol/l). Bei diesen Versuchspersonen kam es auch zu signifikanten Änderungen der Phasenbeziehungen zwischen dem Temperatur- und dem Schlaf-Wach-Rhythmus in dem Sinne, daß die Phasenlage des Schlaf-Wach-Rhythmus sich jener der Temperaturschwankung annäherte (Engelmann et al. 1983).

Die theoretischen Modelle zur Erklärung des Lithiumeffektes auf das zirkadiane System beim Menschen lassen zwei Ansätze erkennen: Die Wirkung könnte durch einen direkten Effekt auf einen Oszillator zustandekommen (z. B. dem starken X-Oszillator, indem seine Periodik verlängert wird, die dann das Verhalten des Gesamtsystems bestimmt), sie könnte jedoch auch zusätzlich in der Beeinflussung von Kopplungsstärken zwischen den Oszillatoren bestehen.

Wenn Lithium z. B. die Kopplungsstärke von X nach Y reduziert oder von Y nach X erhöht, kann der Y-Oszillator (mit längerer Periode) die Gesamtperiodik bestimmen, welche sonst vom stärkeren X-Oszillator (mit kürzerer Periodenlänge) abhängig ist. Einige der Versuchspersonen im Spitzbergen-Experiment reagierten nicht mit dem zirkadianen System auf Lithium. Dies könnte dadurch zustandekommen, daß im vorliegenden Modell eine ungünstige Relation zwischen der Lithiumkonzentration und der Kopplungsstärke bestand. Lithium würde hiernach nur eine Wirkung entfalten können, wenn entweder die Konzentration höher als ein entsprechender Schwellenwert oder wenn die Kopplungsstärke niedriger als ein bestimmter Schwellenwert ist. Dieser Ansatz ist auch im Hinblick auf manisch-depressive Patienten zu berücksichtigen, die keine prophylaktische Wirkung auf Lithiumsalze zeigen. Bei diesen Patienten können zusätzliche Einflüsse auf das zirkadiane Kopplungssystem dann doch zu einem prophylaktischen Effekt führen. An entsprechenden Untersuchungen zu diesen Hypothesen wird gearbeitet.

Verhalten des zirkadianen Systems bei manisch-depressiven Erkrankungen und Lithiumbehandlung

Verschiedene Untersuchungen in den letzten Jahren haben gezeigt, daß depressive und manische Phasen mit Störungen im zirkadianen System verbunden sind. Ob es sich um Desynchronisationsphänomene handelt oder veränderte Phasenbeziehungen, gemeinsam ist ihnen eine Tendenz zur Verkürzung bzw. Vorverschiebung („phase-advance"-Hypothese) physiologischer Rhythmen.

Die MHPG-Ausscheidung im Urin folgte während depressiver Phasen bei einer 38jährigen Frau einem Rhythmus mit einer Periodenlänge von 20,5 Stunden, während die übrigen gemessenen Funktionen (Körpertemperatur, Vanillinmandelsäureausscheidung) eine Periodik von 24 Stunden beibehielten (Pflug et al. 1982). Nach dem Abklingen der Depression verhielten sich die gemessenen Funktionen wieder synchron mit einer Periodenlänge von 24 Stunden.

Für die Körpertemperatur, die zeitliche Verteilung des REM-Schlafs, MHPG-Exkretion und die Kortisolsekretion ergaben sich während depressiver Episoden vorverschobene Phasenpositionen zum Schlaf-Wach-Rhythmus, ein sog. „phase advance" (Wehr et al. 1981).

Weiterhin kann man beobachten, daß während depressiver und manischer Episoden die zirkadianen Parameter eine erhöhte Variabilität aufweisen in Form häufig wechselnder Phasenbeziehungen. Das Ausmaß dieser Irregularitäten korreliert mit der Befindlichkeit der Patienten (Pflug et al. 1983).

Je nach Methode und untersuchtem Parameter kann man bei manisch-depressiven Patienten im Hinblick auf die Art der Veränderung im zirkadianen System zu verschiedenen Ergebnissen kommen (Desynchronisation, „phase advance", Labilität). Danach ist anzunehmen, daß es nicht nur eine einzige bestimmte Form der Rhythmusstörung ist, die für die Krankheitsepisode typisch oder spezifisch ist. Vielmehr müssen den individuellen Gegebenheiten gemäß, aber auch den unterschiedlichen Ausprägungen der Krankheit entsprechend, differente Möglichkeiten rhythmischer Veränderungen angenommen werden.

Nach den bisherigen Untersuchungen zur chronobiologischen Aktivität der Lithiumsalze ist anzunehmen, daß sie bei manisch-depressiver Erkrankung zu einer Stabilisierung des zirkadianen Systems führen. Dies kann so erreicht werden, daß durch Wirkung auf bestimmte Oszillatoren und Kopplungsmechanismen sich kürzere Perioden verlängern, Phasenpositionen hinausgeschoben und labile Phasenverhältnisse in eine stabile Beziehung gebracht werden.

Es ist bislang nicht geklärt, ob dem Zusammenhang zwischen zirkadianem System und manisch-depressiver Erkrankung eine kausale oder symptomatische Bedeutung zugemessen werden muß. Die chronobiologische Aktivität der Lithiumsalze läßt unter Berücksichtigung der Befunde hinsichtlich des zirkadianen Systems bei manisch-depressiven Erkrankungen und der prophylaktischen Effekte in der Behandlung dieser Erkrankungen eher an eine Beziehung denken, die pathogenetisch bedeutsam ist. Entsprechende Untersuchungen hierzu sind notwendig und geplant.

Literatur

Bünning E (1936) Die endogene Tagesrhythmik als Grundlage der photoperiodischen Reaktion. Bericht der Deutschen Botanischen Gesellschaft 54:590–607

Engelmann W (1973) A slowing down of circadian rhythms by lithium ions. Z Naturforsch 28c:733–736

Engelmann W, Pflug B, Klemke W, Johnsson A (1983) Lithium-induced change of internal phase relationship of circadian rhythms in humans and other observations. In: Wehr TA, Goodwin FK (eds) Circadian rhythms in psychiatry. Boxwood, Pacific Grove, pp 89–107

Hofmann K, Günderoth-Palmowski M, Wiedemann G, Engelmann W (1978) Further evidence for period lengthening effect of Li^+ on circadian rhythms. Z Naturforsch 33c:231–234

Johnsson A, Engelmann W, Pflug B, Klemke W (1980) Influence of lithium ions on human circadian rhythms. Z Naturforsch 35c:503–507

Kafka MS, Wirz-Justice A, Naber D, Marangos PJ, O'Donohue TL, Wehr TA (1982) The effect of lithium on circadian neurotransmitter receptor rhythms. Neuropsychobiol 8:41–50

Kandeler R (1970) Die Wirkung von Lithium und ADP auf die Phytochromsteuerung der Blütenbildung. Planta 90:203–207

Kripke DF, Grant Wyborney V, McEachron D (1979a) Lithium slows rat activity rhythms. Chronobiologia VI:122

Kripke DF, Judd LL, Hubbard B, Janowsky DS, Huey LY (1979b) The effect of lithium carbonate on the circadian rhythm of sleep in normal human subjects. Biolog Psychiat 14:545–548

McEachron D, Kripke DF, Grant Wyborney V (1981) Lithium promotes entrainment of rat to long circadian light-dark cycles. Psychiat Res 5:1–9

McEachron D, Kripke DF, Hawkins R, Haus E, Pavlinac D, Deftos L (1982) Lithium delays biochemical circadian rhythms in rats. Neuropsychobiol 8:12–29

Pflug B, Engelmann W, Gaertner MJ (1982) Circadian course of body temperature and the excretion of MHPG and VMA in a patient with bipolar depression. J Neural Transm 53:213–215

Pflug B, Johnsson A, Martin W (1983) Alterations in the circadian temperature rhythms in depressed patients. In: Wehr TA, Goodwin FK (eds) Circadian rhythms in psychiatry. Boxwood, Pacific Grove, pp 71–76

Seggie J, Werrtiuk E, Grota L, Brown GM (1983) Chronic lithium treatment and twenty-four hour rhythm of serum prolactin, growth hormon and melatonin in rats. Prog Neuro-Psychopharmacol Biol Psychiat 7:827–830

Wehr TA, Goodwin FK (1981) Biological rhythms and psychiatry. In: Arieti S, Brodie HKH (eds) American handbook of psychiatry, vol 7. Basic Books, New York

Wever R (1979) The circadian system of man. Springer, Berlin Heidelberg New York

2.4 Wirkung von Lithium auf die Bewegungsaktivität von Versuchstieren*

D. F. SMITH

> **Synopsis**
>
> 1. Lithium verändert die explorative Aktivität von Tieren in einer ungewohnten Umgebung.
> 2. Die hemmende Wirkung von Lithium auf das explorative Verhalten bei Tieren wird durch Pharmaka aufgehoben, die den Stoffwechsel der monoaminergen Neurotransmitter beeinflussen.
> 3. Durch Pharmaka induzierte Zustände von Hyperaktivität oder Stereotypie können durch Lithium beeinflußt werden.
> 4. Über die Bedeutung von nicht monoaminergen Mechanismen (z. B. cholinerge Neurotransmission und endokrine Effekte) für die Wirkung von Lithium auf das Verhalten ist wenig bekannt.
> 5. Tierexperimentelle Untersuchungen über den Effekt von Lithium auf das Verhalten können Anhaltspunkte über die Wirkungsmechanismen von Lithium beim Menschen geben, obgleich viele Fragen, die den Wirkungsmechanismus von Lithium auf das tierische Verhalten betreffen, nach wie vor unbeantwortet sind.

Nachstehend wird ein kurzer Überblick über die Wirkung von Lithium auf einige Aspekte der Bewegungsaktivität bei Tieren gegeben. Dabei können freilich nur die wichtigsten Ergebnisse dargestellt werden. Ausführliche Übersichten finden sich bei Smith (1977b, 1983b).

Die Spontanaktivität

Die Spontanaktivität läßt sich bei Tieren im Labor relativ leicht beobachten; sie wird durch die Aufzeichnung der Bewegungen der Tiere in ihrer gewohnten Umgebung gemessen, meist nur für einen kurzen Zeitabschnitt. Der Ausdruck „spontan" ist dabei irreführend, weil die aufgezeichnete Aktivität meist nur einen kleinen Abschnitt des Tagesablaufs darstellt, und das Bewegungsmuster außerdem nicht ohne äußere Einwirkung abläuft, wie man bei der Bezeichnung „spontan" meinen möchte.

Die Spontanaktivität von Ratten und Mäusen unter Lithium wurde in einer Reihe von Untersuchungen gemessen, so z. B. mittels Laufrädern (Smith u. Smith 1973; Wittrig et al. 1970), Fotozellen (Smith 1976c; Carroll u. Sharp 1971; Furukawa et al. 1975; Stula 1974; Tadano et al. 1973) und Magnetfeldrekordern (Judd et al. 1975;

* Übersetzt von MARIA-LUISA MAIRHOFER

Matussek 1971; Matussek u. Müller 1975). Die Untersuchungen zeigen mit wenigen Ausnahmen, daß Lithium nur eine geringe oder gar keine Wirkung auf die Spontanaktivität ausübt. Die beobachteten Effekte können wahrscheinlich nur auf überhöhte Dosen und somit unspezifisch toxische Wirkungen von Lithium zurückgeführt werden (Smith 1976a, 1978a). Bei nicht toxischen Dosen hat Lithium anscheinend keine Wirkung auf die Spontanaktivität von Labortieren.

Die explorative Aktivität

Exploratives Verhalten tritt typischerweise auf, wenn ein Tier in eine ungewohnte Umgebung gebracht wird. Dieses Verhalten manifestiert sich nur, wenn sich die neue Umgebung z. B. hinsichtlich Größe, Form oder Beleuchtung vom gewohnten Käfig abhebt. Der Sinn des explorativen Verhaltens besteht wahrscheinlich darin, die neue Umgebung kennenzulernen: ihre Grenzen, ihre Ausstattung und ihre Gefahren. Lithium vermindert charakteristisch dieses explorative Verhalten (Greenspan et al. 1970; Gray et al. 1976; Johnson 1972; U'Prichard u. Steinberg 1972; Wolthuis et al. 1975), auch wenn neuere Untersuchungen zeigen, daß diese Effekte sehr von den experimentellen Bedingungen abhängen (Cappeliez u. White 1981; Harrison-Read 1978). Der Effekt von Lithium auf die explorative Aktivität stellt ein experimentelles Modell dar, an dem die zugrundeliegenden Wirkungsmechanismen von Lithium auf das Verhalten untersucht werden können. Die explorative Aktivität bei Tieren ist aber kein „Modell" für das Verhalten von manisch-depressiven Patienten, vor allem deshalb nicht, weil zwischen der Aktivität von gesunden Versuchstieren und dem Verhalten von psychisch kranken Menschen kein sicherer Zusammenhang besteht.

Die meisten Untersuchungen über das explorative Verhalten waren darauf ausgerichtet, kausale Zusammenhänge zwischen dem Effekt von Lithium auf die Monoamine im Gehirn und der Aktivität aufzudecken. Dabei wurden vor allem Substanzen mit bereits gut bekannter Wirkung auf die monoaminergen Prozesse eingesetzt, um zu klären, ob die Wirkung von Lithium auf das explorative Verhalten kausal mit den Effekten von Lithium auf den Stoffwechsel der Monoamine im ZNS zusammenhängt.

Die hemmende Wirkung von Lithium auf das explorative Verhalten kann durch Vorbehandlung der Tiere mit Parachlorphenylalanin, Pargylin und Deprenyl aufgehoben werden, während Imipramin und Clorgylin die aktivitätshemmende Wirkung von Lithium nicht nennenswert beeinflussen (Smith 1976b; Smith u. Shimizu 1976; Smith 1975). Diese Befunde sprechen dafür, daß eine erhöhte Synthese von Serotonin und eine Aktivitätszunahme der Monoaminoxidase B für den Wirkungsmechanismus von Lithium eine Rolle spielen.

Pharmakologisch induzierte Hyperaktivität und Stereotypie

Eine andere Möglichkeit, die Wirkung von Lithium auf die Aktivität zu prüfen, besteht darin, ein abnormes Verhalten pharmakologisch zu induzieren und dann zu untersuchen, ob Lithium diese induzierte Aktivität beeinflußt. Es ist denkbar, daß die Wirkung von Lithium auf die pharmakologisch induzierte Hyperaktivität und Stereotypie den antimanischen Effekt erklärt (Murphy 1977), während die Wirkung auf experimentell erzeugte Hypoaktivität den antidepressiven Effekt widerspiegelt (Sanghvi u. Gershon 1977). Obwohl hinsichtlich der Gültigkeit dieser Vorstellung noch viele Fragen offen sind, haben diese Untersuchungen doch neue Informationen über mögliche Wirkungsmechanismen von Lithium auf das Verhalten erbracht.

Amphetamin und seine Derivate wurden oft verwendet, um bei Tieren Hyperaktivität und Stereotypie auszulösen. Die Hyperaktivität wird wahrscheinlich primär durch Stimulierung von katecholaminergen Prozessen hervorgerufen, während Stereotypien wahrscheinlich vorwiegend durch verstärkte dopaminerge Mechanismen zustandekommen (Snyder et al. 1974). Lithium hat komplexe Effekte auf die Amphetamin-induzierte Aktivität gezeigt: In einigen Studien wurde eine Hemmung dieser Hyperaktivität nachgewiesen, in anderen Studien eine Aktivitätssteigerung (Furukawa et al. 1975; D'Encarnacao u. Anderson 1970; Ozawa u. Miyauchi 1977; Segal et al. 1975; Wielosz 1976). Amphetamin-induzierte Stereotypien werden anscheinend ebenso in komplexer Weise durch Lithium beeinflußt. Es wurde sowohl über eine Zunahme als auch über eine Abnahme von Stereotypien unter Lithium berichtet, gelegentlich wurden auch keine Effekte beobachtet (Wielosz 1976; Davies et al. 1974; Flemenbaum 1975; Lal u. Sourkes 1972; Fessler et al. 1982; Ebstein et al. 1980). Aus Untersuchungen mit Amphetaminen ergeben sich somit keine eindeutigen Wirkungen auf katecholaminerge Prozesse. Es zeigte sich jedoch, daß Lithium Hyperaktivitätszustände und/oder Stereotypien hemmt, die durch Pargylin und Reserpin (Stula 1974), L-Dopa und Ro-4-4602 (Smith 1976d), Desmethylimipramin und Ro-4-1284 (Matussek u. Linsmayer 1968) (sowie durch Apomorphin) ausgelöst wurden. Das Ergebnis dieser Studien stimmt mit der Vorstellung überein, daß Lithium die Aktivität über eine Verminderung katecholaminerger Transmitter beeinflußt. Zudem weisen diese Untersuchungen über die Hyperaktivität und Stereotypien darauf hin, daß Serotonin und Phenyläthylamin bei der Wirkung von Lithium auf die motorische Aktivität von Bedeutung sein könnten (Kiseleva u. Lapin 1969; Wielosz 1979; Harrison-Read 1978; Borison et al. 1978; Smith 1978b).

Es ist wichtig zu betonen, daß Monoamine nicht die einzigen Transmitter sind, auf denen die Lithiumwirkung bei der manisch-depressiven Krankheit beruhen könnte. Cholinerge Transmitter dürften z.B. ebenso beteiligt sein (Janowsky et al. 1972). Obwohl die Bedeutung cholinerger Prozesse für die motorische Aktivität bei Tieren gut bekannt ist, wurde relativ wenig unternommen um festzustellen, ob sie auch bei der Wirkung von Lithium auf die motorische Aktivität von Bedeutung sind (Sanger u. Steinberg 1974; Janowsky et al. 1979). Auch beeinflussen Schilddrüsenhormone die Aktivität und es wurde angenommen, daß sie bei psychischen Erkrankungen eine Rolle spielen (Whybrow et al. 1969). Da bekanntlich Lithium einige Schilddrüsenfunktionen beeinflußt (Wolff 1975), ist es denkbar, daß die Lithiumwirkung auf die Schilddrüsenhormone und die Lithiumwirkung auf die Aktivität miteinander zusammenhängen. Diese Hypothese wird durch eine Studie über T_3-induzierte Hyperaktivität unterstützt (Rastogi u. Singhal 1977).

Pharmakologisch induzierte Hypoaktivität

Einige Pharmaka mit antimanischer Wirkung beim Menschen heben die Reserpin- oder Tetrabenazin-induzierte Hypoaktivität bei Tieren auf (Brodie 1965; Pletscher et al. 1962). Es wurde wiederholt festgestellt, daß kleine oder mittlere Lithiumdosen zumindest einige Teilaspekte der Reserpin- und Tetrabenazin-induzierten Hypoaktivität antagonisieren, während hohe Lithiumdosen typischerweise die aktivitätshemmende Wirkung dieser Pharmaka verstärken (Furukawa et al. 1975; Matussek u. Müller 1975; Perkinson et al. 1969; Segawa u. Nakano 1974; Ushijima et al. 1972). Im großen und ganzen stimmen diese Ergebnisse mit der Annahme überein, daß die Wirkung von Lithium auf die Aktivität über eine Beeinflussung des Monoaminstoffwechsels erfolgt.

Aktivitätsrhythmus

Einige Studien über die Lithiumwirkung auf das Verhalten von Tieren wurden durchgeführt um festzustellen, ob Lithium die Biorhythmen beeinflußt. Untersuchungen über die zirkadiane Aktivität haben im wesentlichen eine Tendenz zur Verlängerung solcher Rhythmen durch eine Lithiumbehandlung wahrscheinlich gemacht (Wahlström 1973; Engelmann 1973; Kripke u. Wyborney 1980). Dieses Problem wurde im vorhergehenden Kapitel behandelt.

Abschließende Bemerkungen

Lithium beeinflußt die verschiedenen Aktivitätsmuster bei Tieren. Am meisten wirkt es auf das explorative Verhalten und auf die Hyperaktivität und Stereotypie, die durch pharmakologische Beeinflussung der monoaminergen Neurotransmission induziert werden, außerdem noch auf die durch endogene Rhythmen gesteuerte Aktivität. Die Untersuchungsergebnisse stimmen mit der Annahme überein, daß Veränderungen im Monoaminstoffwechsel beim Wirkungsmechanismus von Lithium eine zentrale Rolle spielen. Diese Schlußfolgerung sollte aber mit Vorsicht interpretiert werden, da sie möglicherweise mehr durch den „Zeitgeist" in der Psychopharmakologie bedingt ist, als wirklich durch Vorgänge, die für das Verhalten verantwortlich sind.

Es erscheint deshalb nicht sinnvoll, den Untersuchungsergebnissen über den Monoaminstoffwechsel zu große Bedeutung beizumessen, bevor nicht andere mögliche Wirkungsmechanismen von Lithium auf die Aktivität gründlich überprüft werden.

Eine Reihe von wichtigen Fragen über die Lithiumwirkung bei Tieren müssen noch geklärt werden, bevor aufgrund der Tierexperimente brauchbare Hypothesen als Basis für Untersuchungen am Menschen aufgestellt werden können. Diese Fragen hängen vor allem damit zusammen, daß die Lithiumwirkung bei Tieren wesentlich von den Untersuchungsbedingungen beeinflußt wird. Eine wichtige Frage ist z. B. die, ob Lithium auf das zentrale oder auf das periphere Nervensystem wirkt. Diese Frage könnte dadurch beantwortet werden, daß man Lithium direkt in das Gehirn der Tiere appliziert (Smith 1981; Smith u. Amdisen 1983). Eine andere Frage besteht darin, ob auch andere Psychopharmaka dieselbe Wirkung haben wie Lithium. Dieses Problem

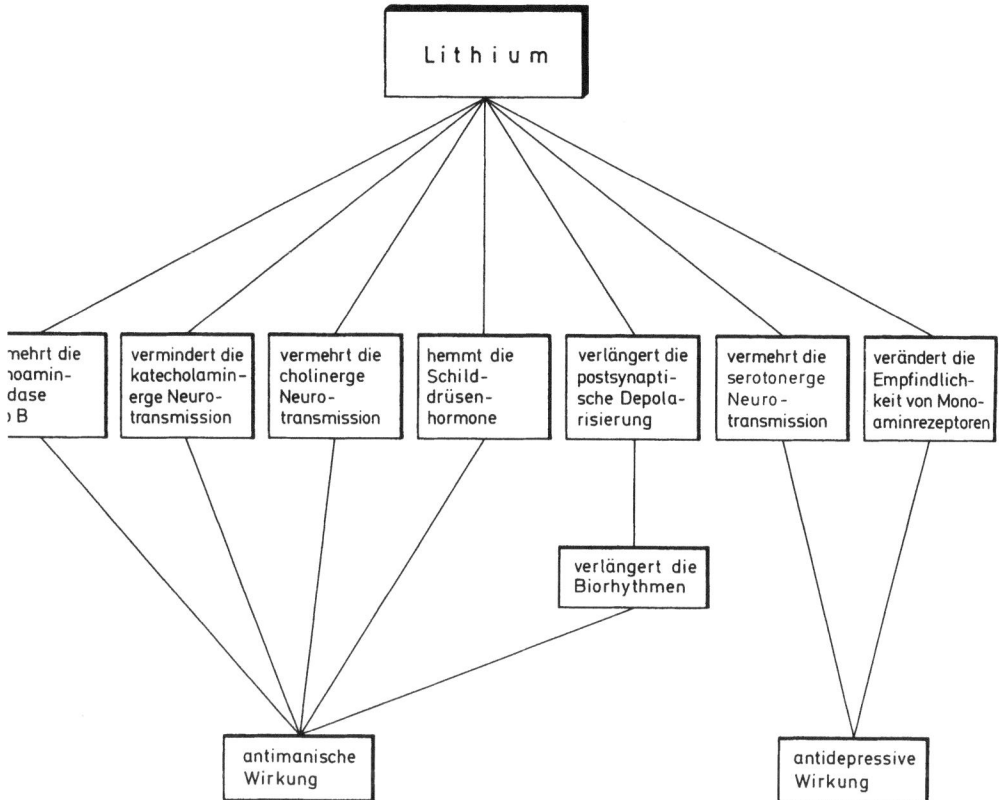

Abb. 1. Die Abbildung erklärt mögliche Zusammenhänge zwischen Lithiumeffekten auf biologische Variablen und auf die manisch-depressive Krankheit, denen Untersuchungsergebnisse über die Lithiumwirkung auf das Verhalten bei Tieren zugrunde liegen. Die antimanische Wirkung von Lithium könnte zustandekommen durch eine Vermehrung cholinerger Transmitter, eine Hemmung der Schilddrüsenhormone und eine Verlängerung biologischer Rhythmen. Die antidepressive Wirkung von Lithium könnte auf eine Vermehrung der Serotoninsynthese und auf einer Veränderung der Empfindlichkeit von Monoaminrezeptoren beruhen

kann gelöst werden, indem man die Wirksamkeit von Lithium mit anderen antimanischen und/oder antidepressiven Behandlungen vergleicht, wie z. B. mit Carbamazepin (Smith 1983a). Die dritte Frage lautet, wie groß der Einfluß von Lithium, bedingt durch toxische Effekte, auf das Verhalten der Tiere ist. Antworten auf diese Fragen könnte man erhalten, indem man die Effekte der Lithiumbehandlung auf das Verhalten mit dem Effekt anderer toxischer Substanzen vergleicht, wie z.B. Blei (Smith 1978a). Die vierte Frage ist, ob Lithium das Verhalten auf molekularer Basis beeinflußt. Diese Fragestellung könnte man untersuchen, indem die Lithiumwirkung mit der Wirkung von Stereoisomeren von Psychopharmaka und/oder Vorstufen von Neurotransmittern verglichen wird (z. B. mit Dopa, Noradrenalin und Tryptophan) (Smith 1984). Die fünfte Frage lautet, ob der Effekt von Lithium auf die Bewegungsaktivität im Sinne der Konzepte, die in der allgemeinen Psychologie gelten, erklärt werden kann. Die allgemeine Vorstellung ist, daß der therapeutische Effekt von Lithium bei Patienten mit affektiven Störungen durch eine Beeinflussung der sensorischen Prozesse zustandekommt (Johnson 1979; Hines u. Poling 1984). Die vorliegenden Belege für diese Vorstellung sind aber unbefriedigend (Smith 1977a), und die experimentellen Ergebnisse zeigen, daß diese Erklärung nicht generell gültig ist (Gray et al. 1976; Cappeliez u. White 1981; Harrison-Read 1978). Es wäre denkbar, daß einige Effekte von Lithium bei Tieren mit bestimmten Effekten bei gesunden Versuchspersonen oder Patienten im freien Intervall (vgl. Kap. 2.5) vergleichbar sind.

In Anbetracht der Unsicherheiten und Wissenslücken über die Lithiumwirkung auf das Verhalten bei Tieren, erscheint es verfrüht, eine Hypothese zu formulieren, die die prophylaktische Wirkung von Lithium bei der manisch-depressiven Erkrankung erklären könnte. Immerhin können einige Vermutungen aufgrund der vorliegenden Befunde erstellt werden (Abb. 1). Man kann, in Übereinstimmung mit der Monoaminhypothese, annehmen, daß die antimanische Wirkung von Lithium durch eine Vermehrung der Typ-B-MAO und durch eine Verminderung von katecholaminergen Neurotransmittern bedingt wird. Andere Lithiumeffekte, die ebenfalls bei der antimanischen Wirkung eine Rolle spielen könnten, sind die Zunahme der cholinergen Neurotransmitter, die Hemmung der Schilddrüsenhormone und die Verlängerung der postsynaptischen Depolarisation. Demgegenüber könnte der antidepressiven Wirkung von Lithium eine erhöhte Serotoninsynthese und eine Änderung der Empfindlichkeit monoaminerger Rezeptoren zugrundeliegen. Obwohl diese Schlußfolgerungen nur als vorläufiger Versuch einer Erklärung anzusehen sind, stellen sie dennoch einen Ausgangspunkt für zukünftige Forschungen über den Wirkungsmechanismus von Lithium bei der manisch-depressiven Erkrankung dar.

Literatur

Borison RL, Sabelli HC, Maple PJ, Havdala HS, Diamond BI (1978) Lithium prevention of amphetamine-induced 'manic' excitement and of reserpine-induced 'depression' in mice. Possible role of 2-phenylethylamine. Psychopharmacology (Berlin) 59:259–262

Brodie BB (1965) Some ideas on the mode of action of imipramine-type antidepressants. In: Marks V, Pare CMB (eds) The scientific basis of drug therapy in psychiatry. Pergamon, Oxford, pp 127–146

Cappeliez P, White N (1981) Lithium increases selective attention in rats. Pharmac Biochem Behav 15:81–88

Carroll BJ, Sharp PT (1971) Opposite effects on amine-mediated excitement. Science 172:1355–1357

Davies C, Sanger DJ, Steinberg H, Tomkiewicz M, U'Prichard DC (1974) Lithium and alpha-methyl-*p*-tyrosine prevent 'manic' activity in rodents. Psychopharmacologia 36:263–274

D'Encarnacao PS, Anderson K (1970) Effects of lithium pretreatment on amphetamine and DMI-tetrabenazine produced psychomotor behavior. Dis Nerv Syst 31:494–496

Ebstein RP, Eliashar S, Belmaker RH (1980) The effect of chronic lithium on adenylate cyclase and dopamine-mediated animal behaviors. In: Usdin E, Sourkes TL, Youdim MBH (eds) Enzymes and neurotransmitters in mental disease. Wiley & Sons, New York, pp 395–409

Engelmann W (1973) A slowing down of circadian rhythm by lithium ions. Z Naturf 28:733–736

Fessler RG, Sturgeon RD, London SF, Meltzer HY (1982) Effects of lithium on behaviour induced by phenylcyclidine and amphetamine in rats. Psychopharmacology 78:373–376

Flemenbaum A (1975) Lithium and amphetamine hyperactivity in rats. Differential effect of *d* and *l* isomers? Neuropsychobiology 1:325–334

Furukawa T, Ushizima I, Ono N (1975) Modification by lithium of behavioral responses to methamphetamine and tetrabenazine. Psychopharmacologia 42:243–248

Gray P, Solomon J, Dunphy M, Carr F, Hession M (1976) Effects of lithium on open field behavior in 'stressed' and 'unstressed' rats. Psychopharmacology (Berlin) 48:277–281

Greenspan K, Aronoff MS, Bogdanski DF (1970) Effects of lithium carbonate on turnover and metabolism of norepinephrine in the rat brain – correlation to gross behavioral effects. Pharmacology 3:129–136

Harrison-Read PE (1978) Models of lithium action based on behavioral studies using animals. In: Johnson FN, Johnson S (eds) Lithium in medical practice. MTP Press, Lancaster, pp 289–303

Hines G, Poling TH (1984) Lithium effects on active and passive avoidance behavior in the rat. Psychopharmacology 82:78–82

Janowsky DS, El-Yousef MK, Davis JM, Hubbard B, Sekerke HJ (1972) Cholinergic reversal of manic symptoms. Lancet 1:1236–1237

Janowsky DS, Abrams AA, Groom GP, Judd LL, Cloptin P (1979) Lithium administration antagonizes cholinergic behavioral effects in rodents. Psychopharmacology (Berlin) 63:147–150

Johnson FN (1972) Dissociation of vertical and horizontal components of activity in rats treated with lithium chloride. Experientia 28:533–535

Johnson FN (1976) Lithium effect upon components of activity in rats. Experientia 32:212–213

Johnson FN (1979) The psychopharmacology of lithium. Neurosci Biobehav Rev 3:15–30

Judd A, Parker J, Jenner FA (1975) The role of noradrenaline, dopamine and 5-hydroxytryptamine in the hyperactivity response resulting from the administration of tranylcypromine to rats pretreated with lithium or rubidium. Psychopharmacologia 42:73–77

Kiseleva IP, Lapin (1969) Antagonistic effect of lithium carbonate on 5-hydroxy-tryptophan-induced head-twitches in mice. Pharmacol Res Commun 1:108–114

Kripke DF, Wyborney VG (1980) Lithium slows rat circadian activity rhythms. Life Sci 26:1319–1321

Lal S, Sourkes TL (1972) Potentiation and inhibition of the amphetamine stereotype in rats by neuroleptics and other agents. Arch Int Pharmacodyn Ther 199:289–301

Matussek N (1971) Clinical and animal experiments concerning the function of brain catecholamines. Int Pharmacopsychiat 6:170–186

Matussek N, Linsmayer M (1968) The effect of lithium and amphetamine on desmethylimipramine-Ro-4-1284 induced motor hyperactivity. Life Sci 7:371–375

Matussek N, Müller S (1975) Effects of chronic lithium treatment on behaviours and on norepinephrine metabolism in rat brain in a norepinephrine-deficient state. In: Boissier JR, Hippius H, Pichot P (eds) Neuropsychopharmacology. Excerpta Medica, Amsterdam, pp 612–616

Murphy DL (1977) Animal models for mania. In: Hanin I, Usdin E (eds) Animal models in psychiatry and neurology. Pergamon, Oxford, pp 211–223

Ozawa H, Miyauchi T (1977) Potentiating effect of lithium chloride on methamphetamine-induced stereotypy in mice. Eur J Pharmacol 41:213–216

Perkinson E, Ruckart R, Davanzo JP (1969) Pharmacological and biochemical comparison of lithium and reference antidepressant. Proc Soc Exp Biol Med 131:685–689

Pletscher A, Brossi A, Gey KF (1962) Benzoquinolizine derivatives: A new class of monoamine decreasing drugs with psychotropic action. Int Rev Neurobiol 4:275–306

Rastogi RB, Singhal RL (1977) Lithium: Modification of behavioral activity and brain biogenic amines in developing hyperthyroid rat. J Pharmac Exp Ther 201:92–102

Sanger DJ, Steinberg H (1974) Inhibition of scopolamine-induced stimulation of Y-maze activity by alpha-methyl-*p*-tyrosine and by lithium. Eur J Pharmacol 28:344–349

Sanghvi IS, Gershon S (1977) Animal test models for prediction of clinical antidepressant activity. In: Hanin I, Usdin E (eds) Animal models in psychiatry and neurology. Pergamon, Oxford, pp 151–169

Schildkraut JJ (1965) The catecholamine hypothesis of affective disorders: A review of supporting evidence. Amer J Psychiatry 122:509–522

Segal DS, Callaghan M, Mandell AJ (1975) Alterations in behaviour and catecholamine biosynthesis induced by lithium. Nature 254:58–59

Segawa T, Nakano M (1974) Brain serotonin metabolism in lithium treated rats. Jap J Pharmac 24:319–324

Smith DF (1975) Biogenic amines and the effect of short-term lithium administration on open field activity in rats. Psychopharmacologia 41:295–300

Smith DF (1976a) Reexamination of vertical activity in rats treated with lithium chloride. Experientia 32:1–28

Smith DF (1976b) Effects of tranylcypromine stereoisomers, clorgyline and deprenyl on open field activity during long-term administration. Psychopharmacology (Berlin) 50:81–84

Smith DF (1976c) Locomotor activity and plasma, red blood cell and cerebral cortex lithium concentration in inbred mice given lithium carbonate. Pharmacol Biochem Behav 5:379–382

Smith DF (1976d) Antagonistic effect of lithium chloride on L-dopa-induced locomotor activity in rats. Pharmacol Res Commun 8:575–579

Smith DF (1977a) Effects of lithium on behavior: critical analysis of a school of thought. Compr Psychiatry 18:449–452

Smith DF (1977b) Lithium and animal behavior, vol 1. Eden, Montreal

Smith DF (1978a) Learned aversion and rearing movements in rats given LiCl, PbCl, and NaCl. Experientia 34:1200–1201

Smith DF (1978b) The effects of lithium on phenylethylamine behavior in rats are counteracted by monoamine oxidase A and B inhibitors. Arch Int Pharmacodyn Ther 233:221–226

Smith DF (1981) Central and peripheral effects of lithium on amphetamine-induced hyperactivity in rats. Pharmacol Biochem Behav 14:439–442

Smith DF (1983a) Lithium and carbamazepine: Effects on learned taste aversion and open field behavior in rats. Pharmacol Biochem Behav 18:483–488

Smith DF (1983b) Lithium and animal behavior, vol 2. Human Sciences, New York

Smith DF (1984) Introduction to stereopsychopharmacology. In: Smith DF (ed) Handbook of stereoisomers: Drugs in psychopharmacology. CRC Press, Boca Raton, pp 11–30

Smith DF, Amdisen A (1983) Central effects of lithium in rats: Lithium levels, body weight and water intake. Acta Pharmacol Toxicol 52:81–85

Smith DF, Shimizu M (1976) Effects of alpha-methyltyrosine and parachlorophenylalanine on open field behavior in rats given tranylcypromine stereoisomers and lithium carbonate. Pharmacol Biochem Behav 5:515–518

Smith DF, Smith HB (1973) The effect of prolonged lithium administration on activity, reactivity and endurance in the rat. Psychopharmacologia 30:83–88

Snyder SH, Barnejee SP, Yanamura HI, Greenberg D (1974) Drugs, neurotransmitters and schizophrenia. Science 184:1243–1253

Stula AD (1974) Excitatory behavior induced by combined pargyline-reserpine treatment an experimental model for mania? In: Bohacek N, Mihovilovic M (eds) Psikofarmakologija, 3rd ed. Med Naklada, Zagreb, pp 57–65

Tadano T, Sakurada S, Kikara K (1973) Behavioral pharmacological study of alkali metal (report 1). Effects of lithium on the central nervous system. Folia Pharmac Jap 69:75–85

U'Prichard DC, Steinberg H (1972) Selective effects of lithium on two forms of spontaneous activity. Brit J Pharmacol 44:349–350

Ushijima I, Ono N, Furukawa T (1972) Influences on the behavioral action of methamphetamine and tetrabenazine. Jap J Pharmac 22:95

Wahlström G (1973) Drugs which can induce earlier roosting in the self-selected circadian rhythm of the canary. Israel J Med Sci 9:(Suppl) 72–76

Whybrow PC, Prange AJ jr, Treadway CR (1969) Mental changes accompanying thyroid gland dysfunction. Arch Gen Psychiatry 20:48–63

Wielosz M (1976) The effect of lithium chloride on the activity of some psychotropic drugs. Pol J Pharmacol Pharm 28:189–198

Wielosz M (1979) Lithium, stimulants and behavior. In: Schou M, Strömgren E (eds) Origin, prevention and treatment of affective disorders. Academic Press, London, pp 69–82

Wittrig J, Woods AE, Anthony EJ (1970) Mechanisms of lithium action. Dis Nerv Syst 31:767–771

Wolff J (1975) The endocrine effects of lithium. In: Boissier JR, Hippius H, Pichot P (eds) Neuropsychopharmacology. Excerpta Medica, Amsterdam, pp 621–628

Wolthuis OL, de Vroome H, Vanwersch RAP (1975) Automatically determined effects of lithium, scopolamine and methamphetamine on motor activity of rats. Pharmacol Biochem Behav 3:515–518

2.5 Der psychologische Zugang zur Prophylaxe akuter affektiver Psychosen mit Lithiumsalzen

D. KROPF

> **Synopsis**
>
> 1. Um den Wirkungsmechanismus der Prophylaxe akuter manischer oder depressiver Prozesse durch Lithiumsalze zu erklären, ist eine psychologisch definierte eigenständige Forschung notwendig, da die psychischen Prozesse der Depression oder Manie nicht aus biochemischen Prozessen hergeleitet werden oder durch diese bedingt sein können.
> 2. Das spezifisch Pathologische bestimmter psychischer Phänomene kann aus logischen Gründen nicht durch normalpsychische Phänomene bedingt sein, wenn Psychopathologisches und Normalpsychisches als different definiert worden sind.
> 3. Es wird in der nachstehend dargestellten Theorie angenommen, daß der prophylaktische Effekt von Lithium in einer Veränderung der Prozesse der spontanen Bildung rudimentärer depressiver (manischer) Phänomene oder der Exazerbation dieser Rudimente liegt.
> 4. In die Analyse depressiver (manischer) Phänomene dürfen nicht nur interindividuelle Veränderungen (Gruppenvergleich) einbezogen werden. Vielmehr kann das Pathologische auch in der Art der relationalen Verknüpfung von für sich betrachtet auffälligen oder unauffälligen Einzelfunktionen innerhalb einer Person liegen.
> 5. Empirisch konnte gezeigt werden, daß während einer Lithiummedikation unter makroanalytischen Gesichtspunkten Persönlichkeitseigenschaften wie Ordentlichkeit bzw. Strukturierungsfähigkeit modifiziert werden. Unter mikroanalytischen Aspekten sind wahrscheinlich auch basale Funktionen der visuellen Wahrnehmung berührt. Auch andere Funktionen wie Fühlen und Erinnern waren in verschiedenen Versuchsansätzen verändert.
> 6. Da sich derartige Veränderungen bereits Tage oder Wochen nach Beginn der Lithiummedikation zeigen, kann bereits zu diesem frühen Zeitpunkt der prophylaktische Prozeß beginnen und nicht erst, wenn eine eigentlich zu erwartende Depression (Manie) ausbleibt. Unter bestimmten definitorischen Voraussetzungen erscheint es deshalb auch gerechtfertigt, von einer frühzeitigen Therapie zu sprechen.
> 7. Die Tatsache, daß häufig nur ein partieller Prophylaxeerfolg zu beobachten ist, wird verständlich, wenn man nicht länger davon ausgeht, daß rezidivierende akute Depressionen (Manien) einer Person im wesentlichen identische Geschehen, sondern vielfältige Variationen darstellen, wie auch im gesunden Bereich das Individuum ein Spektrum von Möglichkeiten hat. Da anzunehmen ist, daß nur einige der zur manifesten Manie oder Depression führenden Prozesse durch

> Lithium modifiziert werden können, werden auch nur die entsprechenden manischen bzw. depressiven Manifestationen beeinflußt. Treten im Lebensverlauf andere Prozesse auf, erweist sich Lithium als nicht oder weniger wirksam, und ein akutes Rezidiv tritt in Erscheinung.

Einleitung

Begründung der Notwendigkeit der psychologischen Erforschung der Lithiumprophylaxe

In der psychopharmakologischen Literatur besteht eine lange Tradition, die Wirkprozesse von Psychopharmaka vornehmlich in biochemischen oder neurophysiologischen Vorgängen zu suchen. Diese Betrachtungsweise ist zweifellos legitim, und sie wurde bis vor einigen Jahren auch in der Erforschung der Wirkweise der Lithiumprophylaxe ausschließlich angewandt. Diese Legitimität darf jedoch nicht dahingehend interpretiert werden, daß die biochemischen und neurophysiologischen Aspekte die einzig möglichen und einzig bedeutsamen sein könnten. Die Lithiumprophylaxe soll eine *psychische* Veränderung – die Depression und/oder die Manie – verhindern und deshalb ist der *psychologische Zugang* zu der Frage: Wie kommt der gewünschte prophylaktische Erfolg zustande? – von ebenfalls zentraler Bedeutung. Diese psychologische Fragestellung auszuklammern, hieße im Endeffekt, das Psychische als Epiphänomen des Biochemischen aufzufassen. Diese in vielen klinischen Untersuchungsergebnissen implizit enthaltene Auffassung führt aber bekanntlich zu der widersprüchlichen Behauptung, daß ein möglicher Erkenntnisinhalt des Psychischen, nämlich der biochemische Prozeß, gleichzeitig Voraussetzung für das Erkennen, also etwas Psychisches sei (Erlenkämper 1976, S. 135ff; Bieri 1981; Nagel 1981; Davidson 1981). Aus diesem Grunde müssen das Biochemische und das Psychische als zwei disparate, aufeinander irreduzible Bereiche aufgefaßt werden, die sich durch ihre Differentiae specificae unterscheiden. Da zudem aus allgemein begriffslogischen Gründen[1] zwischen derartigen spezifischen Differenzen von Objekten[2] keine Relationen und somit auch keine Bedingungsrelationen angenommen werden, sondern nur Zuordnungen vollzogen werden dürfen, können diese Beziehungen auch zwischen biochemischen und psychischen Prozessen nicht behauptet werden. Selbst strukturelle 1:1-Zuordnungen müssen höchst problematisch erscheinen, da wir aus dem Bereich der Psychophysik zum Beispiel wissen, daß Veränderungen in *einer* physikalischen Dimension (z. B. der Frequenz) Veränderungen in zwei oder mehr psychischen Dimensionen (z. B. Farben) zuzuordnen sind (Gigerenzer 1981, S. 275ff.).

Wenn also alle psychischen Prozesse Vorgänge sui generis sind, so kann und muß auch die Frage nach den möglichen psychischen Prozessen, die einer erfolgreichen

---
1 Da per definitionem kein für eine Beziehung notwendiges gleiches Merkmal zwischen den Differentiae specificae von Begriffen existiert, kann zwischen diesen Merkmalen keine Relation angenommen werden.
2 „Objekte" ist hier in dem allgemeinen Sinne von Prädikaten oder Individuen aller Gegenstandsbereiche (z. B. psychisch, physikalisch, ökonomisch, logisch etc.) gemeint.

Lithiumprophylaxe zugrunde liegen, eigenständig und primär ohne Bezug zu anderen, z. B. biochemischen, Gegenstandsbereichen untersucht werden. Dieser Gedanke der Möglichkeit und Notwendigkeit einer psychologischen Erforschung der Lithiumprophylaxe wurde von uns in den Jahren 1976 bis 1979 entwickelt.[3]

Zwar sind wir heute noch weit davon entfernt, allgemein akzeptierte und empirisch gut belegte Theorien zur psychischen Wirkweise der Lithiumprophylaxe zu besitzen, aber es gibt doch differenzierte theoretische Modelle und einige empirische Befunde.

Aus der Gesamtproblematik sollen im folgenden einige zentrale Aspekte vorgestellt werden. Die Frage der Psychologie der Lithium*therapie* im Gegensatz zur Lithium*prophylaxe* kann hier aus Raumgründen und auch mangels genügend vieler empirischer Untersuchungen nicht behandelt werden. Prinzipiell verdient die Frage, auf welche Weise sich Manien oder Depressionen unter Lithium allmählich zurückbilden, ein sehr großes Interesse.

Formale Aspekte der Depression/Manie und der Lithium-Prophylaxe

Modelle depressiver und manischer Prozesse und ihr notwendiger Bezug zu den Wirkweisen der Lithiumprophylaxe

Wenn für die Praxis der Lithiumprophylaxe oder für die Forschung die Frage beantwortet werden soll, über welchen Zeitraum und über welche Variablen sich die Lithiumprophylaxe entfaltet, so müssen zuvor der zeitliche Verlauf und die Randbedingungen der Entstehung und Aufrechterhaltung depressiver Symptome bekannt sein; denn die Lithiumprophylaxe kann natürlich nur als eine Wirkung auf die Entstehungsbedingungen oder auf die entstehende depressive Symptomatik gedacht werden. Das heißt jedoch nicht, daß die Lithiumbehandlung die Entstehungsbedingungen selbst modifizieren muß. Es ist auch möglich, daß diese an sich bestehen bleiben, ihr Effekt aber durch andere Variablen, die durch Lithium verändert oder generiert worden sind, kompensiert wird (s. auch Müller-Oerlinghausen u. Kropf 1979). Da wir über ein genaues Wissen über die Entstehung der Depressionen nicht verfügen, seien im folgenden einige wesentliche theoretische Möglichkeiten skizziert. Bei der Behandlung dieser Fragen wird der begriffslogische Aspekt akzentuiert, da mit der begrifflichen Festlegung auch die empirische Sicht vollständig festgelegt ist und auch die Möglichkeiten, Beziehungen anzunehmen, vorgegeben und nicht mehr frei wählbar sind. Es werden aber auch weitere Fragen zur Depression, die für das Verständnis der Lithiumprophylaxe notwendig sind, unter strukturellen Gesichtspunkten behandelt.

Ist Depression/Manie eine eigenständige Entität oder eine quantitative Variation des Normalen?

In der folgenden Diskussion setzen wir voraus, daß wir per definitionem Normales und Pathologisches als zwei distinkte Qualitäten oder Entitäten unterscheiden. In diesem Falle haben wir es mit einem *dualen Modell* zu tun. (Innerhalb jeder der beiden Klassen dieses Modells sind vielfältige Spezifikationen möglich und notwendig.) Auf

---

[3] An dieser Stelle sei Herrn Prof. Müller-Oerlinghausen herzlich gedankt, der mir bei dieser Arbeit stets ein aufmerksamer, aufgeschlossener und hilfreicher Gesprächspartner war.

einem begriffslogisch höheren Niveau sind natürlich Begriffe möglich, die hinsichtlich der Differenzierung normal/pathologisch neutral sind, d. h. diese Begriffe haben weder den Inhalt normal noch den Inhalt pathologisch. Sofern wir Pathologisches und Normales nur als quantitativ unterschiedlich auffassen würden, entfiele sowohl die Frage nach der Ableitbarkeit als auch alle daraus folgenden Probleme. Die Entscheidung darüber, welche dieser beiden Möglichkeiten die „richtige" ist, kann letztlich nur durch den empirischen Erfolg der einen oder anderen Annahme getroffen werden. Forschungsstrategisch sind also durchaus mehrere begriffliche Ansätze möglich und auch wünschenswert.

Der Begriff „pathologisch" ist hier als Klassenbegriff für eine Gruppe von Phänomenen oder Prozessen gemeint, die sich von normalen Phänomenen oder Prozessen deskriptiv unterscheiden. Es ist somit kein normativer Begriff, der immer auch über eine deskriptive Differentiation hinausginge, weil er eine transeunte Sollensforderung enthielte. Was die Unterscheidungskriterien sein sollen, kann bei der hier skizzierten allgemeinen begriffslogischen Betrachtung offen bleiben.

Zur Frage der Ableitbarkeit und Bedingtheit der depressiven/manischen Symptomatik aus bzw. durch normalpsychische Phänomene

Aus denselben begriffslogischen Gründen, aus denen die Frage nach einer Ableitbarkeit des Psychischen aus dem Biochemischen verneint wurde, ist auch die analoge Frage zu verneinen, ob eine depressive Symptomatik aus normalpsychischen Phänomenen ableitbar ist.[4] Aus diesen logischen Gründen können Normales und Pathologisches nur nebengeordnet, nicht aber über- oder untergeordnet sein. *Pathologisches als Differentia specifica vom Normalen ist nicht aus Normalem herleitbar, sondern nur aus einer höheren Begriffsebene, die die Unterscheidung normal/pathologisch noch nicht kennt. Das spezifisch Pathologische kann damit auch nicht durch das Normale bedingt sein;* denn eine Bedingungsrelation setzt ein Inhaltsallgemeines in den Relata voraus. Das spezifisch Pathologische soll aber nicht Genus proximum, sonder Differentia specifica (Porphyrius 1974, S. 11 ff) sein.

Hier zeigt sich, wie sehr die Psychologie und Psychopathologie gegenüber den Naturwissenschaften im Nachteil sind, weil sie keine Begriffe wie „Ladung", „Masse" oder „Energie" haben, die die Dimensionsgleichheit verschiedener Objekte bzw. Variablen gewährleisten und somit gefahrlos in Relation gesetzt werden können. In den Naturwissenschaften werden niemals Bedingungsverhältnisse zwischen den Differentiae specificae, sondern stets nur zwischen Realisationen eines Genus proximum angenommen. Bei der Formulierung neuer Gesetzmäßigkeiten ist die Physik prinzipiell bereit, den begriffslogischen Status von Dimensionen wie „Kraft", „Masse" oder „Beschleunigung" umzudefinieren. Aber sie ist dann in den weiteren Anwendungen ihrer Dimensionen konsistent (s. Stegmüller 1974, S. 110 ff; Krantz et al. 1971, S. 454 ff). In der Psychologie bzw. Psychopathologie ist hingegen häufig nicht klar, in welcher Dimension eine Relation behauptet wird. Dementsprechend werden auch bedenkenlos Beziehungen behauptet, wenn lediglich statistische Korrelationen auftreten. Zwischen dem Gefühl der Angst und dem Denkinhalt „Gefahr" können aber keine Beziehungen hinsichtlich der beiden Differentiae specificae dieser Gegenstände

---

[4] Dies gilt für den Fall, daß das „duale Modell" gewählt wird.

bestehen, sondern nur zwischen dem beiden Gemeinsamen. Was aber soll das Gemeinsame sein? Demzufolge gilt also auch: Das spezifisch Pathologische (z. B. ein Affekt) kann nicht durch das Normale (z. B. ein Gedanke) bedingt sein. Somit stellt sich verschärft die im folgenden Abschnitt zu diskutierende zweite Frage.

Ist das Depressive/Manische rudimentär bereits im prämorbiden Erleben und Verhalten enthalten, bevor deutliche Symptome auftreten?

Bei dieser Frage, ob das Depressive/Manische bereits *rudimentär* im „prämorbiden" Erleben und Verhalten auftritt, soll vorausgesetzt sein, daß es eine besondere Primärpersönlichkeit bei Depressiven/Manischen gibt. Hierzu liegen überzeugende empirische Befunde vor (v. Zerssen et al. 1969; v. Zerssen 1977, 1982; Matussek u. Feil 1983). Wenn nun dieses Spezifische der Primärpersönlichkeit als rudimentär depressiv/ manisch und dieses wiederum als pathologisch definiert wird (dies impliziert das „duale Modell"), dann bedeutet dies, daß Pathologisches bereits in der Primärpersönlichkeit enthalten ist und daß bei dieser und nur bei dieser Definition zwischen dem Rudimentären und seiner Exazerbation ein Bedingungsverhältnis bestehen kann. Denn auch für diese Variable gilt entsprechend der obigen Analyse (S. 63 f.), daß dies nicht möglich wäre, wenn die Primärpersönlichkeit als normal und das akut Depressive/Manische als pathologisch im Sinne einer eigenen Entität definiert wäre, weil wir es dann mit disparaten Merkmalen in dem entscheidenden Aspekt zu tun hätten. Ob die Primärpersönlichkeit in den speziellen Merkmalen als pathologisch oder als Variation des Normalen aufgefaßt wird, ist wiederum eine theoretische Entscheidung. Entscheidet man sich für die Bestimmung der speziellen Merkmale als pathologisch, so folgt daraus, daß es sich spontan bildet oder von Geburt an stets, wenn auch in kleinsten Spuren, vorhanden ist, denn es kann in seiner Entstehung nicht durch Normales bedingt sein. Diese Schlußfolgerung beinhaltet eine zentrale Ausgangsbasis für jede Forschung über die Entstehung der Depression/ Manie.

Wir haben es also mit theoretischen Entscheidungen zu tun, wenn es darum geht, bestimmte prämorbide Merkmale als pathologisch im Sinne einer disparaten Entität oder als Variation des Normalen zu klassifizieren, wie dies ganz analog auch bei manifesten depressiven/manischen Symptomen zu entscheiden ist. Wir haben es hingegen mit emprisch zu beantwortenden Fragen zu tun, *ob* die so definierten Merkmale tatsächlich vorliegen. In unserer Arbeitshypothese sehen wir die prämorbide (und in einer exazerbierten Form – morbide –) *Strukturierungsschwäche* depressiver (manischer) Menschen als das zentrale Merkmal an, da dieses Merkmal den übrigen beschriebenen prämorbiden Besonderheiten zugrunde zu liegen scheint. Diese sind demnach wahrscheinlich als Spezifikationen dieser Strukturierungsschwächen anzusehen. Wir vermuten, daß die Strukturierungsschwäche eines psychischen Funktionsbereiches dann zu depressiven oder manischen Exazerbationen führen kann, wenn dieser Bereich relativ zu anderen Funktionsbereichen eines Menschen eine hohe psychische Bedeutung und Dynamik für das Individuum hat, und eine subjektiv neue Situation auftritt. Unter Strukturierungsschwäche verstehen wir die Einschränkung, Inhalte des Erlebens und Verhaltens zu ihrer vollen, differenzierten Entfaltung zu bringen (evolutionärer Prozeß), diese wieder abzubauen (involutionärer Prozeß) und voneinander abzugrenzen. Die Gesichtspunkte des Prozeßhaften und der Relationalität stehen also im Vordergrund. Diese Theorie läßt sich sowohl auf den Mikrobereich (z. B. Wahrnehmung einzelner Bilder im Millisekundenbereich) als auch auf den Makrobereich (z. B. Erleben einer Arbeits- oder Ehesituation) anwenden.

Der prozessuale Charakter der Symptombildung

Gleichgültig, ob wir die depressiven Specifica als sich irgendwann im Lebensverlauf spontan bildend oder als stets rudimentär vorhanden ansehen, die Herausbildung der deutlichen Symptomatik, die es durch die Lithiumprophylaxe zu verhindern gilt, ist stets ein *Prozeß,* der innerhalb von wenigen Millisekunden oder innerhalb von Stunden oder Tagen ablaufen kann. Dieser Prozeß und auch der Rhythmus der Spontanbildung oder der Exazerbation sind sowohl für das Verständnis der Depression/Manie als auch der Lithiumprophylaxe wesentlich.

Unter der Voraussetzung des dualen Modells der normalen und pathologischen Symptome (Prozesse) lassen sich für die Spontanbildung zwei Hauptprinzipien der Rhythmik der Spontanbildung mit Exazerbationen zur deutlichen Symptomatik unterscheiden (s. auch S. 67 ff.):

a) Die *singuläre Spontanbildung* rudimentärer depressiver oder manischer Symptomatik. In diesem Falle bildet sich *einmal* in der Lebensgeschichte eine rudimentäre Symptomatik, die in irgendeiner Form stets erhalten bleibt. Wandlungen sind im Verlauf jedoch möglich. Man kann innerhalb dieses Modells zwei Verlaufstypen unterscheiden:

aa) Die *singuläre Spontanbildung* rudimentärer Symptomatik mit *retardierter und rezidivierender Exazerbation* zur akuten Psychose. Hierbei ist die Möglichkeit berücksichtigt, daß Monate oder Jahre vergehen, bis die Psychose akut (auch rezidivierend) exazerbiert. Zwischen den akuten Psychosen verbleiben rudimentäre Symptome. Der Grenzfall wäre eine ausbleibende Exazerbation. Es wäre in diesem Falle von besonderem Interesse, weshalb die Psychose ausbleibt, obwohl bereits rudimentäre Symptome, also eine Bereitschaft dazu, vorliegen.

ab) Die *singuläre Spontanbildung* rudimentärer Symptomatik *mit sofortiger und rezidivierender Exazerbation* zur akuten Psychose. Diese Exazerbation kann sich im Sekundenbereich vollziehen, so daß von *rudimentärer* Symptomatik nur als Grenzfall gesprochen werden kann. Die Psychose bricht also plötzlich aus, und es bleiben zwischen den akuten Phasen rudimentäre Symptome bestehen.

b) Die *rezidivierende Spontanbildung* rudimentärer depressiver oder manischer Symptomatik. Hier ist der Fall angesprochen, daß sich die rudimentäre Symptomatik mehrfach im Lebenslauf spontan bildet und zwischenzeitlich wieder nicht vorhanden ist. Innerhalb dieses Modells lassen sich wiederum zwei Verlaufstypen unterscheiden:

ba) Die *rezidivierende Spontanbildung* rudimentärer Symptomatik *mit ein- oder mehrmaliger retardierter Exazerbation* zur akuten Psychose. Diese Variante berücksichtigt die Möglichkeit, daß sich rudimentäre Symptome bilden, die, einmal gebildet, Monate oder Jahre später zu einer oder mehreren akuten Psychosen führen, ohne daß die rudimentäre Symptomatik in diesem Zeitraum vollständig verschwindet. Nach dieser Periode der rudimentären und exazerbierten Symptomatik treten sodann Zeiträume auf, in denen keinerlei rudimentäre oder exazerbierte Symptomatik auftritt. Es besteht auch die Möglichkeit eines Zeitraumes mit rudimentärer Symptomatik *ohne*

Exazerbation zur akuten Psychose, dem eine Zeit ohne rudimentäre Symptomatik folgt. Diese ist gewissermaßen eine Phase der Bereitschaft zur akuten Psychose, ohne daß diese auftritt. (Die Randbedingungen und Randkonstellationen hierzu wären besonders interessant, weil sich aus deren Kenntnis Hinweise zur Beantwortung der kaum erforschten Frage ergeben würden: *Warum kommt es nicht zu einer akuten Psychose, obwohl die Bereitschaft dazu vorhanden ist?*)

bb) Die *rezidivierende Spontanbildung* rudimentärer Symptomatik *mit sofortiger Exazerbation* zur akuten Psychose. Diese Möglichkeit entspricht dem klassischen Modell des plötzlichen Auftretens von psychotischen Symptomen, die sich wieder vollständig zurückbilden. Dieser Vorgang wiederholt sich im Verlauf des Lebens. Auch hier kann von rudimentärer Symptomatik nur als Grenzfall gesprochen werden.

Diese Modelle sehen von den Randbedingungen und -konstellationen ab. Sie berücksichtigen jedoch, daß disparate Variablen wie „gesunde Prozesse" oder „biochemische Prozesse" nicht Bedingung sein, sondern nur zugeordnet werden können. Die Modelle betonen auch in stärkerem Maße die Möglichkeiten der *nicht* bedingten, also spontanen Bildung von Symptomen und das mögliche Vorhandensein von rudimentären Vorläufern. Diese Sichtweise ergibt sich aus der Analyse der Möglichkeiten, unter welchen begriffslogischen Voraussetzungen überhaupt Bedingungen möglich sind. Daran zeigt sich, daß Begriffsanalysen unmittelbaren Einfluß auf die Modellbildung haben und keine empiriefernen Gedankenspiele darstellen, die auch ignoriert werden könnten.

Die Bedeutung der intraindividuellen Beziehungen zwischen psychischen Funktionen für die Modellbildung und Methodik zur Feststellung von Depression/Manie

Wenn wir bisher und im folgenden von depressiver (rudimentärer) Symptomatik oder von besonderen Primärpersönlichkeiten sprechen, so werden damit in der Literatur stets Variablen gemeint, die *im Vergleich zu anderen Personen* verändert sind. Man wendet die Methode der Gruppenvergleiche an, wobei zum Beispiel die Mittelwerte als Parameter dienen. Variablen, die *zwischen den Personen* nicht bedeutsam unterschieden sind, werden aus der Betrachtung ausgeklammert. Dies impliziert aber bereits, daß zwischen den im Gruppenvergleich differenten und nichtdifferenten Variablen keine relevanten Beziehungen bestehen. Die Symptomatik oder das Syndrom wird als Menge der interindividuell differenten Variablen bestimmt. Dieses Modell, das einerseits in einem bestimmten Psychopathologieverständnis, andererseits auch – weitgehend unreflektiert – in vielen Untersuchungsplänen impliziert ist, ist nicht das einzig mögliche. Das Pathologische kann auch in der *Art der relationalen Verknüpfung* von für sich betrachtet auffälligen oder unauffälligen Einzelfunktionen *innerhalb einer Person* liegen. Die Gruppenvergleiche von Einzelfunktionen wären dann die falsche Untersuchungsmethodik; denn Variablen, die bei dieser Methodik unauffällig sind, können durchaus in pathologische relationale Verknüpfungen involviert sein. Die Unterscheidung zwischen normal und pathologisch würde sich dann auf die *Beziehungen zwischen den Variablen, also auf das Beziehungsgefüge in einer Person* beziehen. Diese modelltheoretische Möglichkeit gilt sowohl für die Depression als auch für deren Prophylaxe durch Lithiumsalze.

Zur Psychologie der Lithiumprophylaxe

Was ist ein Effekt der Lithiumprophylaxe?

Wir sprechen von einem prophylaktischen Effekt des Lithium, wenn die Prozesse der Bildung einer depressiven oder manischen Symptomatik entweder gar nicht bzw. seltener auftreten, oder schwächer bzw. kürzer andauern, als dies aufgrund der Verläufe der vorangegangenen depressiven Prozesse zu erwarten wäre. Nach der Einnahme von Lithium generieren sich depressive oder manische Symptome somit anders als zuvor, im günstigsten Falle gar nicht.

Auf welchem Wege bildet sich der prophylaktische Effekt?

Nach den bisherigen Ausführungen ist es klar, in welche Schritte der Depressions/Manie-Entwicklung unter Voraussetzung des „dualen Modells" die Prophylaxe eingreifen kann. Diese sind:

a) Die Spontanbildung rudimentärer depressiver oder manischer Symptome[5], die nach ihrer spontanen Bildung noch unauffällig sind und zur besonderen Primärpersönlichkeit zählen würden (Abb. 1). Diese Spontanbildung wird in der Praxis

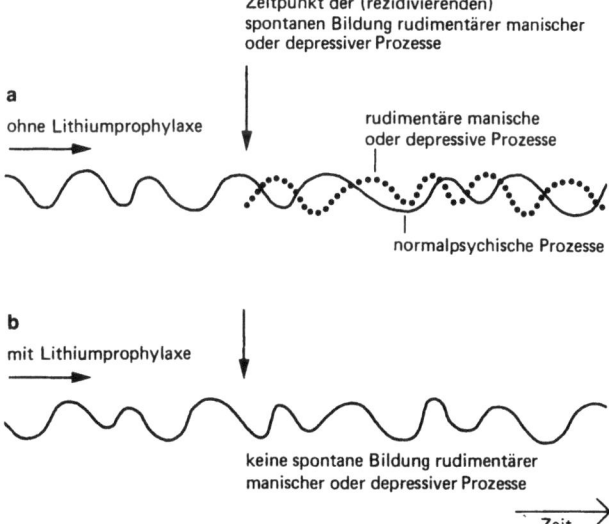

Abb. 1. Mögliche Zeitpunkte des Beginns der Lithiumprophylaxe im dualen Modell. In dem dualen Modell, d. h. normale und depressive (manische) Prozesse sind spezifisch unterschiedlich, entstehen im Lebensverlauf spontan (auch rezidivierend) rudimentäre manische oder depressive Symptome oder Prozesse (**a**), die im Falle der Lithiumprophylaxe am Entstehen gehindert werden (**b**). Ob die rudimentären Symptome später tatsächlich exazerbieren würden, ist ungewiß

---

[5] Der Ausdruck „Symptom" wird hier und im folgenden mit der umfassenden Bedeutung verwendet, daß darunter wie im herkömmlichen Sinne einzelne psychische Funktionen, aber auch deren Prozeßcharakteristika und die Relationen zwischen einzelnen Funktionen und/ oder deren Prozeßcharakteristika fallen können.

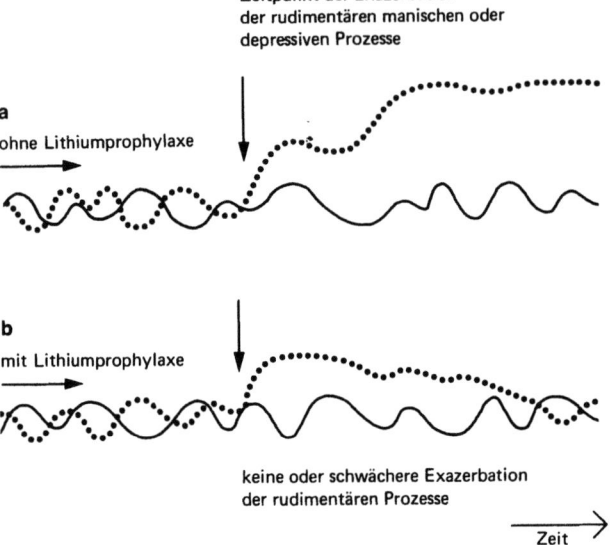

Abb. 2. Mögliche Zeitpunkte des Beginns der Lithiumprophylaxe im dualen Modell. In dem dualen Modell der Prozeßtypen exazerbieren zu einem bisher nicht prognostizierbaren Zeitpunkt die rudimentären manischen oder depressiven Symptome oder Prozesse (**a**). Diese Exazerbation wird durch Lithium verhindert oder abgeschwächt (**b**)

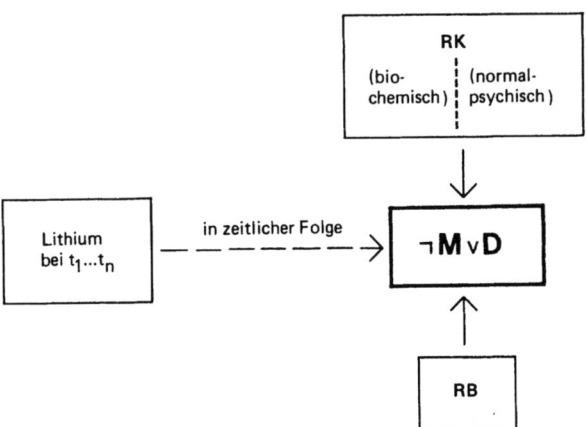

Abb. 3a. Direkte Wirkzusammenhänge der Lithiumprophylaxe. Dieses Modell stellt den prophylaktischen Effekt dar, wenn nach Lithium in direkter Zuordnung M oder D nicht auftreten. Randbedingungen (z. B. eine besondere rudimentär pathologische Primärpersönlichkeit) und Randkonstellationen (z. B. biochemische oder normalpsychische) sind möglich

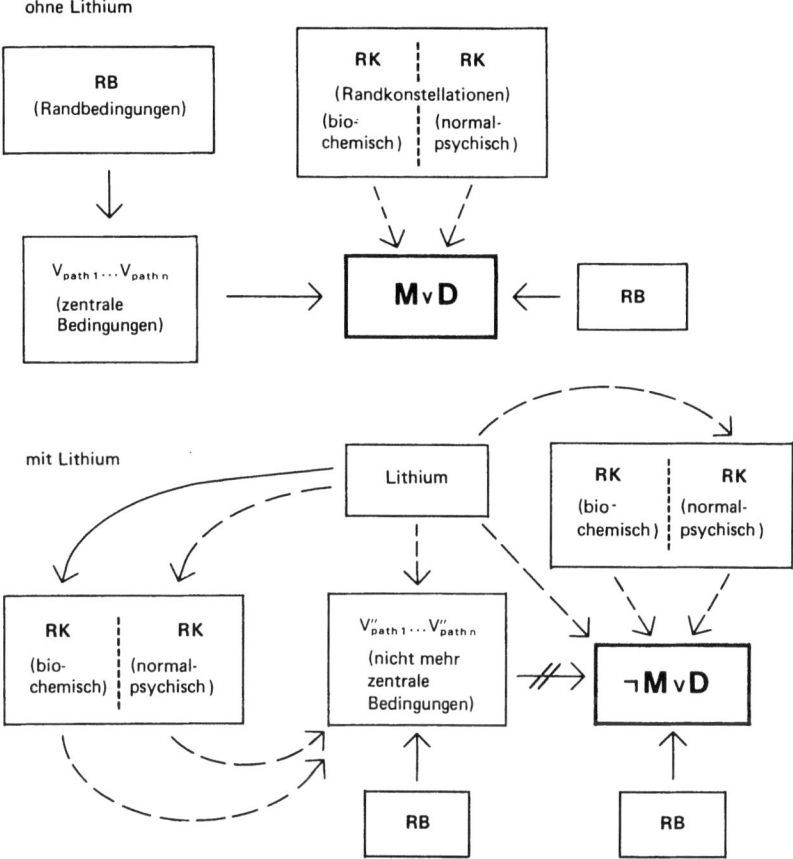

Abb. 3b. Indirekte Wirkzusammenhänge der Lithiumprophylaxe. Dieses Modell stellt den prophylaktischen Prozeß dar, wenn durch Lithium eine pathologische Variable (Variablengruppe) $V_{path\,1} \ldots V_{path\,n}$, die als Bedingung für die Entstehung oder Exazerbation rudimentärer M oder D fungiert – unter weiteren Randbedingungen und Randkonstellationen, z. B. auch biochemischer oder normalpsychischer Art – so in V''_{path} verändert wird, daß diese Variable V''_{path} nun nicht mehr Bedingung für M oder D ist. Auch hier können wieder Randbedingungen oder Randkonstellationen im Spiel sein. Randbedingungen und Randkonstellationen können ebenfalls mit Lithium in Relation oder Zuordnung stehen. Aus Gründen der Übersichtlichkeit sind nicht alle Möglichkeiten der Zusammenhänge, z. B. Rückkopplungen, dargestellt

Zeichenerklärung für Abb. 3 a–c:
V_{path} pathologische Variable als zentrale Bedingung für M oder D (z. B. hohes Prozeßtempo kognitiver Funktionen im Rahmen der Primärpersönlichkeit); V''_{path} noch pathologische Variable, aber nicht mehr Bedingung für M v D; V pathologische Variable, die *nicht* Bedingung für M v D ist; V' veränderte pathologische Variable als Bedingung für ¬ M oder D (z. B. Senkung des Prozeßtempos kognitiver Funktionen im Rahmen der Primärpersönlichkeit); ¬ logisches Zeichen für „kein"; v logisches Zeichen für „oder"; *M* Bildung oder Exazerbation rudimentärer manischer Symptome; *D* Bildung oder Exazerbation rudimentärer depressiver Symptome; *RK* Randkonstellation, d.h. Variablen, die nicht in konditionaler Beziehung zu V oder M und D stehen, sondern nur zuzuordnen sind. Dies können z. B. nicht-pathologische Variablen der Primärpersönlichkeit oder biochemische Variablen sein; *RB* Randbedingungen, d.h. Variablen, die in konditionaler Beziehung zu V oder M oder D stehen. *Durchgezogene Linien* geben Bedingungszusammenhänge, *unterbrochene Linien* geben Zuordnungen an

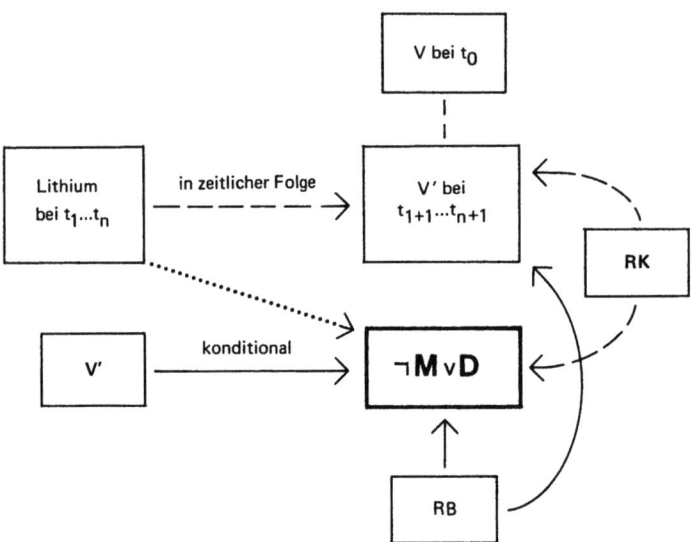

Abb. 3c. Indirekte Wirkzusammenhänge der Lithiumprophylaxe. Dieses Modell stellt den prophylaktischen Prozeß dar, wenn Lithium zunächst eine (rudimentäre) pathologische Variable (Variablengruppe) V, die in *keiner* Beziehung zu M v D steht, so in V' verändert, daß V' als Bedingung für ¬ M v D wirkt. Weitere Randbedingungen oder Randkonstellationen und zudem eine direkte Zuordnung von Lithium zu ¬ M v D (punktierte Linie) können auftreten

nicht zu verhindern sein, denn Lithium wird erst dann appliziert, wenn bereits Exazerbationen, also akute Psychosen, vorlagen. Es ist jedoch, wie dargestellt, auch möglich, daß sich die rudimentären Symptome immer wieder neu bilden können. Dies ist das Modell *der rezidivierenden Spontanbildung rudimentärer Symptome*. In diesem Falle könnte Lithium die wiederholte Spontanentwicklung verhindern.

b) Die Exazerbation der rudimentären depressiven oder manischen Symptome zur manifesten Depression oder Manie (Abb. 2). Diese Schritte der Depressionsentwicklung können auf verschiedenen Wegen beeinflußt werden. Zum einen könnten sie direkt unter oder ohne Voraussetzung von Randbedingungen oder Randkonstellationen (das sind Variablenkonstellationen, die der untersuchten Variablen nur zugeordnet werden können) modifiziert werden (Abb. 3a). Zum anderen könnten sie auch indirekt beeinflußt werden (Abb. 3b, c), d. h. Variablen oder Prozesse, die als Bedingungen für das Entstehen der Depression/Manie fungieren, oder auch solche, die zunächst nichts mit der Depression zu tun haben, werden durch Lithium so verändert, daß sie nun nicht mehr als Bedingungen für das Entstehen von manischen oder depressiven Prozessen fungieren oder ihrerseits als Bedingung für die erwünschte Modifikation der depressiven oder manischen Prozesse wirken können. Komplexe Bedingungsketten können auftreten. Kombinationen der verschiedenen Prophylaxemodelle sind möglich. Innerhalb dieses Modelles der Veränderung rudimentärer oder exazerbierender pathologischer Prozesse nach Lithium wird der Begriff der Prophylaxe im Grunde genommen zu einem Begriff der *frühzeitigen Therapie*.

Inhaltliche Bezüge zwischen Depression/Manie und Lithiumprophylaxe

Die Wirkweise der Lithiumprophylaxe in ihrer inhaltlichen Beziehung zu depressiven Veränderungen

Auf S. 62–67 ist dargelegt worden, daß wir den prophylaktischen Effekt in seinem Prozeß nur in dem Maße verstehen können, wie wir Erkenntnisse über die zu verändernden depressiven Prozesse samt der involvierten Vorläufer besitzen. Dies galt für die formale und dies gilt für die inhaltliche Betrachtungsweise, auf die im folgenden eingegangen werden soll.

Die meisten psychologischen Modelle über die Bedingungen der Depression gehen von inhaltlichen Besonderheiten aus. Es werden zum Beispiel bestimmte automatische negative Gedanken (Beck et al. 1981), mangelnde Kontrollmöglichkeiten (learned helplessness, Abramson et al. 1978), Anankasmus (im Typus melancholicus, Tellenbach 1974), „autodestruktive neurotische Tendenzen" und Mangel an „personaler Autonomie" bei unipolaren Patienten und „aggressive Entladungen" (engl.: discharge) und „hypomanische Erfolgsorientierung" bei bipolaren Patienten (Matussek u. Feil 1983) genannt. Diese und andere Merkmale werden teils als Bedingung für die Depression oder Manie, teils als rudimentäre Vorläufer, teils als lediglich zeitlich vorangehend betrachtet. Diese inhaltlichen Variablen haben den Nachteil, daß sie viele, wahrscheinlich wichtige, relationale Aspekte wie z. B. „Ich-Nähe" nicht explizieren und zum Teil nur wie in einem riesigen Kaleidoskop eine Vielfalt von in Frage kommenden Variablen anbieten. Es fällt auch zumeist schwer, einen inhaltlichen und nicht nur korrelativen Bezug zwischen diesen Variablen und der Depression zu erkennen.

Aus diesen und anderen Gründen ist jüngst die oben schon erwähnte Hypothese der, wahrscheinlich fluktuierend auftretenden, prämorbiden und morbiden *Strukturierungsschwäche* Depressiver in die Diskussion gebracht worden (Kropf u. Müller-Oerlinghausen 1985a, b). Diese Hypothese vermag viele inhaltliche Ansätze unter strukturalen, also relationalen Gesichtspunkten zu interpretieren und zu integrieren. Sie faßt die *Depression bzw. Manie* als eine *Exazerbation der prämorbiden Strukturierungsschwäche* auf, die durch Mechanismen wie anankastisches Verhalten kompensiert werden kann.

Gestaltaufbauende (= evolutionäre) Prozesse gelangen bei strukturierungsschwachen Personen schwerer zu einer Endgestalt und gestaltabbauende (= involutionäre) Prozesse sind bei diesen verzögert (vgl. auch S. 64). Strukturierungsschwächen werden für Mikroprozesse, zum Beispiel eine einzelne kurzzeitige Wahrnehmung, und für Makroprozesse, zum Beispiel Erleben einer familiären Konstellation, und auch zum Beispiel für den Auf- und Abbau von Ichzentralen Erlebnisqualitäten und die Ausgrenzung von Erlebnisinhalten aus diesem Ich-Bereich (vgl. die Autonomiedimension bei Matussek u. Feil 1983) vermutet. Zudem wird eine erhöhte Ansprechbarkeit auf Außenreize und eine erhöhte psychische Eigenproduktion angenommen.

Psychische Funktionen, die durch Lithium verändert werden

Die Lithiumprophylaxe muß darin bestehen, daß sie in irgendeinem Stadium bestimmte (z. B. im vorigen Abschnitt erwähnte) prämorbide oder bereits leicht depressive oder manische Prozesse modifiziert (Kropf 1980, 1983). Wie bereits erörtert, benötigen wir eigentlich zu einer Theorie der Veränderung durch Lithium eine Theorie darüber, wie es normalerweise zu Depressionen oder Manien kommt. Allerdings kann in einem dialektischen Forschungsverfahren von beobachteten Lithiumeffekten auch auf depressionsbildende Prozesse zurückgeschlossen werden (Kropf 1980, 1981, 1983).

Effekte von Lithium auf psychische Prozesse außerhalb akuter depressiver oder manischer Erkrankungen

Die meisten in der Literatur beschriebenen Untersuchungen haben andere Ziele als die Aufklärung der Wirkmechanismen der Lithiumprophylaxe. Es stehen Aspekte der Wirkanalogie zu therapeutischen Wirkungen von Lithium (Judd 1979), andere Indikationsgebiete (z. B. Aggressivität, Sheard 1975), Behinderungen im Alltagsleben (etwa verlängerte Reaktionszeiten beim Autofahren, Bech et al. 1976) oder die Compliance der Patienten im Vordergrund des Forschungsinteresses. Innerhalb der vorliegenden Fragestellung nach der Wirkweise der Lithiumprophylaxe sind Effekte von Lithium auf folgende psychische Funktionen festgestellt worden.

Aggressives Verhalten kann vermindert sein (Sheard 1975; Panter 1977; vgl. auch Kap. 3.7). Während keine Befunde dafür vorliegen, daß Lithium aggressives Verhalten auch fördern, also in Abhängigkeit von bestimmten, noch unbekannten Randbedingungen gegensätzlich wirken kann, ist diese konträre Wirkungsmöglichkeit im Bereich der *Stimmung* beschrieben worden. Bei Patienten können nach Absetzen einer Lithiumtherapie in den Bereichen „Aktiviertheit" und „Angst" entgegengesetzte Veränderungen auftreten (Kropf 1981). Insel et al. (1981) beschreiben, daß depressive Patienten, die in den Dimensionen „dysphorisch" und „depressiv" vor Beginn einer 14tägigen Lithiummedikation niedrigere Werte zeigten, unter Lithium dysphorischer und depressiver wurden. Jene Patienten, die vor der Lithiummedikation höhere Werte aufwiesen, zeigten eine umgekehrte Entwicklung. Die Stimmung erscheint somit als ein Bereich, in dem durchaus für den Patienten unangenehme Veränderungen auftreten können, die auch den Wunsch fördern können, Lithium wieder abzusetzen.

Im Bereich der *Gefühle* werden ebenfalls gegensätzliche Effekte beschrieben. Es treten Veränderungen in Richtung auf unangenehm oder angenehm erlebte Qualitäten auf, aber niemals eine Intensivierung, sondern nur eine Abflachung der Gefühle (z. B. Arnold 1974; Aschayeri et al. 1977).

Bei *kognitiven Prozessen* wird bei Patienten und auch bei gesunden Versuchspersonen ein Nachlassen der Konzentration beschrieben (Aschayeri et al. 1977; Judd 1979; Demers u. Henninger 1971; Müller-Oerlinghausen et al. 1977).

Die *visuelle Wahrnehmung* zeigt sich bei Patienten durch Lithium ebenfalls verändert, komplexe Reize werden schwerer erkannt und die einfacheren Reize müssen länger oder intensiver präsentiert werden, um wahrgenommen werden zu können (Kropf u. Müller-Oerlinghausen 1982; Judd 1979). Die phänomenale Präsenzzeit von kurzzeitig präsentierten Reizen scheint verkürzt und zeitlich vorverlagert zu sein. Die Ansprechbarkeit auf Reize scheint vermindert zu sein (Kropf u. Müller-Oerlinghausen 1985b).

Interessante Veränderungen finden sich auch bei Patienten bei dem Transfer von Informationsmaterial vom *Gedächtnis*-Kurzzeitspeicher zum Langzeitspeicher oder beim Abruf aus dem Langzeitspeicher (Reus et al. 1979). Aufmerksamkeitsstörungen oder Veränderungen der Kurzzeitspeicher traten nicht auf. Damit im Einklang stehende Befunde liegen an gesunden Probanden vor (Kropf u. Müller-Oerlinghausen 1979). Allerdings gibt es auch Studien, die keine Effekte auf bestimmte Gedächtnisfunktionen nachweisen konnten (z. B. Ghadirian et al. 1983), wobei die angewandte Methodik nicht in allen Fällen angemessen erscheint.

Neben diesen Einzelfunktionen sind auch *Persönlichkeitszüge* durch Lithium einer Modifikation unterworfen: Bei bipolaren Patienten nimmt der Extraversionsscore nach Eysenck unter Lithium ab, während bei unipolaren der Neurotizismusscore sinkt (Bonetti 1977). In einer anderen Studie zeigten uni- und bipolare Patienten nach Absetzen der permanenten Lithiummedikation eine Zunahme der Handlungsinitiative und der Ordentlichkeit (Kropf u. Müller-Oerlinghausen 1985a).

Die bisher vorliegenden Arbeiten über Veränderungen psychischer Funktionen nach Lithiumeinnahme an gesunden Probanden und Patienten außerhalb akuter Depressionen oder Manien lassen keinen vernünftigen Zweifel mehr zu, *daß* Lithium auf bestimmte psychische Funktionen modifizierend wirken kann. Es ist dabei aus differentieller pharmakopsychologischer Sicht (vgl. Janke 1983; Kropf 1980) zu erwarten, daß die jeweils aktuelle Lithiumwirkung von zahlreichen personalen und situativen Faktoren abhängig ist. Es ist auffallend, daß die Art der interindividuellen Differenzierung der Effekte von Bereich zu Bereich verschieden zu sein scheint. Zum Beispiel gibt es einerseits von der Ausgangslage, andererseits von der Primärpersönlichkeit abhängige, gegenläufige Effekte auf die Stimmung, während für die Aggressivität zum Beispiel, wenn überhaupt, nur einsinnige Veränderungen in Richtung einer Abnahme aggressiven Verhaltens berichtet wurden.

Daß Lithium auf psychische Funktionen wirkt, wird auch durch den Befund gestützt, daß nach plötzlichem Absetzen der Medikation gehäufte Rezidive auftreten (Greil u. van Calker 1983). Dieser psychische Effekt wäre nicht möglich, wenn nicht zuvor, also während der Lithiummedikation, psychische Effekte vorhanden gewesen wären. Nur bei einem zuvor bestehenden Effekt, nicht aber bei einem nichtbestehenden Effekt, kann nach Absetzen der Medikation ein Absetzeffekt auftreten.

Allgemein kann aus den bisher vorliegenden Befunden folgendes geschlossen werden: Lithium wirkt nicht undifferenziert auf *alle* psychischen Funktionen *einer* Person und die Veränderung, sofern sie eintritt, besteht nicht ausschließlich in einer „Dämpfung".

Psychische Effekte nach Lithiumeinnahme als Bestandteile der Prophylaxe

Der Nachweis, daß einige der oder auch andere als die auf S. 72–73 beschriebenen Effekte als Partiale der Prophylaxe aufzufassen sind, ist im strengen Sinne aus methodologischen Gründen sehr schwer zu erbringen. Wir würden aber insbesondere in den Fällen von sehr ernst zu nehmenden Hinweisen sprechen, in denen entweder einzelne psychische Funktionen oder Persönlichkeitszüge, die speziell Depressiven zugeschrieben werden, unter Lithium verändert sind. Wenn diese Variablen als rudimentäre Vorläufer der Depression oder Manie aufgefaßt werden, würde ihre Beeinflussung durch eine Lithiummedikation bedeuten, daß damit ein sehr frühes Stadium der Depression und der tatsächliche Beginn der Prophylaxe erfaßt wäre. Definiert man sie nicht als Rudimente, so könnten sie per Zuordnung zur ausbleibenden Depression oder Manie im prophylaktischen Geschehen ihren Stellenwert haben. Es stellt sich also die Frage, welche der bisher gefundenen Variablen, die als spezifisch für Depressive gelten, unter Lithium verändert sind, so daß in der Veränderung dieser Variablen Wirkprozesse der psychologisch formulierten Lithiumprophylaxe vermutet werden können. Es sollen nachstehend einige wesentlich erscheinende Variablen diskutiert werden.

Einzelne psychische Funktionen

Gedächtnis. Es gibt mit Sicherheit spezifische Gedächtnisprozesse in der akuten Depression oder Manie (Teasdale u. Russel 1983; Miller 1975). Ob auch prämorbid derartige Spezifitäten bestehen, ist experimentell ungeklärt. Aufgrund klinischer Beobachtungen kann jedoch ein Hang zur Perseveration angenommen werden, der vielleicht unter Lithium vermindert sein könnte. Dies könnte im Zusammenhang mit den experimentellen Befunden der reduzierten Verfügbarkeit von Gedächtnisinhalten unter Lithium stehen (Reus 1979).

Visuelle Wahrnehmungen. Es liegen bisher keine Untersuchungen zu der Frage vor, ob Depressive prämorbid über spezielle Prozesse der visuellen Wahrnehmung verfügen. Jedoch können aufgrund der oben genannten prämorbiden Besonderheiten hinsichtlich verschiedener Persönlichkeitsdimensionen (z. B. erhöhte Erregbarkeit bei Bipolaren, Matussek u. Feil 1983) und Prozeßcharakteristika (Strukturierungsschwäche, s. S. 71) mit einiger Wahrscheinlichkeit auch besondere visuelle Prozesse erwartet werden. Aufgrund jüngster Untersuchungen erscheint insbesondere die Vermutung plausibel, daß Depressive prämorbid eine subjektiv hohe Eigenaktivität und leichte Ansprechbarkeit auf Reize aufweisen, und daß die Reize möglicherweise „unscharf" erscheinen, also nicht optimal aufgebaut (evolutionärer Prozeß) und nicht optimal abgebaut (involutionärer Prozeß) werden (Kropf u. Müller-Oerlinghausen 1985 a, b sowie im Druck befindliche Ergebnisse). Nach Absetzen der permanenten Lithiummedikation nahm die Ansprechbarkeit auf Reize zu. Aus den erhobenen Befunden konnte außerdem auf eine verlängerte psychologische Präsenzzeit des Reizes geschlossen werden, so daß die Gefahr störender Interaktion mit anderen Reizen erhöht zu sein schien. Umgekehrt konnte vermutet werden, daß unter Lithium die Ansprechbarkeit sinkt und die Reize schneller vollständig abklingen („dämpfender" Effekt). Damit stehen die visuellen Informationen den höheren kognitiven Funktionen zur Analyse nur eine kürzere, jedoch wahrscheinlich ausreichende Zeit zur Verfügung. Vielleicht sind diese kognitiven Funktionen selbst auch durch Lithium in ihrer Aktivität träger. Bei insgesamt reduzierter Aktivität kann eine „einfachere", aber problemlosere und weniger störanfällige Reizverarbeitung vermutet werden.

Persönlichkeitszüge

Ordentlichkeit. Die Persönlichkeitseigenschaft „Ordentlichkeit" gilt als Differenzierungskriterium für Depressive von anderen psychopathologischen Gruppen (von Zerssen, persönliche Mitteilung) und nimmt nach Absetzen einer Lithiumlangzeitmedikation (wieder?) zu (Kropf u. Müller Oerlinghausen 1985a).

Hypomanische Erfolgsorientierung (Matussek u. Feil 1983) und *Handlungsinitiative* (von Zerssen 1982). Die Dimension „hypomanische Erfolgsorientierung" scheint sich zumindest teilweise mit der Dimension „Handlungsinitiative" nach von Zerssen zu überlappen, die nach Absetzen einer Lithiummedikation (wieder?) zunimmt (Kropf u. Müller-Oerlinghausen 1985 a).

Aggressivität. Die Dimension „aggressive Entladungen und Schuldgefühle" und „autodestruktive neurotische Tendenzen" sind nach Matussek u. Feil (1983) für Depressive prämorbid typisch. Nach Sheard (1975) kann Lithium die Aggression senken.

Prozeßcharakteristika

Strukturierungsfähigkeit. Oben wurde bereits angedeutet, daß sich verschiedene spezifische prämorbide Merkmale Depressiver unter strukturalen Gesichtspunkten in einer zentralen Hypothese der Strukturierungsschwäche vereinheitlichen lassen. Diese Strukturierungsschwäche scheint unter Lithium einerseits an Dynamik und damit an Gefahr zu verlieren, andererseits aber auch geringer zu werden, d.h. die Strukturierung verbessert sich. Dies kann aus der klinischen Beobachtung, der Interpretation der Veränderungen der Persönlichkeitsdimensionen nach Lithium, der tiefenpsychologischen Analyse (s. Kap. 3.11) und der Analyse der visuellen Reizverarbeitung (s. oben) geschlossen werden. Eine Reduktion der Strukturierungsschwäche würde auch erklären, weshalb die oft beschriebenen Anankasmen, die von uns als Kompensation der Strukturierungsschwäche aufgefaßt werden, unter Lithium nachlassen (Baastrup 1969; Glatzel 1974). Wenn die Schwäche entschärft wird, ist die Kompensation nicht mehr notwendig.

Wann „beginnt" die Prophylaxe?

Die Analyse der bisher vorliegenden Daten anhand der beschriebenen Modellmöglichkeiten berechtigt am ehesten zu der Annahme, daß dem Ausbleiben der Depression oder Manie nicht lediglich biochemische Veränderungen unter Lithium zuzuordnen sind, sondern daß sich schon bald nach Lithiumeinnahme psychische Prozesse, die wir als rudimentär depressiv oder manisch (oder als gesund aber spezifisch für Depressive/Manische) klassifizieren können, zu verändern beginnen. Dieser Veränderungsprozeß muß wahrscheinlich als Beginn der Prophylaxe bezeichnet werden und kann mit einer gewissen Berechtigung auch als frühzeitige Therapie verstanden werden. Innerhalb dieses Modells wäre es kein Problem, den therapeutischen Effekt auf deutliche, akute depressive oder manische Syndrome zu beschreiben.

Die Hypothese der variierenden depressiven Symptomatik und der partielle Prophylaxeerfolg

Aus der bisherigen Darstellung der psychologischen Zusammenhänge zwischen der Entstehung der Depression und Manie und der Lithiumprophylaxe ist zu entnehmen, daß die Menge der Variablen, die durch Lithium veränderbar sind, nicht mit der Menge der für Depressive prämorbid spezifischen Variablen identisch sein muß. Zudem ist es innerhalb der differentiellen Psychologie eine anerkannte These, daß personspezifische Prozesse, Eigenschaften und Funktionen nicht stets auftreten, sondern nur eine erhöhte Auftretenswahrscheinlichkeit haben. Somit können sich also über einen bestimmten Zeitraum bestimmte Prozesse und Merkmale in den Vordergrund schieben und später von anderen abgelöst werden. Wenn wir also im prämorbiden Bereich verschiedene Prozeßtypen diskutieren, die ein psychophysischer Organismus in einem bestimmten Zeitraum favorisiert, und wir zum anderen bestimmte prämorbide Prozesse als rudimentär depressive (manische) Prozesse ansehen können, sollte auch erwartet werden, daß depressive (manische) Prozesse sowohl innerhalb einer akuten Depression (Manie) als auch zwischen verschiedenen depressiven (manischen) Phasen einer Person variieren. Diese These wird gestützt durch vorläufige korrelative Studien über die Symptomatik rezidivierender Phasen manisch-depressiver Patienten. Die Korrelation zwischen den Symptomen verschiedener Phasen derselben Patienten war gering (Kropf et al. 1982). Wenn nun einerseits Lithium nur bestimmte Variablen beeinflußt, die auch nicht sämtlich etwas mit der Depression/Manie zu tun haben müssen, andererseits die depressionsrelevanten Variablen auch innerhalb einer Person stark variieren können, ist es verständlich, daß in vielen Fällen nur einige der depressionsrelevanten Variablen durch Lithium verändert werden. Damit wird erklärlich, weshalb es so viele Patienten mit einem prophylaktischen Teilerfolg gibt (vgl. Greil u. van Calker 1983), und weshalb sich das Ausmaß des Prophylaxeerfolges einer Person über die Zeit verändern kann.

Literatur

Abramson LY, Seligman M, Teasdale J (1978) Learned helplessness in humans: Critique and reformulation. J Abnorm Psychol 87:49–74

Arnold OH (1974) Weitere Beobachtungen zum „automatenhaften Dasein" unter Lithium-Langzeit-Therapie. Arzneim Forsch/Drug Res 24:1125

Aschayeri H, Becker W, Bockenheimer S (1977) Wirkung von Lithium bei gesunden Probanden im Selbstversuch. Nervenarzt 48:575–577

Baastrup P (1969) Practical clinical viewpoints regarding treatment with lithium. Acta Psychiat Scand Suppl 207:274–278

Bech PI, Thomsen J, Rafaelsen OJ (1976) Long-term lithium treatment: Effect on simulated driving and other psychological tests. Europ J Clin Pharmacol 10:331–335

Beck AT, Rush AJ, Shaw BF, Emery G (1981) Kognitive Therapie der Depression. Urban & Schwarzenberg, München Wien Baltimore

Bieri P (1981) Einleitung zum Kapitel „Materialismus". In: Bieri P (Hrsg) Analytische Phylosophie des Geistes. Hain, Meisenheim, S 31–55

Bonetti U, Johansson F, Knorring LV, Perris C, Strandman E (1977) Prophylactic lithium and personality variables. Int Pharmacopsychiat 12:14–19

Davidson D (1981) Mentale Ereignisse. In: Bieri P (Hrsg): Analytische Philosophie des Geistes. Hain, Meisenheim, S 73–92

Demers RG, Henninger GM (1971) Visual-motor performance during lithium treatment. J Clin Pharm 11:274–279

Erlenkämper R (1976) Reduktives Erkennen. Reinhardt, München Basel

Ghadirian AM, Engelsmann F, Ananth J (1983) Memory functions during lithium therapy. J Clin Pharmacol 35:313–315

Gigerenzer G (1981) Messung und Modellbildung in der Psychologie. Reinhardt, München Basel

Glatzel J (1974) Kritische Anmerkungen zum „Typus melancholicus" Tellenbach. Arch Psychiat Nervenkrankheiten 219:197–206

Greil W, Calker D van (1983) Lithium: Grundlage und Therapie. In: Langer G, Heimann H (Hrsg) Psychopharmaka. Springer, Berlin Heidelberg New York

Insel TR, Kammen DP von, Cohen RM, Alterman IS, Murphy DL (1981) Lithium and mood change in affective disorder patients. Biol Psychiat 16:1051–1057

Janke W (1983) Response variability to psychotropic drugs: Overview of the main approaches to differential pharmacopsychology. In: Janke W (ed) Response variability to psychotropic drugs. Pergamon, Oxford New York, pp 33–65

Judd LL (1979) Effect of lithium on mood, cognition, and personality function in normal subjects. Arch Gen Psychiat 36:860–865
Krantz DH, Luce D, Supper P, Tversky A (1971) Foundations of measurement, vol I. Academic Press, New York London
Kropf D (1980) Probleme und Konzepte der Lithium-Forschung aus psychologischer Sicht. Pharmakopsychiat 13:168–174
Kropf D (1981) Wirkungen von Lithium auf normale psychische Funktionen als Bedingungen für die Prophylaxe. Biblioth Psychiat 161:141–151
Kropf D (1983) Effekte von Lithiumsalzen aus allgemeinpsychologischer Sicht. Therapiewoche 33:2126–2129
Kropf D, Müller-Oerlinghausen B (1979) Changes in learning, memory, and mood during lithium treatment. Acta Psychiat Scand 59:97–124
Kropf D, Müller-Oerlinghausen B (1982) Studies on psychic conditions of the prevention of manic-depressive psychoses by lithium salts. Arzneim Forsch/Drug Res 32:883–884
Kropf D, Müller-Oerlinghausen B (1985a) Assessment of visual perception by means of the signal detection theory in patients under lithium long-term treatment. Pharmacopsychiat 18:102–103
Kropf D, Müller-Oerlinghausen B (1985b) The influence of lithium long-term medication on personality and mood. Pharmacopsychiat 18:104–105
Kropf D, Müller-Oerlinghausen B, Fritze M (1982) Faktorenanalytische Untersuchungen zum Wandel der Psychopathologie von Patienten mit affektiven Psychosen und präventiven Maßnahmen mit Lithiumsalzen. Vortrag beim DGPN-Kongreß, Münster
Matussek P, Feil WB (1983) Personality attributes of depressive patients. Arch Gen Psychiat 40:783–790
Miller WR (1975) Psychological deficit in depression. Psychol Bull 82:238–260
Müller-Oerlinghausen B (1982) Psychological effects, compliance, and response to long-term lithium. Brit J Psychiat 141:411–419
Müller-Oerlinghausen B, Kropf D (1979) Effects of lithium on normal experience and behaviour. In: Schou M, Strömgren E (eds) Origin, prevention, and treatment of affective disorders. Academic Press, London New York San Francisco, pp 41–64
Müller-Oerlinghausen B, Bauer H, Girke W, Kanowski S, Goncalves N (1977) Impairment of vigilance and performance under lithium treatment. Pharmacopsychiat 10:67–87
Nagel T (1981) Physikalismus. In: Bieri P (Hrsg) Analytische Philosophie des Geistes. Hain, Meisenheim, S 56–72
Panter BM (1977) Lithium in the treatment of a child abuser. Am J Psychiat 134:1436–1437
Porphyrius (1974) Einleitung in die Kategorien. In: Aristoteles: Organon I/II. Philosophische Bibliothek, Bd 8/9. Meiner, Hamburg, S 11–34
Reus VJ, Targum SD, Weingartner R, Post M (1979) Effect of lithium carbonate on memory processes of bipolar affectively ill patients. Psychopharmacol Comm 63:39–42
Sheard MH (1975) Lithium in the treatment of aggression. J Nerv Ment Dis 160:108–118
Stegmüller W (1974) Probleme und Resultate der Wissenschaftstheorie und Analytischen Philosophie, Bd II, Erster Halbband. Springer, Berlin Heidelberg New York
Teasdale JD, Russel ML (1983) Differential effects of induced mood on the recall of positive, negative, and neutral words. Brit J Clin Psychol 22:163–171
Tellenbach H (1969) Zur Freilegung des melancholischen Typus im Rahmen einer kinetischen Typologie. In: Hippius H, Selbach H (Hrsg) Das depressive Syndrom. Urban & Schwarzenberg, München Berlin Wien, S 173–181
Tellenbach H (1974) Melancholie. Springer, Berlin Heidelberg New York
Zerssen D von (1977) Premorbid personality and affective psychoses. In: Burrows GD (ed) Handbook of studies on depression. Excerpta Medica, Amsterdam London New York, pp 79–103
Zerssen D von (1982) Personality and affective disorders. In: Paykel ES (ed) Handbook of affective disorders. Churchill Livingstone, Edingburgh London Melbourne New York, pp 212–228
Zerssen D von, Koeller DM, Rey ER (1969) Objektivierende Untersuchungen zur prämorbiden Persönlichkeit endogen Depressiver. In: Hippius H, Selbach H (Hrsg) Das depressive Syndrom. Urban & Schwarzenberg, München Berlin Wien, S 183–205

2.6 Neurophysiologische Aspekte der Lithiumwirkung

G. Ulrich

Synopsis

1. Die EEGs Lithium-behandelter Patienten weisen hinsichtlich Struktur und Dynamik eine große Variationsbreite auf.
2. Diese interindividuelle Unterschiedlichkeit läßt sich als Ausdruck der Interaktion Lithium-typischer Effekte mit individuell gegebenen dispositionellen Momenten auffassen.
3. Vigilanztheoretisch lassen sich sämtliche Reaktionstypen auf eine mehr oder weniger ausgeprägte, einem mittleren bis späten subvigilen Intermediärstadium A entsprechende Vigilanzminderung beziehen. Sowohl bei gesunden Probanden wie auch bei Patienten lassen sich die Effekte von Lithium wie folgt charakterisieren:
   - Die Grundaktivität breitet sich auf die vorderen Hirnabschnitte aus bis hin zur Vorverlagerung des Ausprägungsmaximums.
   - Diese Anteriorisierung geht einher mit einer geringen Verlangsamung der dominanten Alphafrequenz, die über den hinteren Hirnabschnitten etwas stärker akzentuiert ist als über den vorderen.
   - Eine im Rahmen der Anteriorisierung der Grundaktivität zu beobachtende Vermehrung von Betawellen über den vorderen Hirnabschnitten kann als Ausdruck akzelerierend-gegenregulatorischer Tendenzen interpretiert werden.
4. Vermutlich in einem inneren Zusammenhang mit der Vigilanzminderung kommt es unter Lithium zu charakteristischen Veränderungen der Topik, die eine Lockerung der interhemisphäralen Koordination signalisieren:
   - Die Grundaktivität zeigt eine Tendenz zur linkshemisphäral verstärkten Ausprägung.
   - Im Zusammenhang damit beobachtet man eine intermittierende, auf die linke Hemisphäre beschränkte, Vorverlagerung von Spannungs- und Ausprägungsmaximum, wobei sich simultan über der rechten Hemisphäre eine spannungsgeringere Aktivität manifestiert.
   - Zwischen der linkshemisphäralen Vorverlagerung der Grundaktivität und dem intermittierenden Auftreten links anterior betonter Aktivitätsmuster mit Subalpha-, Theta- wie vereinzelt auch Deltawellen läßt sich ein regelhafter Zusammenhang sichern.
5. Unabhängig vom EEG bekundet sich eine Lithium-induzierte Vigilanzminderung auch im Leistungsverhalten. Aus dem Zeitverlauf des Leistungsverhaltens ist zu schließen, daß Lithium nicht zu einer kognitiven Beeinträchtigung schlechthin führt, sondern wohl eher die Motivation und Intentionalität mindert.

Problemstellung

Bei Sichtung der einschlägigen Literatur läßt sich feststellen, daß ein Konsens hinsichtlich der Lithium-induzierten EEG-Veränderungen noch ebensoweit entfernt scheint wie zwingende Einsichten in den therapeutischen bzw. prophylaktischen Wirkungsmechanismus.

Ein Großteil vorliegender Untersuchungen gilt klinisch-neurologischen Aspekten der beobachteten EEG-Veränderungen. So wird etwa das Auftreten von Grundrhythmusverlangsamungen, Dysrhythmien, paroxysmalen Potentialen und fokalen Veränderungen im Zusammenhang mit Hoch- bzw. Überdosierung diskutiert (Mayfield u. Brown 1966; Helmchen u. Kanowski 1971; Itil u. Akpinar 1971; Reilly et al. 1973; Czernik 1978; Henninger 1978).

Bei anderen Untersuchungen liegt der Akzent mehr auf dem Nachweis charakteristischer Änderungen des Frequenzspektrums (Johnson et al. 1970; James u. Reilly 1971; Small et al. 1972; Small u. Small 1973; Zakowska-Dabrowska u. Rybakowski 1973; Herrmann et al. 1980). Während die Mehrzahl der Autoren eine Verlangsamung der dominanten Alphafrequenz hervorhebt, gibt es auch gegensinnige Befunde (z. B. James u. Reilly 1971). Kontrovers ist u. a. auch, ob Lithium zu einer Zunahme (Johnson et al. 1970) oder einer Abnahme (Zakowska-Dabrowska u. Rybakowski 1973) der Alphaleistung führt.

In der Berliner Arbeitsgruppe stehen solche EEG-Veränderungen im Vordergrund des Interesses, von denen vermutet werden kann, daß sie mit der prophylaktischen Wirkung des Lithiums in irgendeiner Beziehung stehen könnten (Bente et al. 1982; Müller-Oerlinghausen 1982; Ulrich et al. 1983). Im Mittelpunkt der Betrachtung stand dabei der Einfluß des Lithiums auf die Vigilanzregulierung, da sich nur unter dieser Perspektive ein angemessenes Verständnis der zeitlichen und topischen Veränderungen, d. h. von Struktur und Dynamik des EEG gewinnen läßt. Einige der in den letzten Jahren erhobenen Befunde werden nachfolgend dargestellt. (Hinweise auf klinisch-neurologische bzw. toxikologische Aspekte Lithium-induzierter EEG-Veränderungen finden sich in Kap. 4.1)

Da sich unsere systemphysiologische Sichtweise grundlegend vom herkömmlichen, eher (grapho-)elementaristischen Elektroenzephalographieverständnis unterscheidet, erscheint zur Vermeidung von Mißverständnissen vorab eine knappe Darlegung unseres theoretischen Bezugsrahmens erforderlich: Wir betrachten „Struktur" und „Dynamik" des EEG als Ausdruck eines dynamischen Gleichgewichtszustandes des sich selbst organisierenden Systems der neuralen Massenaktivität. In diesem Sinne fassen wir die zeitlichen und topischen Veränderungen – Muster oder höhere Strukturmerkmale –, wie sie zwischen wachem Ruhezustand und Schlaf in den subvigilen Stadien (Roth 1962; Bente 1964) durchlaufen werden, als Ausdruck unterschiedlicher Gleichgewichts- bzw. Ordnungszustände des neuralen Systems auf. Gegenüber den physiologisch gegebenen Verhältnissen bewirken psychotrope Substanzen über eine Verstellung systemischer Kontroll- und Ordnungsparameter charakteristische Abwandlungen. Diese reichen von subtilen Veränderungen bis zu groben Strukturanomalien.

Befunde

Visuell-musterorientierte EEG-Studie – Patienten mit affektiven Psychosen
(Ulrich et al. 1983)

Beurteilt wurde das jeweils letzte EEG von 70 ambulanten Patienten, die seit mindestens 8 Wochen unter einer Monotherapie mit Lithium standen (Serumkonzentrationen: 0,4–1,0 mmol/l, Median: 0,66 mmol/l).

Reaktionstypologie und Prädiktorproblem

Bei einer vergleichenden Sichtung der EEGs fiel eine außerordentlich große interindividuelle Mannigfaltigkeit von Struktur und Dynamik auf. Bei einem, nach den jeweils vorherrschenden formativen Tendenzen erfolgenden Klassifizierungsversuch ließen sich 8 Reaktionstypen abgrenzen (Abb. 1–8). Diese Reaktionstypen erweisen sich, wie die routinemäßig erfolgenden Kontrollableitungen unter Lithiummedikation lehren, im Bereich der üblichen therapeutisch-prophylaktischen Serumkonzentrationen als relativ invariant und somit weitgehend individualspezifisch.

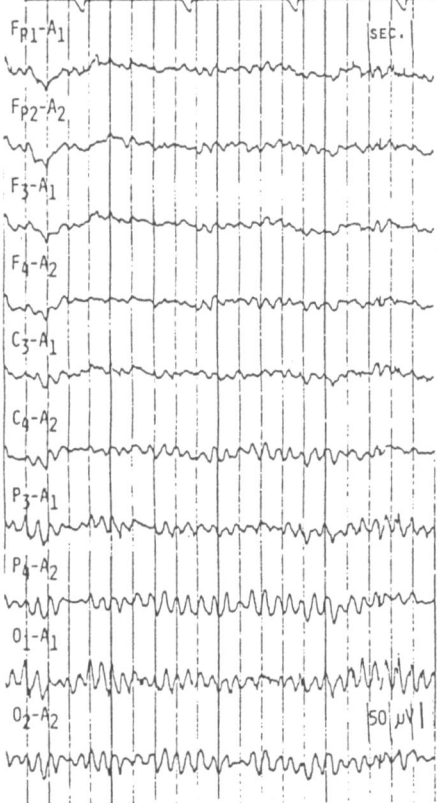

Abb. 1. Frequenzstabile Alphagrundaktivität okzipitalen Ausprägungsmaximums mit intermittierend geringer anteriorer Ausbreitung (in allen, nach dem 10-20-System abgeleiteten Kurvenbeispielen beträgt die obere Filterfrequenz 70 Hz, die Zeitkonstante 0,3 s)

Ohne dies hier näher auszuführen, sei betont, daß sich diese deskriptiv höchst unterschiedlichen Reaktionstypen aus vigilanztheoretischer Sicht summarisch auf eine mehr oder weniger deutliche Absenkung des Vigilanzniveaus, entsprechend einem subvigilen Stadium A, beziehen lassen. Die interindividuelle Unterschiedlichkeit der Reaktionstypen dürfte aus der Interaktion der Lithium-induzierten, einem A-Stadium zuzuordnenden Effekte mit individuell gegebenen, konstitutionsgebundenen, vermutlich auch pathoklinen Dispositionen („traits") resultieren. Daraus folgt, daß die Frage nach der Lithiumwirkung auf das EEG sinnvollerweise nicht isoliert von der Frage nach der Reaktionslage des individuellen Organismus gestellt werden kann.

„Wirkprofile" von Psychopharmaka repräsentieren Mittelwerte von Effekten, wie sie sich bei einer Gruppe von Individuen ergeben. Unbeschadet ihrer etwaigen Nützlichkeit für eine Groborientierung in frühen Stadien der Entwicklung und Erprobung wird der Wert solcher Gruppenaussagen doch erheblich durch den Umstand relativiert, daß wir eben nicht Gruppen sondern Individuen behandeln. Da sich aber natürlich auch die von den verschiedenen Autoren untersuchten Gruppen trotz bestmöglicher Operationalisierung der Ein- und Ausschlußkriterien voneinander unterscheiden – handele es sich nun um Patientengruppen oder um Gruppen

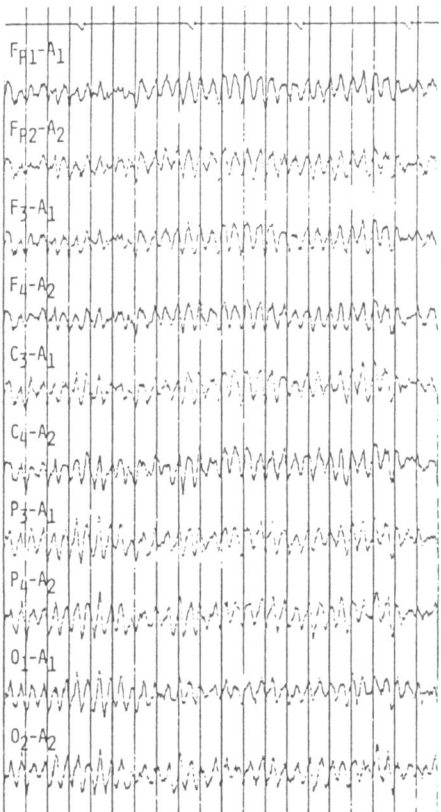

Abb. 2. Frequenzstabile Alphaaktivität mit anhaltender Tendenz zur anterioren Ausbreitung bzw. Vorverlagerung des Ausprägungsmaximums (entsprechend einem subvigilen Intermediärstadium $A_2 - A_3$). Keine wesentliche Modulation im Ableitungsverlauf

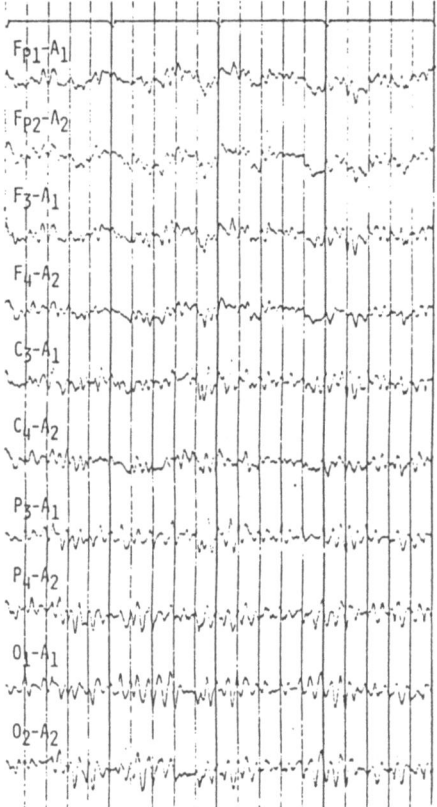

Abb. 3. Frequenzvariable Alphaaktivität mit Betonung schnellerer Randfrequenzen und deutlichem Betaanteil

bezahlter Probanden mit den bekannten und kaum zu kontrollierenden psychosozialen Selektionsfaktoren – sind widersprüchliche Ergebnisse, wie etwa die einleitend vermerkten, geradezu zu fordern.

Als weitere methodologische Konsequenz ergibt sich aus dem dargestellten Befund, daß auch die als alleinverbindlich betrachteten quantitativen EEG-Analysen dem prämedikamentösen Systemzustand mehr als bisher Rechnung tragen müssen. Dies gilt insbesondere im Hinblick auf die immer mehr ins Zentrum rückende Prädiktorfrage. Die Beantwortung der praktisch und theoretisch höchst bedeutsamen Frage, ob sich aus dem EEG Prädiktoren für den Behandlungserfolg gewinnen lassen, setzt eine systematische Analyse der interindividuellen Variabilität im Sinne einer Reaktionstypologie voraus. In diesem Zusammenhang sei erwähnt, daß unseres Wissens, abgesehen von den unbestätigt gebliebenen Befunden von James u. Reilly (1971), die eine Beziehung zwischen geringfügiger Lithium-induzierter Beschleunigung der dominanten Alphafrequenz und prophylaktischem Effekt fanden, bislang keine elektroenzephalographischen Prädiktorstudien durchgeführt wurden.

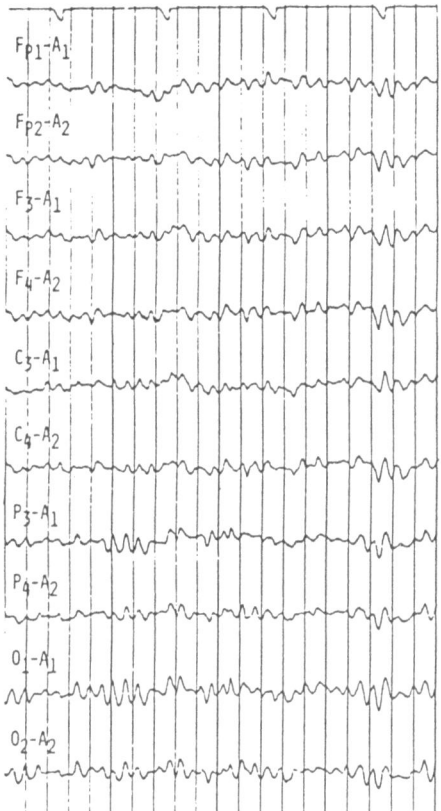

Abb. 4. Frequenzvariable Alphaaktivität mit Betonung langsamerer Randfrequenzen

Hemisphärale Asymmetrien

Neben dem vigilanzmindernden, sich interindividuell in Struktur und Dynamik des EEG höchst unterschiedlich darstellenden Lithiumeffekt zeigen sich auch charakteristische Veränderungen der Topik. Diese, vermutlich in einem inneren Zusammenhang mit der Vigilanzbeeinflussung stehenden, in dieser Form jedoch bei andersartigen vigilanzmindernden Substanzen nicht anzutreffenden Phänomene, erscheinen hinsichtlich der therapeutischen und prophylaktischen Wirkungen des Lithiums von besonderem Interesse. Im Vergleich mit EEGs anderer klinisch-psychiatrischer Populationen sowie von Normalprobanden zeigen die Lithium-EEGs eine deutliche Tendenz zur *linkshemisphäral* verstärkten Alphaausprägung. Diese Grundrhythmusasymmetrie erscheint häufig in Verbindung mit einer auf die linke Hemisphäre begrenzten Vorverlagerung des Spannungsmaximums, wobei sich simultan über der rechten Hemisphäre eine spannungsgeringere Aktivität, z. T. mit subvigiler Betaaktivität manifestiert (Abb. 9).

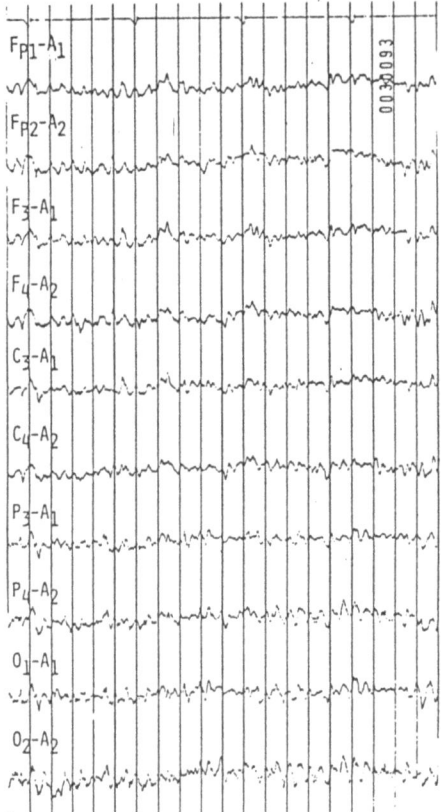

Abb. 5. Frequenzvariable Alphaaktivität mit schnelleren Randfrequenzen und deutlichem Betaanteil sowie auch langsameren Randfrequenzen

Aus der vigilanztheoretischen Perspektive kann dies als *Lockerung der interhemisphäralen Koordination* interpretiert werden: Während die linke Hemisphäre dem subvigilen Stadium A im Sinne einer Protrahierung und Fixierung verhaftet bleibt, manifestiert sich über der rechten Hemisphäre bereits ein subvigiles Stadium B_1.

Wie sich durch Kurvenbeispiele (Abb. 10) dokumentieren läßt, besteht ein regelhafter Zusammenhang zwischen linkshemisphäraler Vorverlagerung der Alphaaktivität und dem intermittierenden Auftreten links anterior betonter dysrhythmischer Aktivitätsmuster mit Subalpha-, Theta-, mitunter auch Deltawellen.

Quantitative EEG-Studien – gesunde Probanden sowie Patienten mit affektiven Psychosen (Bente et al. 1982)

Diese, mit z.T. aufwendiger Methodik durchgeführten Untersuchungen zielten darauf ab, bestimmte Teilaspekte der oben dargestellten, visuell-musterorientiert erhobenen Befunde quantitativ zu überprüfen. Daneben wurde versucht, die vigilanztheoretischen Aussagen vermittels eines speziell dafür entwickelten visuomotorischen Leistungstests zu validieren.

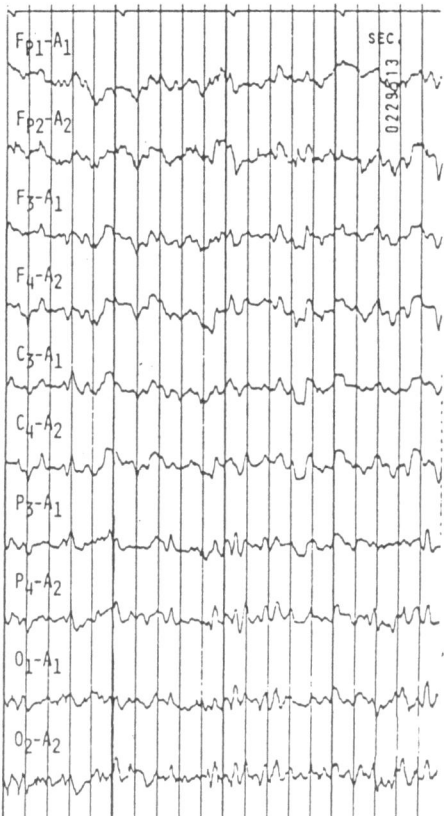

Abb. 6. Frequenzvariable Alphaaktivität mit unterlagerter Thetaaktivität

Gesunde Probanden

Untersucht wurden 20 gesunde Probanden im Alter von 22–38 Jahren unter Doppelblindbedingungen – 10 Probanden erhielten Lithium, 10 Probanden Plazebo – vor und nach einer 14tägigen Medikationsperiode. Im Mittel wurde eine Serumkonzentration von 0,65 mmol/l erreicht. Jeweils 10 min Ruheaktivität im Sitzen sowie im Stehen wurden mit bipolaren Abgriffen, F3-C3, F4-C4, P3-O1, P4-O2, registriert und auf FM-Band archiviert.

Die Daten wurden einer Hauptkomponentenanalyse unterzogen. Diese basierte auf einer Supermatrix der über 60 2-s-Segmente gemittelten Leistungsspektren (Variablen), wobei auf der Fallachse neben der topischen Varianz (F4-C4 und P4-O2) die beiden Ableitungspunkte (Tag 0 und Tag 14) und die beiden Ableitebedingungen (Sitzen und Stehen) berücksichtigt wurden. Die resultierenden Faktorscores wurden einer Zweiwegvarianzanalyse unterzogen, und zwar getrennt für die beiden Ableitekanäle sowie die beiden Untersuchungsbedingungen.

Für die Gruppe gesunder Probanden ergab sich:

- Okzipital kommt es zu einer, mit verstärkter Synchronisation verbundenen Verlangsamung der dominanten Alphafrequenz von 11 auf 10 Hz.

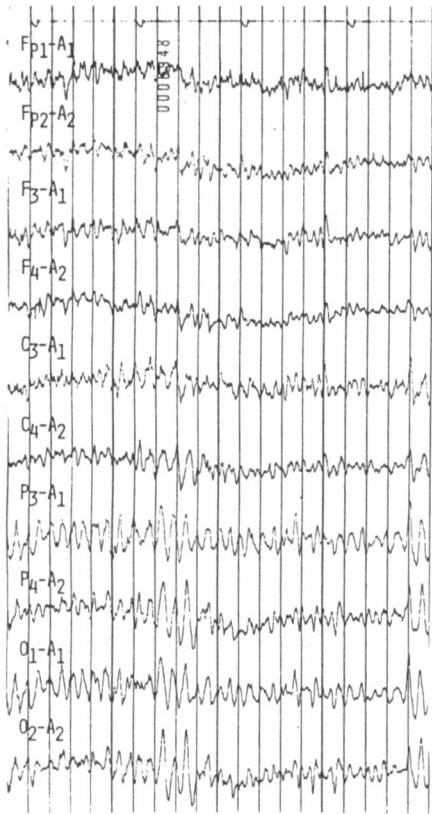

Abb. 7. Frequenz- und amplitudenvariable Alphaaktivität mit Auftreten höheramplitudiger, mitunter steilerer Elemente (verstärkte „Synchronisationstendenz")

- Präzentral findet sich (im „Stehen" deutlicher als im „Sitzen") eine Zunahme von 10-Hz-Alpha- wie auch von Subalphawellen sowie eine Zunahme von Theta- und Betaaktivität.

In die visuell-musterorientierte Deskriptionskategorien rückübersetzt entspricht dieser Befund einer anterioren Ausbreitung der Grundaktivität, und zwar in Verbindung mit einer präzentralen Vermehrung von Subalpha- und Betakomponenten. Die daraus abzuleitende Aussage, daß Lithium eine Vigilanzverschiebung in Richtung der späten A-Stadien induziert, bestätigt die Ergebnisse der visuo-morphologischen Studien an Patienten-EEGs (s. o.). Darüber hinaus ist eine in Verbindung mit der Vigilanzminderung auftretende, auch schon von anderen Autoren beschriebene (z. B. Itil u. Akpinar 1971; Müller-Oerlinghausen et al. 1979), offenbar Lithium-typische Betaaktivierung festzustellen, die als Ausdruck akzelerierend-gegenregulatorischer Tendenzen angesehen werden kann.

Gesondert untersucht wurde die Lithiumwirkung auf die interhemisphärale Koordination (5 min Ruheableitung im Sitzen – P-Technik der Hauptkomponentenanalyse). Berücksichtigt wurden die beiden Ableitungszeitpunkte (P3-O1 und P4-O2) sowie die beiden Ableitungszeitpunkte (Tag 0 und Tag 14). Aus den für die 150

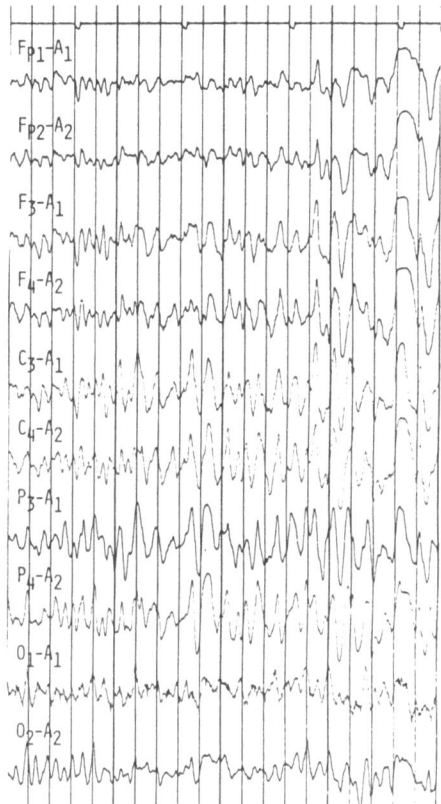

Abb. 8. Phasenweise Auftreten hochamplitudiger, steiler wie auch langsamer Wellen wechselnder topischer Akzentuierung („paroxysmal-dysrhythmische" Formationen)

2-s-Kurzzeitspektren ermittelten Faktorscores der beiden okzipitalen Abgriffe wurden Links-Rechts-Korrelationen errechnet, und zwar für den Tag 0 und den Tag 14. Während sich unter Plazebo keine wesentlichen Änderungen zeigten, fand sich unter Lithium eine hochsignifikante, mit einer Linksgewichtung der 10-Hz-Komponente einhergehende Abnahme der interhemisphäralen Koordination. Somit stellt auch dieser Befund eine quantitative Bestätigung der bereits aufgrund visuell-musterorientierter Analyse getroffenen Aussage dar, daß nämlich Lithium eine Lockerung der interhemisphäralen Koordination bewirkt, die sich in erster Linie in einer Linksgewichtung der Grundaktivität manifestiert.

Ergänzt wurde diese Probandenstudie durch eine von Kriebitzsch (1983) zur Bestimmung vigilanzabhängiger Leistungsveränderungen entwickelte Regelungsaufgabe.

Die Aufgabe besteht im Verfolgen einer sich kontinuierlich und stochastisch auf einem Bildschirm bewegenden Kreuzmarke (Führungssignal) mit einer Pfeilmarke (Folgesignal), welche durch einen, mit den Fingerspitzen zu bedienenden Steuerhebel dirigiert werden kann. Die Güte der über eine Dauer von 200 s zu erbringenden Regelungsleistung läßt sich durch Berechnung der übertragenen Informationsraten in bit/s exakt angeben.

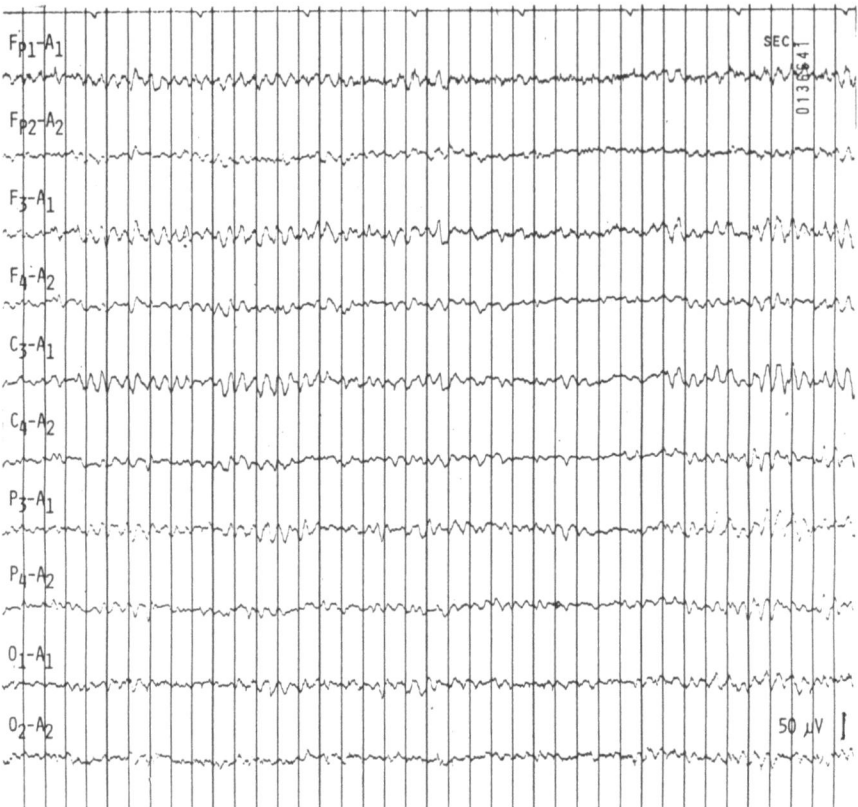

Abb. 9. Intermittierend linkshemisphärale Vorverlagerung des Alphaausprägungsmaximums (entsprechend einem Stadium A_2-A_3) bei gleichzeitiger rechtshemisphäraler Spannungsreduktion mit Hervortreten „subvigiler" Betaaktivität (entsprechend einem Stadium B_1)

Die simultan mit der Regelung registrierte Wachaktivität zeigte bei der Mehrzahl der Probanden unter Lithium eine bereits visuell recht deutliche Synchronisations- und Leistungszunahme im Alphaband (Abb. 11), was sich als eine unter kognitiver Belastung auftretende Vigilanzminderung, entsprechend einem subvigilen Stadium A interpretieren läßt.

Damit korrespondierte in der Lithiumgruppe eine Tendenz zur Leistungsverschlechterung. Von besonderem Interesse im Hinblick auf die psychologische Wirkungsstruktur des Lithiums erscheint dabei, daß bei Unterteilung der Aufgabe in 4 Verlaufsabschnitten von je 50 s der leistungsmindernde Effekt des Lithiums erst in den beiden letzten Abschnitten zum Tragen kommt (unpublizierte Ergebnisse). Demnach erscheint es unangemessen, die sich im EEG bekundenden vigilanzmindernden Effekte des Lithiums mit einer Leistungsminderung im kognitiv-adaptiven Bereich schlechthin gleichzusetzen. Daß die erst im Zeitverlauf sich einstellende Minderleistung vielmehr auf die Beeinflussung motivationaler oder intentionaler Momente durch Lithium verweist, sei hier nur angedeutet (siehe dazu: Rüger 1976; Müller-Oerlinghausen et al. 1979; Müller-Oerlinghausen u. Kropf 1979; Kropf u. Müller-Oerlinghausen 1979; Pflug et al. 1980).

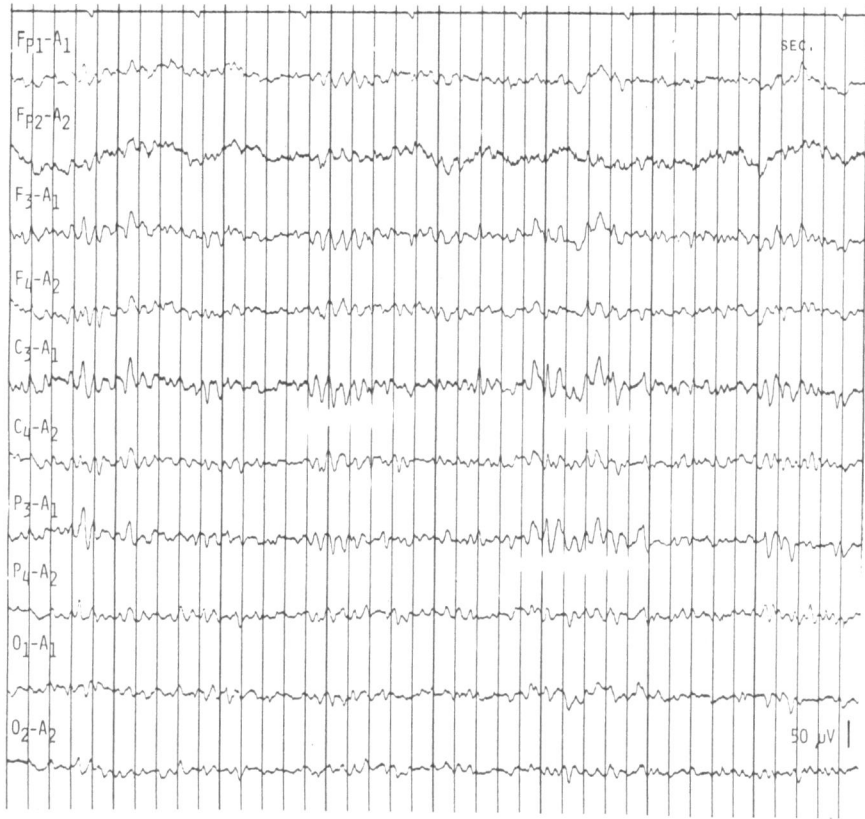

Abb. 10. Intermittierend linkshemisphärale Vorverlagerung des Alphaausprägungsmaximums mit Übergang in eine links frontozentral betonte dysrhythmische Gruppe mit Subalpha-, Theta- und Deltaanteilen. Rechtshemisphäral besteht ein relatives Spannungsdefizit

Patienten mit affektiven Psychosen

Untersucht wurden 7 Patienten mit bipolaren affektiven Psychosen (Alter: 32–72 Jahre, Median: 35 Jahre, 2 ♂, 5 ♀), und zwar in der 4.–6. Woche einer Plazeboperiode sowie zwischen der 18. und 26. Woche einer darauffolgenden Lithiummedikation (Lithiumserumkonzentration zum Zeitpunkt der 2. Ableitung: 0,58–0,82 mmol/l). Die Ableitebedingungen entsprachen denen der Probandenstudie.

Bestimmt wurden die Mittelwertspektren, und zwar sowohl für jeden einzelnen Patienten wie auch die Gesamtgruppe. Die 2-s-Kurzzeitspektren wurden mit verschiedenen Techniken faktorisiert (P-Q-Technik, dreimodale Faktorenanalyse).

Die Ergebnisse entsprachen im Prinzip den in der Probandenstudie erhobenen:

- Bei Zunahme der Thetaaktivität kommt es zu einer Verlangsamung der dominanten Alphafrequenz (präzentral: 9 Hz → 8 Hz; okzipital: 11 Hz → 9 Hz).
- Eine Zunahme der präzentralen Gesamtleistung bei Abnahme der okzipitalen entspricht einer Lithium-induzierten anterioren Ausbreitung der Grundaktivität, entsprechend einem späten subvigilen A-Stadium.

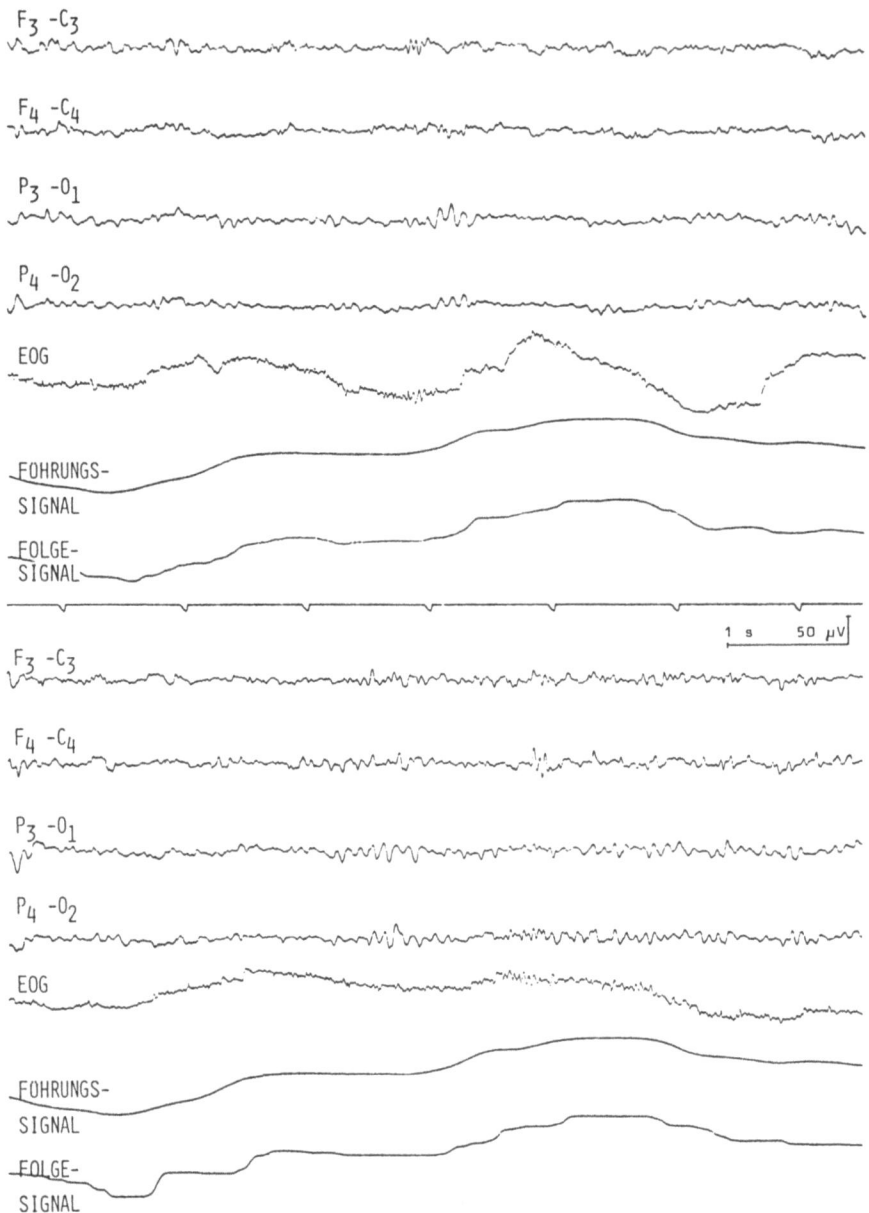

Abb. 11. Simultanregistrierung der hirnelektrischen Wachaktivität, des horizontalen EOG sowie von Führungs- und Folgesignal. Nach 14tägiger Lithiummedikation (*unten*) findet sich im Vergleich zum Ausgangsbefund (*oben*) eine deutlich vermehrte Alphaausprägung in Verbindung mit verstärkter Ausbreitung auf die vorderen Hirnregionen

– Präzentral kommt es unter Lithium, bei den Patienten allerdings deutlicher als bei den Probanden, zu einer Linksgewichtung der Gesamtleistung. Diese geht einher mit einer Verlangsamung im Alphabereich und einer Zunahme der Thetakomponenten im Bereich von 5–7 Hz.

Die chronospektrographischen Darstellungen – Abb. 12, unter Plazebo, und Abb. 13, unter Lithium (vgl. S. 92ff.) – illustrieren diesen Effekt bei einer für das Gruppenverhalten besonders repräsentativen Patientin.

Die weitgehende Übereinstimmung der bei den gesunden Probanden einerseits und den Patienten mit affektiven Psychosen andererseits erhobenen Befunde spricht dafür, daß wir es hier mit recht robusten Lithiumeffekten zu tun haben. Da jedoch bei den quantitativen Studien lediglich Gruppenaussagen möglich sind, widerspricht diese Übereinstimmung keineswegs der visuo-morphologisch dokumentierten Feststellung einer ausgeprägten interindividuellen Variabilität der Erscheinungen.

Ausblick

Nachdem mit Lithium nur bei einem Teil der Patienten mit affektiven Psychosen eine erfolgreiche Prophylaxe zu erzielen ist, stellt sich – nicht zuletzt auch auf dem neurophysiologischen Sektor – die Frage nach Prädiktoren. Wie bereits ausgeführt, setzt die Beantwortung dieser Frage eine systematische Analyse der interindividuellen Unterschiedlichkeit der Effekte und damit der individuell gegebenen, konstitutionsgebundenen Reaktionslage voraus. Forschungsstrategisch bedeutet dies eine Schwerpunktverlagerung von Gruppenaussagen zu Einzelaussagen. Solche Einzelaussagen müssen, um pragmatisch fruchtbar zu werden, wiederum unter bestimmten Perspektiven, wie eben der Frage nach der Voraussagemöglichkeit eines Prophylaxeerfolgs, geordnet und gebündelt werden. Methodologisch bedeutet dies die Forderung nach quantitativen Analysen auf der Einzelfallebene, die entsprechend der systemphysiologischen Sichtweise topische Interrelationen und deren Zeitverlauf berücksichtigen. Die faktorenanalytischen Verfahren stellen lediglich einen ersten Versuch in diese Richtung dar. Besondere Beachtung verdient dabei die einzelfallbezogen anwendbare P-Technik (Bente et al. 1980). Zu ihrer vigilanztheoretischen Interpretation bedürfen die dabei anfallenden Ergebnisse jedoch stets einer Rückübersetzung in visuelldeskriptive Musterkategorien.

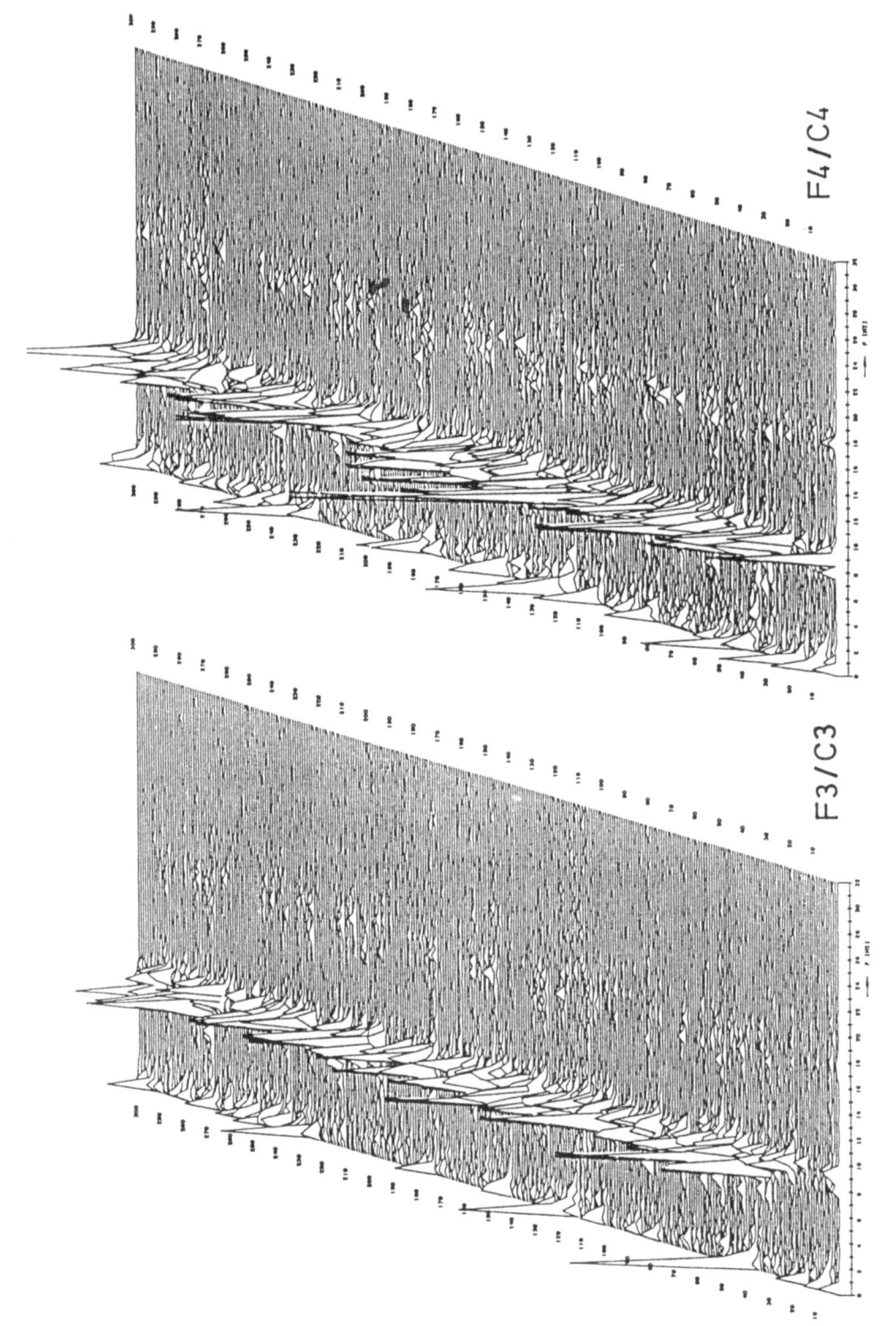

Neurophysiologische Aspekte der Lithiumwirkung

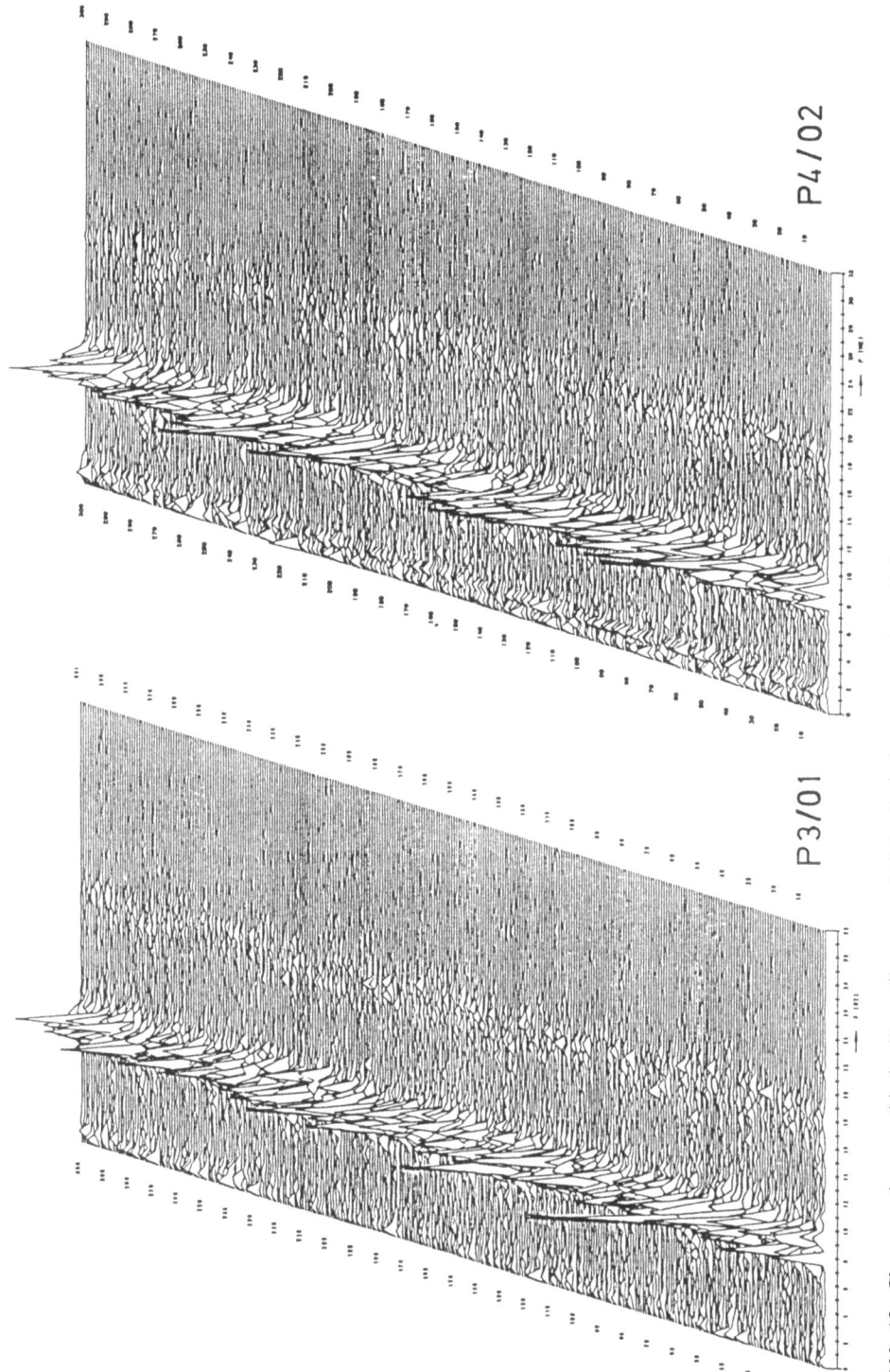

Abb. 12. Chronospektrographische Darstellung von 300 2-s-Periodogrammen der Ableitungen F3/C3 – F4/C4 – P3/01 – P4/02: Patient Ku unter Plazebo

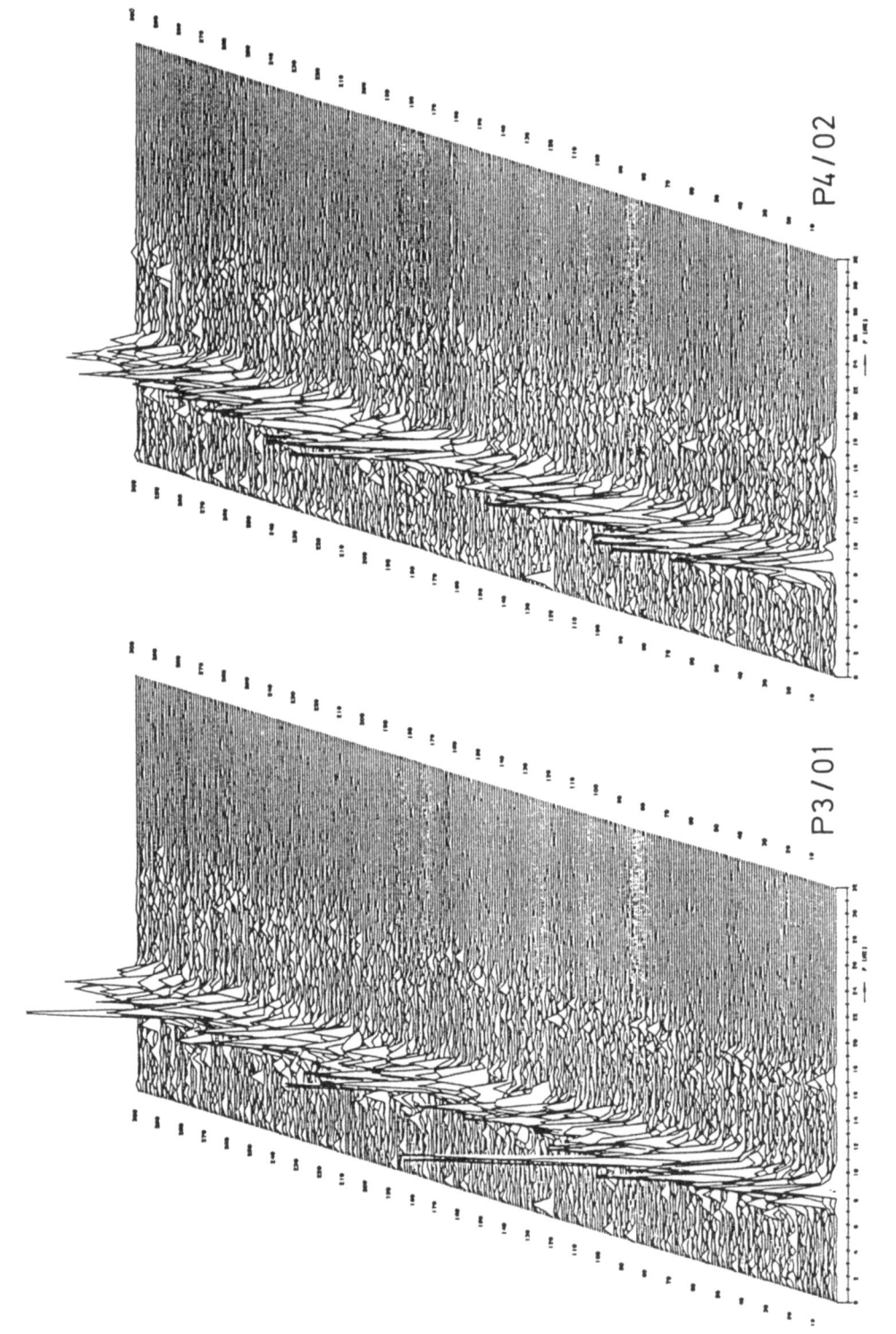

Neurophysiologische Aspekte der Lithiumwirkung

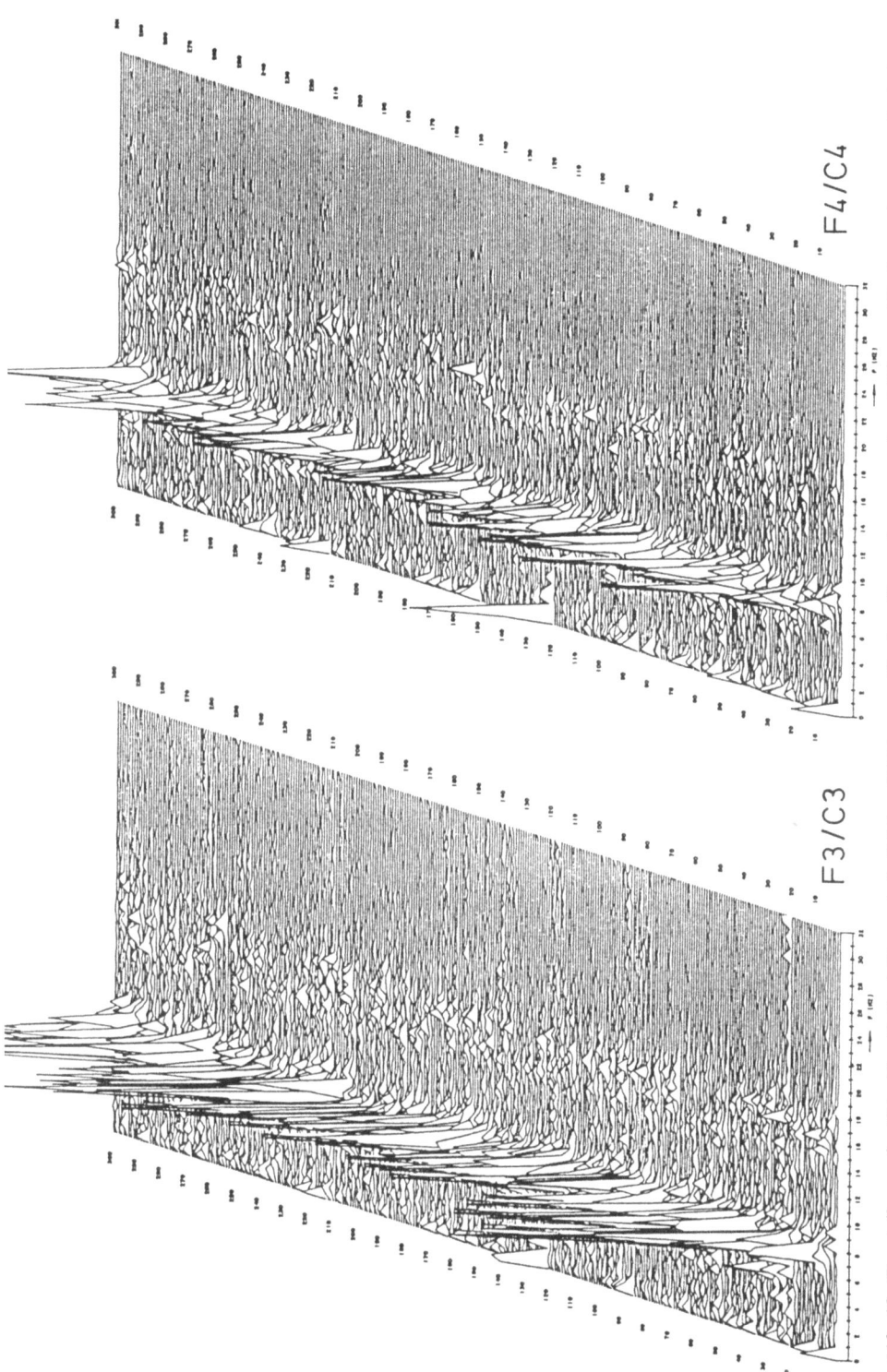

Abb. 13. Darstellung wie Abb. 12 – Patient Ku nach 8wöchiger Lithiummedikation (Serumkonzentration: 0,75 mmol/l). Besonders augenfällig ist die ausgeprägte Leistungszunahme über der linken vorderen Hirnregion (F3/C3). Deutlich wird ferner eine Betaaktivierung über allen Ableitungspunkten

Literatur

Bente D (1964) Die Insuffizienz des Vigilitätstonus. Habilitationsschrift, Erlangen
Bente D, Frick K, Heberling R (1980) Methodologische Aspekte der Faktorenanalyse spektraler EEG-Daten. In: Kubicki S, Herrmann WM, Laudahn G (Hrsg) Faktorenanalyse und Variablenbildung aus dem Elektroenzephalogramm. Fischer, Stuttgart New York, S 27–38
Bente D, Scheuler W, Ulrich G, Müller-Oerlinghausen B (1982) Effects of lithium on the EEG of healthy subjects and psychiatric patients: Methods, results and hypotheses. In: Herrmann WM (ed) EEG in drug research. Fischer, Stuttgart New York
Czernik A (1978) EEG-Veränderungen unter langjähriger Lithiumbehandlung. Psychiatria Clin 11:189–197
Helmchen H, Kanowski S (1971) EEG-Veränderungen unter Lithiumtherapie. Nervenarzt 42:144–148
Henninger GR (1978) Lithium carbonate and brain function. Arch Gen Psychiat 35:228–233
Herrmann WM, Kropf D, Fichte B, Müller-Oerlinghausen B (1980) Elektroenzephalographische und psychoexperimentelle Untersuchungen mit Lithium an gesunden Probanden. Pharmacopsychiatrie 13:200–212
Itil T, Akpinar S (1971) Lithium effect on human electroencephalogram. Clin Electroenceph 2:89–102
James JF, Reilly E (1971) The electroencephalographic recording of short- and long-term lithium effect. Southern Med Journ 64:1322–1327
Johnson G, Maccario M, Gershon S, Korein J (1970) The effects of lithium on electroencephalogram, behavior and serum electrolytes. J Nerv Ment Dis 151:273–289
Kriebitzsch R (1983) Signalanalytischer Nachweis quantitativer Beziehungen zwischen hirnelektrischer Wachaktivität und dynamischer Aufgabenanforderung bei visuomotorischem Trakking. Ingenieurswissenschaftliche Dissertation, Technische Universität Berlin
Kropf D, Müller-Oerlinghausen B (1979) Changes in learning, memory, and mood during lithium treatment. Acta Psychiat Scand 59:97–124
Mayfield D, Brown R (1966) The clinical laboratory and electroencephalographic effect of lithium. J Psychiat Res 4:207–219
Müller-Oerlinghausen B (1982) Psychological effects, compliance, and response to long-termed lithium. Brit J Psychiat 141:411–419
Müller-Oerlinghausen B, Kropf D (1979) Effects of lithium on normal experience and behavior. Conditional and descriptive approach to the structure of its action. In: Strömgren E, Schou M (eds) Origin, prevention, and treatment of affective disorders. Academic Press, New York, pp 41–64
Müller-Oerlinghausen B, Hamann S, Herrmann WM, Kropf D (1979) Effects of lithium on vigilance, psychomotoric performance, and mood. Pharmakopsychiat 12:388–396
Pflug B, Hartung M, Klemke W (1980) Die Beeinflussung von Befindlichkeit und Leistungsfähigkeit gesunder Versuchspersonen durch Lithiumkarbonat. Pharmakopsychiat 13:175–181
Reilly E, Halmi KA, Noyes R (1973) Electroencephalographic responses to lithium. Int Pharmacopsychiat 8:208–213
Roth B (1962) Narkolepsie und Hypersomnie vom Standpunkt der Physiologie des Schlafes. VEB Volk und Gesundheit, Berlin
Rüger U (1976) Tiefenpsychologische Aspekte des Verlaufs phasischer Depressionen unter Lithium-Prophylaxe. Nervenarzt 47:538–543
Small JG, Small IF (1973) Pharmacology-neurophysiology of lithium. In: Gershon S, Shopsin B (eds) Lithium: Its role in psychiatric research and treatment. Plenum, New York, pp 83–106
Small JG, Milstein V, Perez HC, Small IF, Moore DF (1972) EEG and neurophysiological studies of lithium in normal volunteers. Biol Psychiat 5:65–77
Ulrich G, Scheuler, W, Müller-Oerlinghausen B (1983) Zur visuell-morphologischen Analyse des hirnelektrischen Verhaltens bei Patienten mit manisch-depressiven und schizoaffektiven Psychosen unter Lithiumprophylaxe. Fortschr Neurol Psychiat 51:24–36
Zakowska-Dabrowska T, Rybakowski J (1973) Lithium-induced EEG changes: Relation to lithium levels in serum and red blood cells. Acta psychiat scand 49:457–465

2.7 Einfluß von Lithium auf die evozierten kortikalen Potentiale

U. Hegerl

> **Synopsis**
>
> 1. Forschungsergebnisse auf der Ebene basaler physiologischer oder biochemischer und auf der Ebene klinisch-psychologischer Phänomene stehen überwiegend isoliert nebeneinander. In der Lithiumforschung bieten sich die evozierten Potentiale als Bindeglied zwischen diesen Forschungsebenen an.
> 2. Unter Lithium kommt es zu einer Amplitudenzunahme der frühen somatosensibel evozierten Potentiale. Dies stellt einen recht spezifischen Lithiumeffekt dar, der mit dem Lithiumspiegel im Blut korreliert und als Ausdruck einer gesteigerten kortikalen Erregbarkeit interpretiert werden kann.
> 3. Unter Lithium wurde eine Latenzabnahme später visuell oder akustisch evozierter Komponenten beschrieben.
> 4. Die Amplituden-Reizintensitäts-Funktion der visuell evozierten Potentiale ist ein Parameter, der mit interindividuellen Unterschieden im Bereich der Wahrnehmungsprozesse und anderen Persönlichkeitsmerkmalen in Verbindung gebracht wurde, der bei Patienten mit bipolaren und unipolaren affektiven Psychosen unterschiedliche Werte ergibt, und der durch Lithium in charakteristischer Weise beeinflußt wird. Dieser Parameter erwies sich bei unterschiedlichen Patientengruppen als guter Prädiktor der Wirksamkeit einer Lithiumbehandlung.
> 5. Unter Lithium wurde eine verzögerte Erholung der somatosensiblen kortikalen Potentiale bei kurz aufeinander folgenden Reizen gefunden.
> 6. Die Untersuchung der Beeinflußbarkeit einer Reizantwort durch die Reizintensität eines vorausgehenden Reizes ergab unter Lithium eine Einschränkung der Spielbreite der zerebralen Reagibilität.

Einleitung

Die evozierten Potentiale stellen Veränderungen der hirnelektrischen Aktivität dar, die mit sensorischen Reizen oder Ereignissen zeitlich gekoppelt sind. Durch die computergestützte Mittelungstechnik ist es möglich, auch kleine, zum Teil im Nanovoltbereich liegende Potentiale aus den nicht-reizkorrelierten EEG-Mustern herauszuheben.

Nach der Gipfellatenz der evozierten Potentiale werden frühe und späte Komponenten unterschieden. Vereinfacht läßt sich sagen, daß die frühen Komponenten (Latenzen < 100 ms) der Reizleitung und -verarbeitung bis in den Bereich der kortikalen Projektionsfelder des jeweiligen sensorischen Systems zugeordnet werden können und eine deutliche Abhängigkeit von physikalisch definierten Reizparametern zeigen.

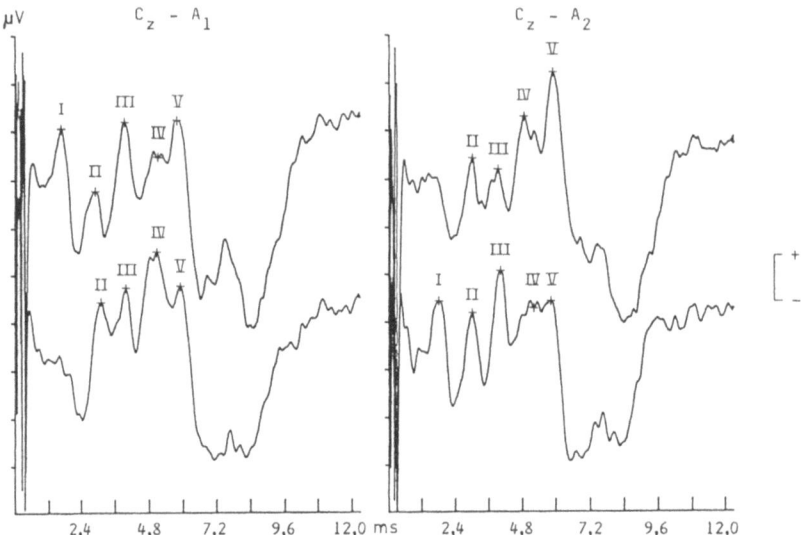

Abb. 1. Akustisch evozierte Hirnstammpotentiale. Gemittelt wurden 1500 Reizantworten nach monauraler Klickreizung sowohl links (oberes Kurvenpaar) als auch rechts (unteres Kurvenpaar). Die Schallstärke betrug 70 dB, die Reizfrequenz 11,1 Hz. Abgeleitet wurde gleichzeitig vom Vertex gegen linkes Mastoid (CZ-A1) und vom Vertex gegen rechtes Mastoid (CZ-A2). Amplitudenskalierung: 0,12 µV pro Unterteilung

Die späten evozierten Potentiale (Latenzen > 100 ms) entsprechen komplexen und zum Teil modalitätsunspezifischen zerebralen Prozessen. Da die späten Komponenten weniger von physikalischen Reizparametern als vom Reizkontext und psychologischen Variablen abhängig sind und z. B. auch durch das Weglassen eines Reizes aus einer Reizreihe evoziert werden können (P 300), spricht man auch von ereigniskorrelierten oder kognitiven Potentialen. Diese späten Potentiale zeigen eine ausgesprochene Zustandsabhängigkeit. Zum einen drückt sich dies in der Abhängigkeit dieser Potentiale vom hirnelektrischen Organisationsniveau aus, wie von Fruhstorfer u. Bergström (1969) gezeigt wurde, zum anderen in der Abhängigkeit von psychologischen Variablen wie Aufmerksamkeit, Motivation, Erwartung, Intelligenz, Kognition und anderem (Überblick bei Rösler 1982; Hillyard 1983). In Abb. 1–3 sind Beispiele für frühe und späte evozierte Potentiale gegeben.

Psychiatrische Erkrankungen gehen mit Veränderungen der evozierten Potentiale einher, wobei sich diagnoseabhängig differentielle Effekte auf die frühen oder die späten Komponenten nachweisen lassen (Pfefferbaum et al. 1984; Shagass et al. 1978; Shagass 1983).

Im folgenden soll der Einfluß von Lithium auf die evozierten Potentiale dargestellt werden. Dieser Forschungsbereich erscheint um so wichtiger, da die Kenntnisse der Lithiumwirkungen auf basale physiologische und biochemische Prozesse einerseits und auf klinisch-psychologische Phänomene andererseits überwiegend isoliert nebeneinander stehen und in kein wechselseitig stützendes und anregendes Verhältnis gebracht werden können. Die evozierten Potentiale zeigen zu beiden Forschungsebenen

Einfluß von Lithium auf die evozierten kortikalen Potentiale

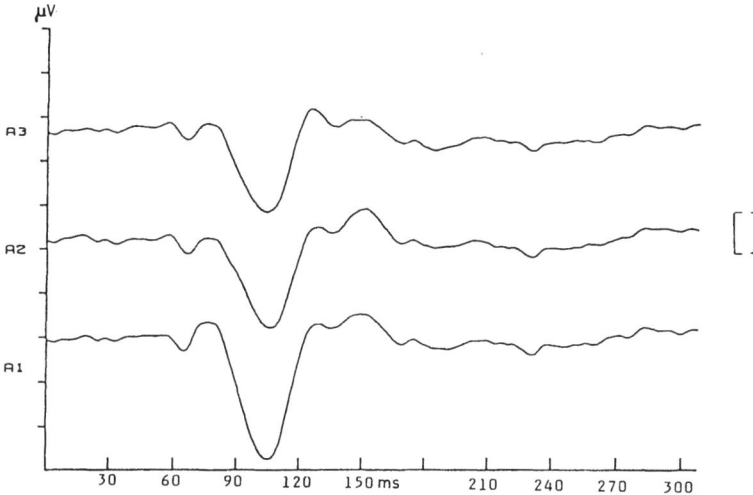

Abb. 2. Visuell evozierte Potentiale. Gemittelt wurden 100 Reizantworten. Als Reiz wurde das Umspringen eines Schachbrettmusters verwendet mit einer Reizfrequenz von 2 Hz. Abgeleitet wurde gleichzeitig von OZ-Fpz (A1), O2-Fpz (A2) und O1-Fpz (A3). Die positive Komponente mit einer Gipfellatenz von ca. 100 ms wird überwiegend im okzipitalen Kortex generiert. Amplitudenskalierung: 10 µV pro Unterteilung

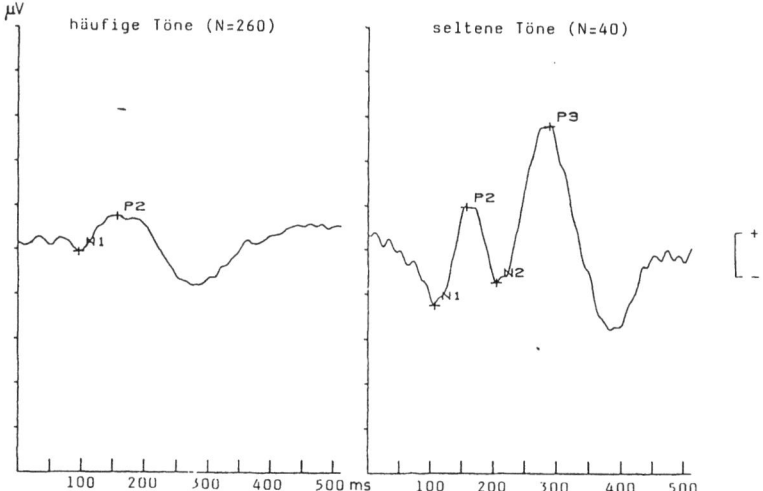

Abb. 3. Späte akustisch evozierte Potentiale. Binaural wurden in zufälliger Reihenfolge häufige Töne (880 Hz) und seltene Töne (1600 Hz) angeboten und die Reizantworten bei Ableitung vom Vertex gegen die zusammengeschalteten Mastoidelektroden getrennt gemittelt. Nach den seltenen Tönen kommt es zur Ausbildung einer positiven Komponente mit einer Latenz von ca. 300 ms (P 300), die unter anderem als Korrelat kognitiver Prozesse angesehen wird. Amplitudenskalierung: 5 µV pro Unterteilung

enge Beziehungen und stellen als Bindeglied einen Baustein für ein besseres Verständnis des Wirkungsmechanismus der klinischen Lithiumwirkung dar. Für die Suche nach Prädiktoren für den Erfolg einer Lithiumbehandlung haben sich hieraus bereits vielversprechende Ansätze ergeben.

Aus evozierten Potentialen gewonnene Parameter und ihre Beeinflussung durch Lithium

Amplitude und Latenz

Der Einfluß von Lithium auf die *Amplitude* der evozierten Potentiale ist bei manischen oder depressiven Patienten und bei gesunden Probanden untersucht worden, wobei sich zum Teil je nach Reizmodalität unterschiedliche Lithiumeffekte ergaben und frühe und späte Komponenten unterschiedlich beeinflußt wurden. Von mehreren Autoren wird übereinstimmend eine Amplitudenzunahme der frühen somatosensibel evozierten Potentiale (Latenzen 20–50 ms) beschrieben (Buchsbaum et al. 1979; Heninger 1978, 1969; Shagass et al. 1973; Straumanis u. Shagass 1977; Straumanis et al. 1981). Es wird angenommen, daß die frühen positiven Komponenten überwiegend durch exzitatorische, postsynaptische Potentiale in mittleren Schichten des primären sensorischen Kortex generiert werden. Als Faktoren, die zu einer Amplitudenzunahme dieser Komponenten führen können, diskutierten Buchsbaum et al. (1979) 1. eine größere Zahl depolarisierender Neurone, 2. einen synchroneren Verlauf der Depolarisationen und 3. eine ausgeprägtere Depolarisation der einzelnen Neurone. Diese Veränderungen können als Ausdruck einer gesteigerten kortikalen Erregbarkeit angesehen werden.

Interessant ist in diesem Zusammenhang, daß Patienten mit progressiver Myoklonusepilepsie, worunter heterogene und genetisch unterschiedliche Krankheitsbilder mit epileptischen Anfällen, Myoklonien und Demenz subsumiert werden, z. T. drastisch vergrößerte Amplituden der frühen somatosensibel evozierten Potentiale zeigen (Halliday 1967; Halliday u. Halliday 1980). Die Veränderungen der somatosensibel evozierten Potentiale waren bei den genetisch unterschiedlichen Gruppen einheitlich und erwiesen sich als abhängig vom Ausmaß und der Lokalisation der Myoklonien. Auch bei der Epilepsia partialis continua wurden vergrößerte Amplituden der somatosensibel evozierten Potentiale gefunden (Sutton u. Mayer 1974).

Die Amplitudenzunahme der frühen somatosensibel evozierten Potentiale läßt sich so mit Berichten über Häufung zerebraler Anfälle und paroxysmaler EEG-Aktivität nach Lithiumgabe in Verbindung bringen (Helmchen u. Kanowski 1971; Heninger 1978).

Die Amplitudenzunahme der frühen somatosensibel evozierten Potentiale nach mehrwöchiger Lithiumgabe in therapeutischen Dosen korreliert mit dem Lithiumspiegel im Blut und in den Erythrozyten und nicht mit der antidepressiven oder antimanischen Lithiumwirkung (Heninger 1978; Straumanis et al. 1981).

Die Amplitudenzunahme der frühen somatosensibel evozierten Potentiale unter Lithium wurde sowohl bei manischen als auch bei depressiven Patienten gefunden (Buchsbaum et al. 1979; Heninger 1978). Da endogen-depressive Patienten größere Amplituden der frühen somatosensibel evozierten Potentiale als gesunde Probanden zeigen, geht die Lithiumwirkung bei diesen Patienten nicht konkordant mit einer Normalisierung dieses Parameters, z. T. trotz Besserung des klinischen Befundes (Shagass 1983; Straumanis et al. 1981). Trizyklische Antidepressiva und Neuroleptika führen dagegen zu einer Amplitudenabnahme und damit Normalisierung der frühen somatosensibel evozierten Potentiale (Shagass et al. 1973; Straumanis et al. 1982).

Die Einflüsse einer mehrtägigen bis mehrwöchigen Lithiumgabe auf die Amplituden anderer evozierter Komponenten sind weniger deutlich ausgeprägt. Es ergibt sich für alle 3 sensorischen Modalitäten der Trend, daß positive Komponenten unter Lithium zunehmen und negative abnehmen (Buchsbaum et al. 1971; Fenwick u. Robertson 1983; Heninger 1978; Kaskey et al. 1980; Shagass et al. 1973; Straumanis et al. 1981). Zum Teil unterschiedliche Ergebnisse liegen für die durch Schachbrettmusterreize (Straumanis et al. 1981) und Schachbrettmusterumkehrreize (Fenwick u. Robertson 1983) evozierten Potentiale vor.

Veränderungen der *Latenz* der evozierten Potentiale unter Lithium wurden von Heninger (1978), Kaskey et al. (1980) und Straumanis et al. (1981) beschrieben. Heninger (1978) berichtete bei überwiegend manisch-depressiven Patienten über eine Latenzzunahme einer späten Komponente nach akustischen Reizen (Latenz ca. 100 ms) und nach somatosensiblen Reizen (Latenz ca. 150 ms), fand jedoch nach visuellen Reizen keine Latenzveränderungen.

Von Straumanis et al. (1981) wurde bei depressiven Patienten nach Lithiumgabe für noch spätere Komponenten (Latenz ca. 300 ms) nach visuellen und akustischen Ereignissen eine Latenzverkürzung gefunden. Kaskey et al. (1980) kamen bei manischen Patienten mit visuell evozierten Potentialen zu einem ähnlichen Ergebnis. Es sei angemerkt, daß die Latenz später evozierter Potentiale mit der Geschwindigkeit kognitiver Prozesse in Verbindung gebracht wird und mit Reaktionszeitmessungen korreliert (Ford et al. 1982; Hillyard u. Kutas 1983; Pfefferbaum et al. 1984; Rösler 1982). In Anbetracht der wenigen Arbeiten und offener theoretischer Fragen erscheint es jedoch verfrüht, Lithiumeffekte auf die Latenz später evozierter Potentiale mit Lithiumeffekten auf der psychologischen Beschreibungsebene in Verbindung zu bringen (vgl. Kap. 2.5).

Amplituden-Reizintensitäts-Funktion

Ein interessanter Parameter, der durch Lithium beeinflußt wird, ist die Abhängigkeit der Amplitude der visuell evozierten Potentiale von der Reizintensität (Helligkeit). Probanden wurden als „Augmenter" bezeichnet, wenn es mit der Zunahme der Reizintensität zu einer Amplitudenzunahme kommt, und als „Reducer", wenn die Amplitude nicht zunimmt oder abnimmt (Buchsbaum et al. 1971) (Abb. 4). Diese Amplituden-Reizintensitäts-Funktion wird als ein intraindividuell recht stabiler und z. T. genetisch bestimmter Parameter angesehen (Buchsbaum 1974; Buchsbaum u. Pfefferbaum 1971), der jedoch durch medikamentöse, krankheitsbedingte und physiologische Zustandsänderungen beeinflußbar ist. Auf der psychologischen Beschreibungsebene wurde der neurophysiologische Parameter mit interindividuellen Unterschieden im Bereich der Wahrnehmungsprozesse und anderer Persönlichkeitsmerkmale in Verbindung gebracht (von Knorring et al. 1978; Perris et al. 1983; Soskis u. Shagass 1974; Zuckermann et al. 1974). So wurden u. a. für Augmenter hohe Werte

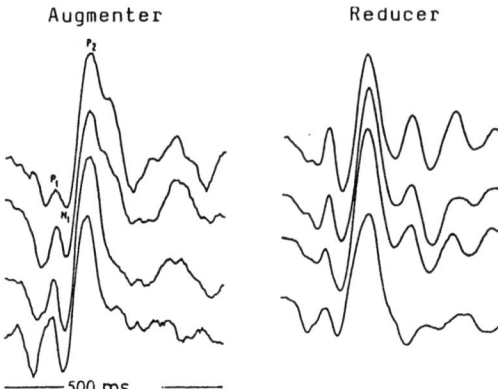

Abb. 4. Durch Blitzreize evozierte Potentiale. Mit Zunahme der Reizintensität (von oben nach unten) kommt es bei dem Probanden *links* zu einer Zunahme der Amplitude P1/N1 („Augmenter") und bei dem Probanden *rechts* zu einer Abnahme der Amplitude P1/N1 („Reducer"). (Nach Buchsbaum u. Pfefferbaum 1971)

auf der Sensation-seeking-Skala [1] (Zuckermann et al. 1974) und für Extraversion im Eysenck-Persönlichkeitsinventar (Soskis u. Shagass 1974; Zuckermann et al. 1974) gefunden. Interessant ist nun, daß Untersuchungen der Amplituden-Intensitäts-Funktion in Abhängigkeit von der klinischen Diagnose ergaben, daß Depressive mit bipolarer affektiver Erkrankung ausgeprägte „Augmenter" sind und sich hierin von unipolaren Depressionen unterscheiden (Buchsbaum et al. 1971, 1973). Bei verschiedenen Patientengruppen wurde im Laufe einer 2wöchigen Lithiumgabe in therapeutischen Dosen eine Verschiebung der Amplituden-Intensitäts-Funktion in Richtung „Reducer" gefunden (Borge et al. 1971; Buchsbaum et al. 1971; Hubbard et al. 1980). Dieser Befund erscheint um so bedeutungsvoller, da mehrere Arbeiten zeigen, daß „Augmenter" die Patienten sind, die am besten auf eine antidepressive oder antimanische Lithiummedikation ansprechen (Baron et al. 1975; Borge et al. 1971; Buchsbaum et al. 1971, 1979; McKnew et al. 1981; Nurnberger et al. 1979). Nurnberger et al. (1979) untersuchte die visuelle Amplituden-Intensitäts-Funktion, verschiedene biochemische Variablen (Thrombozytenmonoaminoxydase, Erythrozytenkatecholamin-O-Methyltransferanse, Dopaminbetahydroxlase, Erythrozytenantigene), klinische Variablen (Alter bei Ersterkrankung, Diagnose, Geschlecht) und familienanamnestische Daten hinsichtlich ihres prädiktiven Wertes in bezug auf die therapeutische Lithiumwirkung bei depressiven Patienten. Er fand, daß allein die Amplituden-Intensitäts-Funktion einen signifikanten, univariaten Prädiktor darstellt.

Von Buchsbaum et al. (1979) wurde dieser prädiktive Wert der Amplituden-Intensitäts-Funktion auch bei Verwendung somatosensibler Reize bestätigt.

---

[1] Die Sensation-seeking-Skala war ursprünglich als Maß für interindividuelle Unterschiede im hypothetischen „optimalen Stimulationsniveau" und „optimalen Arousalniveau" gedacht. Zuckermann et al. (1974) fanden eine hohe Korrelation der „Augmenter"-Charakteristik in der Amplituden-Intensitäts-Funktion mit der Unterskala „Disinhibition", die u. a. manische Tendenzen erfaßt

Über einen signifikanten Zusammenhang zwischen der prophylaktischen Lithiumwirkung und einer Augmentercharakteristik akustisch evozierter Potentiale bei langfristig behandelten Patienten berichteten Hegerl et al. (1986).

Mehrfach untersucht wurden die Zusammenhänge zwischen biochemischen Parametern und der Amplituden-Intensitäts-Funktion (Baron et al. 1975; Buchsbaum et al. 1977; Gottfries et al. 1976; von Knorring u. Perris 1981; Perris et al. 1983). Aus den gefundenen Ergebnissen wurde geschlossen, daß „Augmenter" eine niedrige Aktivität des serotonergen und dopaminergen Systems und erniedrigte Endorphinspiegel im Liquor zeigen (Buchsbaum et al. 1977; Gottfries et al. 1976; von Knorring 1982; von Knorring u. Perris 1981). Dies stimmt mit den vielen experimentellen Hinweisen auf eine serotonerge Wirkung von Lithium (vgl. Müller-Oerlinghausen 1985; Kap. 2.1) überein.

Hinsichtlich noch bestehender methodischer und theoretischer Probleme in Zusammenhang mit der Amplituden-Intensitäts-Funktion sei auf die Arbeiten von Conolly u. Gruzelier (1982a, b) verwiesen.

Erholungsfunktion

Nach dem Aktionspotential einer Nervenzelle bedarf es einer Erholungszeit von ungefähr 5 ms bis ein erneuter Reiz eine ebenso große Reizantwort auslöst. Die Abhängigkeit der Größe der zweiten Reizantwort vom Interstimulusintervall wird als Erholungsfunktion (recovery function) bezeichnet. Diese kann auch für kortikal evozierte Potentiale untersucht werden.

Gartside et al. (1966) fanden, daß bei gesunden Probanden bei einem Interstimulusintervall von 10–25 ms die Amplitude der kortikalen somatosensiblen Potentiale nach dem 2. Reiz die Größe der ersten Reizantwort erreicht hat. Nach Lithiumgabe dagegen war bei gleichem Interstimulusintervall bei allen Probanden die 2. Reizantwort kleiner. Ähnliche Veränderungen der Erholungsfunktion wurden bei endogendepressiven Patienten gefunden (Shagass u. Schwartz 1962).

In ähnliche Richtung wie die Veränderungen der Erholungsfunktion unter Lithium weist eine psychometrische Untersuchung von Müller-Oerlinghausen et al. (1979), die bei gesunden Probanden eine Abnahme der Flimmerverschmelzungsfrequenz unter Lithium fanden, sowie In-vitro-Untersuchungen auf zellphysiologischer Ebene, die eine Verlangsamung der Erholung des Membranpotentiales von Nerven- und von Gliazellen nach repetitiver synaptischer Stimulation zeigen (Grafe et al. 1983). Kritisch anzumerken ist jedoch, daß von Shagass u. Schwartz (1964) bei gesunden und psychotischen Patienten keine Korrelation zwischen der Erholungsfunktion peripherer Nerven und der des zerebralen Kortex gefunden wurde.

Von Shagass et al. (1973) wurde die Abhängigkeit der 2. Reizantwort von der Intensität des 1. Reizes bei konstantem Interstimulusintervall untersucht. Ausgangspunkt für diese Untersuchung war die Überlegung, daß ein starker 1. Reiz hemmend auf die 2. Reizantwort wirken wird, während ein schwacher 1. Reiz die 2. Reizantwort verstärken wird. Bei affektiv-psychotischen und auch schizophrenen Patienten wurde gefunden, daß die *Variationsbreite der 2. Reizantwort eingeschränkt* ist. Dies wurde als Einschränkung der Spielbreite der zerebralen Reagibilität interpretiert (Shagass 1968; Shagass et al. 1971). Unter Lithium wurde bei Patienten mit überwiegend affektiven Psychosen eine Zunahme der Spielbreite der zerebralen Reagibilität gefunden. Amitriptylin zeigte keinen Einfluß auf diese Reaktionscharakteristik. Scheinbare Diskrepanzen zu den bereits zitierten Ergebnissen von Gartside et al. (1966) wurden auf methodische Unterschiede zurückgeführt.

Literatur

Baron M, Gershon E, Rudy V, Jonas W, Buchsbaum M (1975) Lithium carbonate response in depression. Arch Gen Psychiat 32:1107–1111

Borge G, Buchsbaum M, Goodwin F, Murphy D, Silverman J (1971) Neurophysiological correlates of affective disorders. Arch Gen Psychiat 24:501–504

Buchsbaum M (1974) Average evoked response and stimulus intensity in identical and fraternal twins. Physiol Psychol 2:365–370

Buchsbaum M, Pfefferbaum A (1971) Individual differences in stimulus intensity response. Psychophysiol 8:600–611

Buchsbaum M, Goodwin F, Murphy D, Borge G (1971) AER in affective disorders. Amer J Psychiat 128:19–25

Buchsbaum M, Landau S, Murphy D, Goodwin F (1973) Average evoked response in bipolar and unipolar affective disorders: Relationship to sex, age of onset, and monoamine oxidase. Biol Psychiat 7:199–212

Buchsbaum M, Post R, Bunney W (1977) Average evoked responses in a rapidly cycling manic-depressive patient. Biol Psychiat 12:83–99

Buchsbaum M, Lavine R, Davis G, Goodwin F, Murphy D, Post R (1979) Effects of lithium on somatosensory evoked potentials and prediction of clinical response in patients with affective illness. In: Cooper T, Gershon S, Kline N, Shou M (eds) Lithium: Controversies and unresolved issues. Excerpta Medica, Amsterdam, p 685

Conolly J, Gruzelier J (1982a) A critical examination of augmenting/reducing methodology in schizophrenic patients and controls. Adv Biol Psychiat 9:57–62

Conolly J, Gruzelier J (1982b) Amplitude and latency changes in the visual evoked potential to different stimulus intensities. Psychophysiol 19:599–608

Fenwick P, Robertson R (1983) Changes in the visual evoked potential to pattern reversal with lithium medication. Electroenceph Clin Neurophysiol 55:538–545

Ford J, Pfefferbaum A, Tinklenberg J, Kopell B (1982) Effects of perceptual and cognitive difficulty on P3 and RT in yound and old adults. Electroenceph Clin Neurophysiol 54:311–321

Fruhstorfer H, Bergström R (1969) Human vigilance and auditory evoked responses. Electroenceph Clin Neurophysiol 27:346–355

Gartside J, Lippold O, Meldrum B (1966) The evoked cortical somatosensory response in normal man and its modification by oral lithium carbonate. Electroenceph Clin Neurophysiol 20:382–390

Gottfries C, Knorring L von, Perris C (1976) Neurophysiological measures related to levels of 5-HIAA, HVA, and tryptophan in CSF of psychiatric patients. Neuropsychobiol 2:1–8

Grafe P, Reddy M, Emmert H, Bruggencate G ten (1983) Effects of lithium on electrical activity and potassium ion distribution in the vertebrate central nervous system. Brain Res 279:65–76

Halliday A (1967) The electrophysiological study of myoclonus in man. Brain 90:241–284

Halliday A, Halliday E (1980) Cerebral somatosensory and visual evoked potentials in different clinical forms of myoclonus. In: Desmeth J (ed) Clinical uses of cerebral brainstem and spinal somatosensory evoked potentials. Karger, Basel, p 292

Hegerl U, Ulrich G, Müller-Oerlinghausen B (1986) Augmenting-reducing response to auditory evoked potentials and its relationship to the prophylactic effect of lithium salts. Pharmacopsychiat (im Druck)

Helmchen H, Kanowski S (1971) EEG-Veränderungen unter Lithium-Therapie. Nervenarzt 42:144–148

Heninger G (1969) Lithium effects on cerebral cortical function in manic-depressive patients. Electroenceph Clin Neurophysiol 27:670

Heninger G (1978) Lithium carbonate and brain function. Arch Gen Psychiat 35:228–233

Hillyard S, Kutas M (1983) Electrophysiology of cognitive processing. Ann Rev Psychol 34:33–61

Hubbard R, Judd L, Huey L, Kripke D, Janowsky D, Lewis A (1980) Visual cortical evoked potentials in alcoholics and normals maintained on lithium carbonate: Augmentation and reduction phenomena. Adv Exp Med Biol 126:573–577

Kaskey G, Salzman L, Ciccone R, Klorman R (1980) Effects of lithium on evoked potentials and performance during sustained attention. Psychiat Res 3:281–289

Knorring L von (1982) Effect of imipramine and zimelidine on the augmenting-reducing response of visual-evoked potentials in healthy volunteers. Adv Biol Psychiat 9:81–86

Knorring L von, Perris C (1981) Biochemistry of the augmenting-reducing response in visual evoked potentials. Neuropsychobiol 7:1–8

Knorring L von, Monakhov K, Perris C (1978) Augmenting/reducing: An adaptive with mechanism to cope with incoming signals in healthy subjects and psychiatric patients. Neuropsychobiol 4:150–179

McKnew D, Cytryn L, Buchsbaum M, Hamovit J, Lamour M, Rapoport J, Gershon E (1981) Lithium in children of lithium-responding parents. Psychiat Res 4:171–180

Müller-Oerlinghausen B (1985) Lithium long-term medication – does it act via serotonin? Pharmacopsychiatry 18:214–217

Müller-Oerlinghausen B, Hamann S, Herrmann WM, Kropf D (1979) Effects of lithium on vigilance, psychomotoric performance, and mood. Pharmacopsychiat 12:388–396

Nurnberger J, Gershon E, Murphy D et al. (1979) Biological and clinical predictors of lithium response in depression. In: Cooper T, Gershon S, Kline N, Schou M (eds) Lithium: Controversies and unresolved issues. Excerpta Medica, Amsterdam, p 241

Perris C, Knorring L von, Perris H, Eisemann M (1983) Neurophysiological and biological correlates of personality in depressed patients. Adv Biol Psychiat 13:54–62

Pfefferbaum A, Wenegrat B, Ford J, Roth W, Kopell B (1984) Clinical application of the P3 component of event-related potentials. II. Dementia, depression and schizophrenia. Electroenceph Clin Neurophysiol 59:104–124

Rösler F (1982) Hirnelektrische Korrelate kognitiver Prozesse. In: Albert O, Pawlik K, Stapf KH, Stroebe W (Hrsg) Lehr- und Forschungstexte Psychologie 2. Springer, Berlin Heidelberg New York

Shagass C (1968) Averaged somatosensory evoked responses in various psychiatric disorders. In: Wortis J (ed) Recent advances in biological psychiatry, vol 10. Plenum, New York, pp 205–219

Shagass C (1983) Evoked potentials in adult psychiatry. In: Hughes J, Wilson W (eds) EEG and evoked potentials in psychiatry and behavioral neurology. Butterworths, Boston London Sydney Wellington Durban Toronto, p 169

Shagass C, Schwartz M (1962) Cerebral cortical reactivity in psychotic depressions. Arch Gen Psychiat 6:235–242

Shagass C, Schwartz M (1964) Recovery functions of somatosensory peripheral nerves and cerebral evoked responses in man. Electroenceph Clin Neurophysiol 17:126–135

Shagass C, Overton D, Straumanis J (1971) Evoked response findings in psychiatric illness related to drug abuse. Biol Psychiat 3:259–272

Shagass C, Straumanis J, Overton D (1973) Effects of lithium and amitryptyline therapy on somatosensory evoked response "excitability" measurements. Psychopharmacol (Berl.) 29:185–196

Shagass C, Ornitz E, Satton S (1978) Event-related potentials and psychopathology. In: Callaway E, Tueting P, Koslow S (eds) Event-related brain potentials in man. Academic Press, New York San Francisco London, p 443

Small J, Small I, Perez H (1971) EEG, evoked potential, and contingent negative variations with lithium in manic-depressive disease. Biol Psychiat 3:47–58

Small J, Milstein V, Perez H, Small I, Moore D (1982) EEG and neurophysiological studies of lithium in normal volunteers. Biol Psychiat 5:65–77

Soskis D, Shagass C (1974) Evoked potential test of augmenting-reducing. Psychophysiol 11:175–190

Straumanis J, Shagass C (1977) Effects of lithium triiodothyroine, and propanolol on human somatosensory-evoked potentials. Psychopharmacol Bull 13:58–59

Straumanis J, Shagass C, Roemer R, Mendels J, Ramsey A (1981) Cerebral evoked potential changes produced by treatment with lithium carbonate. Biol Psychiat 16:113–128

Straumanis J, Shagass C, Roemer R (1982) Influence of antipsychotic and antidepressant drugs on evoked potential correlates of psychosis. Biol Psychiat 17:1101–1122

Sutton G, Mayer R (1974) Focal reflex myoclonus. J Neurol Neurosurg Psychiat 37:207–217

Zuckermann M, Murtaugh T, Siegel J (1974) Sensation seeking and cortical augmenting-reducing. Psychophysiol 11:535–542

2.8 Pharmakokinetik

K. Lehmann

Synopsis

1. Das Lithiumion kommt physiologischerweise im menschlichen Organismus vor, jedoch liegen die Konzentrationen etwa 250fach unter denen, die therapeutische Wirksamkeit entfalten.
2. Die Kinetik der Lithiumsalze wird durch das Kation bestimmt.
   Gut wasserlösliche Lithiumsalze werden schnell und nahezu vollständig resorbiert. Durch spezielle galenische Zubereitungen (z. B. Retardierung) kann die Resorptionsphase verlängert werden.
3. Lithium verteilt sich langsam und ungleichmäßig im Körper. Das relative Verteilungsvolumen liegt über 70 % und zeigt eine intrazelluläre Verteilung an.
   Zirka zwölf Stunden nach Gabe einer Einzeldosis ist die Verteilung im Organismus abgeschlossen. Ein Gleichgewichtszustand („steady state") wird bei wiederholter Gabe oraler Dosen bei nierengesunden Menschen nach 4–7 Tagen erreicht.
4. Die Ausscheidung erfolgt überwiegend renal. Die Lithiumclearance ist altersabhängig und sinkt bei eingeschränkter Nierenfunktion oder negativer Natriumbilanz.
   Die Eliminationshalbwertzeit von Lithium beträgt etwa einen Tag. Bei Patienten mit Niereninsuffizienz und bei Neugeborenen ist die Halbwertzeit deutlich verlängert.
   Hinweise auf die Dosierung bei eingeschränkter Nierenfunktion können aus der Bestimmung der Halbwertzeit nach Gabe einer Einzeldosis gewonnen werden.

Allgemeines

Lithium ist das leichteste Element (Atomgewicht: 6,94) der ersten Hauptgruppe des Periodensystems, d. h. der Alkalimetalle, und nimmt in seiner therapeutisch wirksamen Form, als monovalentes Kation, sowohl unter pharmakodynamischen wie auch unter pharmakokinetischen Aspekten eine Sonderstellung unter den Psychopharmaka ein. Das Ion ist deutlicher als Natrium hydratisiert, eine Eigenschaft, die für die Permeation zellulärer Barrieren von Bedeutung sein kann.

Alle wasserlöslichen Salze des Lithiums, an erster Stelle Lithiumkarbonat, aber auch Azetat, Adipat, Aspartat, Glutamat, Orotat, Sulfat und Zitrat finden heute therapeutische Anwendung. Lithiumchlorid besitzt wegen seiner hygroskopischen Eigenschaften nur experimentelles Interesse. Für das pharmakokinetische und pharmakodynamische Verhalten des Lithiums im Organismus ist jedoch allein das Kation von Bedeutung.

Um die Jahrundertwende wurde Lithium qualitativ im menschlichen Organismus nachgewiesen (Herrmann 1905). Jahrzehnte danach, als Lithiumsalze bereits Eingang in die Therapie und Prophylaxe affektiver Psychosen gefunden hatten, wurden Konzentrationen von 0,004 mmol Li/l im Serum als physiologische Konzentrationen ermittelt (Lang u. Herrmann 1965; Klaus 1971).

Ein therapeutischer Effekt ist in der Regel bei Lithiumserumkonzentrationen zwischen 0,8–1,3 mmol/l zu erwarten, bei Werten also, die etwa das 250fache der physiologischen Konzentrationen betragen. Serumkonzentrationen unter 0,5 mmol/l bleiben meist wirkungslos. Bei Werten über 2,0 mmol/l, gelegentlich bereits bei Werten über 1,5 mmol/l, ist mit toxischen Wirkungen zu rechnen. Diese geringe therapeutische Breite des Lithiums, etwa vergleichbar mit der von Digitalisglykosiden, erfordert eine gute Kenntnis der Kinetik des Ions im menschlichen Organismus. Dieses Wissen in Verbindung mit der Durchführung und Bewertung therapiebegleitender Serum-Lithium-Bestimmungen sind essentielle Voraussetzungen einer optimalen Lithiumtherapie beziehungsweise Prophylaxe (vgl. Kap. 6.1).

Ausführliche Darstellungen der Pharmakokinetik von Lithium finden sich bei Schou (1967, 1971, 1974), Lehmann (1974, 1975b), Amdisen (1977), Hendler (1978), Thornhill (1981), Greil (1981), Greil u. van Calker (1983), Lydiard u. Gelenberg (1982).

Resorption

Gut wasserlösliche Lithiumsalze werden schnell und nahezu vollständig (90–100%) resorbiert. Die Geschwindigkeit der Resorption und die Höhe der maximalen Serumkonzentrationen werden durch das Anion, beziehungsweise durch Löslichkeit und Lösungsgeschwindigkeit des Lithiumsalzes nachhaltig beeinflußt.

Nach oraler Applikation einer Testdosis *Lithiumchlorid* oder *-adipinat* läßt sich keine eigentliche Resorptionsphase nachweisen. Beide Salze verhalten sich identisch und führen zu Serumspiegelverläufen wie nach einer intravenösen Bolus-Injektion (s. Abb. 1). Das etwas schwerer wasserlösliche *Lithiumkarbonat* (s. Abb. 2) dagegen zeigt den typischen Serumspiegelverlauf von oral verabreichten Arzneimitteln im Sinne einer sog. Bateman-Funktion. Zirka 2 1/2–3 Stunden nach oraler Gabe werden maximale Serumkonzentrationen beobachtet. Spätestens 4 Stunden nach einmaliger oraler Gabe der genannten Salze verwischen sich die Unterschiede, und es ergibt sich der dem Kation eigene Serumspiegelverlauf. Lithiumkarbonat erfährt gegenüber Lithiumchlorid einen geringfügigen Resorptionsverlust von ca. 8%, mit anderen Worten ausgedrückt, die Bioverfügbarkeit beträgt etwa 92% bezogen auf Lithiumchlorid.

Die Resorption erfolgt unabhängig vom pH-Wert des Magensaftes. Nach Gabe höherer Dosen nehmen die Serumkonzentrationen zu, jedoch nicht proportional. Die Zeit bis zum Auftreten der Serummaxima verlängert sich (s. Abb. 2).

Die galenische Zubereitung von lithiumhaltigen Fertigarzneimitteln beeinflußt insbesondere die Phase der Resorption. Halbwertzeiten der Resorption, Zeitpunkt des Auftretens von Serummaxima und deren absolute Höhe werden durch die Freiset-

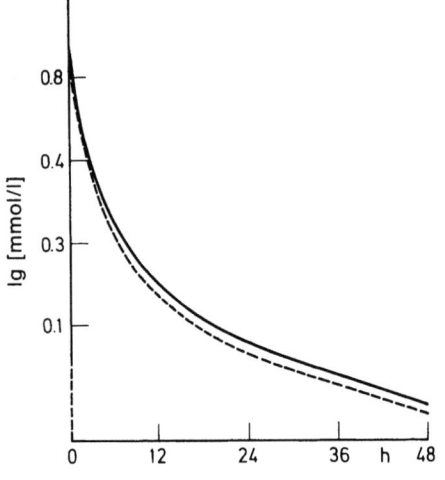

Abb. 1. Verlauf der Lithiumkonzentration im Serum nach oraler Applikation von —— 0,2 mmol LiCl/kg (n = 10), --- 0,2 mmol Li$^+$ als Adipinat (n = 4) (Lehmann 1974)

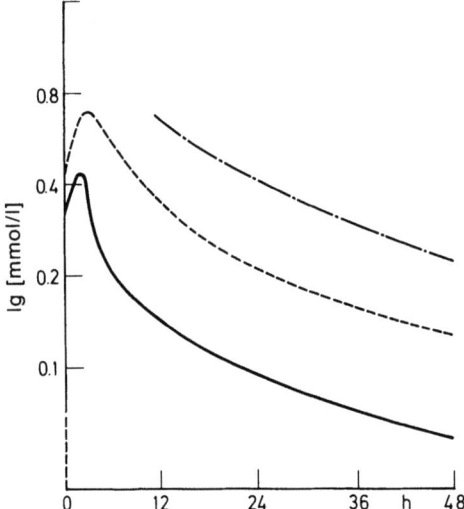

Abb. 2. Verlauf der Lithiumkonzentration im Serum nach oraler Applikation von Li$_2$CO$_3$. —— 0,2 mmol Li/kg (n = 10), --- 0,4 mmol Li/kg (n = 5), ----- und 12 h nach mehrtägiger oraler Li$_2$CO$_3$-Applikation (0,1–0,4 mmol/Li/kg) (n = 5) (Lehmann 1974)

zungscharakteristik dieser Zubereitungen bestimmt. Ziel der Herstellung von Zubereitungen mit *verzögerter Wirkstofffreisetzung* (Retardformen) ist es, die Anflutungsphase zu verlangsamen, unnötig hohe Serumkonzentrationen zu vermeiden und somit für gleichmäßige und anhaltende Serumspiegel zu sorgen. Dies kann häufig nur durch Verzicht auf eine komplette Resorption, bzw. durch Einbuße an Bioverfügbarkeit realisiert werden, wie es im Fall von Lithiumkarbonat durch Caldwell et al. (1971), Tyrer (1978), Tyrer et al. (1976) und Thornhill (1978) beschrieben wurde.

Im allgemeinen sind Retardformen nur dann von Interesse, wenn es sich um Arzneimittel mit kurzer Halbwertzeit handelt, oder wenn unerwünschte Wirkungen in zeitlichem Zusammenhang mit Serumspiegelmaxima zu beobachten sind. Lithiumsalze sind jedoch Arzneimittel mit einer relativ langen Halbwertzeit (ca. 1 Tag). Eine

Korrelation zwischen Auftreten spezifischer, unerwünschter Wirkungen und Serumspiegelmaxima wurde bisher für Lithiumsalze nicht eindeutig beschrieben.

Mit der Auswahl eines geeigneten Salzes – Lithiumkarbonat mit einer im Vergleich zu Lithiumazetat oder Lithiumsulfat günstigen Löslichkeit und Lösungsgeschwindigkeit dürfte in diesem Zusammenhang vorteilhaft sein – lassen sich initial überhöhte Serummaxima vermeiden, und es entfällt somit meist auch die Notwendigkeit einer zusätzlichen galenischen Retardierung.

Verteilung

Lithium verteilt sich langsam und ungleichmäßig im menschlichen Organismus. Die Analyse der Serumspiegelverläufe zeigt, daß es mindestens 2 Kompartimente gibt, in denen sich Lithium verteilt, wovon das „oberflächliche" Kompartiment etwa dem Blutgefäßsystem und Extrazellulärraum entspricht, während das zweite, ein „tieferes", das „Gewebe- oder intrazelluläre" Kompartiment[1] ist (s. Abb. 3).

Entsprechend dem vorangestellten Modell dringt Lithium in das intrazelluläre Kompartiment ein. Das hohe relative Verteilungsvolumen von über 70% spricht nicht nur für eine intrazelluläre Verteilung, sondern auch für eine intrazelluläre Speicherung des Kations. Diese liefert die Voraussetzung für das Phänomen der Retention von Lithium und für die langsame Ausscheidung. Die Rückflutung aus dem Gewebe ist mit hoher Wahrscheinlichkeit der limitierende Faktor bei der Elimination von Lithium (ohne Vorliegen einer klinisch gesicherten Nierenfunktionseinschränkung).

Im Folgenden seien einige Beispiele für die ungleichmäßige Verteilung des Lithiums im Organismus angeführt. Nach Einmalgabe wurde ein langsames Anfluten von Lithium im *Liquor* beobachtet. Die gefundenen Konzentrationen lagen dabei immer unter denen des Serums (Lehmann et al. 1976; Terhaag et al. 1978). Nur in Einzelfällen konnten auch *Hirngewebebestimmungen* vorgenommen werden. Dabei zeigte sich z. T. prinzipiell ein ähnliches Verhalten, d. h. die Gewebekonzentrationen lagen unter denen des Serums (Terhaag et al. 1978). Von anderen Untersuchern wurden in *einzelnen Hirnregionen* höhere Konzentrationen beschrieben (Francis u. Traill 1970; Amdisen 1977). Im Gegensatz zur Bedeutung von Hirngewebekonzentrationsmessungen ist die Aussagekraft von Liquor- und Serumkonzentrationsmessungen als Beurteilungsgrundlage für den therapeutischen Effekt des Lithiums einge-

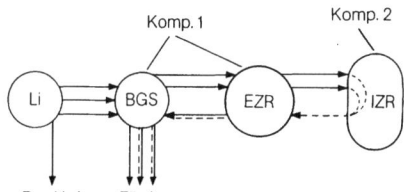

Abb. 3. Vereinfachtes Modell der Lithiumkinetik. *BGS* Blutgefäßsystem, *EZR* Extrazellulärraum (Kompartiment 1), *IZR* Intrazellulärraum (Kompartiment 2), *Res. Verl.* Resorptionsverlust, *Elimin.* Elimination über Niere (Lehmann 1974)

---

[1] „Kompartimente" bedeuten in der Pharmakokinetik hypothetische Körperteilräume, d. h. rechnerische Größen. Die hier gegebenen anatomischen Beziehungen sind nur als Annäherungen zu verstehen

schränkt, wenn man berücksichtigt, daß die Penetration einer völlig dissoziierten, schlecht lipoidlöslichen Substanz wie eben das Lithium ins Hirngewebe nur unter Zuhilfenahme aktiver Transportprozesse möglich ist.

Der Stoffübertritt in das *Augenkammerwasser* erfolgt leichter als in den Liquor (Lehmann et al. 1976), wahrscheinlich proportional dem Konzentrationsgradienten. Wie Untersuchungen von Groth et al. (1974) zeigen, wird Lithium aktiv in den *Speichel* sezerniert. Der Speichel-Serum-Quotient liegt zwischen 2,2 und 3,4. Das Erscheinen von Lithium in der *Galle* (Terhaag et al. 1978) ist gegenüber dem Erscheinen im Serum nicht verzögert. Die gemessenen Konzentrationen lagen immer über den dazugehörigen Serumwerten.

Lithium ist plazentagängig und erscheint in der *Muttermilch* (Thornhill 1981).

Höhere Konzentrationen als im Serum fanden sich bei Verstorbenen in der *Niere*, im *Knochen*, der *Schilddrüse* und in einzelnen Hirnregionen (siehe oben).

Die beschriebene, ungleichmäßige Verteilung von Lithium in verschiedenen Teilräumen des Organismus spricht für die Beteiligung aktiver Prozesse an der Aufrechterhaltung dieses Zustandes.

Das Eintreten eines *Verteilungsgleichgewichts* nach Einmalgabe kann nach spätestens 12 Stunden angenommen werden. Zu diesem Zeitpunkt sollten auch die Kontrollblutentnahmen zur routinemäßigen Bestimmung der Lithiumserumkonzentrationen erfolgen (vgl. Kap. 6.1). Nach Mehrfachgabe tritt innerhalb von 4–7 Tagen ein *„steady state"* ein.

Elimination und Serumspiegelverlauf

Lithium wird als Kation überwiegend *renal* eliminiert. Der über die Fäzes und den Schweiß ausgeschiedene Anteil (ca. 1–2%) ist vernachlässigbar gering. Ein Maß für die Ausscheidungsfunktion der Niere stellt die *renale Clearance* dar (Tabelle 1). Die von verschiedenen Untersuchern gewonnenen und größenordnungsmäßig übereinstimmenden Daten zeigen, daß Lithium nach glomerulärer Filtration tubulär (65–90%) reabsorbiert wird, aller Wahrscheinlichkeit nach zum größten Teil im proximalen Tubulus (Thomsen 1978). Die Differenzen in der Lithiumclearance zwischen verschiedenen Autoren erklären sich durch unterschiedliches Vorgehen bei der Bestimmung der Clearance und dadurch, daß in den meisten Fällen das Lebensalter unberücksichtigt blieb. Durch Veränderung des Urinflusses, bzw. durch Flüssigkeitszufuhr wird die Lithiumclearance nicht beeinflußt. Sie korreliert jedoch mit der *Natriumbilanz*, d. h. wenn die Natriumaufnahme gering ist (natriumarme oder -freie Diät) oder die *Natriumausscheidung* erhöht wird (Diuretika, Diarrhoe, massives Erbrechen), sinkt die Lithiumclearance und damit steigt die Gefahr einer Intoxikation. Die renale Kaliumausscheidung scheint keinen Einfluß auf die Lithiumclearance zu nehmen.

Obwohl bei Patienten mit Lithiumintoxikation häufig die reduzierte Lithiumclearance durch Kochsalzinfusion angehoben werden konnte, hatte diese Maßnahme keinen nachhaltigen Einfluß auf die Lithiumgesamtausscheidung. Auch dieser Befund deutet darauf hin, daß die Rückflutung aus dem „tiefen Kompartiment" des Organismus (Gewebedepots) der geschwindigkeitslimitierende Faktor bei der endgültigen Ausscheidung ist, und daß artifizielle, kurzdauernde renale Funktionsänderungen

Tabelle 1. Lithiumclearance

Autor	Probanden/Patienten	Lithiumclearance (ml/min)
Schou (1967, 1971)	Gesunde Erwachsene (ohne Altersbezug)	15–25
Thomsen u. Schou (1968)	Gesunde Erwachsene (ohne Altersbezug)	19–25
Sedvall et al. (1970)	Gesunde Erwachsene (ohne Altersbezug)	9–33
Lauter (1973)	Ohne nähere Angabe	10–30
Groth et al. (1974)	Gesunde Erwachsene (n = 3)	23–33,7
Lehmann u. Merten (1974)	Gesunde Probanden (n = 10) Alter ⌀ 25 Jahre	41,5 ± 5,9
	Ältere Nierengesunde (n = 6) Alter ⌀ 58 Jahre	16,8 ± 1,9
	Niereninsuffiziente (n = 5) Alter ⌀ 63 Jahre	7,7 ± 1,7
Petersen et al. (1974)	Patienten mit Ödem (n = 22)	20,2
Amdisen (1977)	Normale Nierenfunktion (versch. Altersstufen)	10–40
Mason et al. (1978)	Schizophrene (n = 12)	24,4 ± 8,0
Reimann et al. (1983)	Gesunde Frauen (n = 10)	25

zwar vorübergehend zu niedrigeren Serumkonzentrationen führen können, jedoch das „tiefe Kompartiment" nur relativ langsam beeinflussen.

Bei altersphysiologisch eingeschränkter Nierenfunktion sinkt die Lithiumclearance ab, etwa auf 40% des Wertes jüngerer Nierengesunder (Lehmann u. Merten 1974). Trotz dieser eindeutigen Einschränkung bleibt der Serumkonzentrationsverlauf nach eigenen Untersuchungen unbeeinflußt. Die Ursachen für die Einschränkung der Lithiumclearance könnten darin zu suchen sein, daß die beim alten Menschen obligate Änderung in den Verteilungsräumen (Abnahme des Körperwassers, Schwund an Muskulatur, Zunahme des Fettgewebes) eine Veränderung in der Verteilung des Lithiums bewirkt oder es zu einer Zunahme der extrarenalen Ausscheidung kommt. Die Praxis hat gezeigt, daß ältere Patienten zur Erreichung definierter Serumkonzentrationen geringere Dosen Lithium benötigen (Greil et al. 1985). Erst bei *pathologisch eingeschränkter Nierenfunktion* äußert sich eine weitere Einschränkung der Lithiumclearance auf ca. 7 ml/min (s. Tabelle 1 u. 2) in einer signifikanten Erhöhung der Serumkonzentrationen und der Halbwertzeit auf etwa das Doppelte der bei gesunden Erwachsenen gefundenen Werte.

Für die Lithiumtherapie oder -prophylaxe stellen Patienten mit zusätzlich eingeschränkter Nierenfunktion eine problematische Gruppe dar, insbesondere wegen der geringen therapeutischen Breite des Kations und der Gefahr der Kumulation im Organismus. Ist eine Behandlung mit Lithium unumgänglich, kann die Dosierung durch Bestimmung der Lithiumhalbwertzeit nach Gabe einer einmaligen oralen Dosis geschätzt werden. Eine Mehrfachgabe ist hierfür nicht notwendig, weil die Halbwertzeit auch nach Mehrfachgabe unverändert bleibt. Die Einstellung sollte klinisch unter

Tabelle 2. Eliminationshalbwertzeit (HWZ) von Lithium

A. Beim gesunden Erwachsenen

Autor	Anzahl (n)	HWZ im Plasma (h)	Besonderheiten
Groth et al. (1974)		14,2–24,1	
Lehmann (1974)	10	22,4 ± 2,5	Einmalige Gabe 0,2 mmol/kg
	5	20,0 ± 3,3	Einmalige Gabe 0,4 mmol/kg
	5	22,2 ± 2,7	Wiederholte Gabe 0,2 mmol/kg
Amdisen (1977)	177 + 49	Im Mittel 10–15	
	11	(8–14) i. M. 11,7	HWZ am Tag
	11	(13–33,5) i. M. 19,5	HWZ während der Nacht
Nielsen-Kudsk u. Amdisen (1977)	7	19,8	
Thornhill (1981)	40	24	

B. In Sondergruppen

Autor	Patienten/Probanden	HWZ (h)	Besonderheiten
Lehmann u. Merten (1974)	Ältere Nierengesunde (n = 6) ⌀ 57,8 Jahre	21,4 ± 2,5	
	(n = 5)	22,6 ± 2,6	Nach wiederholter Gabe
	Eingeschränkte Nierenfunktion (n = 5) ⌀ 63,2 Jahre	50,4 ± 6,2	
	(n = 5)	53,0 ± 5,35	Nach wiederholter Gabe
Mackay (1976)	Neugeborene	96,0	
Rane (1978, zit. in Thornhill 1981)	Neugeborene	68,0	
Goodnick et al. (1981)	Nach erster Gabe	1,2 ± 0,4 (Tage)	
	Einmalgabe nach einjähriger Therapiedauer	1,6 ± 0,6 (Tage)	
	Einmalgabe nach mehr als einjähriger Therapiedauer	2,43 ± 0,9 (Tage)	

C. Bei psychotischen Erkrankungen

Autor	Art der Erkrankung	HWZ
Almy (1973, zit. in Thornhill 1981)	Akut manischer Patient	> 36 h (Kontrolle 18 h)
Thornhill (1978)	Manische Patienten	26,8 ± 4,5
Mason et al. (1978)	Schizophrene (n = 12)	28,9 ± 7,9
Goodnick et al. (1982)	Ps. bipolar I (n = 12)	1,39 ± 0,7 (Tage)
	Ps. bipolar II (n = 12)	1,46 ± 0,2 (Tage)
	Unipolar	1,07 ± 0,3 (Tage)

täglicher Kontrolle der Blutspiegel erfolgen, bis ein „steady state" erreicht ist, welcher bei dieser Patientengruppe voraussichtlich später als gewöhnlich eintritt.

Die terminale Halbwertzeit, die eigentliche *Eliminationshalbwertzeit* (ermittelt aus dem geradlinig abfallenden Teil des Serumspiegelverlaufs, der sog. β-Phase) beträgt beim gesunden Erwachsenen etwa einen Tag (20–26 Stunden, s. Tabelle 2). Bei eingeschränkter Nierenfunktion ist die Halbwertzeit wesentlich verlängert, wie bereits erwähnt wurde. Bei gesunden Neugeborenen wurde die Halbwertzeit extrem verlängert gefunden (s. Tabelle 2). Diese Tatsache sollte bei der Therapie von Schwangeren und Stillenden Berücksichtigung finden.

Unabhängig von pathologischen Zuständen wurde von Amdisen (1977) eine Abhängigkeit der Halbwertzeit von der Tageszeit beschrieben. Die in der Nacht gemessene Halbwertzeit lag ca. 60–70% über der Halbwertzeit von Lithium am Tag, d. h. die Ausscheidung in der Nacht war verlangsamt. Zu ähnlichen Ergebnissen gelangten Ehrlich et al. (1980). Zwischen 21.00 Uhr abends und 6.00 Uhr morgens wurde eine deutlich reduzierte Lithiumclearance gemessen. Für Natrium, Kalium und Chlorid wurden ebenfalls zirkadiane Veränderungen der Serumkonzentrationen beschrieben (Ehrlich et al. 1980). Ob eine der zirkadianen Rhythmik der Lithiumkinetik angepaßte Dosierung (z. B. nur eine Lithiumdosis abends; Plenge et al. 1982) günstigere therapeutische Wirkungen, insbesondere auch im Hinblick auf die Verträglichkeit, mit sich bringt, wäre denkbar, wurde aber bisher noch nicht ausreichend gut dokumentiert.

Die Ergebnisse von Goodnick et al. (1981) – Erhöhung der Halbwertzeit mit zunehmender Behandlungsdauer – lassen sich nur durch Beeinflussung einer postulierten Lithium-Pumpe, die für den intra/extrazellulären Austausch von Lithium verantwortlich zu sein scheint, erklären (zum Membrantransport von Lithium vergl. Kap. 2.1).

Hinweise auf eine seit längerer Zeit vermutete, unterschiedliche Verteilung des Lithiums bei *manischen Patienten* im Gegensatz zu Depressiven ergaben sich aus einigen pharmakokinetischen Untersuchungen.

Bei mehrmaliger Gabe von Lithium tritt beim gesunden Erwachsenen etwa nach 4 bis 7 Tagen ein *„steady state"* mit gleichbleibenden Serumkonzentrationen (12 Stunden nach letzter Lithiumgabe gemessen) ein. Ist die Halbwertzeit verlängert, wird das Erreichen dieses Zustandes verzögert.

Die *Serumspiegelkinetik* von Lithium läßt sich als Konzentrationsverlauf in einem Zweikompartimentenmodell gut beschreiben (Caldwell et al. 1971; Lehmann 1974; Groth et al. 1974) (s. Abb. 3). Die dafür charakteristische Krümmung im Abfall des Serumkonzentrationsverlaufs bei halblogarithmischer Darstellung wird nur deutlich, wenn man die Konzentrationen lange genug verfolgt (mindestens über 24, besser bis 72 Stunden).

Wichig und in Übereinstimmung mit den ermittelten Konzentrationen in verschiedenen Körpergeweben und -flüssigkeiten ist die Annahme der Existenz eines „tiefen" Kompartiments (Definition s. oben u. Abb. 3), dem eine Depotfunktion zukommt und welches Ursache für die langsame Rückflutung und Ausscheidung des Lithiums zu sein scheint.

Literatur

Amdisen A (1977) Serum level monitoring and clinical pharmacokinetics of lithium. Clin Pharmacokinetics 2:73–92

Caldwell HC, Westlake WJ, Connor SM, Flanagan T (1971) A pharmacokinetic analysis of lithium carbonate absorption from several formulations in man. J Clin Pharm 9/10:349–356

Ehrlich B, Clausen C, Diamond JM (1980) Lithium pharmacokinetics: Single-dose experiments and analysis using a physiological model. J Pharmacokinet Biopharm 8:439–461

Francis RJ, Traill MA (1970) Lithium distribution in the brains of two manic patients. Lancet II:523

Goodnick PJ, Fieve RR, Meltzer HL, Dunner DL (1981) Lithium elimination half-life and duration of therapy. Clin Pharmacol Ther 1:47–50

Goodnick PJ, Meltzer HL, Fieve RR, Dunner DL (1982) Differences in lithium kinetics between bipolar and unipolar patients. J Clin Psychopharm 2:48–50

Greenspan K, Green R, Durell J (1968) Retention and distribution patterns of lithium: a pharmacological tool in studying the pathophysiology of manic depressive psychosis. Amer J Psychiat 125:512

Greil W (1981) Pharmakokinetik und Toxikologie des Lithiums. Bibliotheca Psychiat 161:69–103

Greil W, Calker D van (1983) Lithium: Grundlagen und Therapie. In: Langer G, Heimann H (Hrsg) Psychopharmaka: Grundlagen und Therapie. Springer, Wien New York, pp 161–202

Greil W, Stoltzenburg MC, Mairhofer ML, Haag M (1985) Lithium dosage in the elderly. A study with matched age groups. J Affect Dis 9:1–4

Groth U, Prellwitz W, Jähnchen E (1974) Estimation of pharmacokinetic parameters of lithium from saliva and urine. Clin Pharm Therap 16:490–498

Hendler NH (1978) Lithium pharmacology and physiology. In: Iversen LL, Iversen SD, Snyder SH (eds) Affective disorders: Drug action in animals and man. Plenum, New York London (Handbook of psychopharmacology, vol 14), pp 233–273

Herrmann E (1905) Über das Vorkommen von Lithium im menschlichen Organismus. Arch Ges Physiol 109:27

Hullin RP, Swinscoe JC, McDonald R, Dransfield GA (1968) Metabolic balance studies on the effect of Li-salts in manic-depressive psychosis. Brit J Psychiat 114:1561

Klaus R (1971) Flammenphotometrische Li-Bestimmung im Serum. Z Klin Chem Biochem 9:107

Lang W, Herrmann R (1965) Eine Methode zur flammenspektrophotometrischen Lithiumbestimmung im Serum. Z Ges Exp Med 139:280

Lauter H (1973) Die Lithiumtherapie. Med Welt 24:90

Lehmann K (1974) die Kinetik des Lithiums im menschlichen Organismus. Int J Clin Pharmacol 10:283–291

Lehmann K (1975a) Die Kinetik von Lithium im Serum, in der Leber und im Gehirn der Ratte. Acta Biol Med Germ 34:1043

Lehmann K (1975b) Zum Wirkungsmechanismus und zur Kinetik von Lithium. Psych Neurol Med Psychol 12:705–719

Lehmann K, Merten K (1974) Die Elimination von Lithium in Abhängigkeit vom Lebensalter bei Gesunden und Niereninsuffizienten. Int J Clin Pharmacol 10:292–298

Lehmann K, Scherber A, Graupner K (1976) Konzentrationsverlauf von Lithium im Liquor und Augenkammerwasser nach einmaliger oraler Applikation beim Menschen. Int J Clin Pharmacol 13:22–26

Lydiard RB, Gelenberg AJ (1982) Hazards and adverse effects of lithium. Ann Rev Med 33:327–344

Mackay ACP, Loose R, Glen AJM (1976) Labour on lithium. Brit Med J I:878

Mason RW, McQueen EG, Keary PJ, James NM (1978) Pharmacokinetics of lithium: Elimination half-time, renal clearance and apparent volume of distribution in schizophrenia. Clin Pharmacokinetics 3:241–246

Nielsen-Kudsk F, Amdisen A (1979) Analysis of the pharmacokinetics of lithium in man. Eur J Clin Pharma Pharmacol 16:271

Petersen V, Hvid S, Thomsen K, Schou M (1974) Effect of prolonged thiazide treatment on renal lithium clearance. Brit Med J 3:143–145

Plenge P, Mellerup ET, Bolwig G et al. (1982) Lithium treatment: Does the kidney prefer one daily dose instead of two? Acta Psychiat Scand 66:121–128

Reimann IW, Diener U, Frölich JC (1983) Indomethacin but not Aspirin increases plasma lithium ion levels. Arch Gen Psychiatry 40:283–286

Schou M (1967) The metabolism and biochemistry of lithium. Proc First Symp Antidepressant Drugs Milan, April 1966, Exc Med Found

Schou M (1971) Die Lithiumprophylaxe bei manisch-depressiven Psychosen. Nervenarzt 42:1

Schou M (1974) Heutiger Stand der Lithiumrezidivprophylaxe bei endogenen affektiven Erkrankungen. Nervenarzt 45:397–418

Sedvall G, Petterson U, Fyro B (1970) Individual differences in serum levels of lithium in human subjects receiving fixed doses of lithium carbonate. Pharmacol Clinica 2:231

Serry M (1969) Lithium retention and response. Lancet I:1267

Terhaag B, Scherber A, Schaps P, Winkler H (1978) The distribution of lithium into cerebrospinal fluid, brain tissue and bile in man. Int J Clin Pharmacol 16:333–335

Thomsen K (1978) Renal handling of lithium at non-toxic and toxic serum lithium levels. Dan Med Bull 25:106–115

Thomsen K, Schou M (1968) Renal lithium excretion in man. Amer J Physiol 215:823

Thornhill DP (1978) Pharmacokinetics of ordinary and sustained-release lithium carbonate in manic patients after acute dosage. Eur J Clin Pharmacol 14:267–271

Thornhill DP (1981) The biological disposition and kinetics of lithium. Biopharmac Drug Dispos 2:305–332

Tyrer SP (1978) The choice of Lithium preparation and how to give it. In: Johnson FN, Johnson S (eds) Lithium in Medical Practice. MTP Press, Lancaster, pp 395–405

Tyrer SP, Hullin RP, Birch NJ, Goodwin JC (1976) Absorption of lithium following administration of slow-release and conventional preparations. Psychol Med 6:51–58

3.1 Behandlung der Manie mit Lithiumsalzen

M. C. Stoltzenburg und W. Greil

Synopsis

1. Die Wirksamkeit von Lithium in der Akutbehandlung der Manie zeigte sich in 10 offenen Studien, in denen ein Behandlungserfolg bei 80% der Patienten beobachtet wurde, und in 6 kontrollierten Studien, wobei Lithium einer Plazebobehandlung stets eindeutig überlegen war.
2. Im Vergleich zu einer neuroleptischen Therapie erwies sich Lithium als dem Chlorpromazin überlegen (5 Studien), bei motorisch sehr unruhigen Patienten dagegen wurde Chlorpromazin als wirksamer bewertet (2 Studien). Im Vergleich zu Haloperidol war in einer Untersuchung Lithium ebenso wie Haloperidol dem Chlorpromazin überlegen. Für Patienten mit ausgeprägter manischer Symptomatik wurde in einer anderen Studie Haloperidol und die Kombination Haloperidol und Lithium als effektiver im Vergleich zur alleinigen Lithiumbehandlung beurteilt.
3. Eine spezifische antimanische Wirkung von Lithium (spezifische Wirkung auf Störungen des Affekts und des Denkens, hoher Anteil an entlassungsfähigen Patienten nach dreiwöchiger Behandlung) wurde nicht einheitlich beobachtet.
4. Für das praktische Vorgehen wird meist empfohlen, bei Patienten mit ausgeprägter manischer Symptomatik, insbesondere, wenn starke motorische Unruhe besteht, initial Neuroleptika zu verabreichen. Sobald eine Besserung, speziell im Bereich der Psychomotorik, eintritt, ist eine zusätzliche Behandlung mit Lithiumsalzen angezeigt. Die Dosis der Neuroleptika sollte dann reduziert und eine alleinige Behandlung mit Lithiumsalzen für ca. 6 Monate beibehalten werden. Bei motorisch wenig unruhigen, nur leichter erkrankten Patienten läßt sich eine hypomane oder manische Phase allein mit Lithium behandeln.

Einleitung

Im Jahre 1949 begann die neuere Geschichte der psychiatrischen Lithiumtherapie mit dem Bericht von John F. Cade über die spezifische therapeutische Wirkung von Lithiumzitrat bei 10 manischen Patienten (vgl. Kap. 1). Es folgten einzelne offene Studien und sechs Doppelblindstudien, in denen eine Lithiumbehandlung der Manie mit einer Plazebotherapie verglichen wurde. Von neun weiteren, doppelblinden Untersuchungen wurden sieben mit Chlorpromazin und zwei mit Haloperidol als Referenzsubstanz durchgeführt (Übersicht bei Peet 1975; Gerbino et al. 1978; Goodwin u. Zis 1979; Kocsis 1980; Jefferson et al. 1983).

Eine Reihe grundlegender Mängel erschwert eine vergleichende Beurteilung der Untersuchungen.

Uneinheitliche Diagnostik. Diagnostische Kriterien werden oftmals nicht oder nur unvollständig angegeben oder sind von Studie zu Studie unterschiedlich. In einigen Untersuchungen wurden nur kooperative und damit wahrscheinlich vorwiegend hypomane Patienten ausgewählt. Außerdem bestehen nationale Unterschiede: In den USA wurde das Krankheitsbild der Manie in den 50er und 60er Jahren sehr viel enger definiert und damit seltener diagnostiziert als in Europa, während die Diagnose einer Schizophrenie entsprechend häufiger gestellt wurde (Kendell 1971). Die schwierige Grenzziehung zwischen Manie und schizoaffektiver Psychose schließlich erfolgt, wenn überhaupt, anhand sehr unterschiedlicher Kriterien (vgl. Kap. 3.4).

Geringe Fallzahl. Bei der relativen Seltenheit der manischen Erkrankung und dem typischen Mangel an Kooperationsbereitschaft auf seiten des Patienten ist es schwierig, eine genügende Fallzahl zu erreichen. Dies ist jedoch notwendig, vor allem bei sog. „cross-over"-Studien, um den Einfluß von möglichen Spontanremissionen über statistische Analysen ausgleichen zu können.

Unzulängliche psychometrische Bewertungsskalen. Es werden unterschiedliche Meßinstrumente eingesetzt, deren Validität zudem nicht gesichert ist. Mit den gebräuchlichen Bewertungsskalen werden vorwiegend Störungen des beobachtbaren Verhaltens und weniger Störungen der Affektivität und des Denkens beurteilt (Garfinkel et al. 1980).

Zusätzliche Gabe von Neuroleptika. Bei manischen Patienten können pflegerische Probleme auftreten, die sich oft nur durch eine neuroleptische Zusatzmedikation beherrschen lassen. Dadurch wird eine Interpretation der Befunde jedoch erschwert.

Hohe Zahl von Studienabbrechern. Durch einen hohen Anteil an Studienabbrechern kann es zu einer Selektion nur leichter erkrankter Patienten kommen. Die Generalisierbarkeit der Ergebnisse wird hierdurch eingeschränkt.

Unvollständige Blindbedingungen. Die charakteristischen Nebenwirkungen von Lithium, ebenso wie die der Neuroleptika, können die „Blindheit" von Arzt und Patient beeinträchtigen. So wird berichtet, daß ein „blinder" Untersucher die Medikation eines jeden von neun mit Lithium bzw. Chlorpromazin behandelten Patienten richtig erraten hatte (Brockington et al. 1978).

Offene Studien

In zehn offenen Studien zur Maniebehandlung aus den Jahren 1949 bis 1970 ergab sich eine klinische Besserung bei 287 der insgesamt 359 Patienten; dies entspricht einer mittleren Erfolgsrate von 80%.

Auch den offenen Untersuchungen kommt eine bestimmte Aussagekraft zu, da in den meisten Studien übereinstimmend über eine Besserung des klinischen Bildes ein bis zwei Wochen nach Beginn der Lithiumbehandlung berichtet wird – und damit zu einem deutlich früheren Zeitpunkt, als es entsprechend dem Spontanverlauf manischer Phasen zu erwarten wäre.

Im Jahre 1949 berichtete der australische Psychiater Cade, daß er im Rahmen einer tierexperimentellen Versuchsreihe zur Toxizität einer Lithiumharnstofflösung auch einen sedierenden Effekt hatte beobachten können. In diesem vermutete er eine Eigenwirkung des Lithiumions und behandelte daraufhin 10 manische, sechs schizophrene und drei depressive Patienten mit Lithiumzitrat in Dosierungen zwischen 9,3 und 55,8 mmol/die Lithium. Während die schizophrenen und depressiven Patienten keinerlei Besserung zeigten, berichtet der Autor in den Falldarstellungen der zehn manischen Patienten über sieben vollständige und drei weitgehende Therapieerfolge mit Lithium (Cade 1949).

Tabelle 1. Kontrollierte Studien – Lithium versus Placebo

Autoren (Jahr) Anzahl der Patienten[a] Diagnostik	Methode, Dauer der Therapie	Lithiumdosis in mmol/die (Plasmaspiegel in mmol/l)	Ergebnisse	Kommentar
Schou et al. (1954) 30 (30) „Reine" Manie	Randomisiert für je 14 Tage: Lithium oder Plazebo Beobachtungszeiten: 1 bis über 8 Monate	24–28 (0,5–2,0)	64 Li- vs 23 PLA-Perioden: Besserung: 70% vs 0% Unverändert: 26% vs 61% Verschlechterung: 5% vs 39% Klinische Einschätzung (30 Patienten): Deutliche Besserung durch Lithium, gesichert bei 40%, wahrscheinlich bei 50%	Studien teils offen, teils doppelblind. Keine Statistik. Keine klare Unterscheidung von therapeutischer und prophylaktischer Wirkung von Lithium
Maggs (1963) 28 (18) Manie oder Hypomanie	Randomisiert für je 14 Tage: Lithium, keine Medikation, Plazebo (oder umgekehrte Reihenfolge)	40,5 (< 2,0)	Signifikante Verbesserung nur unter Lithium Li vs PLA: $p < 0,05$ (Wittenborn-Skala)	Nur kooperative Patienten. Viele Studienabbrecher (36%). Fixe Dosierung von Lithium. Keine genauen Angaben zu Plasmaspiegeln
Bunney et al. (1968) 2 (2) Manie ≧ 1 Phase	Lithium über 44 bzw. 76 Tage mit Plazebo-Intervallen von unterschiedlicher Dauer	32–98 (1,2 bzw. 1,6)	Signifikante Verschlechterung innerhalb 24 Stunden nach Absetzen von Lithium, Korrelation zur Abnahme des Plasmaspiegels (Bunney-Hamburg-Skala)	Pilotstudie zu Goodwin et al. 1969 Nicht randomisiert
Goodwin et al. (1969) 12 (12) Manie ≧ 1 Phase	Lithiumtherapie (Dauer unterschiedlich) mit je 1–8 Plazebointervallen (Dauer unterschiedlich)	24–49 (0,8–1,3)	Besserung unter Lithium vollständig bei 67%, teilweise bei 8%, Verschlechterung bei 25% der Patienten (Bunney-Hamburg-Skala)	Nicht randomisiert. Keine Statistik
Stokes et al. (1971) 38 (34) Manie ≧ 1 Phase	Alternierend für je 7–10 Tage: Lithium, Plazebo, Lithium, Plazebo (oder umgekehrte Reihenfolge)	$0,5 \cdot kg^{-1}$ (0,93)	56 Li- vs 42 PLA-Perioden: Besserung: 75% vs 40% Unverändert: 7% vs 19% Verschlechterung: 18% vs 41% Li vs PLA: $p < 0,01$	Nicht randomisiert. Relativ kurze Behandlungsperioden. Zusatzmedikation (Chlorpromazin) bei 8 Patienten (21%)

Stokes et al. (1976) Manie oder Hypomanie ≧ 2 Phasen 36 (15)	*Randomisiert für je 10 Tage*: – Lithium (mittlere Dosis), Plazebo, Lithium, Plazebo (oder umgekehrte Reihenfolge) – Hohe, niedrige, hohe, niedrige Dosis von Lithium (oder umgekehrte Reihenfolge)	$0{,}5 \cdot \text{kg}^{-1}$ (0,91) $0{,}72 \cdot \text{kg}^{-1}$ (1,06) $0{,}24 \cdot \text{kg}^{-1}$ (0,43)	40 Hochdosis-, 47 Mitteldosis-, 38 Niedrigdosis- und 41 Plazeboperioden: Besserung: 73%, 57%, 40%, 34% Unverändert: 22%, 32%, 42%, 34% Verschlechterung: 5%, 11%, 18%, 32% Signifikante Unterschiede zu Plazebo nur bei hoher ($p < 0{,}001$) und mittlerer Dosis ($p < 0{,}05$). Deutliche klinische Besserung (klinikeigene Skala) bei hoher Dosis ($p < 0{,}005$)	Unklarer Anteil der Plazebo-Lithium-Gruppe aus Studie 1971 übernommen? Zusatzmedikation (meist Chlorpromazin) bei 31 Patienten (46%). Viele Studienabbrecher (38%)

[a] In Klammern Anzahl der Patienten bei Studienende *Li* Lithium; *PLA* Plazebo; *vs* versus

Auf diese Studie folgten zwei ebenfalls australische Untersuchungen, die eine Besserungsrate von 83% bei 30 Patienten (Noack u. Trautner 1951) und von 71% bei 21 Patienten (Glesinger 1954) aufwiesen.

Schou et al. (1954) berichteten über die Lithiumbehandlung von 30 „typisch" manischen Patienten. Bei 40% von ihnen ergab sich in einer globalen Einschätzung eine sichere, bei 50% eine mögliche und bei 10% keine Besserung der Symptomatik. Schou (1959) gab eine Erfolgsrate von 76% bei 119 mit Lithium behandelten, manischen Patienten an.

Die Besserungsquoten der folgenden offenen Studien betrugen: 94% von 17 Patienten (Kingstone 1960), 68% von 25 Untersuchungsperioden bei 19 Patienten (Wharton u. Fieve 1966), 100% von 10 Patienten (Schlagenhauf et al. 1966), 95% von 22 Patienten (Blinder 1968) und 73% von 75 Patienten (van der Velde 1970).

Kontrollierte Studien

Lithium versus Plazebo

Bei drei der sechs Untersuchungen zum Vergleich von Lithium und Plazebo zeigten 90% (Schou et al. 1954) bzw. 75% (Goodwin et al. 1969; Stokes et al. 1971) eine weitgehende oder vollständige Besserung unter Lithium, bei den anderen Studien fehlen entsprechende Zahlenangaben. Übereinstimmend ergab sich in allen sechs Studien, in denen insgesamt 178 Patienten untersucht wurden, eine eindeutige Überlegenheit von Lithium gegenüber der Plazebomedikation. Einzelheiten zu Planung und Ergebnissen sind in Tabelle 1 wiedergegeben.

Die Studien sind nach dem Prinzip des doppelblinden „cross-over"-Designs aufgebaut: Alle Patienten erhielten sowohl Lithium als auch, zu einem anderen Zeitpunkt, Plazebo.

Schou et al. (1954) teilten in ihrer Studie eine nicht bezeichnete Anzahl der insgesamt 30 „typisch" manischen Patienten alle 14 Tage unter doppelblinden Bedingungen randomisiert einer Lithium- oder Plazebotherapie zu. Eine Verminderung der manischen Symptomatik zeigte sich in 70% der 64 zweiwöchigen Lithiumperioden, dagegen in keiner der 23 Plazeboperioden. Ein klinischer Effekt der Lithiumbehandlung wurde bei 90% der Patienten beobachtet, eine ausreichende Besserung in 40%. Da sich die Beobachtungsräume von wenigen Wochen bis zu über acht Monaten erstreckten, ist eine klare Unterscheidung zwischen therapeutischer und prophylaktischer Wirkung von Lithium bei dieser Studie nur schwer möglich.

Maggs (1963) berichtete über 28 kooperationsfähige Patienten, die randomisiert über jeweils zwei Wochen entweder Lithium, keine Medikation, Plazebo oder die entsprechenden Therapien in umgekehrter Reihenfolge erhielten. Bei 18 Patienten, die diese Untersuchung abschlossen, zeigte sich nur unter Lithium, nicht aber unter Plazebo, eine signifikante Besserung auf den Beurteilungsskalen. Es muß jedoch wegen der Auswahl kooperativer Patienten und wegen der hohen Quote an vorzeitigen Studienabbrüchen eine Selektion von nur leichter erkrankten Patienten angenommen werden.

Bunney et al. (1968) veröffentlichten eine Pilotstudie an zwei manischen Patienten zu der ein Jahr später publizierten Untersuchung von Goodwin et al. Bei beiden Untersuchungen handelt es sich um nicht randomisierte Longitudinalstudien: In eine Lithiumtherapie von unterschiedlicher Dauer wurden unter Doppelblindbedingungen bei jedem Patienten eine oder mehrere (bis zu acht) verschieden lange Plazebointervalle eingeschaltet.

Die beiden Patienten der Pilotstudie zeigten jeweils innerhalb der ersten 24 Stunden nach Absetzen des Lithium eine signifikante Verschlechterung auf den Beurteilungsskalen, die mit der Abnahme des Lithiumplasmaspiegels signifikant korreliert war (Bunney et al. 1968).

Goodwin et al. (1969) berichteten, daß bei insgesamt 12 Patienten unter Lithium nach zwei Wochen in 67% der Fälle eine vollständige, in 8% eine weitgehende Besserung erreicht wurde. Rückfälle bei Umsetzen auf Plazebo traten, wie sich aus den Angaben der Autoren ableiten läßt, bei 42% der Patienten auf. Diese Ergebnisse stützten sich auf tägliche Untersuchungen der Patienten. Eine statistische Analyse allerdings wird wegen des schwierigen Studiendesigns mit unterschiedlich häufigen und verschieden langen Behandlungsperioden nicht angegeben.

Stokes et al. (1971) behandelten 38 manische Patienten alternierend für relativ kurze Perioden von jeweils nur sieben bis zehn Tagen mit Lithium bzw. mit Plazebo, wobei jedoch acht Patienten zusätzlich Chlorpromazin erhielten. Die Lithiumtherapie erwies sich als signifikant überlegen mit einer Besserung in 75% und einer Verschlechterung in 18% der Behandlungsperioden (unter Plazebo: 41% und 41%).

Stokes et al. (1976) untersuchten 68 manische Patienten, von denen jedoch nur 42 die Studie abschlossen. Neben dieser Abbrecherquote von 38% wird die Aussagekraft der Ergebnisse dadurch beeinflußt, daß 31 der ursprünglich 68 Patienten eine neuroleptische Zusatzmedikation erhielten. Nach Angaben der Autoren bestanden jedoch zwischen den Ergebnissen der allein mit Lithium und der kombiniert behandelten Patienten keine signifikanten Unterschiede. 32 Patienten wurden randomisiert in vier relativ kurzen Perioden von jeweils 10 Tagen mit Lithium (in mittlerer Dosierung), anschließend mit Plazebo, Lithium und wieder Plazebo behandelt, oder in umgekehrter Reihenfolge. 36 Patienten wurden in gleicher Weise mit einer hohen bzw. niedrigen Lithiumdosis therapiert.

Hohe und mittlere Dosierungen von Lithium (mittlere Plasmaspiegel: 1,06 mmol/l und 0,91 mmol/l) waren der Plazebotherapie signifikant überlegen, nicht dagegen die niedrige Dosis mit einem durchschnittlichen Plasmaspiegel von 0,43 mmol/l. Signifikante Verbesserungen auf der Beurteilungsskala im Vergleich zu den Ausgangsbefunden ließen sich mit der hohen Dosierung von Lithium nachweisen; bei den anderen Dosierungen zeigten sich Trends einer klinischen Besserung. Die vergleichende statistische Analyse der vier Therapiearme – Plazebo, niedrige, mittlere und hohe Dosierung von Lithium – ist problematisch, da die Teilstudie „Niedrige versus hohe Dosierung" um Jahre später durchgeführt wurde als die Teilstudie „Plazebo versus mittlere Dosierung".

Lithium versus Neuroleptika

Alle neun Studien zum Vergleich einer Lithium- mit einer neuroleptischen Behandlung, in denen insgesamt 550 Patienten untersucht wurden, zeigten übereinstimmend eine gute, antimanische Wirksamkeit beider Therapien.

Im Vergleich mit Chlorpromazin erwies sich Lithium in fünf Untersuchungen als überlegen. In zwei weiteren Studien wurde für motorisch stark unruhige Patienten Chlorpromazin als wirksamer bewertet. Im Vergleich mit Haloperidol zeigten sich in einer Untersuchung sowohl Lithium als auch Haloperidol dem Chlorpromazin überlegen. In einer anderen Studie wurde für schwer erkrankte Patienten Haloperidol als

Tabelle 2. Kontrollierte Studien – Lithium versus Neuroleptika

Autoren (Jahr), Diagnostik Wash-out	Anzahl der Patienten[a]	Medikament: Dosis (Plasmaspiegel)	Ergebnisse	Kommentar
Johnson et al. (1968) Manie Wash-out: 5 Tage	17 (17) 10 (10)	Li: 27–95 (1,0–2,5) CPZ: 200–1800	18 Li- vs 11 CPZ-Perioden: Besserung, vollständig: 78% vs 36% teilweise: 11% vs 36% gering/keine: 11% vs 28% (klinische Einschätzung)	1968: Nur kooperative Patienten, keine Statistik 1971: Unvollständige Daten bei 10 Patienten (48%). Nicht näher bezeichneter Anteil der Patienten aus Studie 1968 übernommen 1968 und 1971: Normalisierung des Affekts und Denkens: früher und beständiger unter Lithium; der Psychomotorik: früher unter CPZ
Johnson et al. (1971) Manie Wash-out: 5 Tage	13 (12) 8 (4)	Li: 27–95 (1,0–2,5) CPZ: 200–2000	Signifikante Verbesserungen unter Lithium (n = 6) und unter CPZ (n = 5), Trend zugunsten Lithium (Skalen: BPRS, CGI, TRAM, SCI, NOSIE)	Beurteilung der Autoren: Überlegene und spezifischere Wirkung von Lithium
Spring et al. (1970) „Reine" Manie (8 Zielsymptome)	9 (7) 5 (5)	Li: ≤ 48 (≤ 1,3) CPZ: 1600	Besserung unter Lithium bei 86%, unter CPZ bei 60% der Patienten (n.s., 8 Zielsymptome)	Geringe Fallzahl. Keine Wash-out-Phase. Kriterien der Besserung nicht angegeben
Platman (1970) Manie ≥ 3 Phasen Wash-out: 14 Tage	13 (13) 10 (10)	Li: 49,2 (≥ 0,8) CPZ: 870	Klinische Besserung unter Lithium und unter CPZ. Trend zugunsten Lithium (Skala: PEF)	Selektion leichter erkrankter Patienten durch lange Wash-out-Phase. Bei Studienende kein CPZ-, aber die meisten Lithiumpatienten entlassen Beurteilung der Autoren: Überlegenheit von Lithium
Prien et al. (1972b) Manie (DSM II) Wash-out: 3–5 Tage	S-Gruppe 59 (38) 66 (61)	Li: 14–108 (1,4) CPZ: 200–3000	Aufteilung in stark (S) und leicht (L) motorisch unruhigen Patienten (IMPS-Skala) S-Gruppe: Eindeutige Überlegenheit in der Wirkung und früherer	Multizentrische Studie. Bei S-Gruppe signifikant mehr Studienabbrecher unter Lithium als unter CPZ (38% bzw. 8%), bei L-Gruppe kein signifikanter Unterschied (10% bzw. 20%)

	L-Gruppe 69 (62) 61 (49)	Li: 14–108 (1,2) CPZ: 200–3000	L-Gruppe: Keine Unterschiede von Lithium und CPZ in Wirkung und Wirkungseintritt (Skalen: BPRS, IMPS, PIP)	Beurteilung der Autoren: Bei S-Gruppe CPZ zu bevorzugen, bei L-Gruppe eher Lithium wegen besserer subjektiver Verträglichkeit. Keine spezifisch antimanische Wirkung von Lithium
Takahashi et al. (1975) Manie Wash-out: 7 Tage	38 (38) 42 (39)	Li: 16–48 (0,57) CPZ: 150–450	Lithium signifikant dem CPZ überlegen und früher wirksam ($p < 0,05$) Besserung vollständig: 32% vs 12% teilweise: 35% vs 35% gering/keine: 27% vs 32% Verschlechterung: 6% vs 21% (klinische Einschätzung; Skala: CPRG)	Multizentrische Studie. 5 Wochen Therapie, niedrige Dosierungen Beurteilung der Autoren: Überlegenheit von Lithium über CPZ, bezüglich Psychomotorik gleiche Wirksamkeit
Shopsin et al. (1975) Manie (DSM II) Wash-out: 7 Tage	10 (10) 10 (10) 10 (10)	Li: 20–122 (1,0–2,0) CPZ: 300–1800 HAL: 6–26	Signifikante Besserung unter allen drei Medikamenten, untereinander keine signifikanten Unterschiede (Skalen: BPRS, CGI, SCI, NOSIE)	Nach 3 Wochen 70% der Patienten unter Lithium entlassen Beurteilung der Autoren: Überlegenheit von Lithium (qualitativ nachhaltigste Wirkung) und von Haloperidol (frühester Wirkungseintritt) über CPZ
Garfinkel et al. (1980) Manie (Feighner-criteria), 1 Phase Wash-out: 7 Tage	7 (3) 7 (5) 7 (6)	Li: 24 (1,0) + PLA: – HAL: 33 + PLA: – HAL: 27 + Li: 24 (0,8)	Nach 7 Tagen signifikante Besserung nur unter HAL + PLA und unter HAL + Li. Signifikante Überlegenheit beider Gruppen über Li + PLA. Kein Unterschied zwischen HAL + PLA und HAL + Li (klinische Einschätzung; Skalen: BPRS, TRAM)	Viele Studienabbrecher (33%), vor allem aus Lithium-Plazebo-Gruppe Beurteilung der Autoren: Bei ausgeprägter Manie Überlegenheit von Haloperidol. Kombination Haloperidol und Lithium keine zusätzlichen Vorteile

[a] In Klammern Anzahl der Patienten bei Studienende
DSM Diagnostic and Statistical Manual of Mental Disorders; *Li* Lithium, *CPZ* Chlorpromazin, *HAL* Haloperidol. Für Li: mmol/die (mmol/l), für CPZ und HAL mg/die. *vs* versus, *n.s.* statistisch nicht signifikant
BPRS Brief Psychiatric Rating Scale; CGI Clinical Global Impression; TRAM Treatment Response Assessment Method; SCI Structured Clinical Interview; NOSIE Nurse's Observation Scale for Inpatient Evaluation; PEF Psychiatric Evaluation Form; IMPS Inpatient Multidimensional Psychiatric Scale; PIP Psychotic Inpatient Profile; CPRG Clinical Psychopharmacology Research Group

das Mittel der Wahl beurteilt. Einzelheiten der Untersuchungen sind in Tabelle 2 wiedergegeben.

Für alle Studien gilt, daß die Patienten randomisiert einer (meist) dreiwöchigen Pharmakotherapie zugeteilt wurden.

Johnson et al. (1968) fanden in einer Vergleichsstudie zwischen Lithium und Chlorpromazin bei 27 als kooperationsfähig eingestuften Patienten eine Besserung in 89% der Lithiumperioden gegenüber 72% unter Chlorpromazin, davon vollständige Besserung: 78% gegenüber 56%. Diese Unterschiede zwischen Lithium- und Neuroleptikatherapie waren nicht signifikant (Peet 1975).

In einer weiteren Studie berichteten Johnson et al. (1971) über 21 manische Patienten, wobei ein nicht genauer gekennzeichneter Teil der Ergebnisse aus der 1968 publizierten Studie übernommen wurde. Bei 11 Patienten, bei denen die Daten vollständig vorlagen, zeigte ein Teil der Bewertungsskalen unter beiden Therapieformen signifikante Besserung auf. Signifikante Unterschiede zwischen Lithium- und neuroleptischer Behandlung bestanden nicht.

In beiden Studien wurde übereinstimmend beobachtet, daß Lithium Störungen des Affektes und des Denkens bereits nach einer Woche beeinflußte, Chlorpromazin erst nach zwei bis drei Wochen. Die Verbesserung unter Lithium wurde zudem als konstanter und, bezogen auf die Psychopathologie der Manie, als spezifischer beschrieben. Die psychomotorische Unruhe andererseits ließ sich mit Chlorpromazin deutlich früher beeinflussen. Die Autoren heben die eindeutige therapeutische Überlegenheit von Lithium hervor, betonen jedoch die Bedeutung einer exakten Diagnostik. Denn bei 14 schizoaffektiven Patienten, die ebenfalls untersucht wurden, erwies sich Lithium im Gegensatz zu Chlorpromazin als wenig wirksam.

Spring et al. (1970) berichteten über 14 manische Patienten, von denen sieben eine dreiwöchige Lithium-, fünf eine Chlorpromazinbehandlung abschlossen, eine Besserung wurde bei 86% bzw. 60% festgestellt. Die beiden Studienabbrecher hatten Lithium erhalten. Bei insgesamt drei Therapieversagern wurde anschließend die Alternativmedikation gegeben. Bei neun Lithiumperioden ergab sich in acht Fällen, bei sechs Chlorpromazinperioden in drei Fällen eine Besserung. Die Kriterien dieser Einschätzung werden von den Autoren nicht angeführt. Ein Vergleich der beiden Medikamente erbrachte bei sechs der acht beurteilten Zielsymptome lediglich einen Trend zugunsten der Lithiumtherapie. Bei der Interpretation der statistischen Auswertung ist die geringe Fallzahl zu berücksichtigen.

Platman (1970) behandelte 13 manische Patienten mit Lithium und 10 mit Chlorpromazin. Von ursprünglich 30 Patienten waren sieben schwer Erkrankte in den ersten beiden Wochen unter Plazebotherapie ausgefallen. Ein statistischer Vergleich der Therapieerfolge unter Lithium und unter Chlorpromazin erbrachte einen Trend zugunsten von Lithium bei allen Zielsymptomen der Beurteilungsskala. Weiterhin konnten die meisten Lithiumpatienten, jedoch kein Patient unter Chlorpromazin, bei Beendigung der Studie aus der stationären Behandlung entlassen werden. Der Autor schließt daraus auf eine, allerdings nicht sehr deutliche, Überlegenheit von Lithium.

Prien et al. (1972b) veröffentlichten die erste multizentrische Lithiumstudie zur Maniebehandlung, an der 18 psychiatrische Krankenhäuser beteiligt waren. Dem Nachteil einer Heterogenität in Diagnostik und Verlaufsbeurteilung, den eine solche Studie mit sich bringt, steht der Vorteil einer sehr großen Patientenzahl von 255 akut manisch Erkrankten gegenüber. Diese wurden bei der Aufnahme in 125 stark (S) und

130 leicht (L) motorisch unruhige Patienten aufgeteilt. Insgesamt 45 Patienten (18%) schieden vorzeitig aus der Studie aus. Dies betraf in der S-Gruppe signifikant häufiger Lithium- als Chlorpromazinpatienten, während in der L-Gruppe keine signifikanten Unterschiede bestanden.

In der S-Gruppe war Chlorpromazin (Dosierung 200-3000 mg) in vielen Zielsymptomen dem Lithium überlegen, wenn in die Auswertung auch die Studienabbrecher einbezogen wurden. Bei den Patienten, die die Studie abschlossen, wurde kein wesentlicher Unterschied zwischen beiden Medikationen gefunden. Der Zeitpunkt des Wirkungseintritts aber lag bei Chlorpromazin mit 4-7 Tagen früher als bei Lithium mit 10 Tagen. Unerwünschte Wirkungen fanden sich bei Patienten unter Lithium, allerdings bei sehr hohen Plasmaspiegeln (Medianwert: 1,4 mmol/l), häufiger als bei Patienten unter Chlorpromazin (31% bzw. 18%).

Auch in der L-Gruppe trat eine wesentliche Besserung der Symptomatik unter beiden Medikationen auf. Dabei zeigten sich keine deutlichen Unterschiede zwischen Lithium und Chlorpromazin. Dies galt auch für den Zeitpunkt des Wirkungseintrittes. Der Vorzug der Lithiumbehandlung bestand in einer signifikant niedrigeren Häufigkeit von unerwünschten Wirkungen als unter Chlorpromazin (10% bzw. 25%). Insbesondere fühlten sich die Patienten weniger müde und verlangsamt als unter Chlorpromazin.

Die Autoren, die eine spezifische Wirkung von Lithium auf die Psychopathologie der Manie nicht bestätigen konnten, bewerten für motorisch unruhige Patienten die neuroleptische Therapie als überlegen. Für psychomotorisch weniger beeinträchtigte Patienten beurteilen sie die Lithiumbehandlung als vorteilhafter. Hierbei erwiesen sich Lithiumserumspiegel unter 0,9 mmol/l als unwirksam, Werte über 1,4 mmol/l erhöhten nur das Risiko unerwünschter Wirkungen ohne eine Zunahme der therapeutischen Wirksamkeit (Prien et al. 1972a).

Takahashi et al. (1975) führten eine multizentrische Studie in 28 japanischen Krankenhäusern durch. 80 Patienten erhielten über 5 Wochen Lithium oder Chlorpromazin. Auffallend sind die für amerikanische und europäische Verhältnisse ungewöhnlich niedrigen Dosierungen, die auch in anderen japanischen Arbeiten berichtet werden: eine mittlere Tagesdosis Chlorpromazin von 256 mg und ein mittlerer Lithiumplasmaspiegel von 0,57 mmol/l. Die Autoren begründen dies damit, daß in Japan unter Phenothiazinen häufiger Nebenwirkungen auftreten, und beide Medikamente bereits in niedrigerer Dosierung wirksam sind.

Ein Umschlag in die Depression trat bei einem Patienten unter Lithium und bei fünf Patienten unter Chlorpromazin auf. Eine signifikante Überlegenheit der Lithiumtherapie zeigte sich nach der vierten und fünften Behandlungswoche sowohl auf der Bewertungsskala wie auch in der globalen Einschätzung.

Für Lithium ergab sich eine Besserung bei 68%, für Chlorpromazin bei 47% der Patienten. Im Gegensatz zu den Ergebnissen anderer Studien wurde Lithium signifikant früher wirksam als Chlorpromazin: Bereits nach 10 Tagen zeigte sich ein klinischer Effekt bei 65% der Patienten unter Lithium. Die Autoren beurteilen Lithium als eindeutig überlegen. Nur bezüglich der Wirkung auf die psychomotorische Aktivität bewerten sie Chlorpromazin als gleichwertig.

Shopsin et al. (1975) behandelten jeweils 10 Patienten mit Lithium, Chlorpromazin oder Haloperidol. Alle Medikamente zeigten nach dreiwöchiger Therapie signifikante Verbesserungen auf den Beurteilungsskalen, Haloperidol teilweise schon nach einer Woche. Zwischen den drei Medikamenten bestanden keine signifikanten Unterschiede. Bei Beendigung der Studie konnten jedoch, ähnlich wie in der oben referierten Studie von Platman (1970), sieben Patienten unter Lithium, dagegen nur zwei unter Haloperidol und ein Patient unter Chlorpromazin aus der stationären Behandlung entlassen werden.

Die Autoren befürworten in der Behandlung der Manie sowohl Haloperidol, das besonders rasch, aber eher „modifizierend und kontrollierend" wirke, als auch Lithium, das die Psychopathologie qualitativ nachhaltiger verbessere, was in einer hohen Rate entlassungsfähiger Lithiumpatienten resultiere.

Garfinkel et al. (1980) verglichen die Wirksamkeit von Lithium, von Haloperidol und der Kombination von Haloperidol mit Lithium bei insgesamt 21 manischen Patienten mit deutlich ausgeprägter Symptomatik. Von ihnen schied jedoch ein Drittel vorzeitig aus der Studie aus. Nach einer Woche zeigten die Patienten unter Haloperidol oder unter der Kombination von Haloperidol mit Lithium eine signifikante Besserung, die Patienten unter alleiniger Lithiumbehandlung dagegen eine Verschlechterung auf den Beurteilungsskalen.

Im statistischen Vergleich zeigte sich eine signifikante Überlegenheit von Haloperidol und der Kombination von Haloperidol mit Lithium gegenüber der alleinigen Lithiumtherapie. Haloperidol allein und die Kombination von Haloperidol mit Lithium unterschieden sich nicht signifikant. Die Kombinationsbehandlung führte zwar nicht vermehrt zu Nebenwirkungen, bot aber auch keine therapeutischen Vorteile gegenüber einer alleinigen Haloperidolmedikation. Die Autoren bewerten deshalb Haloperidol als das Mittel der Wahl bei der akuten Manie mit ausgeprägter Symptomatik.

Eine diagnostisch heterogene Gruppe von 78 psychotischen Patienten, die jedoch mindestens zwei „klassische" Symptome der Manie aufweisen mußten, wurde von Braden et al. (1982) untersucht. Diese Studie ist in Tabelle 1 nicht aufgeführt. Nach dem in den USA verbreiteten diagnostischen Manual DSM III bestand bei 68% der Patienten eine „Manie". Nach den vor allem für wissenschaftliche Untersuchungen erarbeiteten Research Diagnostic Criteria (RDC) wurde bei nur 38% der Patienten eine „Manie", bei 40% dagegen eine „schizoaffektive Psychose" diagnostiziert. Nach beiden diagnostischen Systemen wurde bei ca. 15% eine Schizophrenie diagnostiziert.

Die Patienten, die in stark (S) und leicht (L) motorisch unruhige eingeteilt wurden, erhielten randomisiert entweder Lithium oder Chlorpromazin. In der S-Gruppe war Chlorpromazin eindeutig überlegen (stärkere Wirksamkeit, weniger Studienabbrüche). In der L-Gruppe dagegen zeigten sich keine wesentlichen Unterschiede.

Die Autoren betonen, daß zwischen diagnostischer Zuordnung und Therapieerfolg weder für Lithium noch für Chlorpromazin ein Zusammenhang bestand, jedoch zwischen starker psychomotorischer Unruhe und dem Ansprechen auf Chlorpromazin. Sie bewerten Lithium unabhängig von der Diagnose als wirksame Behandlung von akut psychotischen Patienten, sofern diese nicht motorisch überaktiv sind.

Klinische Schlußfolgerungen

Bei der Bewertung der Studien zur Maniebehandlung mit Lithium sind folgende Fragen von klinischer Bedeutung:

- Ist Lithium bei der akuten Manie wirksam?
- Wie stark ist seine Wirksamkeit im Vergleich zu Neuroleptika?
- Ist die Wirkung von Lithium auf die Manie spezifischer als die von Neuroleptika?
- Welche praktischen Empfehlungen für die Maniebehandlung können aus den Studien abgeleitet werden?

Die Ergebnisse der offenen und plazebokontrollierten Studien zeigen übereinstimmend, daß Lithium bei der Manie wirksam ist. Bei einigen Untersuchungen lag jedoch durch eine Auswahl nur kooperativer Patienten oder durch einen hohen Prozentsatz von Studienabbrüchen möglicherweise eine Selektion nur leicht erkrankter (hypomaner) Patienten vor (s. Tabelle 1).

In den vergleichenden Studien zur Wirksamkeit von Lithium und Neuroleptika wurde meist das niedrigpotente und im deutschsprachigen Raum nur noch selten verordnete Chlorpromazin eingesetzt, lediglich in zwei Studien wurde Lithium mit dem höherpotenten Butyrophenonderivat Haloperidol verglichen (s. Tabelle 2). Dadurch wird die klinische Bedeutung der Arbeiten eingeschränkt.

Es zeigte sich bei Patienten mit starker motorischer Unruhe, gerade auch bezüglich dieser Symptomatik, eine raschere und bessere Wirksamkeit der Neuroleptika (Prien et al. 1972b; Garfinkel et al. 1980).

Bei Patienten mit geringeren psychomotorischen Störungen erwiesen sich Neuroleptika und Lithium als weitgehend gleichwertig (Prien et al. 1972b). Einige Autoren beurteilen jedoch bezüglich der Störungen des Denkens und des Affektes die Lithiumtherapie als überlegen, der sie eine spezifische antimanische Wirksamkeit zusprechen (Johnson et al. 1968, 1971). Eine solche grundlegende Wirkung auf die Psychopathologie der Manie belegen sie weiter damit, daß nach dreiwöchiger Therapie deutlich mehr Patienten unter Lithium als neuroleptisch Behandelte aus der stationären Behandlung entlassen werden konnten (Platman 1970; Shopsin et al. 1975). Andere Autoren konnten eine spezifische Wirkung der Lithiumsalze nicht beobachten (Prien et al. 1972b; Braden et al. 1982), in einer Studie erwies sich gerade bei ausgeprägter Manie Haloperidol dem Lithium überlegen (Garfinkel et al. 1980). Bezogen auf die Diagnostik wird die Frage nach der Spezifität der Lithiumtherapie ebenfalls widersprüchlich beantwortet. Während in einer Studie Lithium nur bei der Manie, nicht aber bei schizoaffektiver Psychose wirksam war (Johnson et al. 1971), wurde in einer anderen Studie ein Ansprechen auf Lithium bei maniformen Syndromen gefunden, unabhängig von der Zuordnung zur Manie, schizoaffektiven Psychose oder Schizophrenie (Braden et al. 1982).

Für das praktische Vorgehen bei der Behandlung der Manie wird meist folgendes empfohlen (Klein et al. 1980; Coppen et al. 1982; Jefferson et al. 1983):

Bei motorisch unruhigen, schwerer erkrankten Patienten wird die Behandlung mit einem Butyrophenonderivat wie Haloperidol oder (z. B. bei starken Schlafstörungen) mit einem Phenothiazinderivat eingeleitet. Sobald eine Besserung, speziell im psychomotorischen Bereich, eintritt, ist eine zusätzliche Medikation mit Lithium angezeigt. Da über eine möglicherweise erhöhte Toxizität der Kombination von Lithium mit Neuroleptika berichtet wurde (Cohen u. Cohen 1974; Spring u. Frankel 1981), sollten die Patienten während dieser Zeit besonders sorgfältig beobachtet werden (vgl. Kap. 4.1) Bei weiterer Besserung wird die neuroleptische Medikation schrittweise reduziert und eine alleinige Lithiumbehandlung beibehalten. Nach etwa sechs Monaten sollte dann unter Berücksichtigung des bisherigen Krankheitsverlaufes entschieden werden, ob die Lithiumtherapie ausschleichend beendet oder als prophylaktische Dauerbehandlung fortgeführt werden soll.

Bei motorisch wenig unruhigen, nur leicht erkrankten Patienten läßt sich eine hypomane oder manische Phase allein mit Lithium behandeln.

Wenn während der antimanischen Therapie ein Umschlag in die Depression erfolgt, empfiehlt es sich, neben einer antidepressiven Pharmakotherapie die Lithiumbehandlung fortzusetzen (Coppen et al. 1982), da mit einem Umschlag in die Manie bei ca. 10% der mit Antidepressiva behandelten Patienten zu rechnen ist (Bunney 1978).

Für die Therapie der Manie wurden in einigen Studien relativ hohe Dosierungen von Lithium verwendet (s. Tabellen 1 u. 2). Dennoch sollten die Lithiumserumspiegel möglichst nicht über 1,2 mmol/l liegen. Bei Werten über 1,4 mmol/l wurde nur ein erhöhtes Risiko an unerwünschten Wirkungen gefunden (Prien et al. 1972a).

Als Alternative zu Lithium und Neuroleptika könnte sich das Antikonvulsivum Carbamazepin erweisen, bei dem in den letzten Jahren sowohl eine therapeutische als auch eine prophylaktische Wirkung bei affektiven Psychosen beobachtet wurde (vgl. Kap. 5). Eine weitere Möglichkeit ist die Elektrokrampftherapie, die heute nur noch selten bei der Manie angewandt wird, die jedoch in einer retrospektiven Untersuchung im Vergleich zu Lithium und Chlorpromazin einen Trend zu einer längeren Remissionsdauer gezeigt hatte (Thomas u. Reddy 1982).

Das bei der Therapie der Manie allgemein empfohlene Vorgehen – initiale Gabe von Neuroleptika, anschließend Lithium bei gleichzeitiger Dosisreduktion der Neuroleptika – sollte in wissenschaftlichen Studien überprüft werden, und die Wirksamkeit dieses Vorgehens mit der einer ausschließlichen Behandlung mit Neuroleptika verglichen werden.

Literatur

Blinder MG (1968) Some observations on the use of lithium carbonate. Int J Neuropsychiat 4:26–27

Braden W, Fink EB, Qualls CB, Ho CK, Samuels WO (1982) Lithium and chlorpromazine in psychotic inpatients. Psychiat Res 7:69–81

Brockington IF, Kendell RE, Kellett JM, Curry SH, Wainwright S (1978) Trials of lithium, chlorpromazine and amitriptyline in schizoaffective patients. Brit J Psychiat 133:162–168

Bunney WE (1978) Psychopharmacology of the switch process in affective illness. In: Lipton MA, Mascio A di, Killam KF (eds) Psychopharmacology: A generation of progress. Raven, New York, pp 1249–1259

Bunney WE, Goodwin FK, Davis JM, Fawcett JA (1968) A behavioral-biochemical study of lithium treatment. Amer J Psychiat 125:499–512

Cade JF (1949) Lithium salts in the treatment of psychotic excitement. Med J Aust 36:349–352

Cohen WJ, Cohen NH (1974) Lithium carbonate, haloperidol, and irreversible brain damage. JAMA 230:1283–1287

Coppen A, Metcalfe M, Wood K (1982) Lithium. In: Paykel ES (ed) Handbook of affective disorders. Churchill Livingstone, Edinburgh London Melbourne New York, pp 276–285

Garfinkel PE, Stancer HC, Persad E (1980) A comparison of haloperidol, lithium carbonate and their combination in the treatment of mania. J Affect Disord 2:279–288

Gerbino L, Oleshansky M, Gershon S (1978) Clinical use and mode of action of lithium. In: Lipton MA, Mascio A di, Killam KF (eds) Psychopharmacology: A generation of progress. Raven, New York, pp 1261–1275

Glesinger B (1954) Evaluation of lithium in treatment of psychotic exitement. Med J Aust 41:277–283
Goodwin FK, Zis AP (1979) Lithium in the treatment of mania. Arch Gen Psychiat 36:840–844
Goodwin FK, Murphy DL, Bunney WE (1969) Lithium-carbonate treatment in depression and mania. Arch Gen Psychiat 21:486–496
Jefferson JW, Greist JH, Ackerman DL (1983) Lithium encyclopedia for clinical practice. American Psychiatric, Washington
Johnson G, Gershon S, Hekimian LJ (1968) Controlled evaluation of lithium and chlorpromazine in the treatment of manic states: An interim report. Compr Psychiat 9:563–573
Johnson G, Gershon S, Burdock EI, Floyd A, Hekimian LJ (1971) Comparative effects of lithium and chlorpromazine in the treatment of acute manic states. Brit J Psychiat 119:267–276
Kendell RE, Cooper JE, Gourlay AJ, Copeland JRM, Sharpe L, Gurland BJ (1971) Diagnostic criteria of American and British psychiatrists. Arch Gen Psychiat 25:123–130
Kingstone E (1960) The lithium treatment of hypomanic and manic states. Compr Psychiat 1:317–320
Klein DF, Gittelman R, Quitkin F, Rifkin A (1980) Diagnosis and drug treatment of psychiatric disorders: Adults and children, 2nd edn. Williams & Wilkins, Baltimore London, pp 409–448
Kocsis JH (1980) Lithium in the acute treatment of mania. In: Johnson FN (ed) Handbook of lithium therapy. MTP Press, Lancaster, pp 9–16
Maggs R (1963) Treatment of manic illness with lithium carbonate. Brit J Psychiat 109:56–65
Noack CH, Trautner EM (1951) The lithium treatment of maniacal psychosis. Med J Aust 38:219–222
Peet M (1975) Lithium in the acute treatment of mania. In: Johnson FN (ed) Lithium research and therapy. Academic Press, London New York San Francisco, pp 25–41
Platman SR (1970) A comparison of lithium carbonate and chlorpromazine in mania. Amer J Psychiat 127:351–353
Prien RF, Caffey EM, Klett CJ (1972a) Relationship between serum lithium level and clinical response in acute mania treated with lithium. Brit J Psychiat 120:409–414
Prien RF, Point P, Caffey EM, Klett CJ (1972b) Comparison of lithium carbonate and chlorpromazine in the treatment of mania. Arch Gen Psychiat 26:146–153
Schlagenhauf G, Tupin J, White RB (1966) The use of lithium carbonate in the treatment of manic psychoses. Amer J Psychiat 123:201–207
Schou M (1959) Lithium in psychiatric therapy. Stock-taking after ten years. Psychopharmacologia 1:65–78
Schou M, Juel-Nielsen N, Strömgren E, Voldby H (1954) The treatment of manic psychoses by the administration of lithium salts. J Neurol Neurosurg Psychiat 17:250–260
Shopsin B, Gershon S, Thompson H, Collins P (1975) Psychoactive drugs in mania. Arch Gen Psychiat 32:34–42
Spring G, Frankel M (1981) New data on lithium and haloperidol incompatibility. Amer J Psychiat 138:818–821
Spring G, Schweid D, Gray C, Steinberg J, Horwitz M (1970) A double-blind comparison of lithium and chlorpromazine in the treatment of manic states. Amer J Psychiat 126:1306–1310
Stokes PE, Shamoian CA, Stoll PM, Patton MJ (1971) Efficacy of lithium as acute treatment of manic-depressive illness. Lancet 1:1319–1325
Stokes PE, Kocsis JH, Arcuni OJ (1976) Relationship of lithium chloride dose to treatment response in acute mania. Arch Gen Psychiat 33:1080–1084
Takahashi R, Sakuma A, Itoh K, Itoh H, Kurihara M, Saito M, Watanabe M (1975) Comparison of efficacy of lithium carbonate and chlorpromazine in mania. Arch Gen Psychiat 32:1310–1318
Thomas J, Reddy B (1982) The treatment of mania. J Affect Disord 4:85–92
Velde CD van der (1970) Effectiveness of lithium carbonate in the treatment of manic-depressive illness. Amer J Psychiat 127:345–351
Wharton RN, Fieve RR (1966) The use of lithium in the affective psychoses. Amer J Psychiat 123:706–712

3.2 Behandlung der akuten Depression mit Lithium

M. SCHÖLDERLE und W. GREIL

Synopsis

1. In zahlreichen unkontrollierten und kontrollierten Untersuchungen wird die antidepressive Wirksamkeit von Lithium beschrieben.
2. Bipolar depressive Psychosen scheinen besser als unipolare Depressionen auf eine Lithiumbehandlung anzusprechen.
3. Ein Therapieversuch mit Lithium – allein oder in Kombination mit Antidepressiva – ist bei akuten Depressionen gerechtfertigt
   – bei bipolar depressiven Patienten, die unter der Behandlung mit eingeführten Antidepressiva manisch oder hypomanisch werden,
   – bei Patienten, die auf eingeführte Antidepressiva unzureichend ansprechen,
   – bei Patienten mit Unverträglichkeit gegenüber eingeführten Antidepressiva.

Während die Effektivität von Lithium bei der Phasenprophylaxe affektiver Psychosen und bei der Therapie manischer Zustandsbilder als erwiesen gilt, ist seine Wirksamkeit bei der Behandlung akuter Depressionen noch umstritten. Manie und Depression werden klinisch als Gegensätze betrachtet, und so erschien es zunächst schwer verständlich, daß ein Medikament, das antimanisch wirkt, auch depressive Verstimmungen bessern soll. Es liegen aber eine Reihe von Untersuchungen vor, die zeigen, daß der Einsatz von Lithium bei bestimmten, depressiven Zustandsbildern sinnvoll und nützlich sein kann.

Cade (1949) berichtete über drei depressive Patienten, bei denen im Gegensatz zu 10 manischen Patienten ein Therapieversuch mit Lithium erfolglos geblieben war. Dennoch wurde seither eine Vielzahl von kontrollierten und unkontrollierten Studien durchgeführt, um zu prüfen, ob Lithium eine antidepressive Potenz besitzt.

Klinische Studien

In der Mehrzahl der veröffentlichten unkontrollierten Untersuchungen (9 von 14) wurde festgestellt, daß Lithium ein antidepressives Wirkprofil aufweist (Übersicht bei Peselow et al. 1981; Heninger et al. 1983).

Die meisten kontrollierten Studien konnten diesen günstigen Eindruck bestätigen: Lithium zeigte eine bessere Wirksamkeit als Plazebo [Goodwin et al. 1969, 1972; Johnson 1974; Noyes et al. 1974; Baron et al. 1975; Mendels 1976; Ramsey et al. (zit. n. Ramsey u. Mendels 1980); Arieli u. Lepkifker 1981], lediglich drei Autorengruppen fanden Lithium nur geringfügig (Stokes et al. 1971) oder nicht besser [Fieve

Tabelle 1. Kontrollierte Studien: Lithium versus Plazebo

Autoren	Zahl der Patienten	Design	Ergebnisse
Fieve u. Platman (zit. n. Schou 1968)	11	doppelblind, Crossover	3 Besserungen unter Plazebo, 2 unter Lithium, kein Rückfall nach Umsetzen auf Plazebo
Hansen et al. (zit. n. Schou 1968)	12	doppelblind, Crossover	Einige Besserungen unter Lithium, ein Rückfall nach Umsetzen auf Plazebo
Goodwin et al. (1969)	18	doppelblind, alternierend Lithium oder Plazebo	12 Besserungen (5 komplette und 7 partielle Remissionen) unter Lithium, davon 7 Rückfälle nach Umsetzen auf Plazebo bipolar > unipolar
Goodwin et al. (1972)	52	doppelblind, alternierend Lithium oder Plazebo	15 Remissionen und 21 Besserungen unter Lithium bipolar > unipolar
Stokes et al. (1971)	18	doppelblind, Lithium oder Plazebo	Lithium nicht besser als Plazebo
Johnson (1974)	10	einfachblind, Plazebo-wash-out-Phase	5 deutliche Besserungen unter Lithium
Noyes et al. (1974)	22	doppelblind, Lithium und Umsetzen auf Plazebo	13 Besserungen (8 komplette und 5 partielle Remissionen), davon 9 Rückfälle nach Umsetzen auf Plazebo bipolar > unipolar
Baron et al. (1975)	23	doppelblind, Crossover	5 Besserungen unter Plazebo, 5 eindeutige und 5 fragliche Besserungen unter Lithium bipolar > unipolar
Mendels (1976)	21	doppelblind, Lithium und Umsetzen auf Plazebo	13 eindeutige Besserungen, davon 7 Rückfälle nach Umsetzen auf Plazebo bipolar > unipolar
Ramsey et al. (zit. n. Ramsey u. Mendels 1980)	72	einfachblind, Plazebo-wash-out-Phase, Ausschluß der Plazebo-Responder	deutliche Besserung bei 2/3 der bipolaren Patienten unter Lithium
Arieli u. Lepkifker (1981)	23	doppelblind	Lithium signifikant besser als Plazebo bipolar > unipolar

u. Platman (zit. n. Schou 1968); Hansen et al. (zit. n. Schou 1968)] als Plazebo (Tabelle 1).

In sechs Dopppelblinduntersuchungen wurde Lithium mit trizyklischen Antidepressiva verglichen. Lithium erwies sich als genauso wirksam wie Desimipramin (Mendels et al. 1972), Imipramin (Watanabe et al. 1975; Worrall et al. 1979), Chlorimipramin (Arieli u. Lepkifker 1981) und Amitriptylin (Khan 1981). Im Vergleich zu Imipramin wurde in einer Studie die Wirksamkeit von Lithium als „konstanter" beschrieben (Worrall et al. 1979), in einer früheren Studie dagegen war Lithium einer Imipramin-Behandlung unterlegen (Fieve et al. 1968) (Tabelle 2).

Die *Kombination von Lithium und anderen antidepressiv wirksamen Substanzen* wurde in sieben offenen und vier Doppelblindstudien untersucht. Die gleichzeitige Gabe von Lithium und trizyklischen Antidepressiva (Lingjaerde et al. 1974; Neubauer u. Bermingham 1976; de Montigny et al. 1981, 1983; Heninger et al. 1983; Price et al. 1983), tetrazyklischen Antidepressiva (Heninger et al. 1983), L-Tryptophan (Worrall et al. 1979; Honoré et al. 1982) und Monoaminoxidaseinhibitoren (Himmelhoch et al. 1972; Nelson u. Byck 1982) ergab meistens bessere Ergebnisse für die Kombinationsbehandlung (Tabelle 3). In diese Untersuchungen wurden im allgemeinen Patienten mit sogenannten therapieresistenten Depressionen aufgenommen, die über längere Zeit nicht auf eingeführte Antidepressiva angesprochen hatten, und die somit eine negative Selektion von besonders schwer zu behandelnden Fällen darstellten. Eine Befundbesserung nach Beginn der Zusatzbehandlung mit Lithium wurde bereits in den ersten 48 Stunden (de Montigny et al. 1983) oder innerhalb weniger Tage bis zu drei Wochen (Heninger et al. 1983) beobachtet. Die beiden letztgenannten Autoren diskutieren ihre eindrucksvollen Befunde im Rahmen der „Serotoninhypothese": Lithium soll quasi die durch Antidepressiva bewirkte Veränderung des postsynaptischen Rezeptors durch seine präsynaptische Wirkung im Sinne eines Serotoninagonismus „demaskieren".

Tabelle 2. Doppelblindstudien: Lithium versus Antidepressiva

Autoren	Vergleich der Medikationen (Zahl der Patienten)	Ergebnisse
Fieve et al. (1968)	Lithium vs Imipramin (n = 17) (n = 12)	Lithium weniger wirksam als Imipramin
Mendels et al. (1972)	Lithium vs Desimipramin (n = 12) (n = 12)	Lithium genauso wirksam wie Desimipramin
Watanabe et al. (1975)	Lithium vs Imipramin (n = 26) (n = 19)	Lithium genauso wirksam wie Imipramin
Worrall et al. (1979)	Lithium vs Imipramin (n = 14) (n = 15)	Lithium „konstanter" wirksam als Imipramin
Arieli u. Lepkifker (1981)	Lithium vs Chlorimipramin (n = 12) (n = 10)	Lithium genauso wirksam wie Chlorimipramin
Khan (1981)	Lithium vs Amitriptylin (n = 15) (n = 15)	Lithium genauso wirksam wie Amitriptylin

Tabelle 3. Kombinationsbehandlung von Lithium mit anderen Antidepressiva; *TCA* trizyklische Antidepressiva; *MAOI* Monoaminoxidaseinhibitoren; *EKT* Elektrokrampftherapie

Autoren	Zahl der Patienten	Therapieresistenz gegen	Design	Ergebnisse
Himmelhoch et al. (1972)	21	TCA	Lithium + Tranylzypromin offen	11 vollständige Remissionen, 5 deutliche Besserungen
Lingjaerde et al. (1974)	45	–	Lithium + Imipramin (n = 13) Lithium + Amitriptylin (n = 32) doppelblind, Plazebo-kontroll.	Lithium + Antidepressiva wirksamer als Plazebo + Antidepressiva (statistisch signifikant nur für Imipramin-Gruppe)
Neubauer u. Bermingham (1976)	9	TCA, MAOI, EKT	Lithium + TCA offen	Sehr gute und gute Besserungen bei allen 9 Patienten
Worrall et al. (1979)	29	TCA	Lithium + Tryptophan (n = 15) vs Tryptophan (n = 14) doppelblind, Plazebo-kontroll.	Lithium + Tryptophan signifikant wirksamer als Tryptophan
de Montigny et al. (1981)	8	TCA	Lithium + TCA offen	Rasche Besserung bei allen 8 Patienten
Honoré et al. (1982)	43	–	Lithium + Tryptophan (n = 22) vs Amitriptylin (n = 21) offen	Signifikante und vergleichbare Besserung in beiden Gruppen
Nelson u. Byck (1982)	3	Phenelzin	Lithium + Phenelzin offen	Rasche und „dramatische" Besserung bei allen 3 Patienten
de Montigny et al. (1983)	34	TCA	Lithium + TCA offen	Mehr als 50% Besserung bei etwa 70% der Patienten. Nach Absetzen von Lithium 5 Rückfälle bei 9 Patienten mit erfolgreicher Lithiumbehandlung
	10	Amitriptylin oder Plazebo	Lithium + Amitriptylin vs Lithium + Plazebo doppelblind	Mehr als 50% Besserung bei allen 5 Patienten der Amitriptylingruppe und bei einem Patient der Plazebogruppe
Heninger et al. (1983)	15	Desipramin Amitriptylin Mianserin	Lithium + Desipramin (n = 6) Lithium + Amitriptylin (n = 5) Lithium + Mianserin (n = 4) doppelblind, Plazebo-kontroll.	Kombinationsbehandlung mit Lithium signifikant wirksamer als mit Plazebo
Price et al. (1983)	6	TCA + Neuroleptika	Lithium + TCA + Neuroleptika offen	Besserung bei 5 Patienten, in 3 Fällen rasch und „dramatisch"

Prädiktion des Behandlungserfolges

In zahlreichen Studien wurde beschrieben, daß bipolar depressive Patienten besser als Patienten mit unipolarer Depression auf eine Behandlung mit Lithium ansprechen (Goodwin et al. 1972; Noyes et al. 1974; Baron et al. 1975; Mendels 1976; Klein et al. 1980; Arieli u. Lepkifker 1981; Ramsey u. Mendels 1981). 65–80% der depressiven Syndrome im Rahmen einer manisch-depressiven Psychose lassen sich mit Lithium bessern, während sich die unipolaren Depressionen offenbar nicht so gut (35–45%) beeinflussen lassen. Bei den Patienten mit ausschließlich depressiven Phasen scheint nur eine bestimmte Subgruppe auf Lithium anzusprechen: Bipolare Psychosen in der Familienanamnese, Stimmungsschwankungen oder milde Hypomanie (die die Diagnose einer Zyklothymie noch nicht rechtfertigen), eine zyklothyme Persönlichkeitsstruktur, rezidivierende „unmotivierte" Depressionen, typisch affektive Symptomatik, endogener Typ (nicht neurotisch oder reaktiv), Hypersomnie und/oder Hyperphagie während der depressiven Episode, früher Erkrankungsbeginn und postpartale Depressionen sind Kriterien, die bei bipolaren Patienten häufiger zu finden sind und bei unipolaren Patienten eine positive Reaktion auf Lithium wahrscheinlicher machen (Kupfer et al. 1975; Ramsey u. Mendels 1981). Diese Patienten sind möglicherweise „pseudounipolar", d.h. genotypisch mag eine bipolare Anlage vorliegen, die sich aufgrund von geringer Expressivität nicht durchsetzt, sodaß phänotypisch eine unipolare Depression imponiert (Mendels 1976).

Auch psychologische Variablen wurden auf ihre Wertigkeit als Prädiktoren für ein wahrscheinliches Ansprechen auf Lithium untersucht, wobei vor allem ein verändertes Profil im MMPI (Minnesota Multiphasic Personality Inventory) an Interesse gewann. Bei Patienten, die erfolgreich mit Lithium behandelt wurden („Lithiumresponder"), wurden hohe Werte in den Skalen 2 (Depression) und 7 (Psychasthenie) gefunden, während „non-responder" niedrige Werte aufwiesen (House u. Martin 1975). Donnelly et al. (1978) leiteten von den 566 Items des MMPI eine sogenannte „Lithium-response"-Skala ab und beschrieben eine außerordentlich hohe Wertigkeit dieses Testverfahrens für die Prädiktion des Behandlungserfolges. Zwei kürzlich veröffentlichte Studien konnten diese günstigen Ergebnisse jedoch nicht bestätigen (Garvey et al. 1983; Campbell u. Kimball 1984).

Die Wirkung von Lithium als Antidepressivum wurde weiterhin mit mehreren biologischen Variablen in Zusammenhang gebracht. Als positiver Prädiktor wurde ein hoher Lithiumquotient (Verhältnis der Lithiumkonzentration in den Erythrozyten zur Lithiumkonzentration im Plasma) diskutiert, ferner eine niedrige Konzentration von MHPG (3-methoxy-4-hydroxyphenylglycol) im Urin, eine ausgeprägte aktivierende Reaktion auf die einmalige Gabe von D-Amphetamin, ein verminderter Anstieg von 5-Hydroxyindolessigsäure im Liquor nach Gabe von Probenezid, eine Abnahme des Verhältnisses der Kalzium-Magnesium-Konzentration im Plasma und eine Veränderung der visuell evozierten Potentiale im EEG (Carroll 1979; Marini 1980; Ramsey u. Mendels 1980; Mendlewicz 1981; Jefferson et al. 1983; vgl. Kap. 2.7).

Obwohl eine Vielzahl von möglichen Prädiktoren für ein Ansprechen auf Lithium bei akuten Depressionen untersucht wurde, sind die wenigen, vorliegenden Ergebnisse unsicher, teilweise auch widersprüchlich. Den klinischen Prädiktoren allerdings scheint eine gewisse Bedeutung zuzukommen, da bipolare Depressionen und unipolare Depressionen mit „bipolaren Zügen" offenbar vergleichsweise gut auf eine Lithiumtherapie ansprechen.

Klinische Schlußfolgerungen

Lithium gilt nicht als Mittel der ersten Wahl bei der Behandlung akut depressiver Zustandsbilder, da zahlreiche potente antidepressive Substanzen (tri- und tetrazyklische Antidepressiva, Monoaminoxidaseinhibitoren) verfügbar sind.

Patienten mit bipolarer Psychose können jedoch unter der Therapie mit trizyklischen Antidepressiva und Monoaminoxidaseinhibitoren ein manisches oder hypomanisches Syndrom entwickeln. Wenn dies aus früheren Krankheitsphasen bekannt ist oder wenn ohnehin eine Phasenprophylaxe mit Lithium vorgesehen ist, sollte Lithium als Antidepressivum in Betracht gezogen werden. Falls Lithium allein nicht zum gewünschten Therapieerfolg führt, können zusätzlich andere antidepressiv wirksame Substanzen verabreicht werden. Ein Umschlagen vom depressiven zum manischen Pol dürfte unter dem Schutz von Lithium (stimmungsstabilisierender Effekt) weniger wahrscheinlich sein.

Eine weitere Indikation für eine Lithiumtherapie bei akut depressiven Syndromen kann sich bei denjenigen Patienten ergeben, die auf eine Behandlung mit eingeführten Antidepressiva nicht oder nur unzureichend ansprechen. Eine Kombinationsbehandlung mit Lithium steigert möglicherweise synergistisch die antidepressive Potenz der Standardtherapeutika. Bei therapieresistenten Depressionen kann demnach ein mehrwöchiger Therapieversuch mit Lithium erwogen werden.

Schließlich kann bei Unverträglichkeit gegenüber eingeführten Antidepressiva eine Behandlung mit Lithium versucht werden.

Der Grad der depressiven Verstimmung scheint für ein Ansprechen auf Lithium keine entscheidende Rolle zu spielen. Der Annahme, Lithium sei lediglich bei leichten oder mäßigen Depressionen indiziert (Watanabe et al. 1975), stehen Untersuchungen gegenüber, die zeigen, daß Lithium auch schwere, depressive Zustandsbilder bessern kann (Mendels et al. 1972; Arieli u. Lepkifker 1981).

Bei der Behandlung akuter Depressionen mit Lithium werden im allgemeinen relativ hohe Serumspiegel – nicht unter 1,0 mmol/l – empfohlen, ein Therapieversuch sollte sich auf einen Zeitraum von etwa 3–6 Wochen erstrecken.

Es wurde auch vorgeschlagen, das Wiederauftreten depressiver Phasen bei Patienten, die bereits phasenprophylaktisch auf Lithium eingestellt sind, durch Dosiserhöhung von Lithium zu behandeln (Jefferson et al. 1983). Dieses Vorgehen hat sich jedoch in einer empirischen Untersuchung nicht als wirksam erwiesen (Prien 1983).

Zusammenfassend weisen eine Reihe von Untersuchungen darauf hin, daß Lithium bei akuten, depressiven Psychosen wirksam ist. Es muß allerdings festgehalten werden, daß die vorliegenden Studien teilweise methodische Mängel (offenes Design, geringe Fallzahl, zu kurzer Beobachtungszeitraum, unvollständige Statistiken, fehlende Interpretation von sog. „drop outs") aufweisen, sodaß weitere Untersuchungen auf diesem Gebiet wünschenswert sind. Darüber hinaus fehlt bisher noch die breite klinische Erfahrung, um die Wirksamkeit von Lithium bei akuten Depressionen zuverlässig beurteilen zu können. Ein Therapieversuch bei ausgewählten Patienten erscheint aber gerechtfertigt.

Literatur

Arieli A, Lepkifker E (1981) The antidepressant effect of lithium. Curr Dev Psychopharmacol 6:165–190

Baron M, Gershon ES, Rudy V, Jonas WZ, Buchsbaum M (1975) Lithium carbonate response in depression: Prediction by unipolar/bipolar illness, average-evoked response, catechol-O-methyltransferase, and family history. Arch Gen Psychiat 32:1107–1111

Cade JF (1949) Lithium salts in the treatment of psychotic excitement. Med J Aust 36:349–352

Campbell DR, Kimball RR (1984) Replication of „prediction of antidepressant response to lithium": Problems in generalizing to a clinical setting. Amer J Psychiat 141:706–707

Carroll BJ (1979) Prediction of treatment outcome with lithium. Arch Gen Psychiat 36: 870–878

Donnelly EF, Goodwin FK, Waldmann IN, Murphy DL (1978) Prediction of antidepressant responses to lithium. Amer J Psychiat 135:552–556

Fieve RR, Platman RS, Plutchik RR (1968) The use of lithium in affective disorders: I. Acute endogenous depression. Amer J Psychiat 125:487–491

Garvey MJ, Johnson RA, Valentine RH, Schuster V (1983) Use of an MMPI scale to predict antidepressant response to lithium. Psychiat Res 10:17–20

Goodwin FK, Murphy DL, Bunney WE Jr (1969) Lithium carbonate in depression and mania: A longitudinal double-blind study. Arch Gen Psychiat 21:486–496

Goodwin FK, Murphy DL, Dunner DL, Bunney WE Jr (1972) Lithium response in unipolar versus bipolar depression. Amer J Psychiat 129:44–47

Heninger GR, Charney DS, Sternberg DE (1983) Lithium carbonate augmentation of antidepressant treatment. Arch Gen Psychiat 40:1335–1342

Himmelhoch JM, Detre T, Kupfer DJ, Swartzburg M, Byck R (1972) Treatment of previously intractable depressions with tranylcypromine and lithium. J Nerv Ment Dis 155: 216–220

Honoré P, Møller SE, Jørgensen A (1982) Lithium and L-Tryptophan compared with amitriptyline in endogenous depression. J Affect Disord 4:79–82

House KM, Martin RL (1975) MMPI delineation of a subgroup of depressed patients refractory to lithium carbonate therapy. Amer J Psychiat 132:644–646

Jefferson JW, Greist JH, Ackerman DL (1983) Lithium encyclopedia for clinical practice. American Psychiatric, Washington

Johnson G (1974) Antidepressant effect of lithium. Compr Psychiat 15:43–47

Khan MC (1981) Lithium carbonate in the treatment of acute depressive illness. Bibl Psychiat 161:244–248

Klein DF, Gittelman R, Quitkin F, Rifkin A (1980) Diagnosis and drug treatment of psychiatric disorders: Adults and children. Williams & Wilkins, Baltimore

Kupfer DJ, Pickar D, Himmelhoch JM, Detre TP (1975) Are there two types of unipolar depression? Arch Gen Psychiat 32:866–871

Lingjaerde O (1973) Synergistic effect of tricyclic antidepressants and lithium carbonate in endogenous depression. Lancet 2:1260

Lingjaerde O, Edlund AH, Gormsen CA et al. (1974) The effects of lithium carbonate in combination with tricyclic antidepressants in endogenous depression. A double-blind multicenter trial. Acta Psychiat Scand 50:233–242

Marini JL (1980) Predicting lithium responders and nonresponders: Physiological indicators. In: Johnson FN (ed) Handbook of lithium therapy. MTP Press, Lancaster, pp 118–125

Mendels J (1976) Lithium in the treatment of depression. Amer J Psychiat 133:373–378

Mendels J, Secunda SK, Dyson WL (1972) A controlled study of the antidepressant effects of lithium. Arch Gen Psychiat 26:154–157

Mendels J, Ramsey A, Dyson WL, Frazer A (1979) Lithium as an antidepressant. Arch Gen Psychiat 36:845–846

Mendlewicz J (1981) Responders and non-responders to lithium therapy: Some potential biological indicators. Bibl Psychiat 161:63–68

Montigny C de, Grunbert F, Mayer A, Scheues JP (1981) Lithium induces rapid relief of depression in tricyclic antidepressant drug non-responders. Brit J Psychiat 138:252–256

Montigny C de, Cournoyer G, Morisette R, Langlois R, Caillé G (1983) Lithium carbonate addition in tricyclic antidepressant-resistant unipolar depression. Arch Gen Psychiat 40:1327–1334

Nelson JC, Byck R (1982) Rapid response to lithium in phenelzine non-responders. Brit J Psychiat 141:85–86

Neubauer H, Bermingham P (1976) A depressive syndrome responsive to lithium: A analysis of 20 cases. J Nerv Ment Dis 163:276–281

Noyes R Jr, Demsey GM, Blum A, Cavanaugh GL (1974) Lithium treatment of depression. Compr Psychiat 15:187–193

Peselow E, Lautin A, Gershon S (1981) Prophylactic and therapeutic profile of lithium. Bibl Psychiat 161:1–31

Price LH, Conwell Y, Nelson JC (1983) Lithium augmentation of combined neuroleptic-tricyclic treatment in delusional depression. Amer J Psychiat 140:318–322

Prien RF (1983) Lithium and the long-term maintenance treatment of recurrent depression: A continuing controversy. In: Clayton PJ, Barrett JE (eds) Treatment of depression: Old controversies and new approaches. Raven, New York, pp 105–114

Ramsey TA, Mendels J (1980) Lithium in the acute treatment of depression. In: Johnson FN (ed) Handbook of lithium therapy. MTP Press, Lancaster, pp 17–25

Ramsey TA, Mendels J (1981) Lithium ion as an antidepressant. In: Enna SJ, Malick JB, Richelson E (eds) Antidepressants: Neurochemical, behavioral, and clinical perspectives. Raven, New York

Schou M (1968) Lithium in psychiatric therapy and prophylaxis. J Psychiat Res 6:67–95

Stokes PE, Shamoian CA, Stoll PM, Patton MJ (1971) Efficacy of lithium as acute treatment of manic-depressive illness. Lancet 1:1319–1325

Watanabe S, Ishino H, Otsuki S (1975) Double-blind comparison of lithium carbonate and imipramine in the treatment of depression. Arch Gen Psychiat 32:659–668

Worrall EP, Moody JP, Peet M et al. (1979) Controlled studies of the acute antidepressant effects of lithium. Brit J Psychiat 135:255–262

3.3 Rezidivprophylaxe affektiver Psychosen mit Lithium

W. GREIL und M. SCHÖLDERLE

Synopsis

1. Bei der Rückfallverhütung affektiver Psychosen wird zwischen *Erhaltungstherapie* (Verhinderung eines Rückfalles während der noch nicht vollständig abgeklungenen Krankheitsphase) und *Rezidivprophylaxe* (Verhinderung zukünftiger Phasen) unterschieden.
   Zur Erhaltungstherapie wird die in der depressiven bzw. manischen Verstimmung verabreichte Medikation weitergeführt. Zur Rezidivprophylaxe wird am häufigsten Lithium eingesetzt, dessen Wirksamkeit in einer Vielzahl von Studien nachgewiesen wurde. Daneben wurde aber auch die rezidivverhütende Effektivität anderer Medikamente geprüft (Antidepressiva, Neuroleptika, Antikonvulsiva).
2. Eine Indikation zu einer medikamentösen Rezidivprophylaxe ergibt sich, wenn eine hohe Rezidivfrequenz zu erwarten ist. Diese kann aufgrund des bisherigen Krankheitsverlaufes nur abgeschätzt werden.
   Bei den bipolaren affektiven Psychosen (mit manischen und depressiven Phasen) besteht eine höhere Rezidivfrequenz als bei unipolaren Depressionen (mit ausschließlich depressiven Phasen). Außerdem scheint die Rezidivfrequenz von der Anzahl und der Frequenz der bereits abgelaufenen Phasen und vom Alter bei Erstmanifestation der Erkrankung abhängig zu sein.
3. Die Wirksamkeit von Lithium bei der Rezidivverhütung uni- und bipolarer affektiver Psychosen wurde in neun kontrollierten Studien im Vergleich zu Plazebo bzw. zu keiner Medikation geprüft.
   Die Ergebnisse der Studien zeigen, daß für bipolare Psychosen die rezidivverhütende Wirksamkeit von Lithium gegenüber manischen Rezidiven als bewiesen gelten kann und gegenüber depressiven Rezidiven mit einer hohen statistischen Wahrscheinlichkeit nachgewiesen ist. Auch für unipolare Depressionen ist die prophylaktische Effektivität von Lithium ausreichend belegt.
4. Im Vergleich zu einer antidepressiven oder neuroleptischen Dauerbehandlung wurde bei bipolaren Psychosen eine eindeutige Überlegenheit von Lithium festgestellt.
   Bei unipolaren Depressionen liegen zur rezidivprophylaktischen Wirksamkeit von Lithium im Vergleich zu tri- und tetrazyklischen Antidepressiva widersprüchliche Befunde vor: In den meisten Studien wird stärkere oder zumindest gleiche, in einer Studie geringere Wirksamkeit von Lithium beschrieben.
5. In Studien, in denen der Krankheitsverlauf vor oder unter Lithium intraindividuell verglichen wurde, wurde in ca. 65–80% der behandelten Fälle ein Therapieerfolg beobachtet. Dieser zeigte sich in völliger Rezidivfreiheit („Response")

oder in einer Verminderung der Häufigkeit, des Schweregrades bzw. der Dauer der Rezidive („partielle Response"). Ein Therapieversagen („Non-Response") wurde bei ca. 20% der Patienten festgestellt.
6. In der zukünftigen Forschung zur Rezidivprophylaxe affektiver Störungen sollte auch der Einfluß von Lithium und anderer zur Prophylaxe eingesetzter Arzneimittel auf das Befinden im krankheitsfreien Intervall vergleichend untersucht werden. Weiterhin sollten die niedrigsten, noch prophylaktisch wirksamen Dosierungen ermittelt werden und die rezidivverhütende Effektivität intermittierender Behandlungsstrategien (z. B. Behandlung mit Psychopharmaka erst bei Auftreten von Frühsymptomen der Erkrankung) geprüft werden.

Einleitung

Der Bericht von Cade (1949) über die erfolgreiche Behandlung manischer Zustandsbilder mit Lithium veranlaßte eine Reihe von Forschern dazu, die Wirksamkeit von Lithium bei Manien zu überprüfen. Dabei wurde beobachtet, daß unter fortgesetzter Lithiumbehandlung erwartete weitere manische und depressive Phasen nicht auftraten (Noack u. Trautner 1951; Schou et al. 1954; Hartigan 1963; Baastrup 1964). Inzwischen ist die Rezidivverhütung bei affektiven Psychosen die bedeutendste Indikation von Lithium. Nach erfolgreicher Therapie der akuten Symptomatik einer affektiven Störung besteht das weitere Ziel der Behandlung darin, Rückfälle zu verhindern. Hierbei hat es sich als sinnvoll erwiesen, zwischen *Erhaltungstherapie* und *Rezidivprophylaxe* zu unterscheiden.

Erhaltungstherapie und Rezidivprophylaxe

Die *Erhaltungstherapie* beginnt, wenn die akute Symptomatik abgeklungen ist. Dabei wird von der Vorstellung ausgegangen, daß unter antidepressiver oder antimanischer Medikation die manifeste Symptomatik unterdrückt wird, der zugrundeliegende Krankheitsprozeß dagegen unbeeinflußt bleibt. Wenn nach Remission der Symptome die Behandlung abgebrochen wird - noch bevor der natürliche Krankheitsverlauf zum vollständigen Abklingen der Krankheitsphase geführt hat - kann es zum Wiederauftreten der Symptomatik kommen. Dies wurde in einer Reihe von Studien untersucht, in denen die Patienten nach einer erfolgreichen medikamentösen Behandlung einer depressiven Phase nach Zufallszuteilung entweder auf Plazebo umgesetzt oder weiter antidepressiv behandelt wurden. Der Beobachtungszeitraum betrug zwischen vier und zwölf Monaten.

Tabelle 1 zeigt die deutlich höhere Rückfallquote von Patienten, die Plazebo erhielten. Bei Patienten unter antidepressiver Erhaltungstherapie mit Amitriptylin oder Imipramin traten Rückfälle in 24% (in 27 von insgesamt 113 Fällen) auf. Für Plazebo dagegen ergab sich eine Rückfallquote von 56% (63 Rückfälle bei 113 Patienten). Da die meisten Rückfälle innerhalb weniger Monate nach Absetzen der aktiven Medikation auftraten, spricht dies dafür, daß es sich um Rückfälle in die „alte" Phase handelt und nicht um das Auftreten einer neuen Krankheitsphase.

Tabelle 1. Studien zur Erhaltungstherapie: Antidepressiva versus Plazebo

Autoren	Substanz	Dosis (mg)	Dauer (Monate)	n	Rückfälle (%)	Signifikanz[a]
Seagar u. Bird (1962)	Imipramin Plazebo	75	6	12 16	17 67	$p < 0.01$
Mindham et al. (1973)	Amitriptylin oder Imipramin Plazebo	75–150	6	50 42	22 50	$p < 0.01$
Prien et al. (1973b, zit. nach Prien 1983)	Imipramin Plazebo	50–200 (Median: 125)	4	38 39	37 67	$p < 0.05$
Coppen et al. (1978a)	Amitriptylin Plazebo	150	12	13 16	0 31	$p < 0.05$
Gesamt	Antidepressiva Plazebo			113 113	24 56	$p < 0.01$

[a] Fisher-Test

Obwohl für manische Phasen entsprechende Vergleichsuntersuchungen nicht vorliegen, wird auch nach Abklingen der manischen Symptomatik eine mehrmonatige Erhaltungstherapie (z. B. mit Lithium oder Neuroleptika) allgemein empfohlen.

In den Studien zur Erhaltungstherapie mit Antidepressiva wurden diese meist in Dosierungen verabreicht, die denen bei einer Akuttherapie entsprechen (s. Tabelle 1). Für die Praxis wird aber auch vorgeschlagen, die Dosis der Antidepressiva während der Erhaltungstherapie zu reduzieren und gegebenenfalls bei Wiederauftreten depressiver Symptome die Dosierung erneut rasch zu erhöhen (Hollister 1978).

Die *Rezidivprophylaxe* setzt im krankheitsfreien Intervall ein und dient dazu, das Auftreten zukünftiger Krankheitsphasen (Rezidive) zu verhüten.

Die Wirksamkeit von Lithium bei der Rezidivprophylaxe affektiver Störungen wurde in Studien mit Kontrollgruppen (Lithium im Vergleich zu Plazebo, Antidepressiva oder Neuroleptika) und in Studien mit intraindividuellem Vergleich (Krankheitsverlauf vor und unter Lithium) untersucht. Neuerdings wird auch die rezidivverhütende Effektivität von Antikonvulsiva geprüft (vgl. Kap. 5).

Nicht in all diesen Studien wurde der Unterschied zwischen einer symptomsuppressiven Erhaltungstherapie und einer rezidivprophylaktischen Langzeitbehandlung beachtet. Dies erklärt einen Teil der widersprüchlichen Befunde zur Effektivität einer medikamentösen Rezidivprophylaxe, da z. B. Lithium bei der Erhaltungstherapie depressiver Phasen wahrscheinlich weniger wirksam ist als bei der Rezidivverhütung.

Spontanverlauf affektiver Psychosen

Die Notwendigkeit einer Rezidivprophylaxe affektiver Psychosen ergibt sich aus Untersuchungen zum Spontanverlauf (Kraepelin 1909; Lundquist 1945; Stenstedt 1952; Perris 1966; Angst 1980, 1981a,b; Übersicht bei Zis et al. 1979). Die Studien zeigen übereinstimmend, daß affektive Psychosen rezidivierende Krankheiten sind.

Bipolare affektive Störungen (mit depressiven und manischen Phasen) weisen eine wesentlich höhere Rezidivfrequenz auf als unipolare Depressionen (mit ausschließlich depressiven Phasen) (Stenstedt 1952; Perris 1966, 1968; Zis u. Goodwin 1979; Angst 1980). Ein relativ milder Krankheitsverlauf mit maximal drei Phasen innerhalb eines Beobachtungszeitraumes von ca. 20 Jahren wurde bei den unipolaren Depressionen in 49% der Fälle beobachtet, bei den bipolaren Psychosen dagegen nur in 8% (Angst 1980). Demnach hatten während des Untersuchungszeitraumes 92% der bipolaren, aber nur 51% der unipolaren Patienten vier oder mehr Phasen durchgemacht.

Die Phasenfrequenz wird auch von der Anzahl der vorausgehenden Phasen beeinflußt: mit zunehmender Phasenzahl nimmt die Zyklusdauer (Abstand zwischen dem Beginn einer Phase bis zum Beginn der nächsten Phase) ab, d.h. die freien Intervalle werden im Verlauf der Erkrankung immer kürzer. Die mittlere Zyklusdauer reduziert sich vom ersten zum dritten Zyklus bereits auf die Hälfte (Angst 1980; Prien 1983). Die Länge eines Zyklus steht außerdem mit der Dauer des vorausgehenden Zyklus in Beziehung: je kürzer der Abstand zwischen den beiden letzten Phasen, desto rascher folgt die nächste Phase. Dies wurde bei bipolaren Psychosen beobachtet (Zis et al. 1980).

Weiterhin scheint die Rückfallfrequenz vom Alter der Patienten zum Zeitpunkt der ersten Krankheitsphase abhängig zu sein. Bei Beginn der unipolaren oder bipolaren affektiven Störungen im Alter von über 30 Jahren (Lundquist 1945; Zis u. Goodwin 1979) bzw. über 40 Jahren (Angst 1981 b) ist die Frequenz der Rezidive höher als bei niedrigerem Ersterkrankungsalter. Beispielsweise trat bei Patienten mit unipolarer Depression, die ihre erste Phase vor dem 20. Lebensjahr erlitten, die zweite Phase nach durchschnittlich sechs Jahren auf; bei Patienten mit Erstmanifestation zwischen dem 20. und 30. Lebensjahr nach fünf Jahren, zwischen 30 und 40 nach vier Jahren, zwischen 40 und 60 nach zwei Jahren. Bei Ersterkrankung nach dem 60. Lebensjahr entwickelte sich die zweite depressive Phase bereits nach durchschnittlich eineinhalb Jahren (Grof et al. 1974).

Zusammenfassend ergibt sich, daß ein hohes Rezidivrisiko insbesondere bei Patienten mit bipolaren affektiven Psychosen besteht. Weiterhin ist anscheinend die Rückfallfrequenz bei affektiven Störungen um so höher, je mehr Krankheitsphasen bereits abgelaufen sind, je kürzer die Abstände zwischen den beiden letzten Phasen waren und je älter die Patienten bei Erstmanifestation der Erkrankung waren.

Indikationskriterien für eine Rezidivprophylaxe

Eine medikamentöse Rezidivprophylaxe ist nur dann erforderlich, wenn eine hohe Rückfallfrequenz zu erwarten ist. Diese muß für den individuellen Fall abgeschätzt werden. Die Indikationsstellung kann sich somit lediglich auf einen Versuch gründen, den zukünftigen Krankheitsverlauf anhand von Prädiktoren vorherzusagen.

Angst (1981 a, b) hat aus einer 20jährigen Verlaufsuntersuchung an insgesamt 404 Patienten mit unipolaren und bipolaren affektiven Psychosen sowie mit schizoaffektiven Psychosen statistische Analysen zum Rückfallrisiko durchgeführt. Bei den Berechnungen wurde das Kriterium zugrundegelegt, daß eine medikamentöse Dauerbehandlung zur Rezidivprophylaxe gerechtfertigt ist, wenn in den folgenden fünf Jahren mindestens zwei weitere Krankheitsphasen auftreten („Katamnesekriterium").

Tabelle 2. Statistische Analyse zur Wertigkeit verschiedener Indikationskriterien für eine Rezidivprophylaxe (nach Angst 1981 b, modifiziert). Katamnesekriterium: 2 Phasen/5 Jahren, *unterstrichen:* Ergebnisse der empfohlenen Selektionskriterien

	Richtig erkannte Fälle[a] (Relativprozent)			Falsch positive Indikationen[b] (Relativprozent)		
	Selektionskriterium: $\geq$ 2 Phasen in			Selektionskriterium: $\geq$ 2 Phasen in		
	3 Jahren	4 Jahren	5 Jahren	3 Jahren	4 Jahren	5 Jahren
Unipolare Depression (n = 128)	42	45	<u>50</u>	13	16	<u>19</u>
Bipolare Psychose (n = 89)	56	<u>65</u>	67	15	<u>21</u>	27
Schizoaffektive Psychose (n = 139)	<u>43</u>	54	61	<u>20</u>	34	38

[a] (Patienten, die sowohl Selektions- wie auch Katamnesekriterium erfüllen, × 100): (alle Patienten, die Katamnesekriterium erfüllen)
[b] (Patienten, die Selektions-, aber nicht Katamnesekriterium erfüllen, × 100): (alle Patienten, die Katamnesekriterium nicht erfüllen)

Bei den bipolaren Störungen wird dieses Katamnesekriterium – zwei Phasen in den folgenden fünf Jahren – bereits nach der zweiten Krankheitsphase in 60% der Fälle erfüllt, bei den unipolaren Depressionen nach der dritten Phase in 50%.

Zum Erkennen besonders rückfallgefährdeter Patienten hat es sich als günstiger erwiesen, nicht von der absoluten Zahl der vorausgegangenen Phasen auszugehen, sondern von der Phasenfrequenz, d.h. von der Anzahl der Phasen während eines bestimmten Zeitraumes.

Tabelle 2 gibt die Wertigkeit der Selektionskriterien „mindestens zwei Phasen innerhalb von drei Jahren" bzw. innerhalb von vier und fünf Jahren wieder. In der Spalte „Richtig erkannte Fälle" ist der Anteil der Patienten angegeben, welche die Selektionskriterien erfüllen und tatsächlich in den folgenden fünf Jahren mindestens zwei Rückfälle zeigten. Zum Beispiel werden bei den bipolaren Psychosen mit dem Auswahlkriterium, daß mindestens zwei Phasen innerhalb von vier Jahren aufgetreten sein müssen (d.h. die vorausgehende Phase darf höchstens vier Jahre zurückliegen), 65% aller Patienten erkannt, die in fünf Jahren zwei weitere Phasen erleiden werden. Es werden aber auch 21% derjenigen Patienten, bei denen in den nächsten fünf Jahren nicht wenigstens zwei Phasen auftreten werden, zur Rezidivprophylaxe ausgewählt („falsch positive Indikation"; rechte Spalte der Tabelle). Dieser Prozentsatz an „Überbehandlung" kann aber in Kauf genommen werden, da auch diese Patienten höchstwahrscheinlich weitere Rezidive, wenn auch in größerem zeitlichen Abstand, erleiden werden.

Für die unipolaren Depressionen erwies sich das Selektionskriterium „mindestens zwei Phasen in fünf Jahren" als besonders günstig: 50 Relativprozent richtig erkannter Fälle bei 19 Relativprozent falsch positiver Indikationen. Für die schizoaffektiven Psychosen wird „$\geq$ 2 Phasen in drei Jahren" vorgeschlagen (Angst 1981a, b; vgl. Kap. 3.6, 6.1).

In die kontrollierten Studien zur Effektivität einer Lithiumprophylaxe wurden meist Patienten mit einer wesentlich höheren Phasenfrequenz aufgenommen; z.B. mit mindestens zwei Phasen in den zurückliegenden zwei Jahren oder mindestens drei Phasen in drei Jahren (Tabelle 3). Patienten, welche diese Auswahlkriterien erfüllen, haben ein sehr hohes Rezidivrisiko, und der Erfolg einer medikamentösen Rezidivverhütung kann bereits nach einer Beobachtungszeit von ein bis zwei Jahren hinlänglich beurteilt werden. Andererseits sind die Ergebnisse dieser Studien nicht ohne weiteres auf Patienten mit einem milderen Krankheitsverlauf und einer längeren Behandlungszeit übertragbar. In die nicht kontrollierten, katamnestischen Untersuchungen dagegen wurden auch Patienten einbezogen, bei denen seltener Phasen aufgetreten waren, und bei denen nach klinischen Kriterien die Indikation zu einer Lithiumprophylaxe gestellt wurde. Dabei wurden die Krankheitsverläufe vor und unter langjähriger Lithiumprophylaxe vergleichend ausgewertet. Obwohl diese Studien methodisch nicht den gleichen hohen Ansprüchen genügen wie kontrollierte Untersuchungen, können ihre Ergebnisse besser auf die klinische Praxis einer Lithiumdauerbehandlung übertragen werden.

Effektivität einer Lithiumprophylaxe: kontrollierte Studien

Lithium versus Plazebo

In neun kontrollierten Studien wurde die phasenprophylaktische Wirksamkeit von *Lithium im Vergleich zu Plazebo* (bzw. zu keiner Medikation) bei uni- und bipolaren affektiven Psychosen untersucht (Melia 1970; Baastrup et al. 1970; Coppen et al. 1971; Hullin et al. 1972; Cundall et al. 1972; Persson 1972; Prien et al. 1973a; Stallone et al. 1973; Dunner et al. 1976). Acht dieser Studien wurden unter Doppelblindbedingungen durchgeführt (Lithium- im Vergleich zu Plazebogruppen), bei einer Studie (Persson 1972) wurden sogenannte historische Kontrollen verwendet, d. h. Lithiumpatienten wurden Kontrollpatienten, die einige Jahre zuvor keine Lithiumprophylaxe erhalten hatten, zugeordnet und mit diesen verglichen („matched design"). Einzelheiten der Methodik und der Ergebnisse der Studien sind in Tabelle 3 dargestellt.

In den Untersuchungen zeigte sich, daß während der Beobachtungsperioden bis zu zwei Jahren statistisch signifikant weniger Patienten unter Lithium Rezidive erlitten als Patienten der Vergleichsgruppen. Lediglich in einer Studie (Melia 1970) konnten keine statistisch gesicherten Unterschiede (zugunsten von Lithium) nachgewiesen werden, was möglicherweise auf die geringen Fallzahlen (jeweils n = 9) zurückgeführt werden kann. Aber auch in dieser Studie fand sich ein deutlicher Hinweis auf die Wirksamkeit von Lithium: Die rückfallfreie Zeit betrug in der Lithiumgruppe durchschnittlich 433 Tage, in der Plazebogruppe dagegen nur 224 Tage (Melia 1970).

Für *bipolare affektive Psychosen* stellt sich die Frage, ob Lithium manische und depressive Rückfälle mit gleicher Wirksamkeit verhindern kann. Die Verhütung manischer Rezidive wurde in allen Studien nachgewiesen, in denen eine Differenzierung in manische und depressive Rückfälle vorgenommen wurde (Baastrup et al. 1970; Cundall et al. 1972; Prien et al. 1973a; Stallone et al. 1973; Dunner et al. 1976). Dagegen ist die rezidivprophylaktische Wirksamkeit von Lithium für die depressiven Rückfälle der manisch-depressiven Erkrankung weniger eindrucksvoll belegt. In allen Studien war die Häufigkeit depressiver Rezidive unter Lithium zwar geringer als unter Plazebo, in einigen Untersuchungen konnte dieser Unterschied aber statistisch nicht

Tabelle 3. Lithiumprophylaxe bei affektiven Psychosen: Lithium versus Plazebo

Autoren, Studienart	Auswahlkriterien RK: Rückfallkriterien	Dauer (Monate)	Lithiumserumkonzentration (mmol/l)	Diagnostische Gruppen	Medikation	n	Rückfälle gesamt	p^a	depressiv	p	manisch	p
Melia (1970) Therapieabbruch, doppelblind	beschwerdefreie Intervalle in den vergangenen 2 Jahren stets kürzer als 9 Monate Lithium seit mindestens 9 Monaten RK: nicht angegeben	24	nicht angegeben	bipolar und unipolar	Lithium	9	5 (56%)	n.s.	nicht angegeben		nicht angegeben	
					Plazebo	9	7 (78%)					
Baastrup et al. (1970) Therapieabbruch, doppelblind	≧ 2 Phasen/2 Jahre Lithium seit mindestens 1 Jahr RK: Zusatzmedikation oder stationäre Aufnahme	5	0,6–1,5	bipolar	Lithium	28	0 (0%)	< 0,001	0 (0%)	< 0,01	0 (0%)	< 0,01
					Plazebo	22	12 (55%)		6 (27%)		7 (32%)	
				unipolar	Lithium	17			0 (0%)	< 0,001		
					Plazebo	17			9 (53%)			
Coppen et al. (1971) Therapiebeginn, doppelblind	≧ 3 Phasen/3 Jahre, ≧ 3 Phasen/2 Jahre, ≧ 2 Phasen/1 Jahr bisher noch keine Lithiumbehandlung RK: Ambulante oder stationäre Krank-	– 28 ($\bar{x}$ = 74,8 Wochen)	0,7–1,2	bipolar	Lithium	16	3 (19%)	< 0,001	nicht angegeben		nicht angegeben	
					Plazebo	22	21 (95%)					
				unipolar	Lithium	11			2 (18%)	< 0,01		
					Plazebo	14			11 (79%)			

Autor	Einschlußkriterien	Dauer (Monate)	Serumspiegel (mmol/l)	Diagnose	Behandlung	N		p		p		p
Hullin et al. (1972) Therapie-abbruch, doppelblind	≧ 5 Phasen/5 Jahre Lithium mindestens seit 2 Jahren ohne stationäre Krank-heitsphase RK: nicht angegeben	6	0,6–1,4	bipolar und unipolar	Lithium	18	1 (6%)	< 0,05	nicht angegeben		nicht angegeben	
					Plazebo	18	6 (33%)					
Cundall et al. (1972) Therapie-abbruch, Crossover, nach 6 Monaten doppelblind	≧ 2 Phasen/ 3 Jahre Lithium seit 1–3 Jahren (x̄ = 2 Jahre, 5 Monate) RK: Zusatzmedikation oder stationäre Aufnahme	12	0,5–1,2	bipolar	Lithium	12	4 (33%)	< 0,05	3 (25%)	n.s.	1 (8%)	< 0,01
					Plazebo	12	10 (83%)		5 (42%)		9 (75%)	
				unipolar	Lithium	4			2 (50%)	n.s.		
					Plazebo	4			2 (50%)			
Stallone et al. (1973) Therapie-abbruch, oder Therapie-beginn, doppelblind	≧ 2 Phasen/2 Jahre Patienten teilweise bereits auf Lithium eingestellt (Dauer nicht angegeben) RK: Zusatzmedikation	24–28	0,8–1,3	bipolar	Lithium	25	11 (44%)	< 0,001	7 (28%)	n.s.	5 (20%)	< 0,01
					Plazebo	27	25 (93%)		13 (48%)		15 (56%)	

Tabelle 3 (Fortsetzung)

Autoren, Studienart	Auswahlkriterien RK: Rückfallkriterien	Dauer (Monate)	Lithiumserumkonzentration (mmol/l)	Diagnostische Gruppen	Medikation	n	Rückfälle gesamt	p^a	depressiv	p	manisch	p
Persson (1972) Therapiebeginn, "matched design"	≧ 1 Phase/2 Jahre bisher noch keine Lithiumbehandlung RK: Zusatzmedikation oder beträchtliche Stimmungsschwankungen	24	> 0,6	bipolar	Lithium	12	5 (42%)	< 0,05	4 (33%)	n.s.	5 (42%)	n.s.
					keine	12	11 (92%)		8 (67%)		6 (50%)	
				unipolar	Lithium	21			6 (29%)	< 0,01		
					keine	21			15 (71%)			
Prien et al. (1973a) Therapieabbruch, doppelblind	nach Hospitalisation wegen manischer Phase bereits auf Lithium eingestellt (Dauer nicht angegeben) RK: Zusatzmedikation oder stationäre Aufnahme	24	0,5–1,4	bipolar I	Lithium	101	43 (43%)	< 0,001	16 (16%)	n.s.	32 (32%)	< 0,001
					Plazebo	104	84 (80%)		27 (26%)		71 (68%)	
Dunner et al. (1976) Therapiebeginn, doppelblind	≧ 2 Phasen/2 Jahre bisher noch keine Lithiumbehandlung RK: nicht angegeben	nicht angegeben	0,8–1,2	bipolar II und „bipolar other" (bisher noch nie in stationärer Behandlung)	Lithium	16			9 (56%)	n.s.	1 (6%)	< 0,001
					Plazebo	24			12 (50%)		6 (25%)	

[a] Die Angaben zur statistischen Signifikanz (p-Werte) beziehen sich auf den Fisher-Test bzw. den χ^2-Test

gesichert werden (Cundall et al. 1972; Prien et al. 1973a; Stallone et al. 1973; Dunner et al. 1976).

Für *unipolare Depressionen* erwies sich in drei Studien Lithium im Vergleich zu Plazebo (bzw. zu keiner Medikation) als signifikant überlegen (Baastrup et al. 1970; Coppen et al. 1971; Persson 1972). In einer Untersuchung, in die allerdings jeweils nur vier Patienten einbezogen wurden, konnte kein Unterschied zwischen Lithium und dem Plazebopräparat nachgewiesen werden (Cundall et al. 1972).

Bei einer Auswertung der genannten neun kontrollierten Studien (s. Tabelle 3) berechnete Schou (1978) die Rückfallquote bei uni- und bipolaren Psychosen bezogen auf einen Behandlungszeitraum von einem Jahr. Für beide diagnostische Untergruppen ergab sich eine gleich gute prophylaktische Wirksamkeit von Lithium. Die Rückfallhäufigkeit betrug bei Patienten mit unipolaren Depressionen unter Lithium (n = 76) 22% und unter Plazebo (n = 77) 65%; bei Patienten mit bipolaren Verläufen unter Lithium (n = 180) 20% und unter Plazebo (n = 187) 73%.

Diese Zahlen belegen eindeutig, daß Lithium bei der Rückfallverhütung affektiver Psychosen einer Plazebo- bzw. einer Nichtbehandlung überlegen ist. Die angegebenen Häufigkeiten rückfälliger Patienten geben allerdings ein zu ungünstiges Bild über die Effektivität einer Lithiumprophylaxe. Denn die unter Lithium als „rückfällig" klassifizierten Patienten zeigten meist weniger und mildere Rezidive als die rückfälligen Patienten der Kontrollgruppen (Coppen et al. 1971; Cundall et al. 1972; Persson 1972; Prien et al. 1973a; Stallone et al. 1973; Dunner et al. 1976).

Lithium versus Antidepressiva/Neuroleptika

In insgesamt sieben kontrollierten Studien (z.T. mit Plazebogruppen) wurde die rezidivprophylaktische Wirksamkeit von *Lithium im Vergleich zu Antidepressiva* untersucht (Prien et al. 1973b; Coppen et al. 1976, 1978; Quitkin et al. 1981; Kane et al. 1982; Glen et al. 1984; Prien et al. 1984). Diese Studien sind in Tabelle 4 wiedergegeben.

Prien et al. (1973b) fanden, daß bei bipolaren Psychosen depressive Rückfälle durch Lithium und Imipramin günstig beeinflußt wurden, daß aber unter Imipramin vermehrt manische Rückfälle im Vergleich zu Lithium auftraten. Dies könnte auf die Provokation manischer Zustandsbilder durch das Antidepressivum oder aber auf dessen fehlende prophylaktische Wirksamkeit gegenüber manischen Rezidiven zurückgeführt werden. Von trizyklischen Antidepressiva wird angenommen, sie könnten Manien „induzieren" bzw. einen Umschlag vom depressiven zum manischen Pol einer bipolaren Psychose provozieren (Bunney 1978; Lewis u. Winokur 1982). Die Tatsache aber, daß in der Imipramingruppe nicht mehr manische Rückfälle auftraten als unter Plazebo, spricht gegen die Annahme einer Provokation manischer Rezidive und weist eher auf einen fehlenden prophylaktischen Schutz gegenüber manischen Rückfällen durch das Antidepressivum hin. Die Ergebnisse der Studie zeigen, daß Imipramin zur Phasenprophylaxe bipolarer Psychosen nicht empfohlen werden kann.

Bei den unipolaren Depressionen dagegen war Imipramin in dieser Studie ebenso wirksam wie Lithium und deutlich wirksamer als Plazebo (Prien et al. 1973b). Kane et al. (1982) dagegen fanden sowohl für bipolare wie auch für unipolare Psychosen nur Lithium prophylaktisch wirksam, Imipramin dagegen unterschied sich nicht wesentlich von Plazebo. Im Gegensatz dazu war in einer kürzlich durchgeführten Untersu-

Tabelle 4. Lithiumprophylaxe bei affektiven Psychosen: Lithium versus Antidepressiva (AD)/Neuroleptika (NL)

Autoren, Studienart	Auswahlkriterien RK: Rückfallkriterien	Dauer (Monate)	Lithiumserumkonzentration (mmol/l) AD-/NL-Dosis (mg/die)	Diagnostische Gruppen	Medikation	n	Rückfälle gesamt	p^a	depressiv	p	manisch	p
Prien et al. (1973b) doppelblind	≧ 2 Phasen/2 Jahre, ≧ 3 Phasen/5 Jahre nach Hospitalisation wegen depressiver Phase	24	0,5–1,4 150–200	bipolar	Lithium	18	9 (50%)		4 (22%)		2 (11%)	
					Imipramin	13	11 (85%)	b	4 (31%)	b	7 (54%)	b
					Plazebo	13	12 (92%)		8 (62%)		5 (38%)	
	bereits auf Lithium oder Imipramin eingestellt (Dauer nicht angegeben) RK: Zusatzmedikation oder stationäre Aufnahme			unipolar	Lithium	27			17 (63%)			
					Imipramin	25			14 (56%)			
					Plazebo	26			24 (92%)			
Coppen et al. (1976) doppelblind	≧ 3 Phasen Lithium seit mindestens 1 Jahr RK: Erhöhung des „affective morbidity index"	12	0,8–1,2 150	bipolar	Lithium	4			1 (25%)	n.s.		
					Maprotilin	1			1 (100%)			
				unipolar	Lithium	12			3 (25%)	<0,05		
					Maprotilin	8			6 (75%)			
Coppen et al. (1978b) doppelblind	≧ 3 Phasen Patienten größtenteils auf Lithium eingestellt (Dauer nicht angegeben) RK: Erhöhung des „affective morbidity	18	0,8–1,2 60–90	unipolar	Lithium	15			0 (0%)	<0,01		
					Mianserin	13			7 (54%)			

Studie	Einschlusskriterien	Dauer	Dosierung	Typ	Medikation	n	Rezidive gesamt	Sig.	Depressive Phasen	Sig.	Manische Phasen	Sig.
Ahlfors et al. (1981) randomisiert, offen	≥ 3 Phasen/5 Jahre z.Zt. keine prophylaktische Behandlung RK: Zusatzmedikation	18	0,8–1,0 / 10–20 mg i.m. in dreiwöchigen Abständen	bipolar	Lithium Flupentixol	14 19	0,6c 0,64c	n.s.	nicht angegeben		nicht angegeben	
Quitkin et al. (1981) doppelblind	Euthymie seit mindestens 6 Wochen RKd: „major depressive disorder" ≥ 1 Woche, „minor depressive disorder" ≥ 4 Wochen, „mania", „hypomania" ≥ 1 Woche	19 (x̄)	0,8–1,2 / 100–150	bipolar I	Lithium + Imipramin Lithium	37 38	12 (32%) 8 (21%)	n.s.	3 (8%) 4 (11%)	n.s.	9 (24%) 4 (11%)	n.s.
Kane et al. (1982) doppelblind	≥ 2 Phasen/7 Jahre Euthymie von 6 Monaten RKe: „major depressive disorder" ≥ 1 Woche, „minor depressive disorder" ≥ 4 Wochen, „mania", „hypomania" ≥ 1 Woche	11 (x̄)	0,8–1,2 / 100–150	bipolar II	Lithium + Imipramin Lithium Imipramin Plazebo	6 4 5 7	1 (17%) 1 (25%) 3 (60%) 5 (71%)	f	1 (17%) 1 (25%) 2 (40%) 4 (57%)		0 (0%) 0 (0%) 1 (20%) 1 (14%)	f
				unipolar	Lithium + Imipramin Lithium Imipramin Plazebo	8 7 6 6	1 (13%) 2 (29%) 5 (83%) 6 (100%)		1 (13%) 2 (29%) 4 (67%) 6 (100%)		0 (0%) 0 (0%) 1 (17%) 0 (0%)	
Glen et al. (1984) doppelblind	I: > 1 Phase/5 Jahre II: 1 Phase/5 Jahre zusätzlich abgeklungene Indexphase RK: Zusatzmedikation (mit Ausnahme von Benzodiazepinen zur Nacht)	– 36	– 1,2 / 150	unipolar	I: Lithium Amitriptylin II: Lithium Amitriptylin Plazebo	57 50 12 8 9	39 (68%) 32 (64%) 5 (42%) 4 (50%) 8 (89%)	n.s.	69 depressive und 2 manische Phasen 16 depressive und 1 manische Phase	g		

Tabelle 4 (Fortsetzung)

Autoren, Studienart	Auswahlkriterien RK: Rückfallkriterien	Dauer (Monate)	Lithiumserumkonzentration (mmol/l) AD-/NL-Dosis (mg/die)	Diagnostische Gruppen	Medikation	n	Rückfälle gesamt	p^a	depressiv	p	manisch	p
Prien et al. (1984) doppelblind	≧ 1 Phase/2½ Jahre derzeitige Indexphase[e]: „major depressive disorder", „manic disorder" RSDM ≧ 7 GAS ≦ 60 RK: wie Auswahlkriterien	26	0,45–1,1 ($\bar{x} = 0,75$) 75–150 ($\bar{x} = 132$)	bipolar	Lithium + Imipramin	36	(67%)		(22%)		(28%)	
					Lithium	42	(67%)		(29%)		(26%)	
					Imipramin	36	(92%)		(28%)		(53%)	
				unipolar	Lithium + Imipramin	38	(53%)		(26%)	[h]	(5%)	[h]
					Lithium	37	(73%)		(57%)		(0%)	
					Imipramin	39	(49%)		(33%)		(8%)	
					Plazebo	34	(79%)		(65%)		(6%)	

[a] Die statistischen Signifikanzen (p-Werte) beziehen sich bei fehlenden Angaben auf den Fisher-Test bzw. χ^2-Test
[b] Wirksamkeit: bipolar: Rückfälle gesamt: Lithium vs Imipramin: $p = 0,02$; Lithium vs Plazebo: $p = 0,02$; Imipramin vs Plazebo: n.s.
  Rückfälle depressiv: keine signifikanten Unterschiede
  Rückfälle manisch: Lithium vs Imipramin: $p = 0,02$; Lithium vs Plazebo: n.s.; Imipramin vs Plazebo: n.s.
  unipolar: Lithium vs Plazebo: $p < 0,02$; Lithium vs Imipramin: n.s.
[c] Mittlere Phasenzahl/Patient/Jahr: Vor und unter Studienmedikation kein signifikanter Unterschied
[d] Nach DSM III, Diagnostisches und statistisches Manual psychischer Störungen
[e] Nach RDC, Research Diagnostic Criteria
[f] Wirksamkeit: Lithium > Plazebo; Lithium > Imipramin; Lithium = Lithium + Imipramin; Imipramin = Plazebo
  Effekt von Lithium, Varianzanalyse:
    bipolar II: Rückfälle gesamt: $< 0,05$ unipolar: Rückfälle gesamt: $< 0,001$
    Rückfälle depressiv: n.s.   Rückfälle depressiv: $< 0,001$
  Manische Rückfälle, Lithium vs Nicht-Lithium: $p < 0,02$ (Fisher-Test)
[g] Wirksamkeit: Lithium = Amitriptylin; Lithium, Amitriptylin vs Plazebo: $p = 0,025$ (logarithmic rank test)
[h] Wirksamkeit: bipolar: Rückfälle depressiv: Lithium = Imipramin   ⎫ Lithium = Lithium + Imipramin
  Rückfälle manisch: Lithium > Imipramin: $p < 0,05$ ⎬ Lithium + Imipramin
  unipolar: Imipramin > Lithium $p < 0,05$: Imipramin = Imipramin + Lithium

chung Imipramin bei unipolaren Depressionen wirksam, Lithium dagegen einer Plazebobehandlung nicht überlegen (Prien et al. 1984).

Diese widersprüchlichen Ergebnisse sind vermutlich durch unterschiedliche Patientenauswahl und unterschiedlichen Studienablauf bedingt. Kane et al. (1982) schlossen nur solche Patienten in ihre Untersuchung ein, die eine vollständige Remission der Erkrankung zeigten. Diese mußten vor Studienbeginn ein beschwerdefreies Intervall von mindestens sechs Monaten aufweisen. In dieser Studie wurde somit eindeutig die rezidivprophylaktische Wirksamkeit der untersuchten Medikamente (Lithium, Imipramin, Plazebo) verglichen. Prien et al. (1984) dagegen nahmen in ihre Untersuchung Patienten auf, deren depressive Phase („Indexepisode") noch nicht abgeklungen war, und die zum großen Teil eine vollständige Remission nicht erreichten. In dieser Untersuchung sind symptomsuppressive Erhaltungstherapie und Rezidivprophylaxe nicht klar zu trennen.

Lithium ist entsprechend den Befunden dieser Studien bei der Rezidivprophylaxe unipolarer Depressionen mit guter Remission wirksamer als Plazebo (Kane et al. 1982) und weist vermutlich eine stärkere oder zumindest gleich starke Wirksamkeit wie Imipramin auf (Prien et al. 1973b; Kane et al. 1982). Bei der Erhaltungstherapie und möglicherweise auch bei der Rezidivverhütung depressiver Zustände mit Tendenz zu chronifizierendem Verlauf dagegen scheint Lithium weniger effektiv zu sein als das Antidepressivum Imipramin (Prien et al. 1984). Außerdem könnte der Schweregrad der Indexepisode für den Therapieerfolg von Bedeutung sein. In der Studie von Prien et al. (1984) waren Lithium und Imipramin im Anschluß an eine mäßig ausgeprägte, depressive Verstimmung vergleichbar gut wirksam, beide Substanzen waren effektiver als Plazebo. Wenn dagegen eine schwere Indexepisode vorausgegangen war, zeigte Lithium keine bessere phasenprophylaktische Wirksamkeit als Plazebo und war somit Imipramin deutlich unterlegen.

Im Vergleich zu Amitriptylin war Lithium bei unipolaren Depressionen gleich wirksam, beide Medikamente verhinderten signifikant mehr depressive Rückfälle als das Plazebopräparat (Glen et al. 1984). Maprotilin und Mianserin dagegen waren in je einer Studie ohne Plazebovergleichsgruppe bei der Prophylaxe unipolarer Depressionen weniger wirksam als Lithium (Coppen et al. 1976, 1978).

Eine Kombination von Lithium und Imipramin wurde in drei Doppelblindstudien mit den Einzelsubstanzen verglichen (Quitkin et al. 1981; Kane et al. 1982; Prien et al. 1984). Diesen Untersuchungen liegt die Überlegung zugrunde, daß Lithium manische Rezidive verhindere, und Imipramin die Wirksamkeit von Lithium bei der Verhütung depressiver Rezidive verstärken könne. Die Kombinationsbehandlung zeigte aber – sowohl für unipolare wie auch für bipolare Psychosen – in keiner der drei Untersuchungen signifikant bessere Ergebnisse.

Zum *Vergleich von Lithium mit Neuroleptika* bei bipolaren Psychosen liegt bislang nur eine kontrollierte Studie vor. Ahlfors et al. (1981) konnten weder für Lithium noch für Flupentixol (als Depotpräparat) eine Wirksamkeit nachweisen (s. Tabelle 4). Die Phasenfrequenz der bipolaren Psychosen blieb auch nach Einstellung auf Lithium bzw. Flupentixol unverändert hoch, was die Autoren auf die Selektion prognostisch besonders ungünstiger Fälle zurückführten. In derselben Arbeit (Ahlfors et al. 1981) wird auch von einer offenen Untersuchung (ohne Kontrollgruppen) berichtet, in die 93 Patienten mit bipolaren Psychosen einbezogen waren. Flupentixol bewirkte eine Abnahme der manischen Morbidität und eine Zunahme depressiver Verstimmungen.

Flupentixol könnte somit bestenfalls für Patienten, die vorwiegend an manischen Phasen erkranken, eine Alternative zu Lithium darstellen (z. B. bei Unwirksamkeit oder Unverträglichkeit von Lithium oder bei Noncompliance). Über die Phasenprophylaxe affektiver Psychosen mit Neuroleptika liegen aber noch keine hinreichenden Erfahrungen vor.

Zusammenfassend zeigen die kontrollierten Studien, daß die rezidivprophylaktische Wirksamkeit von Lithium bei bipolaren affektiven Psychosen gegenüber manischen Rezidiven als bewiesen gelten kann und gegenüber depressiven Rückfällen mit hoher statistischer Wahrscheinlichkeit nachgewiesen wurde (Davis 1976). Trotz einiger widersprüchlicher Ergebnisse ist auch die Effektivität von Lithium bei der Prophylaxe unipolarer Depressionen ausreichend belegt.

Im Vergleich zu einer antidepressiven oder neuroleptischen Dauerbehandlung wurde bei bipolaren Psychosen eine eindeutige Überlegenheit einer Lithiumprophylaxe festgestellt. Bei unipolaren Depressionen liegen zur rezidivprophylaktischen Wirksamkeit von Lithium im Vergleich zu tri- und tetrazyklischen Antidepressiva widersprüchliche Befunde vor: In den meisten Studien wird stärkere oder zumindest gleiche, in einer Studie geringere Wirksamkeit von Lithium beschrieben.

Bei der Bewertung der teilweise widersprüchlichen Studienergebnisse müssen die vielfältigen methodischen Probleme von Langzeitstudien zur Rezidivprophylaxe berücksichtigt werden. Die Ergebnisse werden von der Patientenauswahl, den Rückfallkriterien und von der Dauer der Beobachtungsperioden beeinflußt. Vor allem aber hängt die Gültigkeit der Befunde davon ab, daß die Patienten der Untersuchungs- und Kontrollgruppen ein vergleichbares Rezidivrisiko aufweisen (Angst u. Müller-Oerlinghausen 1980; Grof et al. 1970).

Katamnestische Untersuchungen

In einer großen Zahl von Studien wurden die Krankheitsverläufe intraindividuell vor und unter einer Lithiumprophylaxe verglichen („Spiegelmethode"). Diese Untersuchungen geben Aufschluß über die Wirkungen langjähriger Lithiumtherapie in breiter klinischer Anwendung und zeigen, daß in der Wirksamkeit einer Lithiumprophylaxe ausgeprägte Unterschiede zwischen verschiedenen Patienten bestehen.

Baastrup u. Schou (1967) veröffentlichten die erste große Untersuchung, in der im intraindividuellen Vergleich die Wirksamkeit von Lithium ermittelt wurde. 88 Patienten, die in den letzten zwei Jahren vor Behandlungsbeginn mindestens zwei manische oder depressive Phasen durchgemacht hatten, wurden ein bis fünf Jahre mit Lithium behandelt. Unter Lithium kam es zu einem statistisch hochsignifikanten Abfall der durchschnittlichen Phasenfrequenz: von 1,55 auf 0,20 Phasen pro Jahr. Dies bedeutet, daß die Patienten während der Kontrollperiode vor Lithium durchschnittlich alle acht Monate, während der Lithiumperiode dagegen durchschnittlich nur alle 60 Monate ein Rezidiv erlitten. Als Phasen (Rezidive) wurden hierbei Zustände definiert, die eine Klinikaufnahme oder eine ständige, häusliche Überwachung erforderlich machten. Auch die Häufigkeit hypomaner und subdepressiver Zustandsbilder, die bei vielen Patienten zwischen den Krankheitsphasen auftraten, wurden unter Lithium vermindert.

Die individuellen Krankheitsverläufe (Abb. 1) zeigen, daß unter Lithium nur bei einem Teil der Patienten völlige Rezidivfreiheit erzielt wurde.

Bei 18 der 88 Patienten traten auch während der Lithiumbehandlung Krankheitsphasen auf. Deren Dauer war jedoch im Vergleich zur Kontrollperiode signifikant kürzer: durchschnittlich 1,2 Monate im Vergleich zu 2,2 Monaten.

In einigen Fällen wurde die prophylaktische Wirksamkeit von Lithium erst innerhalb einer ein- bis zweijährigen Therapie erzielt. Als Beispiele seien die Fälle 26 09 18 und 03 03 24 genannt. Die Zahlen beziehen sich auf das Geburtsdatum der nach dem Alter geordneten Patienten (Spalte a, Abb. 1). Weiterhin berichteten viele Patienten im ersten Jahr der Lithiumbehandlung – meist zum Zeitpunkt erwarteter Krankheitsphasen – noch über Prodromalsymptome der Erkrankung, z. B. über innere Unruhe oder gedrückte Stimmungslage, ohne daß es dann zum Ausbruch der Krankheitsphase kam.

Bei 25 Patienten wurde die Lithiumtherapie unterbrochen. Bei 22 von diesen traten durchschnittlich 3,2 Monate nach Absetzen von Lithium Rezidive auf (Fallbeispiele: 22 10 03, 17 09 34 und 22 05 44). Diese Rezidive können als weiterer Hinweis auf die Wirksamkeit der Behandlung gewertet werden.

Die Studie wurde aus methodischen Gründen (nicht-blinde Untersuchung, keine Kontrollgruppe) heftig kritisiert (Blackwell u. Shepherd 1968; Editorial 1969). Dennoch belegen die Ergebnisse der Untersuchung eindeutig einen günstigen Einfluß von Lithium auf den Krankheitsverlauf affektiver Psychosen, wobei der Behandlungserfolg bei manisch-depressiven Psychosen und bei rezidivierenden unipolaren Depressionen gleich stark ausgeprägt war. Lediglich bei atypischen, den sogenannten schizoaffektiven Psychosen (rezidivierende manische und depressive Phasen, nicht stimmungskongruente Wahninhalte), war der therapeutische Effekt deutlich geringer (s. Abb. 1).

Angst et al. (1970) verglichen ebenfalls bei ein und derselben Patientengruppe die Krankheitsverläufe während einer Lithiumtherapie und während einer gleich langen Kontrollperiode vor Einsetzen der Behandlung. Die Studie wurde in drei Kliniken in der Schweiz, in der ČSSR und in Dänemark an insgesamt 244 Patienten durchgeführt. Die durchschnittliche Dauer der Kontroll- und Behandlungsperiode betrug jeweils ca. 1, 1½ und 4 Jahre. Bei Patienten mit manisch-depressiven Psychosen (n = 114), mit rezidivierenden unipolaren Depressionen (n = 58) und mit schizoaffektiven Psychosen (n = 72) verringerte sich unter Lithium die Anzahl der Krankheitsphasen um 63%, 73% bzw. 39%, die Zahl der stationären Aufnahmen ging um 64%, 71% und 31% zurück. Als Krankheitsphasen wurden hierbei psychotische Zustände definiert, die Klinikaufnahme, häusliche Überwachung oder zusätzliche Behandlung erforderlich machten. Mit Hilfe multipler Regressionsanalysen wurde auch der Einfluß von Lithium auf die Länge der Zyklen (Abstände zwischen dem Beginn zweier aufeinanderfolgenden Phasen) und auf die Phasendauer berechnet. Wiederum war die Wirkung von Lithium bei Patienten mit bipolaren und mit unipolaren affektiven Psychosen gleich stark ausgeprägt, bei Patienten mit schizoaffektiven Psychosen dagegen weniger deutlich (Verlängerung der Zyklen um 61%, 71% bzw. 30%). Eine Verkürzung der Phasendauer konnte nur für Patienten mit bipolaren affektiven Störungen statistisch nachgewiesen werden.

Felber (1979, 1981) berichtete über die Behandlungsergebnisse bei 623 Patienten, die zwischen sechs Monaten und acht Jahren (Mittelwert: 23 Monate) mit Lithium behandelt wurden. Die besondere Bedeutung dieser Studie liegt darin, daß es sich um ein gemeinsames Erhebungsprogramm 31 psychiatrischer Einrichtungen in der DDR handelt, und die untersuchten Patienten repräsentativ sein dürften für alle Patienten,

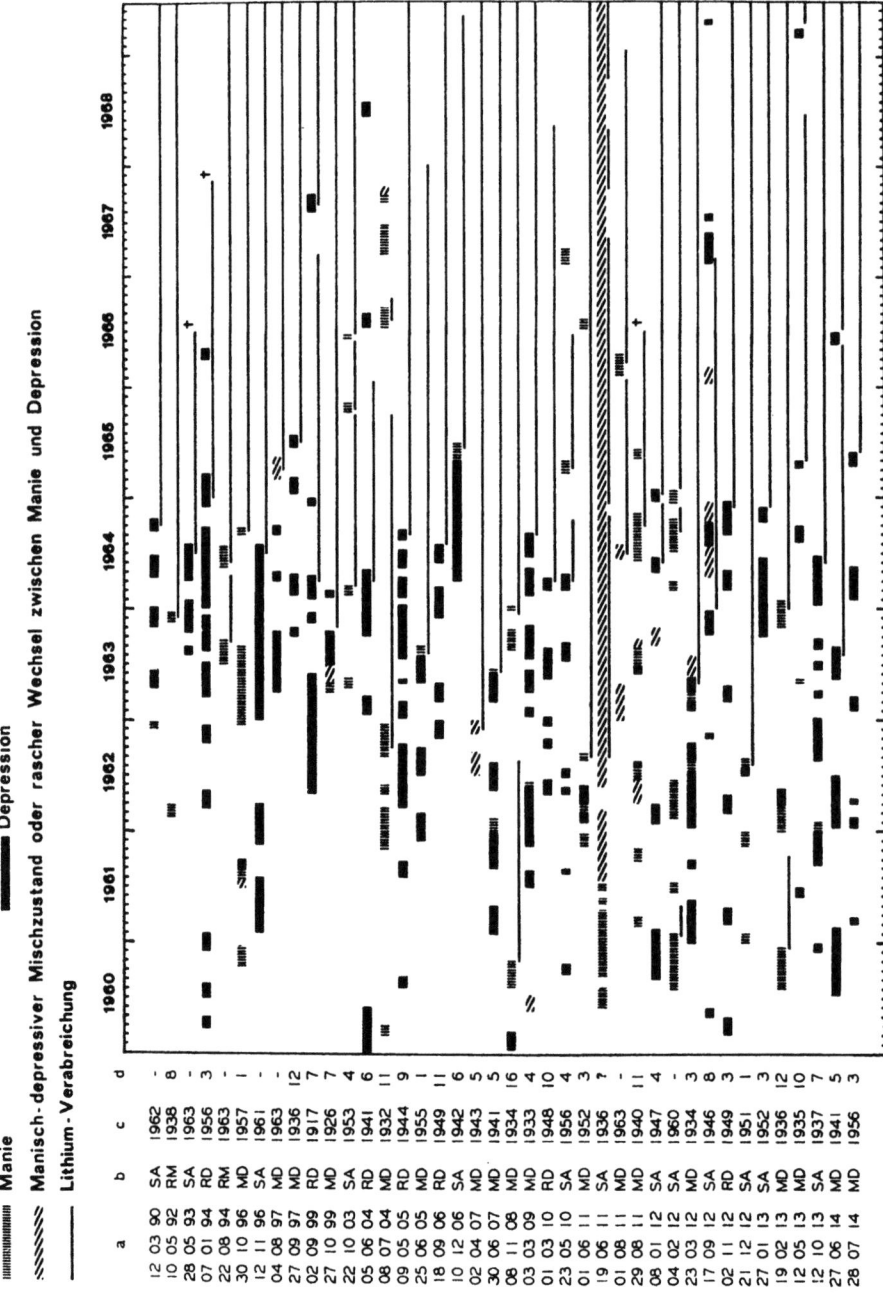

Abb. 1. Schematische Darstellung der Krankheitsgeschichten, die im Jahre 1967 erstmals von Baastrup u. Schou (1967) beschrieben wurden. Die Verläufe wurden bis zum 1.7.1969 weiterverfolgt; ein Fall wurde in Folge Revision der Diagnose nicht mehr berücksichtigt. In *Spalte a* ist das Geburtsdatum des Patienten vermerkt; die Probanden wurden altersmäßig geordnet. In *Spalte b* ist die Diagnose angegeben (*MD* bipolare manisch-depressive Psychosen; *RM* monopo-

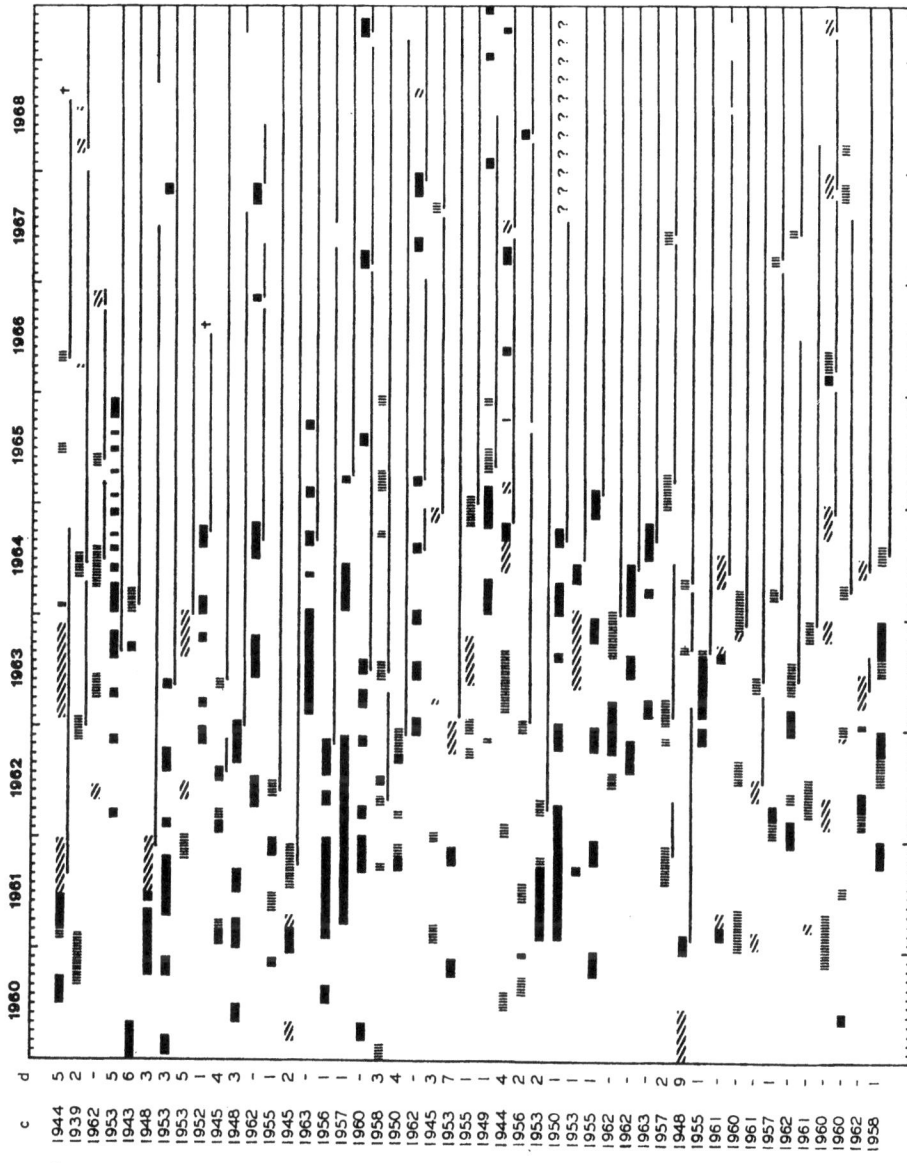

lare periodische Manien; *RD* monopolare periodische Depressionen; *SA* zykloide schizoaffektive Psychosen). *Spalte c*: Jahr, in dem die erste manische oder depressive Phase auftrat. *Spalte d*: Zahl der Phasen vor dem 1.1.1960. – Die graphischen Symbole sind am linken oberen Rand der Abbildung erklärt. (Aus Schou 1971)

Tabelle 5. Klinische und soziale Parameter bei 623 Patienten vor und während einer Lithiumbehandlung. (Nach Felber 1981)

	Kontrollperiode	Therapieperiode
Gesamtzahl der Krankheitsphasen	993	157
bezogen auf 1 Patient	1,59	0,25
subklinische Phasen	378	410
bezogen auf 1 Patient	0,61	0,66
Rezidivfreiheit (%)	1,3[a]	56,9
Episodendauer (Wochen)	16,48	8,25
Stationäre Behandlung (Wochen/Patient/Jahr)	5,4	2,0
Ambulante Arbeitsunfähigkeit[b] (Wochen/Patient/Jahr)	2,6	1,3

[a] Die Behandlungsindikation ergab sich bei diesen Patienten aus dem der Kontrollperiode vorangegangenen Krankheitsverlauf
[b] Arbeitsunfähigkeit bei ambulanter Behandlung

die in der DDR zwischen 1968 und 1973 Lithiumsalze zur Rezidivprophylaxe affektiver und schizoaffektiver Psychosen erhielten.

Tabelle 5 zeigt die wichtigsten Ergebnisse, die bei den Patienten mit bipolaren (n = 345) bzw. unipolar-manischen (n = 29), mit unipolar-depressiven (n = 209) und mit schizoaffektiven (n = 40) Psychosen gewonnen wurden.

Während der Lithiumbehandlungsperioden ging die Gesamtzahl der Krankheitsphasen im Vergleich zu den jeweils gleich langen Kontrollperioden (vor Lithium) um 84% zurück. Als Phasen wurden manische oder depressive Zustände bezeichnet, die meist zur stationären Aufnahme oder zumindest zur Arbeitsunfähigkeit führten. Dagegen zeigte sich in dieser Studie ein leichter (statistisch nicht signifikanter) Anstieg der Häufigkeit von subklinischen Phasen in der Therapie- im Vergleich zur Kontrollperiode. Das bedeutet, daß bei einzelnen Patienten, bei denen unter einer Lithiumtherapie das Auftreten von Krankheitsepisoden nicht vollständig verhindert werden konnte, zumindest eine Abschwächung der Symptomatik auf hypomanische bzw. subdepressive Zustandsbilder erreicht werden konnte. Die mittlere Episodendauer, d.h. die Dauer der Krankheitsphasen bzw. der subklinischen Phasen, verringerte sich unter Lithium um 50%, die Dauer der stationären Behandlungen um 63%. Die durchschnittliche Dauer der Arbeitsunfähigkeit während ambulanter Behandlungen wurde unter Lithium um 50% vermindert. Der Einfluß von Lithium auf die untersuchten Parameter war bei Patienten mit uni- und bipolaren Störungen gleich günstig, bei Patienten mit schizoaffektiven Psychosen dagegen weniger stark ausgeprägt.

In der Studie, in der neben medizinischen auch soziale und ökonomische Parameter erfaßt wurden, konnte Felber nachweisen, daß einer Lithiumprophylaxe große sozial-rehabilitative Bedeutung zukommt (z.B. für Ausbildung, Beruf, Familie). Die Kosten, die sich aus einer rezidivierenden Erkrankung ergeben (Kosten für Medikamente, ambulante und stationäre Behandlungen, für Arbeitsunfähigkeit und Invalidität; Verlust an produziertem Nationaleinkommen), wurden durch Lithium im Vergleich zur Kontrollperiode um 60% gesenkt (Felber 1979; Felber et al. 1981).

Aus den Angaben von Felber (1979, 1981) läßt sich ableiten, in welchem Prozentsatz der Fälle ein Therapieerfolg erzielt wurde (Tabelle 6).

57% der Patienten waren während der Lithiumbehandlung rezidivfrei, d.h. es traten weder Krankheitsphasen noch subklinische Phasen auf. Bei 15% wurden nur

Tabelle 6. Effektivität einer Lithiumprophylaxe: Katamnestische Untersuchungen

	n	Diagnosen bipolare/ unipolare/ SA[a] (n)	Dauer der Behandlung	mittlerer Lithium-serumspiegel (mmol/l)	Behandlungserfolg (%)		
					sehr gut	partiell	gesamt
Felber (1979, 1981)	623	374/209/40	23 Monate (6 Monate bis 8 Jahre)	0,81	57	15	72
Kukopulos u. Reginaldi (1980)	301	213/88/—	3½ Jahre (1–9 Jahre)	—[b]	46	33	79
Sarantidis u. Waters (1981)	46	37/—/9	50,9 Monate (2–8½ Jahre)	0,75[c]	67	13	80
Smigan (1985)	63	23/27/13	Median: 27,3 Monate (12–24 Monate)	0,63	43	21	64
Lithiumambulanz der Psychiatrischen Univ. Klinik München	102	48/26/28	5,4 Jahre (1–13 Jahre)	0,69	24	52	76

[a] SA = schizoaffektive Psychose
[b] Bei „poor response" > 0,80 mmol/l, sonst beliebig
[c] Mittelwert für Patienten mit sehr gutem Behandlungserfolg

subklinische Phasen beobachtet, wobei bei dieser Angabe nur Fälle gewertet wurden, die in der Kontrollperiode Krankheitsphasen aufwiesen. Hieraus ergibt sich ein sehr guter oder guter Behandlungserfolg bei ca. 70% der Fälle. Krankheitsphasen unter Lithium traten nur bei 16,4% der Patienten auf. Dies spricht dafür, daß sogar bei insgesamt ca. 80% ein Behandlungserfolg oder zumindest ein partielles Therapieansprechen erreicht wurde.

Ähnliche Ergebnisse über die Effektivität von Lithium berichteten Kukopulos u. Reginaldi (1980). Es wurden retrospektiv die Krankheitsverläufe von 301 Patienten mit affektiven Psychosen (213 mit bipolaren, 88 mit unipolar-depressiven Störungen) untersucht, die mindestens ein Jahr mit Lithium zur Rezidivprophylaxe behandelt worden waren (1–9 Jahre; Mittelwert 3½ Jahre).

139 Patienten (46%) sprachen innerhalb eines Jahres auf Lithium an, d.h. nach diesem Zeitraum traten keine Rezidive mehr auf (guter Therapieerfolg). Bei 100 Patienten (33%) wurden auch nach Ablauf eines Jahres noch Rezidive beobachtet, die einzelnen Phasen waren aber in ihrer Intensität abgeschwächt und/oder verkürzt (partieller Behandlungserfolg). 62 Patienten (21%) erlitten unter Lithium weiter Rezidive mit gleichem Schweregrad wie vor Beginn der Lithiumbehandlung. Dies wurde als ungenügendes Therapieansprechen („poor response") gewertet. Kriterien zur Beurteilung von Rezidiven wurden von den Autoren nicht angegeben. Ungenügender Behandlungserfolg zeigte sich bei Patienten mit unipolaren Depressionen in 2%, bei Patienten mit bipolaren Psychosen dagegen in 28%. Fälle mit schizoaffektiven Psychosen waren in die Untersuchung nicht einbezogen worden.

Eine Auswertung der Krankenunterlagen der Lithiumambulanz der Psychiatrischen Klinik der Universität München erbrachte bei 102 Patienten (26 mit unipolaren,

48 mit bipolaren und 28 mit schizoaffektiven Psychosen) einen Behandlungserfolg in 76% der Fälle. (Ein Teil der Auswertung ist in Haag et al. 1984 dargestellt.) Die Patienten waren mindestens seit einem Jahr mit Lithium behandelt, im Mittel seit 5½ Jahren. Die Krankheitsverläufe vor Lithium (seit Erstmanifestation der Erkrankung) und unter Lithium wurden verglichen. Bei 24% der Patienten (n = 24) konnte ein sehr gutes Therapieansprechen festgestellt werden: Es waren keine stationären Behandlungen unter Lithium erforderlich, und in den letzten 12 Monaten vor dem Untersuchungszeitpunkt wurden zusätzlich zu Lithium keine Antidepressiva oder Neuroleptika gegeben. Bei 52% (n = 53) lag ein partieller Behandlungserfolg vor: Wegen subklinischer Phasen mußten im letzten Jahr vor Untersuchung Zusatzmedikamente verordnet werden. Stationäre Behandlungen waren bei dieser Gruppe ebenfalls nicht mehr notwendig (bei 40 Patienten) bzw. die Häufigkeit stationärer Aufnahmen pro Jahr konnte unter Lithium deutlich vermindert werden (im Mittel um mehr als 90%). Mangelnder Therapieerfolg zeigte sich bei Patienten mit bipolaren und schizoaffektiven Psychosen häufiger als bei solchen mit unipolaren Depressionen (39%, 32% bzw. 3%).

Sarantidis u. Waters (1981) und Smigan (1985) fanden einen therapeutischen Erfolg einer Lithiumprophylaxe bei 80% bzw. 64% ihrer Patienten.

Die katamnestischen Untersuchungen, deren Ergebnisse in Tabelle 6 dargestellt sind, zeigen, daß ein Behandlungserfolg bei einer Lithiumprophylaxe bei ca. 65–80% der Patienten beobachtet wird. Die mittleren Lithiumserumspiegel liegen bei diesen neueren Studien niedriger als bei den früher durchgeführten, kontrollierten Untersuchungen (vgl. Tabellen 3, 4).

Die rezidivverhütende Wirksamkeit von Lithium scheint mit der Dauer der Behandlung zuzunehmen. Baastrup u. Schou (1967) stellten in ihrer Untersuchung fest, daß sich der volle prophylaktische Effekt von Lithium erst nach einigen Monaten bis zu einem Jahr einstellt. In anderen Studien wurde auch nach mehr als zweijähriger Behandlung noch eine weitere Steigerung des Behandlungserfolges beobachtet (Hofmann et al. 1974; Felber 1979).

Um beim einzelnen Patienten die Wirksamkeit einer Lithiumprophylaxe zutreffend beurteilen zu können, muß eine ausreichend lange Behandlung vorausgehen. Prien et al. (1974) haben eine Beobachtungszeit von einem Jahr vorgeschlagen. Sie errechneten aus den Ergebnissen ihrer kontrollierten Studie an Patienten mit bipolaren Psychosen (Prien et al. 1973a), daß die meisten der Patienten, die im ersten Jahr der Behandlung rezidivfrei blieben, auch im weiteren Verlauf keine Rezidive erlitten. Cazzullo u. Sacchetti (1984) dagegen berichteten, erst nach zweijähriger Behandlung sei es möglich, Patienten mit befriedigender Genauigkeit in „Responder" und „Non-Responder" zu unterteilen (Tabelle 7). 68% der Patienten, die nach 24 Monaten als „Responder" klassifiziert wurden, hatten auch in den folgenden zwei Jahren keine Rezidive („Spezifität" der Beurteilung). 75% der Fälle, die zu diesem Zeitpunkt als „Non-Responder" eingestuft wurden, zeigten auch später weitere Krankheitsphasen („Sensitivität"). Hieraus errechnet sich, daß nach zweijähriger Behandlung eine korrekte Prädiktion des weiteren Krankheitsverlaufes unter Lithium in 70% der Fälle möglich ist. Nach einjähriger Behandlung dagegen beträgt die zutreffende Prädiktion nur 62% (s. Tabelle 7). Der Erfolg einer Lithiumprophylaxe kann demnach erst nach einem Behandlungsversuch über mindestens zwei Jahre ausreichend beurteilt werden.

Tabelle 7. Initiales, gutes Ansprechen auf eine Lithiumprophylaxe als Prädiktor für den Behandlungserfolg in den folgenden zwei Jahren: Einfluß der Dauer der Beobachtungszeit. (Nach Cazzullo u. Sacchetti 1984)

Beobachtungszeit	Spezifität (%)	Sensitivität (%)	zutreffende Prädiktion (%)
12 Monate	61	66,4	61,7
24 Monate	67,7	75,0	70,2
36 Monate	66,6	80,0	72,3

Klinische Schlußfolgerungen

Bei der Behandlung affektiver Störungen sollte nach Abklingen der akuten Symptomatik die antidepressive oder antimanische Medikation – zumindest in reduzierter Dosierung – noch für einige Monate fortgesetzt werden, um das Wiederauftreten der Symptomatik zu verhindern (Erhaltungstherapie). Außerdem muß entschieden werden, ob eine medikamentöse Langzeitbehandlung zur Verhütung zukünftiger Krankheitsphasen indiziert ist (Rezidivprophylaxe).

Bei der *Indikationsstellung zur Rezidivprophylaxe* muß das individuelle Rückfallrisiko abgeschätzt werden. Dieses ist bei bipolaren affektiven Störungen (mit manischen und depressiven Phasen) deutlich höher als bei unipolaren Verläufen (mit ausschließlich depressiven Phasen). In der Regel ist bei den bipolaren nach zwei und bei den unipolaren Störungen nach drei Phasen der Beginn einer medikamentösen Rezidivverhütung gerechtfertigt. Dabei sollte der Abstand zwischen den beiden letzten Phasen höchstens vier Jahre (bei den bipolaren) und höchstens fünf Jahre (bei den unipolaren Störungen) betragen. Außerdem sind bei der Entscheidung zu einer Rezidivprophylaxe Schweregrad und Dauer der Krankheitsphasen, deren soziale Auswirkungen und die Bereitschaft der Patienten zu einer medikamentösen Langzeitbehandlung zu bewerten.

Für die Rezidivprophylaxe *bipolarer affektiver Psychosen* gilt Lithium als Mittel der ersten Wahl. Wenn sich Lithium als nicht ausreichend wirksam erwiesen hat, oder wenn gravierende unerwünschte Wirkungen auftreten, kann bei bipolaren Störungen Carbamazepin – allein oder in Kombination mit Lithium – eingesetzt werden. Die rezidivprophylaktische Wirkung von Carbamazepin und anderen Antikonvulsiva muß jedoch noch in weiteren Studien bestätigt werden (vgl. Kap. 5).

Bei den *unipolaren Depressionen* können zur Rezidivverhütung Lithium oder Antidepressiva verwendet werden (vgl. Kap. 5). Eindeutige Indikationskriterien für die eine oder die andere Behandlung sind noch nicht erarbeitet worden. Möglicherweise ist Lithium bei den Patienten vorzuziehen, bei denen Prädiktoren für ein gutes Ansprechen einer Lithiumbehandlung vorliegen: eindeutige Diagnose einer rezidivierenden endogenen Depression, vollständige Remission mit Symptomfreiheit im krankheitsfreien Intervall, nicht zu häufige Krankheitsphasen (nicht mehr als zwei bis drei im Jahr) und familiäre Belastung mit affektiven Störungen (Carroll 1979; Pétursson 1979; Grof et al. 1983) (vgl. Kap. 3.6).

Patienten mit sehr schweren Krankheitsphasen und chronifizierendem Verlauf, d.h. mit depressiven Restsymptomen im Intervall, benötigen ständig eine symptomsuppressive Therapie und sprechen vielleicht besser auf eine Dauerbehandlung mit Antidepressiva an (Prien et al. 1984). In solchen Fällen ist zu erwägen, ob zuerst eine Rezidivprophylaxe mit Antidepressiva versucht werden soll.

Zur Rezidivprophylaxe bei *schizoaffektiven Psychosen* können aus den wenigen, bisher durchgeführten Studien klare Therapieempfehlungen noch nicht abgeleitet werden. In der Praxis werden bei dieser Krankheitsgruppe sowohl Lithium wie auch Neuroleptika zur Prophylaxe eingesetzt, wobei jedoch vor allem die Wirksamkeit einer neuroleptischen Langzeitbehandlung wissenschaftlich nicht ausreichend belegt ist (vgl. Kap. 5). In Zukunft könnten möglicherweise auch hierbei Carbamazepin bzw. Carbamazepin in Kombination mit Lithium eine Rolle spielen.

Bei Beginn einer prophylaktischen Langzeitbehandlung sollten Arzt und Patient eine realistische Vorstellung von dem zu erwartenden *Therapieerfolg* haben. Im Falle einer Lithiumprophylaxe kann bei ca. 80% der Patienten mit einer Besserung des Krankheitsverlaufes gerechnet werden (Abnahme der Häufigkeit und/oder des Schweregrades bzw. der Dauer der Krankheitsphasen). Rezidivfreiheit, d. h. ein vollständiges Sistieren der Krankheitsphasen, ist aber nur bei etwa 30–50% der Fälle zu erwarten, Therapieversagen (Non-response) bei 20% (vgl. Tabelle 6). Die Wirksamkeit einer Lithiumprophylaxe kann erst nach zweijähriger Behandlung mit ausreichender Zuverlässigkeit beurteilt werden.

In den kontrollierten Studien zur Effektivität einer Lithiumprophylaxe liegen die *Lithiumserumspiegel* meist über 0,8 mmol/l (vgl. Tabellen 3 u. 4). Gegenwärtig werden die Patienten aber im allgemeinen auf niedrigere Spiegel, zwischen 0,5 und 0,8 mmol/l, eingestellt. Für jeden Patienten individuell den niedrigsten wirksamen Lithiumserumspiegel herauszufinden, bringt den Vorteil mit sich, daß die unerwünschten Wirkungen von Lithium und das Risiko einer Lithiumintoxikation auf ein Minimum reduziert werden. Eine Dosisreduktion während einer Lithiumlangzeitbehandlung sollte jedoch in möglichst kleinen Schritten erfolgen, da bereits bei Verminderungen des Lithiumserumspiegels um mehr als 0,2 mmol/l Rückfälle beobachtet wurden (Waters et al. 1982; Tyrer et al. 1983).

Bei *mangelhaftem oder fehlendem Therapieerfolg* sollte zunächst eine regelmäßige Tabletteneinnahme gesichert werden. Durch Dosiserhöhung und Einstellen auf einen höheren Lithiumserumspiegel kann versucht werden, die Wirksamkeit einer Lithiumprophylaxe zu verbessern. Weiterhin können Zusatz- oder Alternativbehandlungen erprobt werden. Bei Umsetzen auf eine Alternativtherapie mit Antidepressiva, Neuroleptika oder Antikonvulsiva sollte ein abruptes Absetzen von Lithium vermieden werden (Klein et al. 1981; Greil et al. 1982).

Eine Rezidivprophylaxe mit Lithium stellt keinen therapeutischen „Mythos" dar, wie noch 1968 in der renommierten britischen Fachzeitschrift Lancet diskutiert wurde (Blackwell u. Shepherd 1968). Lithium ist aber auch kein „Wundermittel". Durch eine Lithiumprophylaxe können manische und depressive Phasen affektiver Störungen verhütet werden, abgeschwächte Phasen können aber trotz wirksamer Lithiumbehandlung weiter auftreten.

In die Studien zur Lithiumprophylaxe wurden meist Patienten mit sehr häufigen Krankheitsphasen (z. B. eine Phase pro Jahr) aufgenommen, und die Beobachtungszeiten betrugen meist nur ein bis zwei Jahre (vgl. Tabellen 3, 4). Deshalb bedarf die Effektivität von Lithium für Patienten mit selteneren Phasen und für längere Beobachtungszeiten weiterer Forschung. Das Gleiche gilt für Patienten mit nur mäßig ausgeprägten Verstimmungen.

In der zukünftigen Forschung sollte auch der Einfluß von Lithium und von anderen zur Prophylaxe eingesetzten Medikamenten auf das freie Intervall vergleichend untersucht werden. In den bisherigen Studien wurde im allgemeinen nur die Häufigkeit von Rückfällen bewertet. Die subtilen Veränderungen dagegen, die zwischen den Phasen bestehen können, wie dauernd nachweisbare, depressive Restsymptome, verminderte affektive Reagibilität oder Störungen im Sozialverhalten, wurden bisher nicht ausreichend berücksichtigt. Ferner wäre es wichtig, für die Langzeitbehandlungen die minimalen, prophylaktisch wirksamen Dosierungen zu ermitteln und dabei zu erproben, ob durch rasche Erhöhung auf therapeutische Dosierungen bei ersten Hinweisen auf Rückfälle diese noch verhütet werden können. Schließlich sollten als Alternative zu medikamentösen Dauerbehandlungen die rezidivprophylaktische Wirksamkeit intermittierender Behandlungsstrategien untersucht werden, z. B. Behandlung mit Psychopharmaka erst kurz vor zu erwartenden Phasen (bei exakter Periodizität der Phasen) bzw. bei Auftreten von Frühsymptomen.

Literatur

Ahlfors UG, Baastrup PC, Dencker SJ et al. (1981) Flupenthixol decanoate in recurrent manic-depressive illness. A comparison with lithium. Acta Psychiat Scand 64:226–237

Angst J (1980) Verlauf unipolar depressiver, bipolar manisch-depressiver und schizo-affektiver Erkrankungen und Psychosen. Ergebnis einer prospektiven Studie. Fortschr Neurol Psychiat 48:3–30

Angst J (1981a) Ungelöste Probleme bei der Indikationsstellung zur Lithiumprophylaxe affektiver und schizoaffektiver Erkrankungen. Biblthca psychiat 161. Karger, Basel, S. 34–44

Angst J (1981b) Clinical indications for a prophylactic treatment of depression. Adv Biol Psychiat 7:218–229

Angst J, Müller-Oerlinghausen B (1980) Methodische Anmerkungen zur Langzeitbehandlung mit Lithium. Pharmacopsychiat 13:152–155

Angst J, Weis P, Grof P, Baastrup C, Schou M (1970) Lithium prophylaxis in recurrent affective disorders. Brit J Psychiat 116:604–614

Baastrup PC (1964) The use of lithium in manic-depressiv psychosis. Compr Psychiat 5:396–408

Baastrup PC, Schou M (1967) Lithium as a prophylactic agent. Its effect against recurrent depressions and manic-depressive psychosis. Arch Gen Psychiat 16:162–172

Baastrup PC, Poulsen JC, Schou M, Thomsen K, Amdisen A (1970) Prophylactic lithium: Double blind discontinuation in manic-depressive and recurrent-depressive disorders. Lancet 2:326–330

Blackwell B, Shepherd M (1968) Prophylactic lithium: Another therapeutic myth? Lancet 1:968–971

Bunney WE (1978) Psychopharmacology of the switch process in affective illness. In: Lipton MA, DiMascio A, Killam KF (eds) Psychopharmacology: A generation of progress. Raven, New York, pp 1249–1259

Cade JFJ (1949) Lithium salts in the treatment of psychotic excitement. Med J Aust 36:349–352

Carroll BJ (1979) Prediction of treatment outcome with lithium. Arch Gen Psychiat 36:870–878

Cazzullo CL, Sacchetti E (1984) Critical issues in the evaluation of long-term lithium treatment. In: Corsini GU (ed) Current trends in lithium and rubidium therapy. MTP Press, Lancaster, pp 95–110

Coppen A, Noguera R, Bailey J et al. (1971) Prophylactic lithium in affective disorders. Lancet 2:275–279

Coppen A, Montgomery SA, Gupta RK, Bailey JE (1976) A double-blind comparison of lithium carbonate and maprotiline in the prophylaxis of the affective disorders. Brit J Psychiat 128:479–485

Coppen A, Ghose K, Montgomery S, Rama Rao VA, Bailey J, Jorgensen A (1978a) Continuation therapy with amitriptyline in depression. Brit J Psychiat 133:28–33

Coppen A, Ghose K, Rao R, Bailey J, Peet M (1978b) Mianserin and lithium in the prophylaxis of depression. Brit J Psychiat 133:206–210

Cundall RL, Brooks PW, Murray LG (1972) A controlled evaluation of lithium prophylaxis in affective disorders. Psychol Med 2:308–311

Davis JM (1976) Overview: Maintenance therapy in psychiatry: II. Affective disorders. Amer J Psychiat 133:1–13

Dunner DL, Stallone F, Fieve RR (1976) Lithium carbonate and affective disorders. V. A double-blind study of prophylaxis of depression in bipolar illness. Arch Gen Psychiat 33:117–120

Editorial (1969) Lithium. Lancet 1:709–710

Felber W (1979) Die rezidivprophylaktische Behandlung der Zyklothymie mit Lithium: Auswertung von 850 unter gemeinsamer Arbeitskonzeption 1968 bis 1973 vorgenommenen Lithium-Behandlungen in der DDR. Med. Dissertation, Universität Dresden

Felber W (1981) Rezidivprophylaxe affektiver Erkrankungen mit Lithium und ihre Auswirkungen. Psychiatria Clin 14:161–166

Felber W, König L, Lange E (1981) Rehabilitative Ziele in der Psychiatrie – Die Lithiumbehandlung affektiver Psychosen. Dt Gesundh Wesen 36:289–293

Glen AIM, Johnson AL, Shepherd M (1984) Continuation therapie with lithium and amitriptyline in unipolar depressive illness: A randomized, double-blind, controlled trial. Psychol Med 14:37–50

Greil W, Broucek B, Klein HE, Engel-Sittenfeld P (1982) Discontinuation of lithium maintenance therapy: Reversibility of clinical, psychological and neuroendocrinological changes. In: Emrich HM, Aldenhoff JB, Lux HD (eds) Basic mechanisms in the action of lithium. Excerpta Medica, Amsterdam Oxford Princeton, pp 235–248

Grof P, Schou M, Angst J, Baastrup PC, Weis P (1970) Methodological problems of prophylactic trials in recurrent affective disorders. Brit J Psychiat 116:599–619

Grof P, Angst J, Haines T (1974) The clinical course of depression: Practical issues. In: Angst A (ed) Classification and prediction of outcome of depression. Schattauer, Stuttgart New York, pp 141–148

Grof P, Hux M, Grof E, Arato M (1983) Prediction of response to stabilizing lithium treatment. Pharmacopsychiatria 16:195–200

Haag M, Haag H, Eisenried F, Greil W (1984) RBC-choline: Changes by lithium and relation to prophylactic response. Acta Psychiat Scand 70:389–399

Hartigan GP (1963) The use of lithium salts in affective disorders. Brit J Psychiat 109:810–814

Hofmann G, Grünberger J, König P, Presslich O, Wolf R (1974) Die mehrjährige Lithiumtherapie affektiver Störungen. Langzeiteffekte und Begleiterscheinungen. Psychiatria Clin 7:129–148

Hollister LE (ed) (1978) Clinical pharmacology of psychotherapeutic drugs. Churchill Livingstone, New York

Hullin RP, McDonald R, Allsopp MNE (1972) Prophylactic lithium in recurrent affective disorders. Lancet 1:1044–1046

Kane JM, Quitkin FM, Rifkin A, Ramos-Lorenzi JR, Nayak DD, Howard A (1982) Lithium carbonate and imipramine in the prophylaxis of unipolar and bipolar II illness. A prospektive, placebo-controlled comparison. Arch Gen Psychiat 39:1065–1069

Klein HE, Broucek B, Greil W (1981) Lithium withdrawal triggers psychotic states. Brit J Psychiat 139:255–256

Kraepelin E (Hrsg) (1909) Allgemeine Psychiatrie. Barth, Leipzig

Kukopulos A, Reginaldi D (1980) Recurrences of manic-depressive episodes during lithium treatment. In: Johnson FN (ed) Handbook of lithium therapy. MTP Press, Lancaster, pp 109–117

Lewis JL, Winokur G (1982) The induction of mania. Arch Gen Psychiat 39:303–306

Lundquist G (1945) Prognosis and course in manic-depressive psychoses. Acta Psychiat Neurol (Suppl) 35:1–96

Melia PI (1970) Prophylactic lithium: A double-blind trial in recurrent affective disorders. Brit J Psychiat 116:621–624

Mindham RHS, Howland C, Shepherd M (1973) An evaluation of continuation therapy with tricyclic antidepressants in depressive illness. Psychol Med 3:5–17

Noack CH, Trautner EM (1951) The lithium treatment of maniacal psychosis. Med J Aust 38:219–222

Perris C (1966) A study of bipolar (manic-depressive) and unipolar depressive psychoses. Acta Psychiat Scand (Suppl) 194:1–88

Perris C (1968) The course of depressive psychoses. Acta Psychiat Scand 44:238–248

Persson G (1972) Lithium prophylaxis in affective disorders. An open trial with matched controls. Acta Psychiat Scand 48:462–479

Pétursson H (1979) Prediction of lithium response. Compr Psychiat 20:226–241

Prien RF (1983) Long-term maintenance therapy in affective disorders. In: Rifkin A (ed) Schizophrenia and affective disorders. Wright, Boston Bristol London, pp 95–115

Prien RF, Caffey EM jr, Klett J (1973a) Prophylactic efficacy of lithium carbonate in manic depressive illness. Arch Gen Psychiat 28:337–341

Prien RF, Klett J, Caffey EM jr (1973b) Lithium carbonate and imipramine in prevention of affective episodes. A comparison in recurrent affective illness. Arch Gen Psychiat 29:420–425

Prien RF, Caffey EM, Klett J (1974) Factors associated with treatment success in lithium carbonate prophylaxis. Arch Gen Psychiat 31:189–192

Prien RF, Kupfer DJ, Mansky PA, Small JG, Tuason VB, Voss CB, Johnson WE (1984) Drug therapy in the prevention of recurrences in unipolar and bipolar affective disorders. Arch Gen Psychiat 41:1096–1104

Quitkin FM, Kane J, Rifkin A, Ramos-Lorenzi JR, Nayak DV (1981) Prophylactic lithium carbonate with and without imipramine for bipolar 1 patients. A double-blind study. Arch Gen Psychiat 38:902–907

Sarantidis D, Waters B (1981) Predictors of lithium prophylaxis effectiveness. Prog Neuro Psychopharmacol 5:507–510

Schou M (1971) Die Lithiumprophylaxe bei manisch-depressiven Psychosen. Nervenarzt 42:1–10

Schou M (1978) Lithium for affective disorders: Cost and benefit. In: Ayd FJ jr, Taylor IJ (eds) Mood disorders: The world's major public health problem. Ayd Medical, Baltimore, pp 117–137

Schou M, Juel-Nielsen N, Strömgren E, Voldby H (1954) The treatment of manic psychoses by the administration of lithium salts. J Neurol Neurosurg Psychiat 17:250–260

Seagar CP, Bird RL (1962) Imipramine with electrical treatment in depression – a controlled trial. J Ment Sci 108:704–707

Smigan L (1985) Long-term lithium treatment. Some clinical, psychological and biological aspects. Acta Psychiat Scand 71:160–170

Stallone F, Shelley E, Mendlewicz J, Fieve RR (1973) The use of lithium in affective disorders. III. A double-blind study of prophylaxis in bipolar illness. Amer J Psychiat 130:1006–1010

Stenstedt AC (1952) A study in manic-depressive psychosis. Acta Psychiat Scand (Suppl) 79:1–111

Tyrer SP, Shopsin B, Aronson M (1983) Dangers of reducing lithium. Brit J Psychiat 143:427 (letter)

Waters B, Lapierre Y, Gagnon A, Cahudry R, Tremblay A, Sarantidis D, Gray R (1982) Determination of the optimal concentration of lithium for the prophylaxis of manic-depressive disorder. Biol. Psychiat 17:1323–1329

Zis AP, Goodwin FK (1979) Major affective disorders as a recurrent illness. Arch Gen Psychiat 36:835–839

Zis AP, Grof P, Goodwin FK (1979) The natural course of affective disorders: Implications for lithium prophylaxis. In: Cooper TB, Gershon S, Kline NS, Schou M (eds) Lithium: Controversies and unresolved issues. Excerpta Medica, Amsterdam Oxford Princeton, pp 381–398

Zis AP, Grof P, Webster MA, Goodwin FK (1980) Prediction of relapse in recurrent affective disorder. Psychopharmacol Bull 16:47–49

3.4 Prophylaxe der schizoaffektiven Psychosen

G. LENZ und R. WOLF

Synopsis

1. Eine objektive Evaluierung des Nutzens einer Lithiumbehandlung bei Patienten mit schizoaffektiven Psychosen wird erheblich erschwert durch die Heterogenität der unter dem Begriff „schizoaffektive Psychose" gefaßten Krankheitsbilder dar, die auch folgendermaßen bezeichnet werden: atypische, manisch-depressive Krankheit, schizophreniforme Psychose, reaktive Psychose, zykloide Psychose (mit der Unterteilung in Motilitätspsychose, Verwirrtheitspsychose und Angst-Glücks-Psychose), Legierungspsychose, remittierende Schizophrenie, „good-prognosis schizophrenia".
2. Bei der Beurteilung der Lithiumlangzeitprophylaxe schizoaffektiver Psychosen lassen die methodischen Unzulänglichkeiten der bisherigen Studien (Problem der Diagnose, unzureichende Fallzahl bei kontrollierten Studien) noch keine sicheren Schlüsse zu. Der dennoch zu beobachtende therapeutische Optimismus basiert auf der Vorstellung, daß ein Teil der Patienten mit der Diagnose einer schizoaffektiven Psychose eher der bipolaren manisch-depressiven Erkrankung zuzurechnen sei.
3. Gegenwärtig wird einer Unterteilung schizoaffektiver Psychosen nach Bipolarität bzw. Unipolarität im Verlauf steigende Bedeutung zugemessen. Untersuchungen an bipolaren schizoaffektiven Patienten zeigen große Ähnlichkeit zu den bipolar affektiv Erkrankten in bezug auf Symptomatologie, Verlauf, familiäre Belastung und Ansprechen auf Therapie, während die Gruppe der unipolaren (= schizoaffektiv depressiven) Patienten viel heterogener sein dürfte.
4. Die Akutbehandlung einer schizoaffektiven Episode muß unabhängig von jeder nosologischen Einordnung syndromorientiert erfolgen. Bei schizoaffektiv-manischen Zuständen sind die Lithiumsalze einer Therapie mit Neuroleptika gleichwertig. Bei schwereren Zustandsbildern sind allerdings Neuroleptika allein oder in Kombination mit Lithium wegen des schnelleren Wirkungseintritts vorzuziehen.

Einleitung

Die Diagnose „schizoaffektive Psychose" rückte in den letzten Jahren wiederum mehr in den Mittelpunkt des Interesses, aber auch der Kritik; dafür können einerseits neue Therapiemöglichkeiten wie die Lithiumprophylaxe verantwortlich sein (Symonds u. Williams 1981), aber auch die damit in Verbindung stehenden großen Veränderungen der diagnostischen Gewohnheiten der nordamerikanischen Psychiater im letzten

Jahrzehnt im Sinne einer Einengung des Schizophreniebegriffs und einer Ausweitung des Konzepts affektiver Psychosen (Horgan 1981). Bei der Beurteilung von Studien über die Wirksamkeit von Lithiumsalzen bei schizoaffektiven Psychosen ergibt sich nun immer wieder das Problem, daß das Vorgehen bei der Diagnosestellung nur ungenau oder gar nicht spezifiziert ist, und damit auch die Vergleichbarkeit von Ergebnissen sehr schwierig wird.

Das Problem der Klassifikation schizoaffektiver Erkrankungen

Der Begriff „schizoaffektiv", der von Kasanin (1933) für eine Gruppe von Krankheitsbildern eingeführt wurde, die durch akuten Beginn, Hervortreten von Verstimmungszuständen, wahnhaften Verkennungen und Ausgang in Heilung gekennzeichnet waren, hat seither mancherlei Wandlung erfahren. Die Diagnose einer schizoaffektiven Psychose wird auf einer deskriptiven Ebene entweder, z.B. nach ICD, aus der Querschnittssymptomatik (im Sinne eines gleichzeitigen Auftretens affektiver Symptome einerseits und als schizophren aufgefaßter Merkmale andererseits) oder auch aus dem Längsschnitt (im Sinne eines Wechsels von schizophrenen zu affektiven Syndromen oder umgekehrt) gestellt. Die Heterogenität der unter der Bezeichnung „schizoaffektive Psychose" zusammengefaßten Erscheinungsbilder und Krankheitsverläufe ist jedoch beachtlich (Procci 1976; Stabenau 1977; Brockington u. Leff 1979).

Es soll hier nur kurz hingewiesen werden auf Begriffe wie „schizophreniforme Psychose", „reaktive Psychose", „zykloide Psychose" (mit der Unterteilung in Motilitätspsychose, Verwirrtheitspsychose und Angst-Glücks-Psychose), „Legierungspsychose", „remitting schizophrenias" und „good-prognosis schizophrenia". Für die Abgrenzung dieser Zustandsbilder von den Schizophrenien bzw. von der Kerngruppe der Schizophrenien spielen – mit unterschiedlicher Gewichtung – folgende Kennzeichen eine Rolle: intakte prämorbide Persönlichkeit, akuter Beginn, psychogene Auslöser, affektive Symptome, affektive Erkrankungen in der Verwandtschaft und hoher Prozentsatz an Ausheilungen.

In der nosologischen Zuordnung dieser Psychosen gibt es bis heute in der wissenschaftlichen Literatur sehr unterschiedliche Auffassungen, die vom Postulat der Einheitspsychose bis zur Aufteilung in zahlreiche Untergruppen reichen. In der „International Classification of Diseases" (ICD-9 1978) werden schizoaffektive Psychosen als Untergruppe der Schizophrenie ausgewiesen, im „Diagnostic and Statistical Manual" – DSM III (American Psychiatric Association 1980) sind sie unter den „anderweitig nicht klassifizierbaren psychiatrischen Erkrankungen" untergebracht und stellen eine Restgruppe mit unklarer, nosologischer Zuordnung dar (die Diagnose „schizoaffektive Psychose" ist auch die einzige, für die man sich auf keine operationalen Kriterien einigen konnte). Verschiedene Verlaufsuntersuchungen und genetische Studien betonen die Heterogenität der schizoaffektiven Erkrankungen (Angst et al. 1979a,b; Angst 1980), Huber et al. (1979) zählen sie zu den Erkrankungen aus dem schizophrenen Formenkreis, in anderen Arbeiten wird auf die Nähe zu den affektiven Störungen auch in genetischer Hinsicht hingewiesen (Übersicht bei Pope u. Lipinski 1978). Manche Autoren nehmen schließlich eine nosologische Unabhängigkeit dieser Erkrankungen an (Perris 1974).

Ein Ausweg aus diesem Dilemma ist erst seit der Aufstellung von operationalisierten Forschungsdiagnosekriterien (Feighner et al. 1972; Spitzer et al. 1982; Berner et al. 1983) zu sehen, die eine klarere diagnostische Definierung untersuchter Patienten ermöglichen.

In der gegenwärtigen angloamerikanischen Forschung spielt die Unterteilung der schizoaffektiven Psychosen in bipolare und unipolar-depressive Typen (etwa schizoaffektiv-manischer bzw. schizoaffektiv-depressiver Typ) gemäß den Research Diagnostic Criteria (RDC) nach Spitzer die größte Rolle (Übersicht bei Clayton 1982).

Untersuchungen an schizoaffektiv-manischen Patienten zeigen, daß die meisten dieser Patienten in bezug auf Symptomatologie, Verlauf, familiäre Belastung und Ansprechen auf Therapie den bipolar affektiv Erkrankten sehr ähnlich sind (Abrams u. Taylor 1976; Pope et al. 1980; Rosenthal et al. 1980; Brockington et al. 1980a). Die Gruppe der schizoaffektiv-depressiven Patienten dürfte dagegen viel heterogener sein: Brockington et al. (1980b) fanden, daß nur wenige Patienten im weiteren den Verlauf einer bipolaren, affektiven Erkrankung nahmen, einige wurden unipolar depressiv und andere wiederum typisch schizophren. Abschließend sei noch auf die ausführlichen Literaturüberblicke zum Konzept der schizoaffektiven Psychose von Tsuang u. Simpson (1984) und von Harrow u. Grossmann (1984) verwiesen.

Die Lithiumtherapie in der akuten Phase

Die Akutbehandlung einer schizoaffektiven Psychose erfolgt in jeder Phase jeweils syndromorientiert, also unabhängig von jeder nosologischen Einordnung, wobei für die Wahl des Medikaments bzw. der Medikamentenkombination die affektive Komponente von großer Bedeutung ist.

Es wird heute überwiegend die Meinung vertreten, daß Lithium um so wirksamer ist, je mehr die affektive Komponente (manischer Prägung) überwiegt: In einem Überblick über die Behandlung schizoaffektiv-manischer Patienten zitieren Goodnick u. Meltzer (1984) 6 Doppelblind- und 8 offene Studien. Es zeigt sich, daß der Behandlungserfolg in allen 14 Studien bei schizoaffektiven Patienten (vor allem bei solchen mit einer Diagnose nach RCD) ähnlich günstig wie bei manischen Patienten ist. Schizoaffektiv-manische Patienten sprechen allerdings langsamer auf Lithium an als manische Patienten, und es kommt auch weniger oft zu einer Vollremission unter Lithium. Zur Frage ob Lithium oder Neuroleptika oder eine Kombination von beiden wirksamer seien, kann gesagt werden, daß sich in den Studien, in denen klare Diagnosekriterien (RDC) verwendet wurden, keine Unterschiede ergaben, vielleicht mit der Ausnahme, daß Neuroleptika bei akut erregten Patienten schneller wirken (Goodnick u. Meltzer 1984).

Viel pessimistischer muß die Beurteilung der Wirksamkeit von Lithium bei schizoaffektiver Psychose, depressiver Typ bleiben. Goodnick u. Meltzer (1984) zitiert 5 Studien, von denen 4 die RDC von Spitzer verwendeten, und kommt zum Schluß, daß Lithium nur eine sehr bescheidene Wirksamkeit bei schizoaffektiv-depressiven Psychosen habe.

Die Langzeitprophylaxe mit Lithium

Mehrere Literaturübersichten aus dem angloamerikanischen Sprachraum waren in letzter Zeit diesem Thema gewidmet (vor allem Delva u. Letemendia 1982; Goodnick u. Meltzer 1984). Im folgenden sollen 9 Studien (7 offene, 2 doppelblinde), die eine größere Fallzahl beinhalten, kurz angeführt werden (Tabelle 1):

Hofmann et al. (1970) beschrieben in einer Untersuchung über die Wirkung der Lithiumprophylaxe bei 119 Patienten mit einer mittleren Erkrankungsdauer von 5½ Jahren (54 Patienten mit unipolar rezidivierender Depression, 46 Patienten mit bipolarer, manisch-depressiver Krankheit und 19 mit der Diagnose einer Legierungspsychose) signifikant bessere Ergebnisse bei der manisch-depressiven Krankheit als bei den Legierungspsychosen.

In einer Studie, die an 114 bipolaren, manisch-depressiven (mittlere Beobachtungszeit unter Lithium 38,5 Monate), 61 unipolar-depressiven (mittlere Beobachtungszeit unter Lithium 26,7 Monate) und 72 schizoaffektiven Patienten (mittlere Beobachtungszeit unter Lithium 28,1 Monate) durchgeführt wurde, berichten Angst et al. (1970) über eine signifikante Abnahme der Phasenzahl und der Zahl der Krankenhausaufnahmen unter Lithium für alle 3 Diagnosegruppen (allerdings für schizoaffektive Psychosen geringer ausgeprägt als für die anderen beiden Gruppen).

Egli (1971) untersuchte die Wirksamkeit der Lithiumprophylaxe bei 25 schizoaffektiven Patienten (Beobachtungsdauer unter Lithium mindestens 6 Monate). Es konnte eine signifikante Abnahme von Phasenzahl, Phasendauer und Hospitalisierungsfrequenz gefunden werden.

Smulevitch et al. (1974) fand bei einer Untersuchung von 49 Patienten, die mit der Diagnose einer schizoaffektiven Psychose (nach Beschreibung des Autors) während 1 Jahr auf eine Lithiumprophylaxe eingestellt wurden, bei 32 Patienten ein komplettes Verschwinden bzw. eine Reduktion der Phasenzahl und bei 9 Patienten blieb zwar die Phasenzahl gleich, aber die Phasendauer verkürzte sich.

Perris (1978) berichtet in seiner Studie über zykloide Psychosen anhand von 30 Patienten (die zwischen 1 und 8,5 Jahren unter Lithium standen) über eine signifikante Abnahme von psychiatrischen Rückfällen unter Lithiumprophylaxe.

Tress u. Haag (1979) stellten die Verläufe schizoaffektiver (22 Patienten, mittlere Beobachtungszeit unter Lithium 2,4 Jahre) und zyklothymer Psychosen (21 Patienten, mittlere Beobachtungszeit unter Lithium 2,8 Jahre) einander gegenüber, wie sie poliklinisch vor und nach der Verordnung rezidiv-prophylaktischer Lithiumeinnahmen zu beobachten und retrospektiv zu rekonstruieren waren. Die Rezidivquote der schizoaffektiven Gruppe sank stärker ab als die der zyklothymen, die Tendenz zur Besserung fiel in beiden Stichproben sehr deutlich auf. Die Autoren kamen zu dem Schluß, daß unabhängig von jedem nosologischen Disput über die Stellung schizoaffektiver Psychosen, die Lithiumprophylaxe dann erfolgreich sei, wenn neben eindeutig schizophrenen Symptomen die Merkmale einer affektiven Psychose vorliegen.

Rosenthal et al. (1980) verglichen die Wahrscheinlichkeit der Rückfallsfreiheit in einer Gruppe von 71 Patienten mit der klinischen Diagnose „Bipolar I Disorder". Sie unterteilten ihre Patienten in solche, die die Kriterien für RDC-schizoaffektive Erkrankung (Spitzer et al. 1982) erfüllten, und in solche, die dies nicht taten. Nach 1 Jahr unter Lithium waren 68% der RDC-schizoaffektiv-positiven Patienten noch rückfallsfrei (verglichen mit 55% bei den RDC-negativen Patienten), nach 2 Jahren waren

Tabelle 1. Studien zur prophylaktischen Wirksamkeit von Lithium bei schizoaffektiven Psychosen

Autor	Jahr	Anzahl der Patienten	Diagnostische Kriterien	Dauer der Beobachtung unter Lithium	Erfolgsbeurteilung	Art der Studie	Ergebnis
Angst et al.	1970	72	Schizoaffektive Psychose (ICD)	Im Mittel 28 Monate	Phasenzahl Hospitalisierungsfrequenz	Offen	In 49% der Patienten Abnahme der Phasenzahl; insgesamt signifikante Abnahme von Phasenzahl ($p < 0,02$) und Zahl der Krankenhausaufenthalte ($p < 0,01$)
Hofmann et al.	1970	19	Legierungspsychosen	Mindestens 6 Monate	Globale Erfolgsbeurteilung, Phasenzahl, Hospitalisierungsfrequenz	Offen	In 6 von 19 Patienten (32%) keine weiteren Phasen
Egli	1971	25	Schizoaffektive Psychosen und wellenförmige Schizophrenien (Diagnose des Autors)	Mindestens 6 Monate	Phasenzahl Phasendauer Hospitalisierungsfrequenz	Offen	Signifikante Abnahme der Phasenzahl (Wilcoxon $p < 0,01$) 16 von 25 Patienten (64%) hatten unter Lithium eine geringere Phasenzahl
Smulevitch et al.	1974	49	Schizoaffektive Psychosen (Diagnose nach Beschreibung des Autors)	1 Jahr	Phasenzahl Hospitalisierungsfrequenz	Offen	In 32 Patienten (65%) Erfolg (Abnahme der Phasenzahl)
Perris	1978	30	Zykloide Psychosen	1–8,5 Jahre (im Mittel 4 Jahre)	Phasenzahl	Offen	In 76% Abnahme der Phasenzahl
Tress u. Haag	1979	22	Schizoaffektive Psychose nach K. Schneider	Im Mittel 2,4 Jahre	Rezidivquote	Offen	Rezidivquote sank um 73% ab

Rosenthal et al.	1980	25	Schizoaffektiv (RDC)	2 Jahre	Rückfallsfreiheit	Kombiniert offen und doppelblind	Nach 2 Jahren waren noch 49% der Patienten ohne Rückfall
Küfferle u. Lenz	1983	68	Schizoaffektive Psychose (ICD)	Im Mittel 5,1 Jahre (SD 3,6 Jahre)	Phasenzahl Hospitalisierungsfrequenz	Offen	Patienten ohne schizophrenes Achsensyndrom hatten eine signifikante Abnahme (Wilcoxon $p < 0{,}01$) von Phasenzahl und Anzahl der Hospitalisierung unter Lithium
Mattes u. Nayak	1984	12	Schizoaffektiv (RCD) (schizophrener Subtyp	1 Jahr bzw. bis Rückfall	Rückfallsraten	Doppelblind Lithium bzw. Fluphenazin	Unter Lithium in 86% Rückfall Unter Fluphenazin nur in 20% Rückfälle innerhalb eines Jahres

es immerhin noch 49% der RDC-positiven Patienten (weiterhin 55% bei den RDC-negativen Patienten).

Küfferle u. Lenz (1983) konnten an 68 Patienten, die während ihres Krankheitsverlaufes (mittlere Krankheitsdauer 10 Jahre) je einmal die ICD-Diagnose einer schizoaffektiven Psychose erhalten hatten, zeigen, daß der Großteil der Patienten (84%) den bipolaren, schizoaffektiven Psychosen zuzurechnen war. Der prophylaktische Effekt des Lithiums (signifikante Abnahme von Phasenfrequenz und Hospitalisierungsfrequenz) war nur bei solchen Patienten deutlich, die niemals während ihres Krankheitsverlaufes eine typische, schizophrene Denkstörung (schizophrenes Achsensyndrom nach Berner et al. 1983) aufwiesen, während bei solchen mit einer formalen Denkstörung Lithium kaum einen Effekt aufwies. Die Bewertung in bezug auf das Vorkommen einer schizophrenen Denkstörung wäre unserer Meinung nach also eine Möglichkeit, eine Untergruppe von schizoaffektiven Psychosen abzutrennen, die eher zu den schizophrenen Erkrankungen gehören, und sie könnte einer affektiven Untergruppe gegenübergestellt werden, die andere schizophrene Symptome (wie Symptome 1. Ranges) neben einer affektiven Symptomatik zeigen.

In eine ähnliche Richtung, nämlich daß Erfolg oder Nicht-Erfolg der Lithiumprophylaxe abhängig ist von einer genaueren Typisierung der Diagnose schizoaffektive Psychose weist eine Studie von Mattes u. Nayak (1984): In einer über 1 Jahr gehenden Doppelblindstudie (Lithium gegen Fluphenazin) an 12 Patienten mit der RDC-Diagnose schizoaffektive Erkrankung (mit der Untertypisierung „vorwiegend schizophren") fanden die Autoren ein sehr schlechtes Ergebnis in bezug auf die Lithiumprophylaxe: Von den 7 Patienten unter Lithium kam es bei 6 bereits innerhalb eines Jahres zu einem Rückfall (während es von den 5 Patienten unter Fluphenazin nur bei einem zu einem Rückfall gekommen war).

Zusammenfassend kann also gesagt werden, daß die vorgenannten Studien einen vorsichtigen Optimismus in bezug auf die Wirksamkeit der Lithiumprophylaxe bei schizoaffektiven Psychosen berechtigt erscheinen lassen. Es wird deutlich, wie sehr die Prognose des Prophylaxeerfolgs abhängt von der Art und Weise, in der die Diagnose schizoaffektive Psychose gestellt wurde bzw. von einer weiteren Untertypisierung dieser Diagnosegruppe. Es ist aber sicherlich noch zu früh, ein abschließendes Urteil zu fällen, hier müssen erst weitere kontrollierte Studien an genügend großen, gut diagnostizierten Patientengruppen abgewartet werden.

Zusammenfassung

Aufgrund unserer praktischen Erfahrungen und der bisherigen Literaturberichte können ganz grob 3 Untergruppen von schizoaffektiven Psychosen unterschieden werden, für die sich unterschiedliche Therapierichtlinien ergeben, die allerdings noch mit Vorbehalt ausgesprochen werden müssen, weil sie nicht genügend durch empirische Studien abgesichert sind:

a) Ein affektiver Subtyp mit bipolarem Verlauf und freien Intervallen, wobei es nur auf der Höhe einzelner affektiver Phasen (meist manischer) zu einer schizophrenen Symptomatik (meist Symptome 1. Ranges, katathyme, psychotische Symptomatik) kommt, was in der ICD meist einer schizoaffektiven Psychose entsprechen würde, im DSM III aber oft noch völlig im Bereich der besonderen Symptomausgestaltungen von affektiven Psychosen liegt (Lenz 1985). Dieser Subtyp spricht unserer Erfahrung nach sehr gut auf Lithiumprophylaxe an, eine Zusatzmedikation mit Neuroleptika oder Antidepressiva ist dann nur während der Episoden notwendig. Bei größerer Phasenhäufigkeit sind die Ergebnisse der Lithiumprophylaxe etwas weniger günstig, wobei allerdings auch das häufige Absetzen der Medikation vor allem in hypomanischen Verfassungen die Ergebnisse verschlechtern dürfte.

b) Bei bipolarem Verlauf mit Vorkommen schizophrener Symptome, die außerhalb affektiv geprägter Phasen auftreten, ist die Prognose für eine Wirksamkeit einer Lithiumprophylaxe nicht so günstig, hier ist eine kombinierte Gabe von Lithium mit Neuroleptika angezeigt.

c) Viel schwieriger ist es dagegen, Richtlinien für die Gruppe der schizoaffektiv-unipolar-depressiven Patienten zu geben, da diese Gruppe viel heterogener ist (Brokkington et al. 1980b). So empfiehlt etwa Hofmann (1983) bei unipolaren Verläufen mit freien Intervallen die alleinige Gabe von Lithium bzw. die Kombination mit Antidepressiva. Bei Fortbestehen der schizophrenen Symptomatik im Intervall ist allerdings eine neuroleptische Langzeitmedikation (als Monotherapie oder in Kombination mit Lithium) vorzuziehen, da aus vielen Untersuchungen zur Dauerbehandlung schizophrener Patienten hervorgeht, daß gerade Patienten mit ausgeprägter affektiver Komponente gut auf eine neuroleptische Langzeitmedikation ansprechen (Nedopil u. Rüther 1983).

Literatur

Abrams R, Taylor M (1976) Mania und schizoaffective disorder, manic type: A comparison. Amer J Psychiat 133:1445–1447

American Psychiatric Association (1980) Diagnostic and statistical manual of mental disorders, 3rd edn. American Psychiatric, Washington

Angst J (1980) Verlauf unipolar depressiver, bipolar manisch depressiver und schizo-affektiver Erkrankungen und Psychosen. Fortschr Neurol Psychiat 48:3–30

Angst J, Weiss P, Grof P, Baastrup PC, Schou M (1970) Lithium prophylaxis in recurrent affective disorders. Brit J Psychiat 116:604–619

Angst J, Felder W, Lohmeyer B (1979a) Schizoaffective disorders. Results of a genetic investigation I. J Affect Dis 1:139–153

Angst J, Felder W, Lohmeyer B (1979b) Are schizoaffective psychoses heterogeneous: Results of a genetic investigation II. J Affect Dis 1:155–165

Berner P, Gabriel E, Katschnig H, Kieffer W, Koehler K, Lenz G, Simhandl C (1983) Diagnosekriterien für schizophrene und affektive Psychosen. American Psychiatric, Washington

Brockington IF, Leff JP (1979) Schizo-affective psychosis: Definitions and incidence. Psychol Med 9:91–99

Brockington IF, Wainwright S, Kendell RE (1980a) Manic patients with schizophrenic or paranoid symptoms. Psychol Med 10:73–83

Brockington IF, Kendell RE, Wainwright S (1980b) Depressed patients with schizophrenic or paranoid symptoms. Psychol Med 10:665–675

Clayton PJ (1982) Schizoaffective disorders. J Nerv Ment Dis 11:646–650

Delva NJ, Letemendia FJJ (1982) Lithium treatment in schizophrenia and schizoaffective disorders. Brit J Psychiat 141:387–400

Egli H (1971) Erfahrungen mit der Lithiumprophylaxe phasischer affektiver Erkrankungen in einer psychiatrischen Poliklinik. Schweiz Med Wschr 101:157–164

Feighner JP, Robins E, Guze SB, Woodruff RA, Winokur G, Munoz R (1972) Diagnostic criteria for use in psychiatric research. Arch Gen Psychiat 26:57–63

Goodnick PJ, Meltzer HY (1984) Treatment of schizoaffective disorders. Schizo Bull 10:30–48

Harrow M, Grossman LS (1984) Outcome in schizoaffective disorders: A critical review and reevaluation of the literature. Schizo Bull 10:87–108

Hofmann G (1983) The clinical and therapeutical aspects of schizo-affective psychosis. Psychiat Clin 16:207–216

Hofmann G, Kremser M, Katschnig H (1970) Prophylaktische Lithiumtherapie bei manisch-depressivem Krankheitsgeschehen und bei Legierungspsychosen. Int Pharmacopsychiat 4:187–193

Horgan D (1981) Change of diagnosis to manic-depressive illness. Psychol Med 11:517–523

Huber G, Gross G, Schüttler R (1979) Schizophrenie. Springer, Berlin

Kasanin J (1933) The acute schizoaffective psychoses. Amer J Psychiat 13:97–126

Küfferle B, Lenz G (1983) Classification and course of schizo-affective psychoses. Follow-up of patients treated with lithium. Psychiat Clin 16:169–177

Lenz G (1985) The polydiagnostic approach in psychiatric research: Schizoaffective psychoses. Proceedings of the World Congress of Psychiatry, Vienna 1983. Plenum, New York London

Mattes JA, Nayak D (1984) Lithium versus fluphenazin for prophylaxis in mainly schizophrenic schizo-affectives. Biol Psychiat 19, 3:445–449

Nedopil N, Rüther E (1983) Psychopharmakatherapie bei schizoaffektiven Psychosen. In: Langer G, Heimann H (eds): Psychopharmaka, Grundlagen und Therapie. Springer, Wien New York, pp 467–476

Perris C (1974) A study of cycloid psychoses. Acta Psychiat Scand 253:1–77

Perris C (1978) Morbidity suppressive effect of lithium carbonate in cycloid psychosis. Arch Gen Psychiat 35:328–331

Pope HG, Lipinski JF (1978) Diagnosis in schizophrenia and manic-depressive illness. A reassessment of the specifity of „schizophrenic" symptoms in the light of current research. Arch Gen Psychiat 35:811–828

Pope HG, Lipinski JF, Cohen BM (1980) Schizoaffektive disorder. An invalid diagnosis: A comparison of schizoaffective disorder, schizophrenia and affective disorder. Amer J Psychiat 137:921–927

Procci WR (1976) Schizo-affective psychosis: Fact or fiction. Arch Gen Psychiat 33:1167–1178

Rosenthal NE, Rosenthal LN, Stallone F, Dunner DL, Fieve RR (1980) Toward the validation of RDC schizoaffective disorder. Arch Gen Psychiat 37:804–810

Smulevitch AB, Zavidovskaya GI, Igonin AK, Mikhailova M (1974) The effectiveness of lithium in affective and schizoaffective psychoses. Brit J Psychiat 125:65–72

Spitzer RK, Endicott J, Robins E (1982) Forschungs-Diagnose-Kriterien (RDC). Beltz, Weinheim Basel

Stabenau JR (1977) Genetic and other factors in schizophrenic, manic-depressive and schizoaffective psychoses. J Nerv Ment Dis 164:149–167

Symonds RL, Williams P (1981) Lithium and the changing incidence of mania. Psychol Med 11:193–196

Tress W, Haag H (1979) Vergleichende Erfahrungen mit der rezidivprophylaktischen Lithium-Langzeitmedikation bei schizoaffektiven Psychosen. Nervenarzt 50:524–526

Tsuang MT, Simpson JC (1984) Schizoaffective disorder: Concept and reality. Schizo Bull 10:14–25

3.5 Verlaufscharakteristika manisch-depressiver Psychosen unter Lithiumprophylaxe *

A. Kukopulos und A. Tondo

> **Synopsis**
>
> 1. Durch eine Lithiumlangzeitbehandlung läßt sich innerhalb einiger Monate bei etwa 50% der Patienten das Wiederauftreten manischer oder depressiver Phasen verhindern.
> 2. In allen anderen Fällen können manische oder depressive Rückfälle jahrelang oder sogar zeitlebens auftreten.
> 3. Der Krankheitsverlauf, und insbesondere die Abfolge manischer bzw. depressiver Phasen innerhalb des Krankheitszyklus, ermöglichen vorauszusehen, welche Veränderungen und welcher Nutzen von einer Lithiumbehandlung zu erwarten sind.
> 4. Patienten, deren Zyklus mit einer Manie oder einem hypomanischen Zustand beginnt und nach einer anschließenden depressiven Phase in ein freies Intervall mündet, sprechen gut auf Lithium an. Eventuelle Rückfälle sind dann gewöhnlich kürzer und verlaufen milder. Das freie Intervall hat dieselbe Dauer wie vor Beginn der Lithiumbehandlung.
> 5. Patienten dagegen, deren Zyklus mit einer Depression beginnt, in eine Manie oder eine hypomanische Phase übergeht und dann in ein freies Intervall mündet, sprechen weniger gut auf Lithium an. Rückfälle sind zwar gewöhnlich kürzer und verlaufen milder, die Phasenfrequenz erhöht sich jedoch. Antidepressiva tragen wesentlich zu der Änderung des Krankheitsverlaufs und zu dem geringeren Ansprechen auf eine Lithiumbehandlung bei.
> 6. Sogenannte „rapid cycler" mit ständig zwischen Manie und Depression wechselndem Verlauf sprechen weniger gut auf eine Lithiumbehandlung an. Während einer Lithiumbehandlung werden Krankheitszyklen in zunehmendem Maße kürzer. Die Therapie verläuft dennoch wesentlich erfolgreicher, wenn keine antidepressive Zusatzmedikation gegeben wird.
> 7. Mischzustände treten unter der Lithiumbehandlung häufiger auf.
> 8. Patienten mit unipolar-depressivem Krankheitsverlauf sprechen gut auf Lithium an. Rückfälle sind kürzer und verlaufen milder. Einige depressive Syndrome können allerdings längere Zeit bestehen.
> 9. Alle Rückfälle, die während der Lithiumtherapie auftreten, sprechen schneller und auf geringere Dosen von Antidepressiva bzw. Neuroleptika an als vor der Behandlung mit Lithium.
> 10. Prämorbide Persönlichkeitszüge bei Patienten mit einer manisch-depressiven Erkrankung erfahren während der Lithiumbehandlung eine Modifikation.

---

* Übersetzt von J. Albrecht

Einleitung

Die gewichtigste Lithium-induzierte Änderung des Krankheitsverlaufs manisch-depressiver Psychosen ist das Verschwinden von weiteren Rückfällen. In vielen Fällen wird allerdings völliges Wohlbefinden erst nach Monaten, Jahren oder auch nie erreicht. In diesen Fällen vollzieht sich sowohl hinsichtlich der Symptome als auch des Krankheitsverlaufs manischer und depressiver Phasen ein tiefreichender Gestaltwandel. Die Vielfältigkeit dieser Änderungen ist enorm. In diesem Beitrag wird der Versuch gemacht, typische Muster dieses Gestaltwandels zu beschreiben, die von prädiktivem Wert für den Kliniker sind.

Bei allen Versuchen, Verlaufsprädiktoren herauszuarbeiten, ist die Kenntnis des Krankheitsverlaufs vor Therapiebeginn von größtem Wert. Zusätzliche Behandlungsverfahren bei manischen oder depressiven Episoden während der Lithiumtherapie können von großer Bedeutung sein, weil sie nicht nur die aktuelle Phase, sondern auch den weiteren Krankheitsverlauf beeinflussen.

Neben den Fällen mit unipolar-depressivem Verlauf und den seltenen unipolar-manischen Fällen existiert bei der manisch-depressiven Erkrankung die Abfolge psychopathologisch gegensätzlicher Zustandsbilder, also Manien und Depressionen. Die Abfolge dieser Phasen bildet den manisch-depressiven Zyklus. Eine Zeitspanne des Wohlbefindens (sogenanntes freies Intervall) trennt üblicherweise diese Zyklen, kann aber auch zwischen zwei Phasen des Zyklus geschaltet sein. Alle möglichen Kombinationen von Manie, Depression und freiem Intervall können im Rahmen einer manisch-depressiven Erkrankung auftreten.

Einige charakteristische Verlaufsarten, die das Krankheitsbild eines individuellen Patienten bestimmen, lassen sich dennoch beschreiben. Sie stehen nicht im Gegensatz zur nosologischen Einheit der manisch-depressiven Erkrankung, sind jedoch bedeutsam für die Therapie, da diese selbst wieder den weiteren Verlauf beeinflussen kann. Ein deutliches Beispiel dafür ist die Auslösung einer Manie durch Antidepressiva. Wir werden sowohl die wesentlichen Verlaufsarten des bipolaren Zyklus und deren häufigste Lithium-induzierte Verlaufsänderungen beschreiben als auch die Veränderungen des unipolar-depressiven Krankheitsverlaufs durch die Lithiumbehandlung. Schließlich soll die Modifizierung von prämorbiden Persönlichkeitszügen hervorgehoben werden.

Die unter Lithium auftretenden Veränderungen des Krankheitsverlaufs lassen sich besser verstehen, wenn man berücksichtigt, daß Lithium seine stärkste Auswirkung auf die manischen oder hypomanischen Phasen hat. Es kann sie ganz verhüten oder abkürzen. Möglicherweise wird dadurch auch die Verhütung oder Abkürzung der depressiven Phase erreicht (Kukopulos u. Reginaldi 1973).

Das Datenmaterial, auf das wir in diesem Beitrag zurückgreifen, stammt aus früheren Arbeiten unserer Arbeitsgruppe (Kukopulos u. Reginaldi 1980; Kukopulos et al. 1980; Kukopulos et al. 1985), die dem Leser zur weiteren Information dienen können.

Verlaufsarten des bipolaren Zyklus und deren Änderung durch Lithium

Verlaufsart Manie-Depression-freies Intervall

Dieser Typus beginnt mit einer Manie, geht über in eine Depression und mündet schließlich in ein freies Intervall, das bis zum Beginn des nächsten gleichartigen Zyklus andauert. Der Manie gehen manchmal einige Tage mit Angst und dysphorischer Affektlage voraus. Die eigentliche Manie ist in der Regel schwer und dauert 2–4 Monate.

Nur in 15% der Fälle findet sich ein leichteres, also hypomanisches Bild. Der Übergang in die Depression erfolgt stetig und dauert einige Tage oder Wochen. Die Depression verläuft in den meisten Fällen mäßig stark ausgeprägt, wobei ein gehemmt-depressives Bild ohne relevante Angstsymptomatik dominiert. Die Dauer beträgt 3–5 Monate. In 20% der Fälle ist die der Manie folgende Depression jedoch schwer und entspricht immer dem gehemmt-depressiven Syndrom. In einer Untersuchungsgruppe von 434 Patienten fand sich dieser Verlaufstyp in 119 (28%) Fällen.

Üblicherweise erfolgt der Beginn der Lithiumbehandlung in diesen Fällen zur Akutbehandlung der Manie und wird als prophylaktische Langzeitbehandlung fortgeführt. Nach Remission der Manie verläuft die Depression immer mit den gleichen Charakteristika wie vor der Lithiumtherapie. Lediglich wenn die Therapie sehr rasch nach dem Beginn der Manie einsetzt, und der therapeutische Erfolg schnell eintrit, kommt es zu einer deutlichen Verkürzung und Milderung der Depression im Vergleich zum früheren Verlauf. Der Übergang der Manie in die Depression verläuft schneller als vor Beginn der Lithiumtherapie. Der Beginn der Depression wird von Lithium- bedingten Nebenwirkungen wie Übelkeit oder Tremor begleitet; außerdem findet man ein Ansteigen der Lithiumkonzentration im Serum. Aus diesem Grunde wird eine Reduktion der Lithiumdosis notwendig. Während der depressiven Phase werden Lithiumnebenwirkungen stärker, und manche Patienten klagen darüber, daß die Behandlung die Depression verschlimmere und prolongiere. Wenn das Risiko eines rasch auftretenden, manischen Rezidivs nicht besteht, empfiehlt sich auch hier eine Reduktion der Lithiumdosis.

Patienten, die den hier beschriebenen Zyklustyp aufweisen, sprechen in der Regel gut auf Lithium an: Unter unseren Patienten fanden wir in 60% der Fälle ein gutes Ansprechen und in weiteren je 20% partielles bzw. fehlendes Ansprechen auf die Therapie.

Läßt sich eine nächste manische Episode nicht durch Lithium verhindern, so wird sie nach einem freien Intervall von etwa derselben Länge wie vor Beginn der Therapie auftreten. In einigen Fällen kann die antimanische Potenz von Lithium nicht das Auftreten einer neuen manischen Episode völlig verhindern. Oft jedoch kommt es zu einem manischen Rückfall, wenn der Patient selbständig die Lithiumdosis reduziert oder die Therapie eine Zeitlang aussetzt. Ebenso können interkurrente Erkrankungen, Alkohol- oder Narkotikaabusus und auch eine antidepressive Behandlung eine neue manische Episode auslösen. Während ihres Beginns mag sich ein Patient aufgrund seiner Euphorie und Vergeßlichkeit weigern, weiterhin Lithium einzunehmen; in diesen Fällen steigert sich die Erregung schnell bis zur Intensität wie sie vor Therapiebeginn zu beobachten gewesen war. Bei weiterer regelmäßiger Einnahme allerdings wird die manische Phase abgeschwächt verlaufen und kürzer sein. Die schweren manischen Symptome wie etwa Verwirrtheit, Aggressivität, chaotische Hyperaktivität sowie schizoaffektive Symptome werden sich nicht entwickeln. Dagegen dominieren Euphorie oder Reizbarkeit sowie reduziertes Schlafbedürfnis und Antriebssteigerung. Während der Lithiumbehandlung folgt auf jede manische eine abgeschwächte depressive Phase. In einigen Fällen findet man eine etwa gleiche Wirkung auf depressive wie manische Phasen, in anderen Fällen dagegen eine unterschiedliche Wirkung. Wenn im Laufe von Jahren viele, verkürzte Rückfälle auftreten, werden in gleicher Weise die freien Intervalle eine Verkürzung zeigen. Erfolgt allerdings während der depressiven Phasen eine antidepressive Behandlung, wird sich in zunehmendem Maße ein sog. kontinuierlicher zirkulärer Verlauf ausprägen.

Patienten mit der Verlaufsart Hypomanie-Depression-freies Intervall sprechen hervorragend auf eine Lithiumbehandlung an, vermutlich weil die Medikation sehr effektiv die hypomanischen Episoden und damit auch die darauf folgenden, depressiven Zustände unterdrückt.

Verlaufsart Depression-Manie-freies Intervall

Dieser Zyklus beginnt mit einer Depression, die in eine Manie oder Hypomanie übergeht und schließlich in ein freies Intervall mündet, das bis zum Beginn des nächsten Zyklus gleichen Typs anhält. Die depressive Phase verläuft fast immer schwer und ähnelt einer unipolaren, depressiven Phase vom ängstlich-agitierten Typ. Ihre Dauer beträgt etwa 5 Monate. Der Übergang in die Manie bzw. Hypomanie erfolgt oft sehr plötzlich, wobei u. U. kurz vor dem Wechsel eine Verstärkung der depressiven Symptomatik zu beobachten ist. Die Mehrzahl der Fälle (80%) kippt in ein hypomanisches Zustandsbild von etwa 3monatiger Dauer um. Lediglich in 20% der Fälle kommt es zur Entwicklung einer voll ausgeprägten manischen Phase. In unserer eigenen Gruppe bipolarer Patienten fanden wir die beschriebene Verlaufsart in 25% der Fälle.

Die eindrucksvollste Verlaufsänderung dieses Zyklustyps während einer Lithiumbehandlung besteht in der erhöhten Zyklusfrequenz. Die depressiven und manischen bzw. hypomanischen Phasen werden kürzer, und das postmanische, freie Intervall zeigt dabei die ausgeprägteste Abkürzung. Bei 32 von 78 Patienten dieser Verlaufsart entwickelte sich ein sog. kontinuierlicher, bipolarer Verlauf. Innerhalb dieser Gruppe kam es dazu bereits nach dem ersten Rückfall unter Lithium, während diese Entwicklung bei anderen Patienten erst allmählich einsetzte.

Wir haben in früheren Studien (Kukopulos u. Reginaldi 1980; Kukopulos et al. 1980) gezeigt, daß Patienten dieser Verlaufsart häufig auch unter Therapie mit Antidepressiva Rapid cycler werden. Mit Gewißheit stellt sich eine solche Entwicklung jedoch unter einer Kombinationstherapie mit Lithium und Antidepressiva ein.

Patienten der hier beschriebenen Verlaufsart sprechen auf eine Lithiumbehandlung weniger gut an als die der oben beschriebenen Verlaufsart Manie-Depression-freies Intervall. Nur bei einem Drittel wird eine vollständige Prophylaxe innerhalb des ersten Behandlungsjahres erreicht, zwei Drittel dagegen zeigen über lange Beobachtungszeiten Rückfälle. Diese verlaufen zwar mit leichterer Symptomatik, worüber die Patienten sehr froh sind; sie vermissen jedoch das vor Therapiebeginn deutlich längere, freie Intervall. Dieser geringe Therapieerfolg dürfte in erster Linie auf die

Wirkung antidepressiver Medikamente zurückzuführen sein, die während der depressiven Phase zusätzlich verordnet werden. Dadurch kommt es häufig zum plötzlichen Wechsel von der Depression in die Manie bzw. Hypomanie, die sich dann für eine Weile Lithium-refraktär erweisen. Der Übergang von der Depression in die Manie bzw. Hypomanie ist von einem Abfall der Lithiumkonzentration im Serum begleitet (vgl. Kukopulos et al. 1985)

Wird während der depressiven Phase eine antidepressive Behandlung jedoch vermieden, so ist der darauf folgende Verlauf unter Lithium anders: Es kommt zu einer allmählichen Besserung der depressiven Phase und in vielen Fällen entwickelt sich weder eine Hypomanie noch folgen spätere Depressionen. In anderen Fällen entwickelt sich eine Hypomanie, die jedoch leicht durch eine geringe Erhöhung der Lithiumdosierung zu supprimieren ist. Eine erfolgreiche Prophylaxe wird oft sofort erreicht, oder zumindest nach wenigen kurzen, leichten Rückfällen. Serumlithiumspiegel von 0,6 bis 0,8 mmol/l reichen aus, um eine Hypomanie zu verhindern oder zu supprimieren, während dieselben Fälle auch mit wesentlich höheren Lithiumdosen nicht effektiv zu behandeln sind, wenn eine Vorbehandlung mit Antidepressiva erfolgt war. In einigen Fällen kann das Alternieren kurzer depressiver und hypomanischer Episoden von der Dauer weniger Wochen oder Monate jahrelang bestehen bleiben. Dabei finden sich dann häufig psychopathologisch sog. Mischzustände: Stimmung und Gedankeninhalte der Patienten sind deprimiert, wobei sich zur gleichen Zeit innere Unruhe und Reizbarkeit nachweisen lassen. Eine Erhöhung der Lithiumdosierung kann zwar eine solche Situation verbessern, häufig werden aber höhere Dosen nicht toleriert.

Eine Alternative kann dann eine Zusatzmedikation mit Carbamazepin sein (vgl. Kap. 5). Schließlich findet man bei manchen Patienten ein leichtes Oszillieren der Stimmungslage über lange Zeit, wobei wenige Tage trauriger Grundstimmung, innerer Spannung oder Schlafstörungen niemals gänzlich verschwinden.

Wenn solche Patienten in der prämanischen Depression schwer erkrankt erscheinen, und eine antidepressive Therapie unumgänglich wird, so sollte der Elektrokrampfbehandlung der Vorzug vor antidepressiven Pharmaka gegeben werden. Es kommt dabei zu nur geringer Antriebssteigerung, die mit Lithium gut behandelt werden kann.

Verlaufsart kontinuierlicher bipolarer Verlauf

Hierunter versteht man eine Abfolge von depressiven und manischen bzw. hypomanischen Phasen ohne wirklich freie Intervalle. Wir betrachten eine Periode des Wohlbefindens, die nicht zumindest 1 Monat anhält, als Übergang von einer Phase in die andere, nicht dagegen als freies Intervall. In diese Gruppe gehören auch die sog. Rapid cycler mit zwei oder mehr Zyklen pro Jahr (Dunner u. Fieve 1974). Wir werden diese im nächsten Abschnitt behandeln und an dieser Stelle Fälle mit langen Krankheitszyklen von 6 Monaten oder länger behandeln.

Etwa 20% unserer bipolaren Patienten litten an einer Erkrankung mit kontinuierlichem bipolaren Verlauf und langen Krankheitszyklen. Davon fanden sich bei 57% hypomanische Episoden zwischen den Depressionen. Häufig findet sich ein jährlicher Zyklus mit depressiven Phasen während des Herbst und Winters und Manien bzw. Hypomanien im Frühling und Sommer. Die depressive Phase ist in der Regel wesentlich länger als die manische, allerdings kann man auch das Gegenteil beobachten. Der Übergang von einer Phase in die nächste geschieht allmählich über einen Zeitraum von Wochen. Während dieser Zeit sieht man häufig Mischzustände.

Dieser Verlaufstyp spricht recht gut auf eine Lithiumbehandlung an (57% gute Therapieerfolge, 20% partielle Erfolge und 23% unbefriedigende Erfolge). Wird die Lithiumbehandlung während der depressiven Phase eingeleitet, so wird sich der Verlauf der Depression nicht ändern. Bei genügender Lithiumdosierung wird es weder zur Entwicklung einer nächsten manischen bzw. hypomanischen Phase, noch zu einer darauf folgenden, depressiven Phase kommen. Die psychische Stabilisierung ist befriedigend und es finden sich lediglich 1- bis 2mal pro Jahr sehr kurz (1–2 Wochen) dauernde Perioden von innerer Unruhe, Schlafstörungen oder leicht ausgeprägter, depressiver Stimmungslage. Dieser günstige Verlauf ist jedoch nur dann zu erreichen, wenn man dafür Sorge trägt, daß sich im Anschluß an die Depression keine Manie, bzw. Hypomanie entwickelt. Dies kann immer dann passieren, wenn Antidepressiva verordnet werden, ohne die Folgen abzuwägen. Diese können nämlich ein manisches Syndrom auslösen, das sich wiederum durch Lithium abkürzen läßt; allerdings wird sich dann eine depressive Phase anschließen, die aber schneller als vor der Lithiumbehandlung abklingt.

Insgesamt verläuft der Krankheitszyklus also schneller, und der vorherige, jahreszeitliche Rhythmus wird unterbrochen. Häufig verlaufen die verkürzten Episoden auch mit schwächer ausgeprägten Symptomen, aber manchmal können Antidepressiva trotz Fortführen der Lithiumbehandlung schwere Manien auslösen, in deren Verlauf der Patient dann möglicherweise eine Lithiumbehandlung ablehnt. Diese gehäuften Rückfälle während einer Lithiumbehandlung lassen sich nur durch eine Beendigung der antidepressiven Zusatzmedikation verhindern; nur so kommt es nicht mehr zur Aktivierung von manischen Syndromen.

Wenn andererseits die Lithiumverordnung während der Manie eingeleitet wird, so ist zunächst ein kurativer Effekt zu erwarten; die anschließende Depression wird sich aber trotz der Fortführung der Lithiumtherapie nicht verhindern lassen. Erst nach dieser depressiven Phase wird Lithium dann einen vollen prophylaktischen Effekt ausüben. Es muß darauf hingewiesen werden, daß Patienten, die nur schlecht oder partiell auf die Therapie ansprechen sog. Rapid cycler werden können, selbst wenn eine Zusatzmedikation mit Antidepressiva nicht erfolgt ist.

Der Grund für diese Verlaufsänderung dürfte der folgende sein: Die Lithium-induzierte Verkürzung der manischen Phase bedingt offenbar ebenfalls die Verkürzung der darauf folgenden, depressiven Phase. Tatsächlich ist zu beobachten, daß, wenn die Lithiumbehandlung mit dem Abklingen der manischen Phase beendet wird, die folgende Depression ebenfalls kürzer ist. Diese häufigen, verkürzten Rückfälle können über Jahre andauern und sind psychopathologisch oft als Mischzustände charakterisiert. In der überwiegenden Zahl der Fälle werden solche Rückfälle jedoch schließlich einmal abklingen.

Verlaufsart irregulärer bipolarer Verlauf

Bei diesen Patienten findet man keine regelhafte Abfolge von Manie, Depression und freiem Intervall. Die meisten leiden an schwer verlaufenden Manien und ähneln in vieler Hinsicht den Patienten mit der Verlaufsart Manie-Depression-freies Intervall.

Ihr Ansprechen auf Lithium und die Verlaufsart der Rückfälle unter der Langzeitbehandlung sind mit der Verlaufsart Manie-Depression-freies Intervall vergleichbar.

Rapid cycling

In dieser Gruppe finden sich Patienten mit kontinuierlichem bipolarem Verlauf bei kurzer Phasendauer. Per Definition ist das Auftreten von 4 oder mehr affektiven Phasen im Jahr diagnostisches Kriterium für diese Verlaufsart. In unserer Gruppe bipolarer Patienten fanden wir Rapid cycler in 20%. Die Depression ist in der Regel schwer und zeigt sowohl gehemmt-depressive als auch ängstlich-agitierte Symptomatik. Hypomanien treten häufiger auf als Manien. Die Dauer der Phasen beträgt 1–3 Monate, wobei die Depressionen länger als die Hypomanien andauern. Der Übergang von der Depression in die Hypomanie bzw. Manie geschieht häufig sehr plötzlich, während der Übergang von der Hypomanie zur Depression meist allmählich verläuft.

Diese Patienten profitieren bekanntlich sehr wenig von einer Lithiumprophylaxe, was insbesondere dann der Fall ist, wenn eine antidepressive Zusatzmedikation während der Depression verabreicht wird. Es kommt dann zur Aktivierung der folgenden Hypomanie bzw. Manie und zur Perpetuierung der Krankheitszyklen.

In einer früheren Arbeit (Kukopulos et al. 1985) konnten wir Gründe für die Annahme erbringen, daß bei vielen Patienten, insbesondere bei hyperthymen oder zyklothymen Temperamenten, die einen Krankheitszyklus mit der Depression folgenden Hypomanien aufweisen, die zusätzliche Gabe von Antidepressiva die Entwicklung des sog. Rapid cycling fördert. Außerdem trägt die Lithiumlangzeittherapie zur Verkürzung der Phasenlänge bei und damit zu erhöhter Phasenfrequenz. Obwohl die Intensität der Phasen durch Lithium gemildert wird, führt die hohe Phasenfrequenz und das völlige Fehlen eines freien Intervalls zur Hoffnungslosigkeit beim Patienten. Der Erfolg der Lithiumtherapie bessert sich aber erheblich, wenn von einer Antidepressivazusatzgabe abgesehen wird.

Eine von uns untersuchte Gruppe von 33 Rapid cyclern sprach schlecht auf Lithium an, wenn sie zusätzlich Antidepressiva in der depressiven Phase erhielten. Die mittlere Dauer der Lithiumtherapie betrug 24 Monate, der durchschnittliche Serumlithiumspiegel 0,65 mmol/l. 25 Patienten (76%) waren Therapieversager und 8 Patienten (24%) zeigten einen partiellen prophylaktischen Therapieerfolg. Aus diesem Grunde überzeugten wir die Patienten davon, die Lithiumtherapie ohne zusätzliche Einnahme von Antidepressiva fortzuführen und verordneten unterstützend lediglich Anxiolytika.

Auf diese Weise reduzierte sich die Zahl der Therapieversager auf 7 (21%), die der partiellen Erfolge auf 6 (18%), und gute Therapieerfolge waren bei 20 Patienten (61%) zu verzeichnen. Hervorzuheben ist, daß sich 3 Patienten durch die zusätzliche Gabe von Carbamazepin wesentlich besserten, und 1 Patient durch eine Elektrokrampfbehandlung von seiner Depression befreit werden konnte. Die Zeit zwischen Beendigung der Antidepressivamedikation und dem Abklingen der affektiven Schwankungen betrug durchschnittlich 5,75 Monate, der Beobachtungszeitraum 43 Monate.

Wir haben eine weitere Gruppe von 29 Rapid cycler betreut, nachdem wir vom negativen Effekt antidepressiver Zusatzmedikation während einer Lithiumprophylaxe bei Rapid cycler überzeugt waren. Auch hier wurde die Antidepressivagabe beendet und eine alleinige Lithiumtherapie eingeleitet, die durchschnittlich 33,4 Monate dauerte; die durchschnittliche Lithiumkonzentration im Serum betrug 0,63 mmol/l. Wir fanden in 5 Fällen (17%) Therapieversager, in 3 Fällen (10%) partielle Erfolge und in 21 Fällen (73%) gute Therapieerfolge. Bei Rapid cyclern mit schlechtem oder partiellem Ansprechen auf Lithium findet man jahrelang kurze, alternierende Phasen, die während der Behandlung kürzer werden als vorher. Sie dauern in der Regel etwa 1–4 Wochen, manchmal auch nur wenige Tage. Die Intensität der Symptomatik verbessert sich, frühere Manien z. B. verwandeln sich in hypomanische Zustände. Ängstlich-agitierte Symptomatik verschwindet in der Regel, stattdessen prägen gehemmt-depressive Syndrome die depressive Phase. Mischzustände sind häufig zu beobachten. Trotz dieser allgemeinen Besserung bleibt der Patient in der Regel in seiner Vitalität eingeschränkt, doch läßt sich in den meisten Fällen durch Fortführen der Lithiumbehandlung und Zusatzmedikation mit Carbamazepin oder kleinen Neuroleptikadosen seine Situation stabilisieren.

Unipolar-depressive Verlaufsart

Im großen und ganzen spricht diese Patientengruppe gut auf eine prophylaktische Lithiumtherapie an. Etwa 60% der von uns untersuchten unipolar-depressiven Patienten zeigten gute Behandlungsergebnisse, und bei den restlichen Patienten war eine wesentliche Reduktion der Symptomatik und Phasenverkürzung zu erzielen. Lediglich in 2 Fällen blieb ein Behandlungserfolg aus.

Während einer Lithiumlangzeittherapie können Rückfälle mit unterschiedlicher Frequenz auftreten. Sie sind kürzer, verlaufen weniger schwer und sind durch zusätzliche Antidepressivaverordnung effektiver zu behandeln als vor der Lithiumbehandlung. Angstsymptomatik ist weniger stark ausgeprägt, Suizidideen sind selten; Vitalstörungen, Antriebsarmut und somatische Beschwerden dominieren das Bild. Andere Patienten leiden nicht mehr an klar abgrenzbaren, depressiven Phasen, jedoch kommt es von Zeit zu Zeit zum Auftreten von depressiven Symptomen wie Schlafstörungen, Müdigkeit, Herabsetzung der Libido, körperlichen Beschwerden und allgemeinem Vitalitätsverlust (Müller-Oerlinghausen 1977). Diese Symptome können Tage oder einige Wochen anhalten und sind mit der zusätzlichen Gabe von Antidepressiva schneller und effektiver zu behandeln. Eine zeitweise Reduktion der Lithiumdosis kann die genannten Symptome zu schnellerem Abklingen bringen.

Einige unipolar-depressive Patienten erleben unter einer Lithiumlangzeitmedikation dauernd leichte depressive Symptome. Diese subdepressiven Zustände lassen sich durch eine Erniedrigung der Lithiumdosis, die zu Serumkonzentrationen von etwa 0,4 mmol/l führen, bessern. Im Falle des Therapiebeginns während der depressiven Phase und bei Serumkonzentrationen von ca. 0,6 mmol/l kann sich eine depressive Phase lange hinziehen, obwohl die Symptomintensität allmählich abnimmt. Eine drastische Senkung der Serumkonzentration oder sogar eine Therapiepause führt dann zur Beendigung solcher prolongierter, depressiver Zustände.

Modifizierung von prämorbiden Persönlichkeitszügen

Man weiß seit langem, daß viele manisch-depressive Patienten prämorbid oder im symptomfreien Intervall eine bestimmte Charakterdisposition aufweisen (vgl.

Kap. 2.5). Kraepelin (1913) fand eine ausgeprägte manisch-depressive Veranlagung in 37% seiner Fälle. Von diesen waren 12% depressiv, 9% manisch, 12,4% reizbar und 3-4% zyklothym.

Wir haben die prämorbide Persönlichkeit von 242 manisch-depressiven Patienten untersucht und in 46% eine hyperthyme, in 9% eine zyklothyme, in 25% eine depressive und in 2% eine normothyme Struktur gefunden. Innerhalb dieser Gruppe fanden sich 125 Patienten mit unipolar depressivem Verlauf, wovon 50% eine hyperthyme, 3% eine zyklothyme, 23% eine depressive und 24% eine normothyme Charakterstruktur aufwiesen.

Die zentralen Charakteristika dieser großen Gruppe hyperthymer und zyklothymer Persönlichkeiten waren Antriebssteigerung, gesteigertes Selbstwertgefühl oder Reizbarkeit, Affektlabilität und rasch wechselnde Stimmungsschwankungen. Einige davon erleben eine ausgeprägte innere Spannung und ihre Hyperaktivität ist von Angst gefärbt. Die depressive Struktur ist gekennzeichnet durch Antriebsarmut, Rückzugstendenzen und eine pessimistische Lebenseinstellung. Viele von ihnen sind außerdem ängstlich, unsicher, entscheidungsschwach und skrupulös.

Während einer Lithiumbehandlung berichten viele Patienten über eine deutliche Veränderung ihrer Persönlichkeit (Schou 1968). Patienten mit zyklothymer Struktur schildern unter Lithium eine Stabilisierung ihrer Stimmungslage mit geringerer Affektlabilität und Reizbarkeit. Sie sind insgesamt ausgeglichener und stabiler. Einige allerdings beklagen einen Verlust an emotionaler Reagibilität und Empfindungsfähigkeit. Ebenso wird über Passivität sowie Mangel an Sensibilität und Kreativität berichtet (vgl. Kap. 6.2).

Bei den Hyperthymen findet sich eine Reduktion ihres erhöhten Aktivitätsniveaus sowie der Intensität ihrer emotionalen Erlebnisfähigkeit. Einige haben ein Gefühl von Apathie und Energieverlust und betrachten einen solchen Zustand als leichte Form einer Depression.

Patienten mit depressiver Charakterstruktur schließlich werden unter der Therapie selbstsicherer, weniger ängstlich und skrupulös und insgesamt extrovertierter und optimistischer. Einige dieser beschriebenen Veränderungen könnten direkte Lithiumeffekte auf psychische Funktionen sein, während andere auch das Ergebnis einer erfolgreichen Prävention affektiver Phasen sein könnten.

Schlußbemerkung

Patienten gehen an eine prophylaktische Lithiumbehandlung oft mit extremen Erwartungen oder auch schwersten Zweifeln heran. Krankheitsrückfälle unter der Therapie werden dann zur bitteren Enttäuschung für die einen oder zur Bestätigung für die anderen. Eine volle und ausführliche Aufklärung über die tatsächlichen Chancen einer erfolgreichen Behandlung und den möglichen zukünftigen Verlauf bis zur Stabilisation wird dazu führen, daß Rückfälle einerseits besser ertragen werden, und die Behandlung andererseits auch in schwierigen Zeiten weitergeführt wird. Eine sorgfältige Therapieüberwachung ist unabdingbare Voraussetzung für eine erfolgreiche und effektive Patientenführung.

Literatur

Dunner DL, Fieve RR (1974) Clinical factors in lithium carbonate prophylaxis failure. Arch Gen Psychiat 30:229–233

Kraepelin E (1913) Psychiatrie, 8. Aufl., Bd. III. Barth, Leipzig, pp 1303–1919

Kukopulos A, Reginaldi D (1973) Does lithium prevent depressions by suppressing manias? Int Pharmacopsychiat 8:152–158

Kukopulos A, Reginaldi D (1980) Recurrences of manic-depressiv episodes during lithium treatment. In: Johnson FN (ed) Handbook of lithium therapy. MIT Press, Lancaster

Kukopulos A, Reginaldi D, Laddommada P, Floris G, Serra G, Tondo L (1980) Course of the manic depressive cycle and changes caused by treatments. Pharmacopsychiat 13:156–167

Kukopulos A, Reginaldi D, Cliari B, Girardi P, Minnai G, Tondo L (1985) New approaches to the treatment of lithium non responders. VII World Congress of Psychiatry, Vienna.

Kukopulos A, Minnai G, Müller-Oerlinghausen B (1985) The influence of mania and depression on the pharmacokinetics of lithium: A longitudinal single-case study. J Affect Disord

Müller-Oerlinghausen B (1977) 10 Jahre Lithium-Katamnese. Nervenarzt 48:483–493

Schou M (1968) Lithium in psychiatric therapy and prophylaxis. Int Psychiat Res 6:67–95

3.6 Selektionskriterien und Prädiktoren für kurative und prophylaktische Lithiumbehandlung *

P. GROF

Synopsis

1. Die Auswahl von Patienten für eine prophylaktische Lithiumlangzeitbehandlung basiert auf der Einschätzung des Rezidivrisikos, der krankheitsbedingten psychosozialen Folgen für den Patienten und sein soziales Umfeld sowie des allgemeinmedizinischen Risikos der Therapie.
2. Patienten mit bipolaren Psychosen sind als hochgradig rückfallgefährdet anzusehen, wenn zwei Phasen innerhalb von vier Jahren oder insgesamt drei Phasen bisher aufgetreten sind. Für Patienten mit unipolaren affektiven Psychosen (endogene Depressionen) gelten als Kriterien für hohe Rückfallgefährdung das Auftreten von zwei Phasen innerhalb von 5 Jahren oder eine Gesamtzahl von vier Phasen. Bei einer Erstmanifestation affektiver Psychosen im höheren Lebensalter muß mit erhöhter Rezidivgefahr gerechnet werden.
3. Gesichert ist der Einsatz von Lithium als Akuttherapie bei der Manie. Bei Patienten, deren Ansprechen auf Lithium anamnestisch bekannt ist, und bei nur mäßig stark ausgeprägten Manieformen, scheint die Gabe von Lithium die Therapie der Wahl zu sein.
4. Lithium scheint einen relativ spezifischen Effekt bei der Stabilisierung und Rückfallverhütung von Patienten mit Stimmungsschwankungen auszuüben. Die Therapie ist in erster Linie bei den Patienten erfolgversprechend, die an einer endogenen affektiven Psychose mit klar abgrenzbaren Phasen und psychopathologisch unauffälligen, freien Intervallen leiden. Als Kriterien dafür gelten eine typische Phasenfrequenz (maximal drei Phasen pro Jahr), eine genetische Belastung mit endogenen affektiven Psychosen und ein unauffälliges MMPI-Profil (Minnesota Multiphasic Personality Inventory) während des gesunden Intervalls.
5. Neben dem gesicherten Haupteffekt einer Lithiumlangzeitbehandlung, der affektiven Stabilisierung, gibt es weitere Symptome zu nennen, die sich durch Lithium relativ günstig beeinflussen lassen wie z. B. Aggressivität und Antriebssteigerung bei Patienten mit schizoaffektiven und schizophrenen Psychosen.
6. Da eine prophylaktische Lithiummedikation nicht nur mit erwünschten Wirkungen, sondern auch mit Risiken und eventuellen Nebenwirkungen verbunden ist, müssen Vor- und Nachteile sorgfältig abgewogen werden. Deshalb muß am Beginn jeder Neueinstellung eine Aussage darüber gemacht werden, was das Behandlungsziel ist, und ob man eine indizierte Langzeitbehandlung oder lediglich einen zeitbegrenzten Therapieversuch beginnt. Im letzteren Fall sollte zuvor geprüft werden, inwiefern nicht andere Standardverfahren für eine Behandlung in Frage kommen.

---

* Übersetzt von J. ALBRECHT

Indikation für eine Langzeitbehandlung mit Lithium

Die Auswahl von Patienten für eine Langzeitbehandlung mit Lithium stellt eine bedeutsame Entscheidung dar, die zu einer tiefgreifenden Änderung der Lebensweise von Patienten mit rezidivierenden affektiven Psychosen führen kann. Einerseits kann sich durch die Verordnung von Lithium eine wesentliche Stabilisierung der Erkrankung erreichen lassen, andererseits wird man sich heute in zunehmendem Maße der mit einer solchen Langzeitbehandlung verbundenen Risiken bewußt. Im Grunde sollte eine prophylaktische Langzeitbehandlung mit Lithium immer dann erwogen werden, wenn die Diagnose einer affektiven Psychose mit eindeutigem Rezidivrisiko gestellt wird. Dies ist allerdings leichter gesagt als getan, und der Kliniker braucht spezifische Kriterien, um die individuelle Rezidivhäufigkeit abschätzen und Patienten, die auf die Behandlung ansprechen werden, auswählen zu können.

Wenn die Diagnose einer rezidivierenden affektiven Psychose gesichert ist, kann die Auswahl geeigneter Patienten für eine Lithiumbehandlung in drei Schritte gegliedert werden:

1. Die Bestimmung des Rezidivrisikos: Wie wird sich die Erkrankung mit bzw. ohne wirksame Behandlung entwickeln; ist eine Langzeitbehandlung mit Lithium also notwendig,
2. die mit Patienten und Angehörigen gemeinsam erörterte Frage, inwieweit die Notwendigkeit einer prophylaktischen Behandlung erkannt und auch akzeptiert wird,
3. die Berücksichtigung allgemein medizinischer Gesichtspunkte, inwieweit eine solche Behandlung ohne Gefahr für den Patienten durchgeführt werden kann.

Beurteilung des Rezidivrisikos

Lange Zeit hielt man den Verlauf affektiver Psychosen für nicht voraussehbar (Lader 1968). Mit der Etablierung wirksamer, präventiver pharmakologischer Therapieverfahren und dem zunehmenden Interesse am Spontanverlauf affektiver Psychosen wurde jedoch klar, daß die Bestimmung des Rezidivrisikos bei bestimmten Patientenpopulationen durchaus möglich ist. Heutzutage sollte man davon ausgehen, daß die Rezidivgefahr hoch ist, wenn in der Vergangenheit mindestens vier Phasen insgesamt oder aber zwei Phasen innerhalb von fünf Jahren aufgetreten sind. Zu beachten ist, daß dem ersten Kriterium die Gesamtzahl aller vom Patienten durchgemachten früheren Phasen zugrundeliegt, während sich das zweite Kriterium auf die Phasenfrequenz bezieht.

Es besteht darüber hinaus eine gesicherte Beziehung zwischen dem Rezidivrisiko und dem Lebensalter bei Erkrankungsbeginn, d. h. dem erstmaligen Auftreten einer Krankheitsphase. Aus diesem Grunde ist die Indikation für eine Lithiumbehandlung besonders sicher, wenn es zum Auftreten einer ersten Phase im höheren Lebensalter gekommen ist. Auf der anderen Seite sollte man sich bei Patienten mit früher Erstmanifestation der Erkrankung eher abwartend verhalten. Manchmal ist es schwierig, das Alter der Ersterkrankung mit hinreichender Genauigkeit zu bestimmen, so daß es zur Beurteilung der Therapieindikation günstiger wäre, das gegenwärtige Lebensalter des Patienten diesen Überlegungen zugrunde zu legen. Da dieser Altersfaktor jedoch signifikant mit der Gesamtzahl früherer Phasen korreliert, ist er nicht von großem, zusätzlichem Nutzen. Man kann auch die wahrscheinliche Länge des zukünftigen Krankheitszyklus abschätzen, indem man sowohl das Ersterkrankungsalter des Patienten als auch die Gesamtzahl früherer Phasen mit Hilfe eines Nomogramms abschätzt (Karasek 1977; Grof et al. 1979b). Man hat unter Berücksichtigung der Phasenfrequenz und der Gesamtzahl der Krankheitsphasen verschiedenste Kriterien mit dem Ziel geprüft, die Rezidivgefahr genauer abschätzen zu können (Angst u. Grof 1979). Einige dieser Kriterien erhöhen die Spezifität, reduzieren aber die Sensitivität bei der Patientenselektion, während andere zu einem entgegengesetzten Ergebnis führen. Zusammenfassend läßt sich jedoch sagen, daß man bei maximal 75% der Fälle das Rezidivrisiko einigermaßen sicher bestimmen kann, wenn jeweils individuelle Patientendaten berücksichtigt werden. Korrekte Bestimmung der Rezidivgefahr bedeutet hierbei sowohl die Erkennung der Patienten, die der Therapie bedürfen, als auch derer, bei denen die Indikation nicht gegeben ist. Dies wurde möglich, seit man weiß, daß der klinische Verlauf affektiver Erkrankungen auf der Basis individueller Patientendaten (Anzahl vorausgegangener Phasen, Phasenfrequenz vor Therapiebeginn und bestimmte Altersvariablen) bestimmt werden kann.

Der Zweck dieser Überlegungen bezüglich des weiteren Krankheitsverlaufes ist die korrekte Auswahl aller Patienten, die ohne wirksame Langzeitbehandlung in Zukunft ein hohes Morbiditäts- und Rezidivrisiko hätten. Baastrup u. Schou (1967) benutzten in ihren frühen Untersuchungen zur Lithiumprophylaxe als Selektionskriterium das Auftreten von mindestens zwei Phasen während der vorausgegangenen 24 Monate. Ähnliche Kriterien wurden in späteren Studien verwandt und fanden deshalb Eingang in die klinische Praxis. Es besteht kein Zweifel, daß solche Kriterien bei wissenschaftlichen Untersuchungen gerechtfertigt waren, man muß sich jedoch auch klarmachen, daß Baastrup u. Schou eine sehr spezielle Patientenpopulation, die durch eine hohe Anzahl früherer Phasen (bis zu 28) charakterisiert war, untersucht hatten. Zur Bestimmung des hohen Rezidivrisikos dieser Patienten hatte man nicht nur ihre Phasenfrequenz, sondern auch alle vorangegangenen Phasen in die Beurteilung miteinbezogen. Heutzutage erwägt man eine Langzeitbehandlung auch bei Patienten, deren Krankheitsanamnese noch relativ kurz ist. Bei der Auswahl von Patienten mit hohem Rezidivrisiko, die für eine Lithiumprophylaxe in Frage kommen, sollte man also sowohl die Gesamtzahl früherer Phasen als auch die Phasenfrequenz berücksichtigen.

Einige von Angst u. Grof (1979) und Angst (1981) durchgeführten Untersuchungen haben zu nützlichen Empfehlungen geführt. Danach sind als Risikofälle einzustufen:

a) Patienten mit bipolaren affektiven Psychosen, die entweder insgesamt drei oder mehr klar abgrenzbare Phasen oder aber zwei Phasen innerhalb von vier Jahren durchgemacht haben
b) Patienten mit unipolaren depressiven Psychosen (endogene Depressionen), die entweder insgesamt vier oder zwei Phasen innerhalb von 5 Jahren erlitten haben.

Aufgrund neuerer Studien scheint man davon ausgehen zu können, daß unter Berücksichtigung bestimmter neuroendokrinologischer und klinischer Parameter eine sichere Voraussage des weiteren Krankheitsverlaufes getroffen werden kann. Unabhängig von der zweifelhaften diagnostischen Validität einiger dieser Indikatoren (etwa des Dexamethasonsuppressionstests) scheint eine persistierende, neuroendokrinologische Dysregulation ein wertvolles prognostisches Kriterium für ein bevorstehendes, erneutes Rezidiv zu sein. Man konnte zeigen, daß dann einige der zur Verfügung stehenden Tests bei einem signifikanten Prozentsatz von Patienten mit akuten, affektiven Psychosen pathologische Ergebnisse zeigen. Normalerweise kommt es im Verlauf der klinischen Remission zu einer Normalisierung dieser Befunde. Patienten, deren pathologische, neuroendokrinologische Testbefunde jedoch auch während einer klinischen Remission persistieren, neigen zu Rückfällen innerhalb kurzer Zeit. Findet sich während des symptomfreien Intervalls ein pathologischer Dexamethasonsuppressionstest (Greden et al. 1981; Targum 1984), eine erhöhte Prolaktinsekretion während der Hypoglykämie (Grof et al. 1982) oder eine verminderte TSH-Konzentration nach TRH-Stimulation (Targum 1984), so kann all dies ein Hinweis auf ein eventuell erneutes Rezidiv sein. Man muß aber darauf hinweisen, daß es trotz der Nützlichkeit der beschriebenen, spezifischen Rezidivkriterien wichtig ist, diese individuell auf den einzelnen Patienten und seine gegenwärtige Situation zu beziehen und lediglich als eine Art Faustregel zu betrachten.

Problemerörterung mit Patienten und ihren Angehörigen

Die notwendige Bestimmung des individuellen Rezidivrisikos sollte lediglich der Beginn weiterer Überlegungen sein, ob ein Patient schließlich mit Lithium behandelt wird oder nicht. Der nächste Schritt muß darin bestehen, mit Patienten und Angehörigen zu besprechen, welchen Einfluß die Erkrankung auf das bisherige Leben des Patienten gehabt hat, und wie man sich eine Behandlung in Zukunft vorstellt. Eine solche globale Beurteilung sollte stattfinden, wenn es beim Patienten zum vollständigen Abklingen der akuten Phase gekommen ist. In einigen Fällen empfiehlt es sich jedoch, nicht so lange zu warten: Dann kann ein mit dem Patienten ausgehandeltes, kurzfristiges Übereinkommen über das weitere Prozedere hilfreich sein, und man verschiebt eine endgültige Diskussion über Einverständnis und Motivation für die Langzeitbehandlung auf einen späteren Zeitpunkt. Während im Falle einer Akutbehandlung die Entscheidungslast eindeutig vom behandelnden Arzt zu tragen ist, wäre es dagegen ungeschickt, Patienten und Angehörige nicht aktiv in den Entscheidungsprozeß für eine Langzeitbehandlung miteinzubeziehen. Die Erfahrung zeigt, daß der Patient oder seine Familie bewußt oder unbewußt einen Behandlungsplan sabotieren wird, wenn sie nicht an der Entscheidung aktiv mitarbeiten. Der beste Therapieplan nützt überhaupt nichts, wenn der Patient ihn nicht versteht oder sich nicht damit einverstanden erklärt. In einer dem Beteiligten verständlichen Weise müssen „Für und Wider" einer Therapie mit Lithiumsalzen erklärt werden. Ergebnis einer solchen Diskussion soll dann nämlich eine gültige Entscheidung sein.

In jedem Fall ist eine rationale Einschätzung der Rückfallgefährdung ein unerläßlicher Schritt im Rahmen dieses Entscheidungsprozesses. Darüber hinaus wird man eine endgültige Entscheidung jedoch von der spezifischen Lebenssituation eines Patienten und den psychosozialen Einflüssen abhängig machen müssen (Grof et al. 1979b). Wenn frühere Krankheitsphasen von sehr disruptivem Einfluß waren, wird man sich genötigt sehen, den Beginn einer prophylaktischen Behandlung nicht weiter aufzuschieben. Bei Beschäftigungslosen oder Patienten, die bereits im Ruhestand sind, wird man diesem Druck auf der anderen Seite wesentlich weniger ausgesetzt sein. Je mehr die Erkrankung das Leben des Patienten gefährdet hat, desto mehr wird er sich von seiner Familie zu einer stabilisierenden Langzeitbehandlung gedrängt sehen.

Allgemeinmedizinische Voruntersuchungen

Eine medizinische Untersuchung soll zur Abschätzung der Sicherheit einer Langzeitbehandlung mit Lithium dienen. Es empfehlen sich auf alle Fälle eine gründliche Anamneseerhebung, eine körperliche Untersuchung und regelmäßige Laboruntersuchungen. Genauere Angaben dazu werden an anderer Stelle in diesem Buch gemacht.

Auswahl von Patienten für eine kurative Akutbehandlung mit Lithium

Die Selektionskriterien für eine kurzfristige Behandlung mit Lithium sind weniger strikt, da eine solche Behandlung nur einige Wochen oder Monate dauert. Die Hauptindikation stellt die akute Manie dar, obwohl die Behandlung gewisser akuter, depressiver Zustände (in erster Linie bei Patienten mit bipolaren affektiven Psychosen) zunehmend Verbreitung findet.

Gesichert ist zur Zeit der Einsatz von Lithium bei der Behandlung der akuten, primären Manie; die Patientenselektion sollte sich also auf diese Diagnose konzentrieren. Die Auswahlkriterien von manischen Patienten, die Lithium oder andere Medikamente wie z. B. Neuroleptika erhalten sollen, sind nicht eindeutig. Bei der Entscheidung, welche Maßnahmen man schließlich einsetzt, scheinen folgende Überlegungen nützlich. Unter optimalen Bedingungen kann eine Lithiumtherapie in 80–90% der Fälle innerhalb einiger Wochen zur Normalisierung einer akuten, manischen Phase führen. Die Behandlung hat jedoch auch Nachteile: Der Wirkungsbeginn setzt verzögert ein, in der Regel nach etwa 10–14 Tagen, und Patienten mit schweren Manien befinden sich häufig in schlechtem Allgemeinzustand, so daß Lithium zu gefährlichen Komplikationen wie z. B. einer Anurie führen kann. Aus diesem Grunde gibt es bei den Klinikern unterschiedliche Auffassungen bezüglich dieser Behandlungsform: Manche vertreten eine Monotherapie mit Lithium, andere kombinieren Lithium mit Neuroleptika, um den Wirkungsbeginn zu beschleunigen, und schließlich wird empfohlen, die Behandlung mit Neuroleptika zu beginnen und nach Erreichen einer substanziellen Besserung des psychopathologischen Bildes und bei stabiler metabolischer Situation auf Lithium überzugehen. Während bei stationären Patienten, deren Ansprechen auf Lithium bereits bekannt ist, und im Falle von leichten Manien die Anwendung von Lithium durchaus gerechtfertigt erscheint, dürfte sich bei schweren, manischen Zustandsbildern und bei Patienten mit Störungen des Wasserhaushaltes ein Behandlungsbeginn mit Neuroleptika empfehlen. Es gibt allerdings bis heute keinen definitiven Beweis für die Überlegenheit einer Kombinationsbehandlung im Vergleich zu einer Monotherapie mit Lithium oder Neuroleptika.

Kriterien zur Erfolgsbeurteilung einer Lithiumprophylaxe

Es dauert Wochen oder Monate, bis durch Lithium eine Stabilisierung erreicht ist. Obgleich eine kontrollierte Lithiumbehandlung von den meisten Patienten gut vertragen wird, lassen sich jedoch – wie bei jeder medikamentösen Behandlung – potentielle Risiken und Nebenwirkungen nicht ausschließen. Aus diesen Gründen ist es wichtig, gerade diejenigen Patienten zu erfassen, die wahrscheinlich auf die Therapie ansprechen. Man kann natürlich auch einen Behandlungsversuch machen; dieser muß jedoch zeitlich begrenzt sein und klar definierte therapeutische Ziele verfolgen. Patienten, die trotz fehlenden Therapieerfolges weiterhin langfristig mit Lithium behandelt werden, sind nicht nur den Behandlungsrisiken und Nebenwirkungen ausgesetzt, sondern werden unter Umständen auch um die Vorzüge einer alternativen Behandlungsmethode gebracht.

Eine Reihe mehr oder weniger gut gesicherter, prädiktiver Kriterien für ein Ansprechen auf Lithium ist in der Literatur vorgeschlagen worden, wobei es allgemeiner Erfahrung zu entsprechen scheint, daß Patienten mit typischen, bipolaren affektiven Psychosen vermutlich am meisten von einer Lithiumbehandlung profitieren. Die bisher fehlende Übereinkunft bei der Bewertung von Prädiktoren für eine erfolgreiche Lithiumbehandlung spiegelt sich in einigen Übersichtsartikeln wider (Ananth u. Pecknold 1978; Caroll 1982; Petursson 1979; Sarantidis u. Waters 1981) und ist auf erhebliche, methodologische Probleme zurückzuführen, die man bei der Bearbeitung dieser Frage zu lösen hat wie z. B. eine klare Definition von Therapieerfolgen und -mißerfolgen, die Anwendung reliabler und sensitiver Untersuchungsinstrumente zur Messung des psychopathologischen Befundes während der Behandlung sowie die Berücksichtigung differenzierender Variablen und angemessener Verfahren der Datenanalyse. Wir möchten in diesem Zusammenhang kurz auf unsere eigenen Untersuchungen zur Prädiktion des Lithiumeffektes hinweisen (Grof et al. 1979a, 1984; Grof 1983). Diese Studien waren darauf angelegt, die erwähnten, methodologischen Probleme zu bewältigen, und eine Optimierung des therapeutischen Erfolgs zu erreichen. Eine Verminderung der Rezidivhäufigkeit wurde als Kriterium einer erfolgreichen Therapie gewertet. Die Studien zeigten, daß eine erfolgreiche Stabilisierung der Affektivität in erster Linie in Beziehung zu setzen ist zu der Diagnose, der Qualität des freien Intervalls sowie der Phasenfrequenz vor Behandlungsbeginn.

Mit einem Therapieerfolg war die Diagnose einer primären, affektiven Psychose (bipolarer und unipolarer Verlauf) korreliert. In Übereinstimmung mit der allgemeinen klinischen Erfahrung fand sich auch eine gute Stabilisierung bei anderen diagnostischen Gruppen, z. B. den schizoaffektiven Psychosen; dabei kamen aber andere Kriterien für den Therapieerfolg zur Anwendung, wie z. B. die Qualität einer Remission.

Es stellte sich heraus, daß insbesondere die Qualität des freien Intervalls ein bedeutsamer Prädiktor einer erfolgreichen Stabilisierung unter Lithium ist, wobei als Kriterien für ein optimales, freies Intervall das Fehlen von affektiven oder anderen psychopathologischen Symptomen, eine gute Integration im Arbeits- und Familienleben, Krankheitseinsicht sowie ein adäquates Distanzierungsvermögen von den in früheren, akuten Phasen erlebten Symptomen anzusehen ist. Das Vorhandensein einer solchen Vollremission ohne psychopathologische Symptomatik korreliert signifikant mit einem erfolgreichen Ansprechen auf die Lithiumprophylaxe.

Eine weitere Möglichkeit der Evaluierung des phasenfreien Intervalls besteht in der Anwendung psychologischer Tests, die psychopathologische Veränderungen messen wie z. B. das MMPI. Um ein aussagekräftiges, sinnvolles Ergebnis zu erzielen, muß der Test zu einem „optimalen" Zeitpunkt durchgeführt werden, nämlich dann, wenn es dem Patienten seiner subjektiven Einschätzung nach am besten geht und mindestens einen Monat nach der Remission von der letzten Krankheitsphase. Damit soll ein Erfassen von Restsymptomen durch das Testverfahren vermieden werden. Ein auf irgendeiner der Skalen vom Normalwert abweichender Befund weist auf eine inkomplette Remission hin, und muß als Ausdruck eines nur beschränkten Therapieerfolges unter Lithium gewertet werden (Lane et al. 1983). Eine multivariate Datenanalyse zeigte, daß zum Zeitpunkt des optimalen Befindens erhobene MMPI-Profile der auch nach klinischen Kriterien definierten Qualität des freien Intervalls entsprechen. Dabei muß wohl offen bleiben, ob pathologische Abweichungen im MMPI-Profil mit dem Vorhandensein neurotischer Störungen (vgl. Kap. 3.11) oder eher mit dem häufigen Auftreten „subklinischer" depressiver Symptome in Verbindung zu setzen sind.

Eine hohe Rezidivhäufigkeit während der zwei Jahre vor Beginn der Lithiumbehandlung, also mehr als 3 Phasen pro Jahr, ist mit vermindertem Ansprechen auf Lithium verbunden. Daß sog. Rapid cycler weniger von einer Lithiumbehandlung profitieren, ist allgemein anerkannt (Dunner u. Fieve 1974). Eine für primäre, affektive Erkrankungen positive Familienanamnese und gewisse Blutgruppen sind ebenfalls hilfreich bei der Identifizierung von Patienten, bei denen durch Lithium eine Stabilisierung zu erreichen ist. Der prädiktive Wert dieser sechs Kriterien für eine erfolgreiche Lithiumbehandlung konnte im Rahmen einer prospektiven Untersuchung gezeigt werden.

Eine Lithiumprophylaxe kann also unter zwei Bedingungen eingeleitet werden:

a) als Therapie der Wahl, d.h. als optimales Verfahren für einen bestimmten Patienten,
b) im Rahmen eines Therapie-Versuches.

In diesem Zusammenhang können die folgenden Empfehlungen gegeben werden: Leidet der Patient an einer rezidivierenden Erkrankung, die mit Lithium erfolgreich behandelt werden kann, so stellt dieses Verfahren die Behandlung der Wahl dar. Wenn Patientencharakteristika hingegen keinen eindeutigen Erfolg einer Lithiumbehandlung erwarten lassen, der Patient aber dennoch eine prophylaktische, medikamentöse Behandlung benötigt, sollte der behandelnde Arzt zunächst prüfen, inwieweit alle weiteren zur Verfügung stehenden Behandlungsverfahren berücksichtigt oder erprobt worden sind.

Beispielsweise sprechen gewisse schizoaffektive Psychosen, bei denen bisher keine Vollremissionen zu erreichen waren und bei denen es zu häufigen, maniformen Stimmungsauslenkungen kommt, nach unseren eigenen Erfahrungen nicht selten besser auf eine Therapie mit Neuroleptika oder Carbamazepin an. Wenn eine solche Behandlung sich in der Vergangenheit jedoch bereits trotz ausreichender Dosierung und Therapiedauer als wirkungslos erwiesen hat, kann der Versuch einer Lithiumbehandlung indiziert sein. Dann muß jedoch bereits im voraus klar festgelegt werden, was mit dem Therapieversuch erzielt werden soll, welche Verfahren zur Messung psychopathologischer Veränderungen anzuwenden sind und wann der Therapieversuch zu beenden ist. Im Falle eines nur fraglichen Therapieerfolges (bezüglich der Frequenz und/oder der Intensität der Krankheitsphasen) sollte der Versuch abgebrochen werden.

Literatur

Ananth J, Pecknold JC (1978) Prediction of lithium response in affective disorders. J Clin Psychiat 39:95–199

Angst J (1981) Clinical indications for a prophylactic treatment of depression. Adv Biol Psychiat 7:218–229

Angst J, Grof P (1979) Selection of patients with recurrent affective illness for a long-term study: Testing research criteria on prospective follow-up data. In: Cooper TN, Gershon S, Kline N et al. (eds) Lithium, controversies and unresolved issues. Excerpta Medica, Amsterdam, pp 355–369

Baastrup PC, Schou M (1967) Lithium as a prophylactic agent: Its effect against recurrent depression and manic-depressive psychosis. Arch Gen Psychiat 16:162–172

Caroll B (1979) Prediction of treatment outcome with lithium. In: Cooper TN, Gershon S, Kline N et al. (eds) Lithium, controversies and unresolved issues. Excerpta Medica, World Congress Lecture Series, Amsterdam, pp 171–197

Dunner DL, Fieve RR (1974) Clinical factors in lithium carbonate prophylaxis failure. Arch Gen Psychiat 30:229–233

Greden JF, Devigne JP, Albala A, Tarika J, Butterham M, Eiser S, Caroll BJ (1981) Post-dexamethasone plasma cortisol levels among lithium-treated rapidly cycling bipolar patients. In: Dufour H (ed) The prediction of lithium response. Economica, Paris

Grof E, Brown GM, Grof P (1982) Neuroendocrine responses as an indicator of recurrence liability in primary affective illness. Brit J Psychiat 140:320–334

Grof P (1983) Response to long-term lithium treatment: Research studies and clinical implications. In: Davis JM, Maas JW (eds): Affective disorders. American Press, Washington, pp 357–366

Grof P, Lane J, MacCrimmon D, Werstiuk E, Blajchman M, Daigle L, Varma R (1979 a) Clinical and laboratory correlates of the response to long-term lithium treatment. In: Strömgren E, Schou M (eds): Origin, prevention and treatment of affective disorders. Academic Press, London, pp 28–40

Grof P, Angst J, Karasek M, Keitner G (1979 b) Patient selection for long-therm lithium treatment in clinical practice. Arch Gen Psychiat 36:894–897

Grof P, Hux M, Grof E, Arato M (1984) Prediction of response to stabilizing lithium treatment. Pharmacopsychiat 16:195–200

Karasek M (1977) Nomographic approach to the modelling of certain cyclical diseases. In: Avula X (ed): Proceedings of the First International Conference of Mathematical Modelling. University of Missouri 2, Rolla, pp 889–898

Lader MH (1968) Prophylactic lithium? Lancet II:103

Lane J, Grof P, Daigle L, Varma R (1983) The Minnesota multiphasic personality inventory in the prediction of response to lithium stabilization. In: Dufour H et al. (eds) The prediction of lithium response. University of Marseille, pp 215–220

Petursson H (1979) Prediction of lithium response. Compr Psychiat 20:226–241

Sarantidis D, Waters B (1981) Predictors of lithium prophylaxis effectiveness. Prog Neuro-Psychopharmacol 5:507–510

Targum S (1984) Persistent neuroendocrine dysregulation in major depressive disorder: A marker for early relapse. Biol Psychiat 19:305–318

Vestergaard P, Schou M, Thomsen K (1982) Monitoring of patients in prophylactic lithium treatment. Brit J Psychiat 140:185–287

3.7 Indikationen für die Lithiumtherapie außerhalb der manisch-depressiven Erkrankung *

M. Schou

> **Synopsis**
>
> 1. Die therapeutische und prophylaktische Wirksamkeit von Lithium bei der manisch-depressiven Erkrankung ist größer bei Patienten mit einem typischen Krankheitsbild als bei Patienten mit uncharakteristischen Symptomen.
> 2. Obwohl nur wenige systematische Untersuchungen vorliegen, spricht die klinische Erfahrung dafür, daß sich Lithium bei Patienten mit schizophrener und schizoaffektiver Symptomatik günstig auswirken kann – z. B. in Fällen, wo eine neuroleptische Medikation allein nicht genügend wirksam ist, oder bei Patienten, bei denen affektive Störungen, Hyperaktivität sowie ein rezidivierender Krankheitsverlauf im Vordergrund stehen, und vielleicht bei Patienten mit einer familiären Belastung bezüglich affektiver Psychosen.
> 3. Fallberichte sprechen dafür, daß Lithium stimmungsstabilisierend bei affektiven Psychosen wirken kann, die durch eine organische Hirnschädigung, eine somatische Erkrankung oder durch Arzneimittel ausgelöst wurden.
> 4. Eine erfolgreiche Lithiumprophylaxe kann bei Patienten, die während der manischen oder depressiven Phase übermäßig Alkohol trinken, den Alkoholkonsum unter Kontrolle bringen. Es ist jedoch fraglich, ob Lithium unabhängig von einer bestehenden manisch-depressiven Erkrankung beim Alkoholismus wirksam ist.
> 5. Wissenschaftlich gut belegt ist die stimmungsstabilisierende Wirkung von Lithium bei periodisch auftretender explosiver Aggressivität. Dies wurde bei Personen mit Persönlichkeitsstörungen, bei Inhaftierten, bei Kindern und bei geistig Behinderten beobachtet.
> 6. Die Wirksamkeit von Lithium bei Drogenabhängigkeit, prämenstruellen Spannungszuständen und bei Anorexia nervosa ist nicht ausreichend bewiesen.

Die anhaltende Diskussion darüber, ob die Lithiumtherapie nur spezifisch bei der manisch-depressiven Erkrankung indiziert sei, scheint vom unterschiedlichen Gebrauch und der unterschiedlichen Interpretation des Begriffes „spezifisch" abzuhängen. Streng genommmen bedeutet dies „nur wirksam bei der manisch-depressiven Erkrankung", aber historisch gesehen wurde der Indikationsbereich der Lithiumtherapie viel weiter gefaßt.

In den 50er Jahren wurde klar, daß Neuroleptika bei einer Vielzahl von psychotischen Erregungszuständen (Manie, Schizophrenie, organisches Psychosyndrom) se-

---

* Übersetzt von Maria-Luisa Mairhofer

dativ und antipsychotisch wirken. Lithium hingegen ist wirksamer bei Erregungszuständen einer manisch-depressiven Erkrankung als bei Erregungszuständen anderer Ätiologie. In den 60er Jahren häuften sich die Beweise, daß Lithium nicht nur bei der Manie, sondern auch bei der Depression (mehr prophylaktisch als therapeutisch) wirksam sei, und es ist verständlich, daß Lithium nun als „spezifisches" Medikament für die manisch-depressive Erkrankung verstanden und eingesetzt wurde: besser als andere Medikamente bei dieser Erkrankung und weniger wirksam als andere Medikamente bei anderen Erkrankungen.

Es war aber von Anfang an klar, daß die Lithiumtherapie auch eine gewisse Wirksamkeit bei anderen Krankheiten, nicht nur bei der Manie und bei der manisch-depressiven Erkrankung, ausübt. Cade erwähnte im Titel seiner ersten Publikation über die Lithiumtherapie nicht einmal den Begriff „Manie" oder „manisch-depressive Erkrankung" (Cade 1949). Der Titel dieser berühmten Arbeit lautet: *Lithium salts in the treatment of psychotic excitement*. Außer 10 manischen Patienten gab Cade auch 6 Patienten mit einer Dementia praecox Lithium. Obwohl bei keinem dieser Patienten Beschwerdefreiheit eintrat, konnte bei drei Patienten eine deutliche Abschwächung der Erregung nachgewiesen werden. Zum ersten Mal seit Jahren wurden sie ruhig und zugänglich. Bei einer Plazebo-kontrollierten Studie über die antimanische Wirkung von Lithium konnten Schou et al. (1954) nicht nur bei Patienten mit einer charakteristischen, sondern auch bei Patienten mit einer uncharakteristischen Symptomatik eine günstige Wirkung von Lithium nachweisen, obgleich die Wirksamkeit bei den letztgenannten Patienten etwas geringer war. Diese Patienten hatten inhaltliche Denkstörungen ohne offensichtliche Beziehungen zur Stimmung und möglicherweise einen katathymen Hintergrund, Halluzinationen, die mehr als nur periodischen Charakter aufwiesen, Perioden mit Rückzugstendenzen und Schwierigkeiten im Sozialkontakt oder hysterische Symptome.

Da Lithium eine derartig günstige Wirkung bei der manisch-depressiven Erkrankung zeigt, ist es kaum überraschend, daß Lithium auch bei vielen anderen Krankheitsbildern und psychopathologischen Symptomen appliziert wurde. Hierüber ist in mehr als 400 Arbeiten berichtet worden. Es würde den Rahmen dieses Kapitels sprengen, sie alle im Detail zu besprechen. Stattdessen wurde versucht, das wesentliche Datenmaterial, das für therapeutische Überlegungen und für die klinische Praxis von Bedeutung ist, zu extrahieren. Dies hat einen Kompromiß erfordert. Einerseits wurden therapeutische Empfehlungen, die nicht auf soliden Dokumentationen (und die Untersuchungen sind hier viel weniger solide als auf dem Gebiet der manisch-depressiven Erkrankung) beruhen, ausgeklammert. Andererseits sollte gerade auf jene Kasuistiken nicht verzichtet werden, die klinisch wichtige Hinweise enthalten und über Patienten berichten, bei denen andere Therapieversuche fehlschlugen.

Schizophrenie

Bei wenigen Indikationsbereichen gibt es so verschiedene Beobachtungen und so widerstreitende Meinungen über die Wirksamkeit oder mögliche Wirksamkeit von Lithium wie bei der Schizophrenie und der schizoaffektiven Psychose. Die letztgenannte Gruppe von Störungen wird in Kap. 3.4 beschrieben.

Die Autoren neuerer Publikationen unterstreichen nachdrücklich den beklagenswerten Mangel an systematischen Untersuchungen über die Wirksamkeit von Lithium bei der Schizophrenie (Delva u. Letemendia 1982; Matot et al. 1983; Miller u. Libman 1979; Prien 1979; Schou 1980), aber die wiederholte Aufforderung der Autoren, zukünftige kontrollierte Studien an angemessen großen, gut diagnostizierten Patientengruppen durchzuführen, hat wenig Früchte getragen. Stattdessen werden Berichte über unkontrollierte Studien laufend publiziert, die zumindest eine gewisse Wirksamkeit bei einigen schizophrenen und schizoaffektiven Patienten wahrscheinlich machen, auch wenn noch keine klaren Indikatoren für die Wirksamkeit vorliegen. Der Erfolg bisheriger Versuche, durch Lithium eine Abschwächung oder Prophylaxe von schizophrenen Schüben zu erreichen, hängt offensichtlich weitaus mehr vom Zufall ab als der Erfolg einer Lithiumprophylaxe bei der manisch-depressiven Erkrankung.

Ein großes Problem liegt in den unklaren und schlecht operationalisierten Diagnosen der Patientengruppen. Dieses Problem stellt sich vor allem bei Patienten mit einer schizoaffektiven Psychose, jedoch auch bei schizophrenen Patienten. Seit eine wirksame neuroleptische Behandlung zur Verfügung steht, sind die Fälle diagnostisch eindeutiger Schizophrenien mit schweren Verläufen seltener und das Bild mit einer mehr gemischten Symptomatik häufiger geworden. Der verständliche Wunsch der Psychiater, möglichst therapierbare Krankheiten zu diagnostizieren, könnte dazu führen, daß der affektive Anteil betont wird, und deshalb derartige Diagnosen häufiger gestellt werden. Die Kombination von Lithium und Neuroleptika erschwert die Interpretation der Beobachtungen.

In einer neuen Übersicht über die Forschungsergebnisse bis 1980 wurden zwei kontrollierte und 12 unkontrollierte Lithiumstudien mit schizophrenen Patienten, sechs kontrollierte und 13 unkontrollierte Studien mit schizoaffektiven Patienten erwähnt (Delva u. Letemendia 1982). Die Autoren schließen daraus, daß etwa ein Drittel bis die Hälfte der Patienten mit einer schizophrenen Psychose, und sogar noch ein hoher Anteil der Patienten mit einer schizoaffektiven Störung von einer Lithiumtherapie allein oder in Kombination mit Neuroleptika zu profitieren scheinen. Die Therapie führt zu einer Abschwächung der affektiven Störungen, der Hyperaktivität und bis zu einem gewissen Grade auch zu einer Verminderung der schizophrenen Symptomatik. Es wurden auch vollständige Remissionen beobachtet.

Diese Schlußfolgerung ist unerwartet optimistisch, was die Wirksamkeit von Lithium bei der Schizophrenie betrifft, und man muß sich fragen, ob dies auch bei unselektierten schizophrenen Patienten zutreffen würde. Es wäre denkbar, daß bei der Auswahl der Patienten vielleicht unbewußt solche Patienten mit affektiven Störungen oder periodischem Krankheitsverlauf oder mit einer gut erhaltenen Primärpersönlichkeit bevorzugt wurden. Die Aussichten auf eine Spontanheilung sind bei dieser Gruppe von Patienten relativ gut, und dies läßt die Ergebnisse von zumindestens den unkontrollierten Studien etwas zweifelhaft erscheinen.

In den ersten kontrollierten Doppelblindstudien mit schizophrenen Patienten von Small et al. (1975) wurden 22 Patienten mit chronischer Schizophrenie und acht Patienten mit einer schizoaffektiven Psychose untersucht. Es wurde ein Vergleich zwischen der Behandlung mit einem Neuroleptikum plus Lithium und der Behandlung mit einem Neuroleptikum plus Plazebo angestellt. Es zeigten sich signifikante Differenzen zwischen der Lithium- und der Plazebogruppe, d.h. Lithium führt zu einer Verminderung der psychopathologischen Symptome. Die zwei Gruppen unterschieden sich bezüglich der diagnostischen Verteilung nicht voneinander.

In der zweiten kontrollierten Studie (Alexander et al. 1979) hatten drei von 13 Patienten schizoaffektive Störungen, drei Patienten einen akuten schizophrenen Schub und die restlichen sieben eine chronische, katatone oder paranoide Verlaufsform. Lithium und Plazebo wurden über drei Wochen unter Doppelblindbedingungen appliziert. Eine neuroleptische Zusatzmedikation war nicht zugelassen. Bei sieben Patienten konnte eine eindeutige Besserung festgestellt werden (davon ein Patient mit einer schizoaffektiven Psychose), während sich bei den restlichen sechs Patienten (davon zwei Patienten mit schizoaffektiven Symptomen) keine Veränderung zeigte. Die Autoren unterstreichen den vorläufigen Charakter solcher Studien und betonen, daß, obwohl Lithium auch antipsychotisch wirkt, es bei keinem Patienten zu einer völligen Remission der Symptome, ähnlich wie bei der neuroleptischen Medikation, führte. Sie schließen daraus, daß Neuroleptika die Therapie der Wahl bei der Schizophrenie bleiben, meinen aber, daß Lithium eine Alternative sein könnte, wenn Neuroleptika nicht wirksam sind oder nicht vertragen werden.

Diese Schlußfolgerung kann bis heute nicht in Frage gestellt werden. Es wäre wünschenswert, daß weitere systematische Untersuchungen bezüglich der Wirksamkeit einer Kombination von Lithium und Neuroleptika durchgeführt werden. Diese Art von Therapie wird zweifelsohne bei vielen schizophrenen Patienten angewandt, obwohl, wie hier angedeutet, der Beweis der Wirksamkeit noch aussteht. Die weitverbreitete Ansicht scheint zu sein, daß Lithium, wenn es auch eine gewisse Erleichterung der schizophrenen Symptome bewirkt, primär die affektiven Störungen der Krankheit beeinflußt, während die Neuroleptika mehr „antipsychotisch" wirksam sind, d. h. Halluzinationen und Denkstörungen beheben. In einer neuen Studie (Zemlan et al. 1984) konnte bei 26 von 61 Patienten mit schizophrener und schizoaffektiver Symptomatik eine Besserung während einer zweiwöchigen Lithiumtherapie erzielt werden. Die Besserung bezog sich auf die Hauptsymptome der Psychose: Halluzinationen, Wahngedanken und formale Denkstörungen.

Obwohl die systematisch gesammelten Informationen noch dürftig sind und die „klinische Erfahrung" nur eingeschränkten Wert besitzt, könnte man zusätzlich zu Neuroleptika Lithium bei solchen Patienten verordnen, bei denen Neuroleptika alleine nicht genügend wirksam sind und bei denen affektive Störungen, Hyperaktivität oder ein rezidivierender Krankheitsverlauf im Vordergrund stehen, und vielleicht bei Patienten mit familiärer Belastung.

Affektive Psychosen, bedingt durch Hirnschädigungen, somatische Störungen oder Arzneimittel

Symptome wie erhöhte Erregbarkeit, Dysphorie oder Stimmungslabilität können bei hirnorganischen Syndromen, somatischen Krankheiten, im Wochenbett, oder unter der Einwirkung von Drogen bzw. Hormonen (Kokain, LSD, L-Dopa, Steroide) auftreten. Einige Berichte über eine günstige Wirkung von Lithium bei diesen Symptomen wurden publiziert. Kontrollierte Studien über Krankheitsbilder mit derartig unvorhersehbaren Verläufen sind freilich schwierig durchzuführen, und es werden gewöhnlich eher Einzelfallberichte mit Therapieerfolgen als solche mit Mißerfolg publiziert. Obwohl eine stimmungsstabilisierende Wirkung von Lithium bei diesen Krankheitsbildern denkbar ist, kann eine diesbezügliche Langzeitwirkung nicht als belegt gelten. Relativ große Patientengruppen wurden von Falk et al. (1979) untersucht, die die Entwicklung einer Psychose bei sechs von 44 Patienten beobachteten, die nur mit ACTH behandelt wurden, jedoch bei keinem von 27 Patienten, die ACTH und zusätzlich Lithium erhielten.

Alkoholismus

Übermäßiger Alkoholkonsum tritt gelegentlich bei manisch-depressiven Patienten während der depressiven, jedoch häufiger während der manischen Phase auf. Verhindert die Lithiumlangzeittherapie die rezidivierenden Phasen, so kann der übermäßige Alkoholkonsum unter Kontrolle gebracht werden. Es ist jedoch fraglich, ob eine Lithiumlangzeittherapie bei Alkoholikern ohne manisch-depressive Erkrankung wirksam ist. Die zwei häufig zitierten Doppelblindstudien (Kline et al. 1974; Kline u. Cooper 1979; Merry et al. 1976; Merry u. Cooper 1979) werden in ihrer Relevanz durch die hohe Zahl von vorzeitigen Studienabbrüchen eingeschränkt. Berücksichtigt man, daß Patienten, die die Studie abgebrochen hatten, wahrscheinlich in der Mehrzahl Non-Responder waren, so sind die Studienergebnisse letztlich weniger vielversprechend als sie auf den ersten Blick erscheinen. In einer „cross-over"-Studie (Pond et al. 1981; Peck et al. 1981) über einen Zeitraum von drei Monaten beendeten nur 19 von 47 Alkoholikern die Untersuchung. Obwohl die Patienten unter Lithium einen geringeren Alkoholkonsum angaben als unter Plazebo, waren die Differenzen zwischen den zwei Untersuchungsbedingungen nicht statistisch signifikant. Die Autoren empfehlen bei zukünftigen Untersuchungen eine alternative Untersuchungsstrategie.

In einer zusammenfassenden Darstellung haben sich Liskow et al. (1982) sehr skeptisch bezüglich des möglichen Nutzens von Lithium bei Alkoholabhängigkeit geäußert. Auch spätere Forschungsergebnisse haben daran nichts ändern können, obwohl z. B. Friemert et al. (1982) signifikant bessere Ergebnisse mit Lithium plus Disulfiram (Antabus) erzielten als nur mit Disulfiram oder nur mit Lithium allein.

Da der Alkoholismus eine ernstzunehmende Störung darstellt, gegen die noch immer keine langwirksamen Medikamente zur Verfügung stehen, erscheint es gerechtfertigt, Lithium solchen Alkoholikern zu verordnen, bei denen der Verdacht einer affektiven Störung besteht. Der enthusiastische Vorschlag von Lippman (1980), daß jeder depressive chronische Alkoholiker versuchsweise auf Lithium eingestellt werden müßte, kann aber sicher *nicht* unterstützt werden: Zum einen aufgrund der möglichen Intoxikationsrisiken von Lithium, die bei Alkoholikern – einer Patientengruppe, die sehr unzuverlässig ist, was die Nahrungs- und Flüssigkeitsaufnahme sowie die Medikamenteneinnahme betrifft – bestehen, zum anderen, weil unrealistische Hoffnungen bei den Patienten und ihren Angehörigen geweckt werden.

Drogenabhängigkeit

Bei Tierexperimenten konnte gezeigt werden, daß Lithium verschiedene Wirkungen von Morphin, Amphetamin und anderen Drogen unterdrückt, und dies führte dazu, daß Lithium bei Drogenabhängigkeit verordnet wurde. Über ungewöhnlich positive Ergebnisse bei einzelnen Fällen wurde gelegentlich berichtet (Abrahamson 1983), aber diesbezügliche systematische klinische Untersuchungen waren bislang wenig ermutigend (Altamura 1975; Náhunek et al. 1978).

Periodisch auftretende, explosive Aggressivität

Aggressivität ist gelegentlich ein typisches Symptom der Manie und kann durch eine Lithiumtherapie verhindert oder unterdrückt werden. Lithium kann jedoch auch eine direkte antiaggressive Wirkung zugeschrieben werden. Experimente mit Tieren, bei denen aggressives Verhalten durch Pharmaka oder elektrische Reize provoziert wurde, haben zu klinischen Studien bei aggressiven, nicht manischen Patienten und Inhaftierten geführt. Sowohl in offenen Untersuchungen als auch unter Einfachblind- und Doppelblindbedingungen konnte eine günstige Wirkung von Lithium nachgewiesen werden (Altshuler et al. 1977; Morrison et al. 1973; Sheard et al. 1976; Sheard u. Marini 1979). Bei Personen mit Persönlichkeitsstörungen kann somit eine Lithiumlangzeittherapie indiziert sein (Rifkin et al. 1972). Aggressivität kann auch als Zielsymptom für eine Lithiumtherapie bei verhaltensgestörten Kindern und geistig Behinderten angesehen werden.

Der antiaggressive Effekt von Lithium wirkt sich vor allem günstig bei Personen aus, bei denen die Aggressivität und Erregbarkeit periodisch oder explosiv auftreten. Die Lithiumtherapie erhöht die Frustrationsschwelle bei Personen, die leicht reizbar sind und deren Ärger schnell in Tobsucht eskaliert. Sie empfinden die Wirkung der Therapie als wohltuend, weil sie dadurch weniger reizbar sind und sich besser kontrollieren können.

Ungeachtet vieler positiver und nur wenig negativer Untersuchungsergebnisse über den antiaggressiven Effekt von Lithium scheint die Anwendung von Lithium bei dieser Indikation bislang wenig verbreitet zu sein. Eine mögliche Erklärung dafür könnte die weitverbreitete Zurückhaltung gegenüber einer medikamentösen Kontrolle von Gewalt in Strafanstalten sein. Trotzdem ist es wichtig zu erwähnen, daß die therapierten Patienten den Effekt der Behandlung als wohltuend empfunden haben, und daß der Einsatz einer Lithiumtherapie für einzelne Patienten indiziert sein kann, bei denen Wutausbrüche und erhöhte Erregbarkeit nicht nur für die Umwelt Probleme darstellen, sondern auch für diese Menschen selbst.

Verschiedene periodisch auftretende Störungen

Über eine erfolgreiche Lithiumprophylaxe wurde bei Patienten mit periodisch auftretender Hypersomnie und periodisch auftretendem Erbrechen berichtet, die vielleicht auch an einer maskierten manisch-depressiven Erkrankung litten (Abe 1977; Ogura et al. 1976; Reid u. Leonhard 1977).

Geistige Behinderung

Eine Beeinträchtigung der intellektuellen Funktionen stellt an sich keine Indikation für eine Lithiumtherapie dar, aber geistig behinderte Menschen, die aggressiv sind oder zu autoaggressiven Tendenzen neigen, oder die an einer rezidivierenden manisch-depressiven Erkrankung leiden, konnten durch eine Lithiumlangzeittherapie stabilisiert werden (Dale 1980; Dostal 1972; Micev u. Lynch 1974; Naylor et al. 1974).

Prämenstrueller Spannungszustand und Dysphorie

Positive Therapieergebnisse mit Lithium in drei nicht kontrollierten Studien mit 17 Patientinnen (Deleon-Jones et al. 1982; Rosman 1969; Sletten u. Gershon 1966), die an prämenstruellen Spannungszuständen litten, stehen dem Befund der Gleichwirksamkeit von Lithium und Plazebo in vier kontrollierten Untersuchungen mit 64 Patientinnen gegenüber (Mattsson u. von Schoultz 1974; Shader u. Harmatz 1982; Singer et al. 1974; Steiner et al. 1980).

Anorexia nervosa

Neben erfolgreichen Einzelfallberichten (Barcai 1977; Reilly 1977) konnte bei einer Doppelblindstudie mit acht anorektischen Patientinnen nach drei und vier Wochen in der Lithiumgruppe eine größere Gewichtszunahme als in der Plazebogruppe nachgewiesen werden (Gross et al 1981). Es muß jedoch daran erinnert werden, daß eine Gewichtszunahme gelegentlich auch als Nebenwirkung der Lithiumtherapie bei der manisch-depressiven Erkrankung auftreten kann.

Literatur

Abe K (1977) Lithium prophylaxis of periodic hypersomnia. Brit J Psychiat 130:312–316
Abrahamson JR (1983) Use of lithium to control drug abuse. Amer J Psychiat 140:1256
Alexander PE, Kammen DP van, Bunney WE (1979) Antipsychotic effects of lithium in schizophrenia. Amer J Psychiat 136:283–288
Altamura AC (1975) Therapeutic attempts with lithium in young drug addicts. Acta Psychiat Scand 52:312–319
Altshuler KZ, Abdullah S, Rainer JD (1977) Lithium and aggressive behavior in patients with early total deafness. Dis Nerv Syst 38:521–524
Barcai A (1977) Lithium in adult anorexia nervosa: A pilot report on two patients. Acta Psychiat Scand 55:97–101
Cade JFJ (1949) Lithium salts in the treatment of psychotic excitement. Med J Aust 36:349–352
Dale PG (1980) Lithium therapy in aggressive mentally subnormal patients. Brit J Psychiat 137:469–474
Deleon-Jones FA, Val E, Herts C (1982) MHPG excretion and lithium treatment during premenstrual tension syndrome: A case report. Amer J Psychiat 139:950–952
Delva NJ, Letemendia FJJ (1982) Lithium treatment in schizophrenia and schizo-affective disorders. Brit J Psychiat 141:387–400

Dostal T (1972) Antiaggressive effect of lithium salts in mentally retarded adolescents. In: Annell A-L (ed) Depressive states in childhood and adolescence. Almqvist & Wiksell, Stockholm, p 491

Falk WE, Mahnke MW, Poskanzer DC (1979) Lithium prophylaxis of corticotropin-induced psychosis. JAMA 241:1011–1012

Friemert K, Schmitz K, Herbst A, Heydenrich A (1982) Behandlung alkoholabhängiger Patienten in Rostock. Psychiat Neurol Med Psychol 34:544–553

Gross HA, Ebert MH, Faden VB, Goldberg SC, Nee LE, Kaye WH (1981) A double-blind controlled trial of lithium carbonate in primary anorexia nervosa. J Clin Psychopharmacol 1:376–381

Kline NS, Cooper TB (1979) Lithium therapy in alcoholism. In: Goodwin DW, Erickson CK (eds) Alcoholism and affective disorders. SP Medical & Scientific Books, Jamaica, p 21

Kline NS, Wren JC, Cooper TB, Varga E, Canal O (1974) Evaluation of lithium therapy in chronic and periodic alcoholism. Amer J Med Sci 268:15–22

Lippmann S (1980) Lithium in depressed chronic alcoholics. RI Med J 63:22–24

Liskow B, Mayfield D, Thiele J (1982) Alcohol and affective disorders: Assessment and treatment. J Clin Psychiat 43:144–147

Matot JP, Olié JP, Lôo H (1983) Schizophrénies et traitement par les sels de lithium: Donées actuelles de la littérature. Encephale 9:49–57

Mattsson B, Schoultz B von (1974) A comparison between lithium, placebo and a diuretic in premenstrual tension. Acta Psychiat Scand Suppl 255:75–84

Merry J, Coppen A (1979) Two-year follow-up of alcoholic patients formerly treated with lithium/placebo. In: Cooper TB, Gershon S, Kline NS, Schou M (eds) Lithium: Controversies and unresolved issues. Excerpta Medica, Amsterdam Oxford Princeton, p 129

Merry J, Reynolds CM, Bailey J, Coppen A (1976) Prophylactic treatment of alcoholism by lithium carbonate. A controlled study. Lancet 2:481–482

Micev V, Lynch DM (1974) Effect of lithium on disturbed severely mentally retarded patients. Brit J Psychiat 125:110

Miller FT, Libman H (1979) Lithium carbonate in the treatment of schizophrenia and schizoaffective disorder: Review and hypothesis. Biol Psychiat 14:705–710

Morrison SD, Erwin CW, Gianturco DT, Gerber CJ (1973) The effect of lithium on combative behavior in humans. Dis Nerv Syst 34:186–189

Náhunek K, Kamenická V, Mišurec J, Sláma B, Švestka J, Novotná H (1978) Prophylactic lithium treatment of drug abuse. Act Nerv Super 20:70–72

Naylor GJ, Donald JM, Poidevin D le, Reid AH (1974) A double-blind trial of long-term lithium therapy in mental defectives. Brit J Psychiat 124:52–57

Ogura C, Okuma T, Nakazawa K, Kishimoto A (1976) Treatment of periodic somnolence with lithium carbonate. Arch Neurol 33:143

Peck CC, Pond SM, Becker CE, Lee K (1981) An evaluation of the effects of lithium in the treatment of chronic alcoholism. II. Assessment of the two-period crossover design. Alcoholism 5:252–255

Pond SM, Becker CE, Vandervoort R, Phillips M, Bowler RM, Peck CC (1981) An evaluation of the effects of lithium in the treatment of chronic alcoholism. I. Clinical results. Alcoholism 5:247–251

Prien RJ (1979) Lithium in the treatment of schizophrenia and schizoaffective disorders. Arch Gen Psychiat 36:852–853

Reid AH, Leonard A (1977) Lithium treatment of cyclical vomiting in a mentally defective patient. Brit J Psychiat 130:316

Reilly PP (1977) Anorexia nervosa. Lithium administration has contributed to the management of anorexia nervosa. RI Med J 60:419–422, 455–456

Rifkin A, Quitkin F, Carrillo C, Blumberg AG, Klein DF (1972) Lithium in emotionally unstable character disorder. Arch Gen Psychiat 27:519–523

Rosman C (1969) Discussion (premenstrual tension). Acta Psychiat Scand Suppl 207:89

Schou M (1980) The psychiatric uses of lithium outside manic-depressive illness. In: Johnson FN (ed) Handbook of lithium therapy. MTP Press, Lancaster, p 68

Schou M, Juel-Nielsen N, Strömgren E, Voldby H (1954) The treatment of manic psychoses by the administration of lithium salts. J Neurol Neurosurg Psychiat 17:250–260

Shader RI, Harmatz JS (1982) Premenstrual tension in biochemical and psychotropic drug assessment. Psychopharmacol Bull 33:113–121

Sheard MH, Marini JL (1979) Lithium and aggressive behaviour. In: Cooper TB, Gershon S, Kline NS, Schou M (eds) Lithium: Controversies and unresolved issues. Excerpta Medica, Amsterdam Oxford Princeton, p 136

Sheard MH, Marini JL, Bridges CI, Wagner E (1976) The effect of lithium on impulsive aggressive behavior in man. Amer J Psychiat 133:1409–1413

Singer K, Cheng R, Schou M (1974) A controlled evaluation of lithium in the premenstrual tension syndrome. Brit J Psychiat 124:50–51

Sletten IW, Gershon S (1966) The premenstrual syndrome: A discussion of its pathophysiology and treatment with lithium ion. Compr Psychiat 7:197–206

Small JG, Kellams JJ, Milstein V, Moore J (1975) A placebo-controlled study of lithium combined with neuroleptics in chronic schizophrenic patients. Amer J Psychiat 132:1315–1317

Steiner M, Haskett RF, Osmun JN, Carroll BJ (1980) Treatment of premenstrual tension with lithium carbonate. Acta Psychiat Scand 61:96–102

Tupin JP, Smith DB, Clanon TL, Kim LI, Nugent A, Groupe A (1973) The long-term use of lithium in aggressive prisoners. Compr Psychiat 14:311–317

Zemlan FP, Hirschowitz J, Sauter FJ, Garver DL (1984) Impact of lithium therapy on core psychotic symptoms of schizophrenia. Brit J Psychiat 144:64–69

3.8 Lithiumsalze in der Kinder- und Jugendpsychiatrie *

B. Müller-Oerlinghausen

Synopsis

1. Affektive Psychosen im Kindes- und Jugendalter sind selten und unterscheiden sich auch qualitativ von Psychosen im Erwachsenenalter. Der unipolare Verlaufstyp hat auch im Kindes- und Jugendalter ein hohes Rezidivrisiko, insbesondere bei gleichzeitigem Vorliegen einer Dysthymie.
2. Die prophylaktische Wirksamkeit von Lithium bei dieser Indikation wird vor allem durch kasuistische, jedoch durch nur sehr wenige systematische Studien belegt.
3. Eine weitere mögliche Indikation von Lithium im Kindes- und Jugendalter stellen periodische Aggressionszustände mit durchbruchsartig-explosivem Charakter dar. Die prophylaktische Wirksamkeit von Lithium ist zumindest durch eine kontrollierte Studie gut belegt.
4. Zustände von Hyperaktivität bei normaler Intelligenz scheinen auf Lithium kaum anzusprechen. (Sie können allerdings auch Ausdruck einer zugrundeliegenden affektiven Psychose sein.)
5. Die Dosierung und die Serumspiegel von Lithium entsprechen denen, wie sie bei Erwachsenen üblich sind.
6. Nebenwirkungen der Lithiummedikation sind eher geringer ausgeprägt als im Erwachsenenalter.
7. Nach amerikanischen Empfehlungen sollten Kinder unter 12 Jahren möglichst nicht mit Lithium behandelt werden; die zusammenhängende Medikationsdauer sollte 6 Monate nicht überschreiten.

Einführung

Über die Anwendung von Lithiumsalzen bei psychischen Störungen von Kindern und Jugendlichen liegen bis heute nur wenige systematische Studien vor. Die bislang publizierten Ergebnisse beschränken sich größtenteils auf eher kasuistische Darstellungen, die 1978 in einem kritischen Übersichtsartikel von Youngerman und Canino zusammengestellt wurden. Seinerzeit existierten verstreute Berichte über insgesamt 190 behandelte Fälle, von denen wiederum etwa die Hälfte affektive Störungen im Sinne einer klassischen, manisch-depressiven Erkrankung oder einer „atypischen"

---

* Herrn Prof. Dr. Dr. H.-Ch. Steinhausen, Abteilung für Psychiatrie und Neurologie des Kindes- und Jugendalters an der Freien Universität Berlin, danke ich für die kritische Durchsicht des Manuskripts

affektiven Psychose aufwiesen. Auffällig ist der hohe Prozentsatz von Entwicklungsstörungen, abnormen EEG-Befunden und selbst Anfallskrankheiten bei diesen Patienten. Ein Komitee für biologische Aspekte der Kinderpsychiatrie in den USA veröffentlichte aufgrund der seinerzeit verfügbaren Informationen ein kurzes Thesenpapier zum gegenwärtigen Stand der Lithiumbehandlung bei Kindern und erhob die Forderung nach besser kontrollierten Untersuchungen (Campbell et al. 1979). Diesem berechtigten Wunsch konnte aber bis zum heutigen Tag offenbar nur von wenigen Untersuchern Rechnung getragen werden. Aufgrund der im Lithium-Information-Center (s. S. 385) gespeicherten Informationen konnten von Jefferson (1982) weitere 122 Fälle aus Publikationen beigesteuert werden, die aber den gegenwärtigen Wissensstand nicht wesentlich verändern.

Methodische Schwierigkeiten

Besondere Schwierigkeiten bei der Untersuchung von kurativen bzw. prophylaktischen Lithiumeffekten im Kindes- und Jugendalter entstehen u. a. daraus, daß bezüglich der nosologischen Klassifikation depressiver Störungen im Kindesalter und deren prognostischen Relevanz viele Fragen offen sind bzw. erst in letzter Zeit einer gewissen Klärung zugeführt wurden.

Die bipolare Verlaufsform der manisch-depressiven Erkrankung ist bei Kindern sicher sehr selten. Ihre Symptomatik unterscheidet sich nach Meinung mancher Autoren von derjenigen, wie sie bei Erwachsenen beobachtet wird, insbesondere durch die Hyperaktivität, die eventuell eine Verwechslung mit anderen Verhaltensstörungen im Kindesalter nahelegt (Davis 1979). Andererseits ist freilich das Argument, eine erfolgreiche Lithiumtherapie bei solchen Kindern spreche für eine hier vorliegende besondere Form der kindlichen manisch-depressiven Krankheit, fragwürdig; denn hierbei wird offensichtlich und wohl unberechtigterweise von einer sehr spezifischen Wirkung von Lithium ausgegangen. Andere Autoren beobachteten eine ausgeprägte schizophrene Symptomatik bei manischen Phasen im Jugendalter (Ballenger et al. 1982).

Häufiger werden unipolar-depressive Störungen beobachtet. Neuere Längsschnittuntersuchungen aus den USA, die auf den diagnostischen Klassifikationen des DSM-III basieren, haben wahrscheinlich gemacht, daß es sich bei der Dysthymie und der „major depressive disorder" (MDD) zwar um benachbarte aber doch deutlich unterschiedliche Störungen handelt (Kovacs et al. 1984). Die Dysthymie im Kindesalter ist danach auch nicht einfach als eine Vorform von MDD anzusehen. Wichtig erscheint das hohe Rückfallrisiko für beide Formen der depressiven Störung. 40% der Kinder mit MDD erlitten ein Rezidiv innerhalb von 2 Jahren, wobei eine gleichzeitig bestehende Dysthymie das Rezidivrisiko erhöhte.

Die Anpassungsstörungen mit depressiver Verstimmung zeigten dagegen ein minimales Risiko für das Auftreten einer MDD-Episode im weiteren Verlauf.

Auch die Abgrenzung der Verhaltensstörungen mit Hyperaktivität bzw. Hyperkinese von periodischen Aggressionszuständen scheint gewisse Schwierigkeiten zu bereiten.

Unter diesen Umständen besteht verständlicherweise eine erhebliche Zurückhaltung, bei Kindern eine langjährige Medikation mit Lithiumsalzen einzuleiten (Nissen et al. 1984). Amerikanische Empfehlungen laufen darauf hinaus, Kinder unter 12

Jahren möglichst nicht mit Lithium zu behandeln und eine eventuelle Medikation nicht über 6 Monate auszudehnen (Lena 1982; Jefferson 1979).

Auf eine detaillierte Beschreibung der einzelnen vorliegenden Studien wird im Hinblick auf deren meist methodisch bedingte unzureichende Aussagekraft im folgenden verzichtet. Der Leser sei hierzu vor allem auf die Übersicht von Youngerman und Canino (1978) verwiesen. Stattdessen soll der bisherige Informationsstand, wie er sich aus den beschriebenen Einzelfällen und den wenigen kontrollierten Studien ergibt, nachfolgend kurz skizziert werden.

Indikationen

Manisch-depressive Erkrankung und andere affektive Störungen

Nach den bislang vorliegenden Erfahrungsberichten dürfte der Versuch einer langfristigen Lithiumprophylaxe bei jugendlichen Patienten mit einer nach akzeptierten diagnostischen Kriterien wahrscheinlichen manisch-depressiven Erkrankung (Nissen et al. 1984) – insbesondere des bipolaren Typs – gerechtfertigt sein, sofern die Intensität der Symptome überhaupt eine medikamentöse Therapie angezeigt erscheinen läßt. Ein prophylaktischer Erfolg der Lithiummedikation ist wahrscheinlich, wenn sich in der Verwandtschaft des jungen Patienten eindeutige Fälle mit manisch-depressiver Erkrankung finden, und insbesondere dann, wenn auch hier eine Lithiumprophylaxe durchgeführt worden war und zur Symptomremission bzw. -suppression geführt hatte (McKnew et al. 1981). Das gleichzeitige Vorliegen organisch-zerebraler Symptomatik ist nicht als Gegenindikation anzusehen.

De Long u. Nieman (1985) haben kürzlich zum zweiten Mal (vgl. auch de Long 1978) über einen kontrollierten Versuch an 11 weißen, in Amerika geborenen Kindern (Alter 6–14 Jahre) mit Symptomen, die eine manisch-depressive Erkrankung nahelegen, berichtet. Die Patienten waren mehrere Monate zuvor auf eine Lithiummedikation mit befriedigendem Erfolg eingestellt worden. Sie erhielten dann unter doppelblinden Bedingungen Plazebo für 3 Wochen und anschließend wieder Lithium. Nach der Plazeboperiode zeigte sich bei zwei Drittel der Patienten eine Verschlechterung in fast allen untersuchten Dimensionen und eine ebenso deutliche Verbesserung, nachdem sie weitere 3 Wochen Lithium erneut eingenommen hatten. Die Autoren weisen besonders darauf hin, daß – abgesehen von den hier angewandten strikten Einschlußkriterien nach DSM-III für bipolare affektive Störungen – diese Patienten alle zuvor erfolglos mit Stimulantien behandelt worden waren.

Der Nachweis einer prophylaktischen Wirksamkeit von Lithium bei schweren unipolaren Verlaufsformen ist ebenfalls nur vereinzelt geführt worden (Lena 1979).

Auch bei atypischen affektiven Psychosen bzw. schizo-affektiven Psychosen dürfte der Versuch einer langfristigen Lithiummedikation angebracht sein, insbesondere, wenn eine antipsychotische Therapie erfolglos geblieben ist. Einige Fälle von rezidivierenden katatonen bzw. stuporösen Zuständen – unter Umständen verbunden mit den verschiedensten somatischen Symptomen – wurden in der Literatur beschrieben, die ausgezeichnet auf Lithiumsalze ansprachen; teilweise kehrte die Symptomatik sofort wieder, nachdem die Lithiummedikation abgesetzt worden war. Gram u. Rafaelsen führten schon 1970 eine Plazebo-kontrollierte Studie in einer

Crossover-Versuchsanordnung bei 18 Kindern und Jugendlichen mit verschiedensten psychotischen Zuständen durch und beobachteten einen signifikanten, günstigen Effekt von Lithium. Aber, wie schon Schou (1972) feststellte, bleibt hier wie bei anderen Studien völlig unklar, welches Symptomenspektrum besonders gut auf die Medikation anspricht, und wie ein typischer Responder zu beschreiben wäre.

Periodische Aggressionszustände, Hyperaktivität

Eine weitere, auch theoretisch sehr interessante Anwendungsmöglichkeit von Lithium scheint bei Zuständen wiederkehrender Aggressionen gegeben zu sein. Das theoretische Interesse ist darin begründet, daß sich ein antiaggressiver Effekt von Lithiumsalzen mit einer möglichen serotonergen Wirkung gut in Einklang bringen läßt (vgl. Mühlbauer 1985). Der Begriff der „Aggression" ist freilich vieldeutig, und es ist bislang nicht geklärt, ob Lithium hier eine spezifische Wirkung ausübt (Müller-Oerlinghausen u. Kropf 1979). Jedoch liegen einige eindrucksvolle Studien an Jugendlichen vor, die teilweise aus einer Jugendstrafanstalt stammten und sich durch ein wiederkehrendes, durch belanglose Kleinigkeiten auslösbares, impulsives und aggressives Verhalten auszeichneten. Die Therapie mit Lithium bewirkte eine wesentliche Reduktion dieses Verhaltens, das nicht mit einer einfachen, hyperkinetischen Störung gleichzusetzen ist. Das Vorhandensein deutlicher, affektiver Komponenten soll nach manchen Autoren eine entscheidende Rolle für die prophylaktische Wirksamkeit von Lithium bei dieser Indikation spielen.

Kürzlich wurde von Campbell et al. (1984) über eine kontrollierte Studie berichtet, in der die Wirkung von Lithium, Haloperidol und Plazebo an 61 bislang therapieresistenten Kindern (Alter 5–13 Jahre) mit aggressiven Verhaltensstörungen untersucht wurde; dabei erscheint erwähnenswert, daß 16 Kinder in diese Studie nicht aufgenommen worden waren, die zuvor die typischen Symptome schwere Aggressivität und Reizbarkeit gezeigt hatten, diese aber bereits innerhalb einer initialen zweiwöchentlichen Plazebophase verloren hatten. Sowohl Lithium als auch Haloperidol (1–6 mg/die) zeigten nach 4 Wochen einen statistisch signifikanten und klinisch bedeutsamen Effekt im Vergleich zu Plazebo. In der Haloperidolgruppe wurden vergleichsweise mehr unerwünschte Wirkungen, insbesondere extrapyramidalmotorische Symptome, beobachtet. Im kognitiven bzw. psychomotorischen Bereich verursachte Haloperidol im Gegensatz zu Lithium deutlichere Leistungsminderungen im Porteus-Maze-Test und bei der einfachen Reaktionszeitmessung (Platt et al. 1984). Im EEG wurden die für Lithium charakteristischen Veränderungen gefunden (vgl. Kap. 2.6), die aber keinen deutlichen Bezug zu klinischen Effekten zeigten (Bennett et al. 1983).

Auch bei geistig behinderten Kindern bzw. Jugendlichen mit autoaggressiven Handlungen wurde Lithium erfolgreich eingesetzt (z. B. Dostal 1972).

Bei einfachen „hyperaktiven" bzw. „hyperkinetischen" Störungen von Kindern mit normaler Intelligenz hat Lithium dagegen keine überzeugende Wirkung (vgl. Whitehead u. Clark 1970; Greenhill et al. 1973; Campbell et al. 1979).

Schizophrenie im Kindesalter

Auch die kindliche Schizophrenie scheint nach den bislang vorliegenden Erfahrungen ebensowenig auf eine Lithiumbehandlung zu reagieren wie die schizophrene Psychose beim Erwachsenen.

Praktische Aspekte einer Lithiumtherapie bzw. -prophylaxe bei Kindern und Jugendlichen

Die praktische Durchführung einer Lithiumtherapie bei Jugendlichen unterscheidet sich nicht wesentlich von den in Kap. 6.1 in diesem Buch dargestellten Richtlinien. Man wird selbstverständlich mit den Eltern ein ausführliches Aufklärungsgespräch führen und sie insbesondere auch auf die möglichen somatischen Effekte wie Leukozytose, leichte TSH-Erhöhung etc. hinweisen, damit diese nicht bei mitbehandelnden Kollegen zu übertriebener Besorgnis und eventuell zum eigenmächtigen Absetzen der Medikation führen. Ebenso ist die Ableitung eines EEG vor Beginn der Medikation besonders wichtig.

Die bei Jugendlichen eingestellten Lithiumserumspiegel entsprechen denen, die bei Erwachsenen üblich sind. Die hierfür benötigten Tagesdosen sind oft kaum niedriger als bei Erwachsenen, da zumindest ältere Kinder eine hohe renale Lithiumclearance aufweisen (Schou 1972).

Die Kontrolle der Lithiumblutspiegel stellt bei Kindern u. U. ein Problem dar. In solchen Fällen kann auf die Bestimmung von Lithium im Speichel ausgewichen werden (Evrard et al. 1978; Lena and Bastable 1978; Preskorn et al. 1978; Sims et al. 1978; vgl. auch Kap. 6.3).

Unerwünschte Wirkungen von Lithium scheinen nach bisherigen Berichten bei Kindern und Jugendlichen eher weniger häufig und in geringerer Intensität vorzukommen als bei Erwachsenen. Bei 4 Patienten im Alter von 13–15 Jahren, die über 3–5 Jahre Lithium erhalten hatten, ergaben sich keine Hinweise auf Veränderungen der Nierenfunktion (Khandelwal et al. 1984). Allerdings sollte bei jugendlichen Patienten die Möglichkeit einer Lithium-induzierten Hemmung des Knochenwachstums beachtet werden (vgl. Kap. 4.7).

Literatur

Ballenger JC, Reus VI, Post RM (1982) The „atypical" clinical picture of adolescent mania. Amer J Psychiat 139:602–606

Bennett W, Korein J, Kalmijn M, Grega DM, Campbell M (1983) Electroencephalogram and treatment of hospitalized aggressive children with haloperidol or lithium. Biol Psychiat 18:1427–1440

Campbell M, Schulman D, Rapoport JL (1979) The current status of lithium therapy in child and adolescent psychiatry. J Amer Acad Child Psychiat 17:717–820

Campbell M, Small AM, Green WH, Jennings SJ, Perry R, Bennett WG, Anderson L (1984) Behavioral efficacy of haloperidol and lithium carbonate. Arch Gen Psychiat 41:650

Davis RE (1979) Manic-depressive variant syndrome of childhood: A preliminary report. Amer J Psychiat 136:702–705

Dostal T (1972) Antiaggressive effect of lithium salts in mentally retarded adolescents, in depressive states of childhood and adolescence. Almqvist & Wiksell, Stockholm, pp 491–498

Evrard JL, Baumann P, Pera-Bally R, Peters-Haefeli L (1978) Lithium concentrations in saliva, plasma and red blood cells of patients given lithium acetate. Acta Psychiat Scand 58:67–79

Gram LF, Rafaelsen OJ (1972) Lithium treatment of psychotic children and adolescents. A controlled clinical trial. Acta Psychiat Scand 48:253–260

Greenhill LL, Rieder RO, Wender PH, Buchsbaum M, Zahn TP (1973) Lithium carbonate in the treatment of hyperactive children. Arch Gen Psychiat 28:636–640

Jefferson JW (1982) The use of lithium in childhood and adolescence: An overview. J Clin Psychiat 43:174–177

Khandelwal SK, Varma VK, Murthy RS (1984) Renal function in children receiving long-term lithium prophylaxis. Amer J Psychiat 141:278

Kovacs M, Feinberg TL, Crouse-Novak M, Paulauskas SL, Pollock M, Finkelstein R (1984) Depressive disorders in childhood. II. A longitudinal study of the risk for a subsequent major depression. Arch Gen Psychiat 41:643–649

Lena B (1979) Lithium in child and adolescent psychiatry. Arch Gen Psychiat 36:854–855

Lena B, Bastable MD (1978) The reliability of salivary lithium estimated in children. IRCS J Med Sci 6:280

Long GR de (1978) Lithium carbonate treatment of select behavior disorders in children suggesting manic-depressive illness. J Pediat 93:689–694

Long GR de, Nieman GW (1985) Lithium-induced behavior changes in children with symptoms suggesting manic-depressive illness. Psychopharmacol Bull 19:258–265

McKnew DH, Cytryn L, Buchsbaum MS, Hamovit J, Lamour M, Rapoport JL, Gershon ES (1981) Lithium in children of lithium-responding parents. Psychiat Res 4:171–180

Mühlbauer HD (1985) Human aggression and the role of central serotonin. Pharmacopsychiat 18:218–221

Müller-Oerlinghausen B, Kropf D (1979) Effects of lithium on normal experience and behaviour. Conditional and descriptive approach to the structure of its action. In: Strömgren E, Schou M (eds) Origin, prevention and treatment of affective disorders. Academic Press, New York, pp 41–64

Nissen G, Eggers C, Martinius J (1984) Kinder- und jugendpsychiatrische Pharmakotherapie in Klinik und Praxis. Springer, Berlin Heidelberg New York Tokyo (1984)

Platt JE, Campbell M, Green WH, Grega DM (1984) Cognitive effects of lithium carbonate and haloperidol in treatment-resistant aggressive children. Arch Gen Psychiat 41:657–662

Preskorn SH, Abernethy DR, McKnelly WV (1978) Use of saliva lithium determinations for monitoring lithium therapy. J Clin Psychiat 39:756–758

Schou M (1972) Lithium in psychiatric therapy and prophylaxis: A review with special regard for its use in children. In: Union of European Pedo-Psychiatrists (eds) Depressive states in childhood and adolescence. Almqvist & Wiksell, Stockholm, pp 479–490

Sims A, White AC, Garvey K (1978) Problems associated with the analysis and interpretation of saliva lithium. Brit J Psychiat 132:152–154

Whitehead PL, Clark LD (1970) Effect of lithium carbonate, placebo, and thioridazine on hyperactive children. Amer J Psychiat 127:824–825

Youngerman J, Canino IA (1978) Lithium carbonate use in children and adolescents. A survey of the literature. Arch Gen Psychiat 35:216–224

3.9 Lithiumtherapie bei alten Patienten

B. MÜLLER-OERLINGHAUSEN

> **Synopsis**
>
> 1. Auch bei älteren Patienten verliert die Lithiumprophylaxe nicht ihre Wirksamkeit, sofern die Patienten nicht zerebral vorgeschädigt sind.
> 2. Die Indikation zu einer Lithiumdauerbehandlung ist bei älteren Patienten mit bipolarem und unipolarem Verlaufstyp einer affektiven Psychose gegeben.
> 3. Auf Grund der reduzierten glomerulären Filtrationsrate muß die Lithiumdosis bei älteren Patienten – insbesondere solchen zwischen 60 und 70 Jahren – um ca. 35% reduziert werden, um vergleichbare Serumspiegel, wie sie bei jüngeren Patienten angestrebt werden, einzustellen.
> 4. Darüber hinaus kann eine weitere Reduktion auf etwa 50% der bei jüngeren Patienten üblichen Dosen sinnvoll sein, da die Empfindlichkeit gegenüber z. B. neurotoxischen Effekten von Lithium im Alter erhöht ist. Dies scheint besonders bei Patienten mit zerebraler Vorschädigung bzw. mit extrapyramidalmotorischen Symptomen zu gelten.
> 5. Durch Multimorbidität bedingte Multimedikation, Dehydratation, Verringerung des Verteilungsvolumens und schlechte Compliance erhöhen zusätzlich das Risiko unerwünschter Lithiumwirkungen bei alten Patienten.

Häufigkeit einer Lithiumbehandlung bei alten Menschen

Der Spontanverlauf affektiver Psychosen und die Tatsache, daß zumindest in Europa auch die unipolare Depression als Indikation für eine Lithiumprophylaxe anerkannt ist, sind der Grund für den hohen Anteil älterer Patienten an größeren Lithiumambulanzen. So war das Durchschnittsalter langfristig mit Lithium behandelter Patienten in Aarhus im Jahre 1979/80 44,4 $\pm$ 12 (Vestergaard u. Amdisen 1981), in Berlin 51,4 Jahre (Müller-Oerlinghausen 1977). Consbruch (vgl. Kap. 3.10) fand, daß die meisten Patienten niedergelassener Nervenärzte im Alter zwischen 40 und 50 Jahren auf Lithium eingestellt werden; bei 12% erfolgt die Einstellung im Alter von 60–80 Jahren.

20% der 200 aktiven Patienten der Lithium-Klinik des New York State Psychiatric Institute waren nach einer Mitteilung aus dem Jahre 1978 über 65 Jahre alt. (Dunner u. Roose 1979; Übersicht bei Jefferson 1983).

Indikation für eine Lithiumprophylaxe im Alter

Da das Risiko eines Rezidivs bekanntlich im Alter, zumindest bei der bipolaren Verlaufsform affektiver Psychosen, nicht abnimmt (Angst 1981), ist sowohl eine Neueinstellung wie auch die Fortführung einer bereits erfolgreichen Lithiumprophylaxe im Alter durchaus indiziert. Dies schließt nicht aus, daß insbesondere bei längerer Symptomfreiheit im Falle von Patienten mit unipolarem Verlaufstyp ein Versuch gemacht werden kann, die Lithiummedikation abzusetzen. Näheres hierzu findet sich auf S. 387 f.

Diagnostische Schwierigkeiten ergeben sich gelegentlich bei älteren Patienten durch das häufigere Vorkommen sog. depressiver „Pseudodemenz". Dies kann dazu führen, daß Patienten eine Lithiumprophylaxe vorenthalten wird, weil sie zu Unrecht als dement diagnostiziert wurden (Spar et al. 1979).

Die Frage, ob höheres Alter die Wirksamkeit und die Nutzen/Risikorelation einer Lithiumprophylaxe verändert, ist bisher kaum systematisch untersucht worden. Himmelhoch et al. (1980) berichteten über 81 Patienten im Alter von über 55 Jahren mit bipolarem Verlaufstyp und stellten keinen Einfluß des aktuellen Alters oder des Alters beim Auftreten der ersten Krankheitsphase auf die prophylaktische Wirksamkeit der Lithiummedikation fest. Insgesamt sprachen zwei Drittel der Patienten befriedigend auf die Prophylaxe an. Von praktischem Interesse ist jedoch der Befund, daß ein Drogen- bzw. Alkoholmißbrauch und vor allem neurologische Störungen (extrapyramidalmotorische Symptome, Demenz) sich negativ auf den Therapieerfolg auswirkten. Insbesondere traten Verläufe mit chronischer Manie beim Vorhandensein neurologischer Störungen häufiger auf.

Auch in einer neueren, prospektiven Studie an 166 ambulanten Patienten einer Lithiumklinik wurde ein statistischer Trend zur Häufung und Intensitätssteigerung manischer Phasen mit zunehmendem Alter beobachtet (Murray et al. 1983). Abgesehen davon aber ergaben sich aus dieser Studie wie auch aus einer weiteren kurzen Mitteilung (Abousaleh u. Coppen 1983) keine Hinweise auf eine verminderte Wirksamkeit von Lithium bei älteren Patienten. Die unter längerfristiger Lithiummedikation zu beobachtende vielfache Zunahme des Cholingehalts von Erythrozyten ist bei alten Patienten in gleicher Weise wie bei jüngeren zu beobachten (Pomara et al. 1983, 1984).

Spezielle Risiken der Anwendung von Lithiumsalzen bei alten Patienten

Der Organismus des alten Menschen zeigt in vielfacher Hinsicht eine veränderte Reagibilität auf Arzneimittel. Die Abnahme der relativen Muskelmasse und des Körperwassers, die eingeschränkte Nierenleistung und die häufig anzutreffende Dehydratation, bedingt durch ein reduziertes Durstgefühl, sind nur einige Gründe, durch welche die Pharmakokinetik im Alter in voraussagbarer Weise beeinflußt und ggf. spezielle Arzneimittelrisiken verursacht werden (Platt 1984; Coper u. Schulze 1985).

Im Zusammenhang mit einer Lithiumlangzeitmedikation bei alten Menschen müssen vor allem vier Problembereiche diskutiert werden:

- Die u. U. gestörte Wasserelektrolytbilanz des alten Menschen;
- die erniedrigte glomeruläre Filtrationsrate;
- die durch die Multimorbidität im Alter erhöhte Wahrscheinlichkeit einer Multimedikation und dadurch bedingte Arzneimittelwechselwirkungen (Hoigne et al. 1984);
- die größere Neigung zu neurotoxischen Reaktionen, insbesondere bei zerebraler Vorschädigung.

Lithiumdosierung im Alter und Verhältnis von Dosis zu Plasmaspiegel

Welches ist die adäquate Lithiumdosis bei älteren Patienten? Hinter dieser Frage verbergen sich zwei Probleme:

- Benötigen alte Menschen eine vergleichsweise niedrigere Lithiumdosis?
- Benötigen alte Menschen einen vergleichsweise niedrigeren Lithiumserumspiegel?

Es kann theoretisch erwartet werden, daß auf Grund der proportional zum Alter erniedrigten Kreatinin- und damit auch Lithiumclearance es bei älteren Patienten einer niedrigeren Lithiumdosis bedarf, um einen vergleichbaren Lithiumserumspiegel wie bei jüngeren Patienten einzustellen. Mit anderen Worten, der Quotient aus Lithiumtagesdosis und dem damit erreichten standardisierten Serumspiegel (im „steady state") muß bei älteren Patienten größer sein. In der Tat konnten Albrecht u. Müller-Oerlinghausen (1976) diesen Zusammenhang an Patienten im Alter von über und unter 50 Jahren nachweisen, ein Befund, der inzwischen mehrfach bestätigt wurde (Hewick et al. 1977; Vestergaard u. Schou 1984; Vinar u. Vinarova 1978; Greil et al. 1985; vgl. auch Kap. 3.10). Die Ergebnisse stimmen auch in quantitativer Hinsicht recht gut überein: Die Abnahme des Quotienten Dosis/Serumspiegel wird erst jenseits des 50. Lebensjahres deutlich. Patienten im Alter von 65 Jahren benötigen eine um etwa ein Drittel niedrigere Lithiumdosis als jüngere Patienten zwischen 25 und 45 Jahren. In der Studie von Greil et al. betrug der Quotient Lithiumdosis$\cdot$kg^{-1}/Lithiumplasmaspiegel bei gematchten und gleich großen Patientengruppen (n = 26): bei der Altersgruppe der unter 45jährigen 0,58 $\pm$ 0,15; bei den 46–64jährigen 0,46 $\pm$ 0,14 bzw. bei den über 65jährigen 0,37 $\pm$ 0,11 [l/kg] (vgl. Abb. 1; Kap. 3.10, Abb. 3). Es ergeben sich keine Hinweise, daß die Reduktion dieses Quotienten, die der altersbedingten Verminderung der Kreatininclearance parallel läuft, teilweise aber vielleicht auch auf das verringerte Verteilungsvolumen von Lithium im Alter zurückgeführt werden kann, im Zusammenhang mit der Dauer der Lithiumbehandlung stünde (Vestergaard u. Schou 1984).

Aus diesen Befunden ergibt sich somit die praktische Konsequenz, daß ältere Patienten mit einer kleineren, d. h. um ca. ein Drittel niedrigeren Lithiumdosis behandelt werden können, um einen normalen Lithiumserumspiegel zu erreichen. Tatsächlich wird aber die Dosis entsprechend z. B. den Empfehlungen von Hewick et al. (1977) oft noch stärker, d. h. um ca. 50% gesenkt, weil auch der Serumspiegel bei älteren Patienten auf niedrigere Werte eingestellt wird. So fand Consbruch bei 151 ambulanten Patienten im Alter bis 30 Jahre einen mittleren Lithiumserumspiegel von 0,72, bei 115 Patienten im Alter von 60–70 Jahren von 0,58 mmol/l (Kap. 3.10, Tabelle 4). Der Grund hierfür scheint in einer allerdings eher kasuistisch belegten größeren Empfindlichkeit alter Patienten gegenüber unerwünschten Arzneimittelwir-

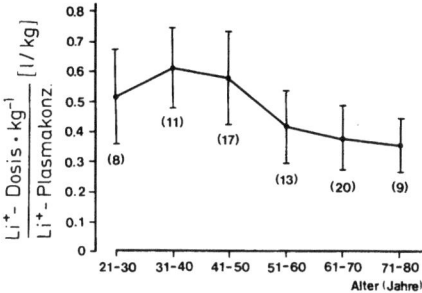

Abb. 1. Altersabhängigkeit des Quotienten aus Lithiumdosis/kg und jeweils erreichter Lithiumplasma-Konzentration (Mittelwert ± Standardabweichung). Die Zahl der Patienten pro Altersdekade ist in Klammern angegeben. Varianzanalytisch ergibt sich eine statistische Signifikanz von $p < 0,0001$ (Greil et al., im Druck)

kungen von Lithium zu liegen. Immerhin fanden Roose et al. (1979) auch eine statistisch signifikant größere Inzidenz von toxischen Effekten in einer Alterspopulation im Vergleich zu jüngeren Patienten. Himmelhoch et al. (1980) sahen eine deutliche Beziehung zwischen präexistenten extrapyramidalmotorischen Störungen bzw. Demenz und dem Auftreten neurotoxischer Effekte von Lithium bei älteren Patienten. Die Serumspiegel befanden sich dabei in einem üblichen „therapeutischen" Bereich.

Über zwei ältere, über 65 Jahre alte Patienten, die unter Serumspiegeln zwischen 0,7 und 1,2 mmol/l ein neurotoxisches Syndrom mit fokalneurologischen Ausfallserscheinungen entwickelten, ohne daß präexistente organische oder zerebrale Auffälligkeiten vorhanden waren, berichteten Vredeveld u. Morre (1983). Jedoch ist zu dieser Mitteilung kritisch anzumerken, daß die berichteten Serumspiegel, wie auch bei den 3 von van der Velde (1971) untersuchten Fällen starke Schwankungen zeigten und auch oberhalb des heute weithin für die Prophylaxe akzeptierten Bereichs von 0,6 bis 0,8 mmol/l lagen.

Es ist nicht ausgeschlossen, daß durch Non-Compliance älterer Patienten, die vielleicht durch negative Lithiumeffekte auf kognitive Funktionen wie etwa die Gedächtnisleistung noch begünstigt wird (vgl. Kap. 2.5; Rifkin et al. 1973), sowie durch wechselnde und oft nicht ausreichende Flüssigkeitszufuhr größere Schwankungen des Lithiumserumspiegels zustande kommen. Diese erhöhen die Gefahr einer Intoxikation und damit im Sinne eines circulus vitiosus eine Verstärkung der kognitiven Störungen und der renalen Insuffizienz.

Ein zusätzliches Risiko ist darin zu sehen, daß gerade ältere Menschen wegen arthrotischer Schmerzen Antirheumatika oder wegen eines Hochdrucks Diuretika einnehmen. Beide Substanzgruppen können ihrerseits die renale Lithiumclearance vermindern (vgl. Kap. 4.11).

Ob eine Lithium-induzierte Bradykardie bei älteren, evtl. digitalisierten Patienten häufiger auftritt, ist nicht geklärt.

Die wichtigste Empfehlung besteht darin, bei der Behandlung alter Patienten die Dosis zu reduzieren (in der Münchner Nervenklinik wurden im Durchschnitt eine Tagesdosis von 19 mmol/die, in der Freiburger Klinik von 18 mmol/die bei älteren Patienten beobachtet, im Vergleich zu 29 bzw. 32 mmol/die bei jüngeren Patienten) und Serumspiegel über 0,7 mmol/l möglichst zu vermeiden. Die Kontrollen des Serumspiegels sollten in engeren Intervallen erfolgen, EKG und vor allem EEG öfters abgeleitet werden.

Literatur

Abousaleh MT, Coppen A (1983) The prognosis of depression in old age – the case for lithium therapy. Brit J Psychiat 143:527–529

Albrecht J, Müller-Oerlinghausen B (1976) Zur klinischen Bedeutung der intraerythrozytären Lithiumkonzentration-Ergebnisse einer katamnestischen Studie. Arzneimittelforsch Drug Res 26:1145–1147

Angst J (1981) Ungelöste Probleme bei der Indikationsstellung zur Lithium-Prophylaxe affektiver und schizoaffektiver Erkrankungen. Bibliotheca Psychiat 161:32–44

Coper H, Schulze G (1986) Arzneibehandlung im Alter. In: Dölle W, Müller-Oerlinghausen B, Schwabe U (Hrsg) Grundlagen der Arzneimitteltherapie. Bibliographisches Institut, Mannheim

Dunner DL, Roose SP (1979) Complications of lithium treatment in older patients. In: Cooper TB, Gershon S, Kline NS, Schou M (eds) Lithium – controversies and unresolved issues. International Congress Series 478. Excerpta Medica, Amsterdam Oxford Princeton, pp 427–431

Greil W, Stoltzenburg MC, Mairhofer ML, Haag M (1985) Lithium dosage in the elderly. – A study with matched age groups. J Affect Dis 9:1–4

Hewick DS, Newbury P, Hopwood S, Naylor G, Moody J (1977) Age as a factor affecting lithium therapy. Brit J Clin Pharmac 4:201–205

Himmelhoch JM, Neil JF, May SJ, Fuchs CZ, Licata SM (1980) Age, dementia, dyskinesias, and lithium response. Amer J Psychiat 137:941–945

Hoigné R, Sollberger J, Zoppi M, Müller U, Hess T, Fritschy D, Stocker F, Maibach R (1984) Die Bedeutung von Alter, Geschlecht, Nierenfunktion, Atopie und Anzahl verabreichter Medikamente für das Auftreten von Nebenwirkungen, untersucht mit Methoden der multivariaten Statistik. Schweiz Med Wschr 114:1854–1857

Jefferson JW (1983) Lithium and affective disorder in the elderly. Compr Psychiat 24:166–178

Mendels J, Ramsey TA, Dyson WL, Frazer A (1979) Lithium as an antidepressant. In: Cooper TB, Gershon S, Kline NS, Schou M (eds) Lithium – controversies and unresolved issues. International congress series 478. Excerpta Medica, Amsterdam Oxford Princeton, pp 35–47

Müller-Oerlinghausen B (1977) 10 Jahre Lithium-Katamnese. Nervenarzt 48:483–493

Murray N, Hopwood S, Balfour DJK, Ogston S, Hewick DS (1983) The influence of age on lithium efficacy and side-effects in out-patients. Psychol Med 13:53–60

Platt D (1984) Pharmakotherapie und Alter. Internist 25:491–500

Pomara N, Banay-Schwartz M, Block R, Stanley M, Gershon S (1983) Elevation of RBC glycine and choline levels in geriatric patients treated with lithium. Amer J Psychiat 140:911–913

Pomara N, Block R, Domino EF, Gershon S (1984) Decay in plasma lithium and normalization in red blood cell choline following cessation of lithium treatment in two elderly individuals with Alzheimer-type dementia. Biol Psychiat 19:919–922

Rifkin A, Quitkin F, Klein DF (1973) Organic brain syndrome during lithium carbonate treatment. Compr Psychiat 14:251–254

Roose SP, Bone S, Haidorfer C, Dunner DL, Fieve RR (1979) Lithium treatment in older patients. Amer J Psychiat 136:843–844

Spar JE, Ford CV, Liston EH (1979) Bipolar affective disorder in aged patients. J Clin Psychiat 40:504–507

Velde CD van der (1971) Toxicity of lithium carbonate in elderly patients. Amer J Psychiat 127:1075–1077

Vestergaard P, Amdisen A (1981) Lithium treatment and kidney function. – A follow-up study of 237 patients in long-term treatment. Acta Psychiat Scand 63:333–345

Veestergard P, Schou M (1984) The effect of age on lithium dosage requirements. Pharmacopsychiat 17:199–201

Vinar O, Vinarova E (1978) Lithium dosage and age of patients. Activ Nerv Super 20:92

Vredeveld CJM, Morre HHE (1983) Lithiumneurotoxizität im höheren Lebensalter. Zwei kasuistische Berichte mit einer Literaturübersicht. Nervenarzt 54:377–380

3.10 Die Lithiumprophylaxe in der nervenärztlichen Praxis

U. Consbruch

> **Synopsis**
>
> 1. Die Prophylaxe mit Lithiumsalzen liegt heute überwiegend in den Händen niedergelassener Nervenärzte.
> 2. Durch die Zusammenarbeit von 23 niedergelassenen Neuropsychiatern mit einem Lithiumspeziallabor in Freiburg entstand eine Studie zur Häufigkeit und Qualität von ambulanten Lithiumbehandlungen im Raum Südbaden.
> 3. Die im Zeitraum von 1976–1983 erfaßten 1479 Patienten (502 männl., 977 weibl.) verteilten sich auf folgende Diagnosen: unipolare Depressionen 33,4%, bipolare affektive Psychosen 38,1%, vorwiegend Manien bei bipolaren affektiven Psychosen 7,3%, monopolare Manien 4,5%, schizoaffektive Psychosen 9,3%. Wechselnde Zuordnung bipolare affektive Psychose/schizoaffektive Psychose 4,7%.
> 4. Das Lebensalter der Patienten bei Therapiebeginn zeigte einen Häufigkeitsgipfel zwischen 40 und 50 Jahren.
> 5. Zur Frage des Prophylaxeerfolges konnte festgestellt werden, daß von 206 Langzeitpatienten (Behandlungsdauer mindestens 8 Jahre) 56% frei von weiteren Krankheitsphasen geblieben waren.
> 6. Die größte Anzahl der Therapieabbrüche wurde im ersten Behandlungsjahr registriert. Nach jahrelanger, erfolgreicher Behandlung nahm die Anzahl der Therapieabbrüche hingegen deutlich ab.
> 7. Der Vergleich der Mittelwerte von Lithiumserumspiegel und Lithiumtagesdosis von jungen Patienten (Gruppe 1: Alter bis 30 Jahre) mit denen von älteren Patienten (Gruppe 2: Alter 60–70 Jahre) erbrachte folgendes Ergebnis: Gruppe 1: n = 151; Lithiumserumspiegelmittelwert 0,72 mmol/l; Mittelwert der Lithiumtagesdosis 32 mmol. Gruppe 2: n = 115; Lithiumserumspiegelmittelwert 0,58 mmol/l; Mittelwert der Lithiumtagesdosis 18 mmol.
> 8. Eine Fragebogenstudie ermöglichte es, Erfahrungen von 74 niedergelassenen Nervenärzten zu wichtigen Aspekten der Lithiumprophylaxe erstmalig zu dokumentieren.

Einleitung

Die Mehrzahl der Patienten mit affektiven Psychosen wird heute ambulant, vor allem durch niedergelassene Nervenärzte, behandelt, dies gilt auch für die Prophylaxe mit Lithiumsalzen. Obwohl die Behandlung der affektiven Psychosen sich vorwiegend außerhalb der Kliniken und ihrer Ambulanzen vollzieht, stammen wissenschaftliche

Tabelle 1. Aufschlüsselung der Patienten nach stationärer oder ambulanter Behandlung durch einen niedergelassenen Nervenarzt

	Anzahl n	Prozent %
Patienten, nur vom niedergelassenen Nervenarzt behandelt	970	65,6
Stationäre Patienten, vom niedergelassenen Nervenarzt vor- oder nachbehandelt	417	28,2
Stationäre Patienten, Weiterbehandlung unbekannt	92	6,2

Publikationen fast ausschließlich aus den Universitätskliniken. Niedergelassene Nervenärzte haben dagegen wenig Zeit zu publizieren. Daher ist über ihre Tätigkeiten und Aufgaben sowie deren Veränderungen kaum etwas bekannt (Degkwitz 1976).

Wir haben seinerzeit diesen Informationsmangel zum Anlaß genommen, die Behandlungsdaten von 65 Patienten einer nervenärztlichen Praxis auszuwerten, die aus der Zusammenarbeit eines niedergelassenen Nervenarztes mit der Leiterin des klinisch-chemischen Labors der Psychiatrischen Universitätsklinik gewonnen wurden (Kurek u. Consbruch 1982).

Im nachfolgenden soll eine größere Studie zur Häufigkeit und Qualität von ambulanten Lithiumbehandlungen im Raum Südbaden vorgestellt werden. Die Untersuchung erstreckt sich auf alle Patienten, deren Lithiumserumspiegel im klinisch-chemischen Labor der Psychiatrischen Universitätsklinik Freiburg bestimmt wurden. Es handelt sich sowohl um Patienten, die in dieser Klinik stationär behandelt wurden, als auch um Patienten von Nervenärzten, die mit der Freiburger Klinik zusammenarbeiten.

Aus der Übersicht (Tabelle 1) ist zu entnehmen, daß stationäre Behandlungen häufig nur eine Episode zwischen ständiger ambulanter Vor- und/oder Nachbehandlung durch den niedergelassenen Nervenarzt darstellen. Insgesamt wurden Patienten von 23 Nervenärzten des südwestdeutschen Raumes in die Auswertung einbezogen. Die Praxen der an den Untersuchungen beteiligten Neuropsychiater liegen teils in Freiburg und Umgebung, teils in entfernteren Orten mit hauptsächlich ländlichen Einzugsgebieten. Dreizehn Nervenärzte behandeln zwischen 10 und 50 solcher Patienten, 10 Nervenärzte haben zwischen 50 und 100 Patienten auf eine Lithiumprophylaxe eingestellt.

Für die Interpretation der erhaltenen Daten erschien es wichtig, genauere Kenntnisse über die Einstellung der Ärzte zur Lithiumprophylaxe zu gewinnen. Welchen Raum nimmt die Lithiumbehandlung im Gesamtrahmen einer nervenärztlichen Praxis ein? Welche Bedeutung geben ihr verschiedene Nervenärzte? Welche Erfahrung haben sie damit gemacht? Um Aufschluß über solche und andere Fragen zu erhalten, wurde ein einfacher Fragebogen an die mit der Klinik zusammenarbeitenden und an weitere der Autorin persönlich bekannte Nervenärzte des südwestdeutschen Raumes versandt.

Patientengut

1479 Patienten (502 männl., 977 weibl.) wurden im Zeitraum von 1976–1983 durch solche Untersuchungen ihrer Lithiumserumspiegel erfaßt. Solche Patienten, bei denen bereits zwischen 1969–1976 mit der Therapie begonnen worden war, und die während des Auswertezeitraumes noch mit Lithium behandelt wurden, wurden in die Untersuchung miteinbezogen.

Klinisch-chemische Methodik

Die Serumkonzentration von Lithium wurde wie die der anderen Elektrolyte flammenphotometrisch bestimmt. Die bei der Langzeittherapie erforderlichen einfachen, klinisch-chemischen Zusatzuntersuchungen wie Harnstoff und Kreatinin im Serum wurden bei allen Patienten durchgeführt, die länger als vier Jahre Lithium eingenommen hatten (Schou 1983; Kampf et al. 1983). Dabei ergaben sich folgende Schwierigkeiten: Im von den Nervenärzten eingesandten Vollblut kann die Lithiumkonzentration des Serums korrekt bestimmt werden. Die Diffusion von Kalium aus den Erythrozyten setzt dagegen sehr schnell ein. Bei den Kreatininbestimmungen werden falsch erhöhte Werte bei Hämolyse erhalten; diese tritt dann leicht ein, wenn Vollblut im Kühlschrank aufbewahrt wird. Ein zweiter Fehler entsteht, wenn die Trennung des Serums von den Erythrozyten nicht innerhalb der ersten fünf Stunden nach Blutentnahme erfolgt (Thomas 1984). Daher wurden die auswärtigen Praxen angehalten, möglichst Serum der Patienten zu verschicken. Innerhalb des Stadtgebietes wird das Untersuchungsmaterial durch Boten, oft vom Patienten selbst gebracht. Den Zeitraum, den niedergelassene Nervenärzte für Kontrollen des Lithiumspiegels für notwendig erachten, ist aus der Beantwortung des später angeführten Fragebogens zu entnehmen.

Ergebnisse

Diagnostische Aufteilung

Die diagnostische Aufteilung des Patientengutes ergibt sich aus Tabelle 2. Bei 4,7 Prozent (43 Patienten) wurde von seiten der Klinik und/oder vom behandelnden Nervenarzt eine wechselnde Zuordnung zur Diagnose „bipolare affektive Psychose" und „schizoaffektive Psychose" angegeben. Wir haben diese Gruppe, unter der sich Patienten mit gutem Prophylaxeerfolg fanden, in der Tabelle besonders aufgeführt.

Lebensalter bei Therapiebeginn

Das Lebensalter der Patienten zum Zeitpunkt des Therapiebeginns wurde in Abb. 1 graphisch dargestellt. Bei 3,8% der Patienten wurde mit der Behandlung schon vor dem zwanzigsten Lebensjahr begonnen, bei 11,9% der Patienten erfolgte die Einstellung im Alter von 60–80 Jahren. Der Häufigkeitsgipfel lag zwischen 40 und 50 Jahren.

Behandlungsdauer und Behandlungsabbrüche

Über die Behandlungsdauer und Behandlungsabbrüche gibt Abb. 2 einen Überblick. Auf den linken Säulen ist jeweils die Anzahl der Patienten nach Behandlungsdauer in

Tabelle 2. Aufschlüsselung der Patienten nach Diagnose

Diagnose (ICD)	Anzahl n	Prozent %
Unipolare Depression (296.2)	308	33,4
Bipolare affektive Psychose (296.2/3)	351	38,1
Vorwiegend Manie bei bipolarer affektiver Psychose (296.2)	67	7,3
Monopolare Manie (296.0)	41	4,5
Wechselnde Zuordnung: Bipolare affektive Psychose Schizoaffektive Psychose (296.2/3 u. 295.7)	43	4,7
Schizoaffektive Psychose (295.7)	86	9,3
Zwangsneurose, Alkoholismus, Debilität, Hebephrenie	25	2,7

Jahren aufgezeichnet, die bei der Auswertung noch mit Lithium behandelt wurden. Die entsprechenden rechten Säulen zeigen die Zahlen der Patienten, die innerhalb der angegebenen Behandlungsjahre die Lithiumtherapie abbrachen. Leider konnte nicht ermittelt werden, ob die Patienten die Therapie selbst beendet hatten, oder ob der Abbruch durch den Nervenarzt vorgenommen wurde. Aus der Abbildung ist aber zu entnehmen, daß im Gegensatz zur großen Anzahl der Therapieabbrüche innerhalb des ersten Behandlungsjahres eine deutliche Tendenz besteht, bei zunehmender Behandlungsdauer die Therapie fortzusetzen.

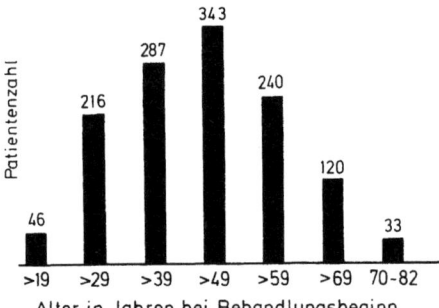

Abb. 1. Aufschlüsselung der Patienten nach Lebensalter zum Zeitpunkt des Therapiebeginns

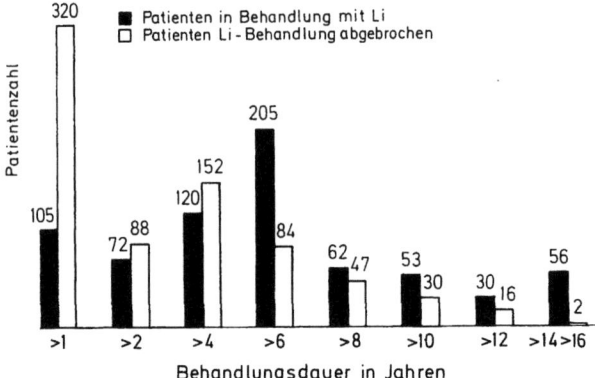

Abb. 2. Aufschlüsselung der Patienten nach Behandlungsdauer (Jahre) und Zeitpunkt des Therapiebeginns

Prophylaxeerfolge, Prophylaxemißerfolge

Der negative oder positive Verlauf der Lithiumprophylaxe ließ sich bei den von Kurek behandelten Fällen genau aufzeichnen (Kurek u. Consbruch 1982): Von 65 Patienten blieben 32 Patienten frei von weiteren Phasen, bei 14 Patienten traten Phasen mit gemilderter Symptomatik auf, bei 8 Patienten erwies sich die Prophylaxe als erfolglos. Die sehr niedrige Zahl von 5 Patienten, die die Behandlung eigenmächtig abgebrochen hatten, führte Kurek auf die konstante Arzt-Patienten-Beziehung zurück, wie sie in einer nervenärztlichen Praxis gegeben ist. Er traf eine strenge Vorauswahl der Patienten, bezog ungenügend motivierte Patienten, die trotz Aufklärung Angst vor der Therapie hatten, nicht in die Prophylaxe ein. Er achtete streng auf Einhaltung der Kontrolltermine und nahm insbesondere die Blutabnahmen persönlich in Verbindung mit einem ärztlichen Gespräch vor.

Von anderen Nervenärzten wurde eine Lithiumprophylaxe oft ohne kritische Vorauswahl „probiert". Durch die zahlreichen, langfristig mit Erfolg behandelten Patienten traten die Abbrüche, die vor allem im ersten Behandlungsjahr häufig waren, für sie in den Hintergrund.

Die noch nicht abgeschlossene Beurteilung der Wirksamkeit der Lithiumprophylaxe erwies sich bei dem vorliegenden großen Patientengut als mühsam und langwierig. Kaum zu lösende Schwierigkeiten bestanden vor allem darin, auch unter Beschränkung auf bestimmte Zeiträume, daß sehr oft nur unscharfe Anhaltspunkte über die Phasenzahl vor Prophylaxebeginn, Intervalldauer, Schwere und Anzahl der Rezidive zu erhalten waren. Daher beschränkten wir uns zunächst darauf, Angaben über den gesicherten prozentualen Anteil einer erfolgreichen Prophylaxe bei der wichtigen Gruppe der „Langzeitpatienten" (Dauer der Lithiummedikation mindestens 8 Jahre) zu erhalten. Von 206 dieser Patienten konnte durch genaue Unterlagen ermittelt werden, daß bei 116 Patienten keine weiteren Phasen aufgetreten waren. Von diesen gehörten 62% zu den monopolaren Depressionen, 30% zu den bipolaren affektiven Psychosen und die restlichen 8% zu den schizoaffektiven Psychosen. Bei Behandlungsbeginn betrug das durchschnittliche Lebensalter der 3 Gruppen 49, 43 und 36 Jahre.

Durchschnittliche Höhe des eingestellten Lithiumserumspiegels

Tabelle 3 zeigt die Aufschlüsselung der Patienten nach der Höhe des durchschnittlich eingestellten Lithiumserumspiegels bei der Langzeittherapie. Aus der Übersicht geht hervor, daß die Mehrzahl der niedergelassenen Nervenärzte den heute empfohlenen und auch von der Arzneimittelkommission der deutschen Ärzteschaft angegebenen Konzentrationsbereich von 0,6–0,8 mmol/l Lithium als adäquat erachtet (Mühlbauer u. Müller-Oerlinghausen 1982). Ein Drittel der Patienten wird auf einen niedrigeren Serumspiegel bis 0,6 mmol/l Lithium eingestellt. Hierzu gehören vor allem diejenigen, die bei Behandlungsbeginn älter als 60 Jahre waren (Foster u. Rosenthal 1977). Bei vielen jüngeren Patienten war trotz einer niedrigen Spiegeleinstellung die Prophylaxe über Jahre erfolgreich. Derartig niedrige Lithiumserumspiegel sind bezüglich ihrer Wirksamkeit bislang umstritten (Jerram u. McDonald 1978; Hullin 1980; Tyrer u. Aronson 1983). Die jetzt vorliegenden positiven Ergebnisse, die ein Teil in der Lithiumprophylaxe erfahrener Nervenärzte mit niedrigen Serumspiegeln erreicht hat, werfen wichtige Fragen auf, die erst durch zusätzliche katamnestische Untersuchungen geklärt werden können.

Tabelle 3. Aufschlüsselung der Patienten nach der Höhe des durchschnittlich eingestellten Lithiumserumspiegels bei der Langzeittherapie

Höhe des durchschnittlichen Lithiumserumspiegels bei der Langzeittherapie [mmol/l]	Anzahl n	Prozent %
bis 0,50	301	25,7
bis 0,60	103	8,8
bis 0,70	185	15,8
bis 0,80	218	18,6
bis 0,90	231	19,7
bis 1,00	107	9,1
über 1,00	27	2,3

Schwankungsbreite der Lithiumserumspiegel

Da 186 Patienten (12,6%) keine Konstanz ihrer Lithiumspiegel aufwiesen, konnten sie nicht in die Übersicht (Tabelle 3) eingeordnet werden. Bei 121 Patienten (8,2%) differierten die Werte um 0,4 mmol/l, bei 65 Patienten (4,4%) um mehr als 0,5 mmol/l. Diese Schwankungsbreiten sind einerseits der mangelhaften Compliance anzulasten (Müller-Oerlinghausen 1981), andererseits kann die üblicherweise empfohlene standardisierte Kontrolle, die nur 12 Stunden nach der letzten Tabletteneinnahme vorzunehmen ist (vgl. Kap. 6.1), in den Nervenarztpraxen oft nicht durchgeführt werden. Darüber hinaus messen manche Nervenärzte den Schwankungen der Lithiumwerte keine große Bedeutung bei.

Lithiumbedarf

Der Mittelwert des täglichen Lithiumbedarfes zur Aufrechterhaltung eines konstanten Serumspiegels von 0,6–0,9 mmol/l Lithium lag bei den 65 Patienten der Praxis Kurek bei 34 mmol Lithium pro die. Zu entsprechenden Mittelwerten kamen wir in früheren Studien unserer Klinik, in denen wir bei Gesunden und Depressiven einen täglichen Lithiumbedarf von 30 mmol zur Aufrechterhaltung eines konstanten Wertes von 0,7–0,8 mmol/l Lithium ermittelten (Consbruch et al. 1976; Degkwitz et al. 1979). Felber berechnete an einer großen Zahl von 850 Patienten einer Langzeitstudie einen durchschnittlichen Lithiumbedarf von 29,8 mmol Lithium pro die (Felber 1979). Zu ähnlichen Ergebnissen kam Müller-Oerlinghausen (1977).

In den Angaben der Tabelle 4 wird der mittlere Lithiumbedarf von zwei Altersgruppen gesondert dargestellt. Die klinische Erfahrung, daß der Lithiumbedarf im Alter absinkt, konnte durch das vorliegende umfangreiche Datenmaterial belegt werden (vgl. Kap. 3.9).

Es wurden der Lithiumspiegel und der tägliche Lithiumbedarf von jungen Patienten (Gruppe 1: Alter bis 30 Jahre) mit denen von älteren Patienten (Gruppe 2: Alter 60–70 Jahre) verglichen. Die Daten von 151 jungen Patienten ergaben einen Mittelwert des Lithiumserumspiegels von 0,72 mmol/l bei einem Mittelwert der Lithiumtagesdosis von 32 mmol. Bei den 115 älteren Patienten lagen die Mittelwerte des Lithiumserumspiegels mit 0,58 mmol/l und der Lithiumtagesdosis (18 mmol) bedeutend

Tabelle 4. Vergleich der Mittelwerte von täglichem Lithiumbedarf und Lithiumserumspiegel bei zwei Altersgruppen

Anzahl der Patienten n	Alter bei Behandlungsbeginn	Mittelwert Lithiumtagesdosis mmol/die	Mittelwert Lithiumserumspiegel mmol/l
151	bis 30 Jahre	32	0,72
115	60–70 Jahre	18	0,58

niedriger. Anders ausgedrückt, das Verhältnis von erreichtem Serumspiegel zu eingesetzter Tagesdosis ist bei den älteren Patienten um 41% höher ($p < 0,001$).

Die statistisch berechneten Korrelationen zwischen Lithiumserumspiegel und Lithiumtagesdosis sind für beide Altersgruppen in Abb. 3 gegenübergestellt. Der Vergleich der Korrelationskoeffizienten r_1 und r_2 erbrachte eine statistische Signifikanz auf dem 1%-Niveau. Dieser Unterschied der Korrelationskoeffizienten bei den zwei Altersgruppen zeigt, daß bei jungen Patienten auf Grund der starken interindividuellen Streuung der renalen Lithiumclearance nur eine schwach positive Beziehung zwischen Tagesdosis und erreichtem Serumspiegel besteht. Bei der Gruppe der älteren Patienten findet sich dagegen ein deutlicherer Zusammenhang. Dies mag zum einen damit zusammenhängen, daß die Lithiumclearance im Alter nicht nur abnimmt, sondern vielleicht auch weniger variabel ist. Zum anderen werden aber auch, wie oben erwähnt, bei älteren Patienten prophylaktische Lithiumserumspiegel innerhalb eines breiteren Spektrums eingestellt, so daß sich damit eher eine mathematische Beziehung darstellen kann.

Unerwünschte Arzneimittelwirkungen (UAW)

Auf beträchtliche methodische Schwierigkeiten bei der Erfassung lithiumbedingter UAW haben bereits Müller-Oerlinghausen (1981) und Felber (1979) hingewiesen. Schou (1974) unterschied schon in seinen ersten Arbeiten initial und später auftretende UAW. Aber erst Felber vermittelte anhand der großen Patientenzahl seiner Studie eine genaue Vorstellung der Häufigkeit von UAW in Abhängigkeit von der Behandlungsdauer (Felber 1979). Die Häufigkeitsgipfel für Tremor, Diarrhoe, Gewichtszunahme und Durst lagen sehr deutlich innerhalb der ersten 3 Monate. Da die oben erwähnte Studie aus einer nervenärztlichen Praxis nur UAW aufführt, die noch nach mehrmonatiger Behandlung bestanden, liegen hier mit Ausnahme der Strumahäufigkeit (13,7%) die Zahlen niedriger (Tremor 6%, Ödeme 3%, hartnäckige Durchfälle, Gewichtszunahme, Polydipsie, Polyurie je 1,5%). Eine genaue prozentuale Aufschlüsselung der UAW war in unserem Material nicht möglich. Allgemein wurden die UAW als tolerabel angesehen. Bestätigt wurden auf kasuistischer Basis die bekannten Erfahrungen, daß durch eine Zusatzmedikation verstärkt UAW auftraten (Degkwitz et al. 1976; Jefferson 1983). Besonders gilt dies für die Gruppe der Antirheumatika (vgl. Kap. 4.11). Der durch diese Kombination aufgrund des erhöhten Lithiumserumspiegels auftretende Tremor wurde vor allem von älteren Patienten genau beobachtet. Aus der Beantwortung des angeführten Fragebogens sind weitere UAW und deren Häufigkeit zu ersehen (Tabelle 5).

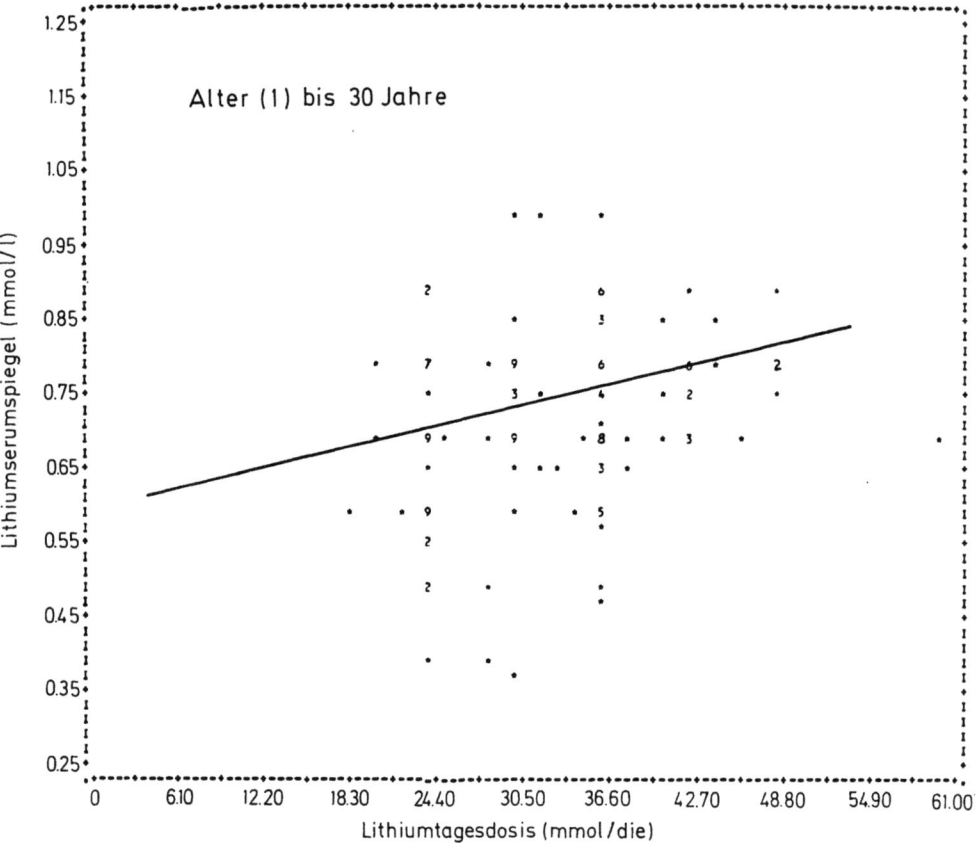

Abb. 3. Korrelation von Lithiumserumspiegel und Lithiumtagesdosis bei zwei Altergruppen. Altersgruppe 1 (bis 30 Jahre): n = 151; r = 0,293; y = 0,57 + 0,0046 x. Altersgruppe 2 (60–70 Jahre): n = 115; r = 0,559; y = 0,235 + 0,0187 x. (*Zahlen* im Diagramm: Anzahl der übereinanderliegenden Punkte; die Zahl 9 bedeutet $\geq$ 9 Punkte)

Auswertung der Kreatininwerte im Serum

Die anfangs erwähnten Kontrollen der Serumkreatininwerte aller Langzeitpatienten sollten einen Hinweis auf eine eventuelle Störung der Nierenfunktion geben. Von 240 erfaßten Fällen lagen bei 10 Patienten die mit 1,3–2,2 mg/dl ermittelten Werte des Kreatinins im pathologischen Bereich (Normbereich bis 1,2 mg/dl). Alle 10 Patienten waren über 9 Jahre mit Lithium behandelt worden. Das Durchschnittsalter von 4 Patienten lag bei 47 Jahren, dasjenige der übrigen 6 Patienten mit 72 Jahren bedeutend höher. Den behandelnden Nervenärzten wurde eine weitere diagnostische Abklärung angeraten.

Ursachen reversibler Intoxikationserscheinungen bei älteren Patienten

Wie wichtig eine besonders sorgfältige Überwachung älterer Patienten ist, zeigte sich an 5 Patienten, die im Alter von 67 bis 73 Jahren durch zu hohe Lithiumserumspiegel mit Intoxikationserscheinungen stationär aufgenommen werden mußten. Über lange

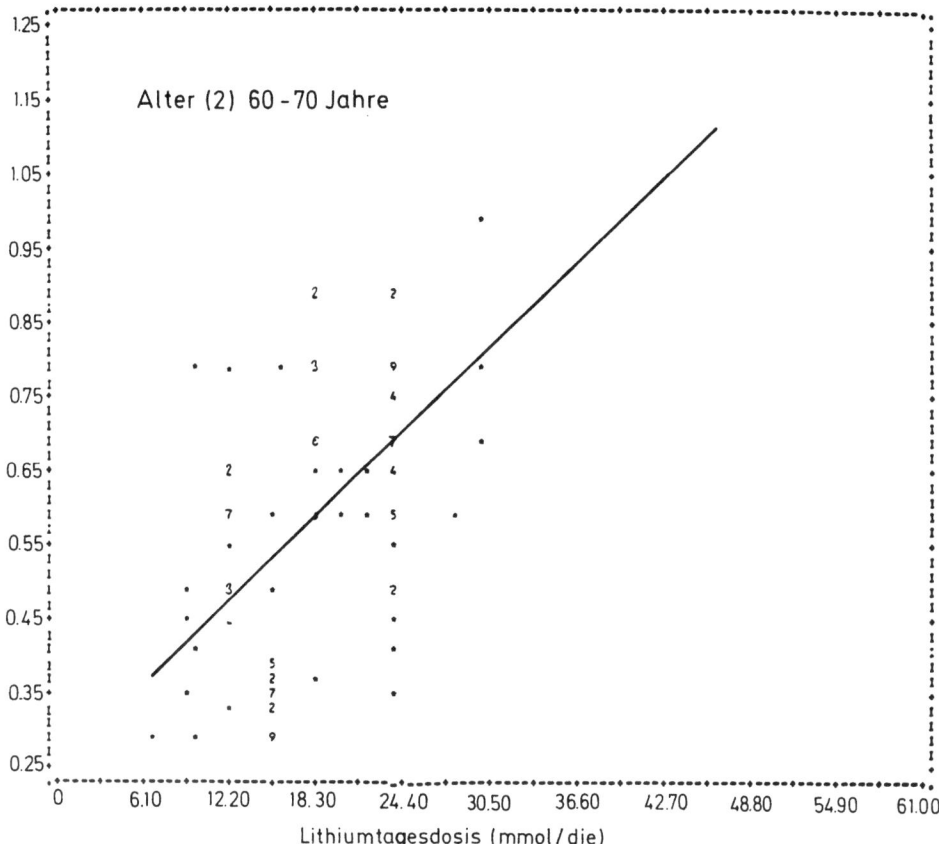

Zeiträume (einmal bis über mehrere Jahre) waren die Lithiumwerte nicht kontrolliert und es war versäumt worden, dem Alter entsprechend die Lithiumtagesdosis zu reduzieren (Roose et al. 1979).

Bemerkenswert dürfte sein, daß ein Absetzen der Lithiumtherapie bei älteren Patienten öfter auf Ablehnung stieß. Das „Festhalten" an der Langzeittherapie begründeten sie übereinstimmend damit, daß sie die durch die Prophylaxe erlangte Beschwerdefreiheit nach vielen früher durchgemachten Phasen besonders hoch einschätzten.

Stellungnahme zur Lithiumprophylaxe anhand eines Fragebogens

Wie in der Einleitung erwähnt, waren die Nervenärzte gebeten worden, in Form eines Fragebogens zu wesentlichen Aspekten der Lithiumprophylaxe Stellung zu nehmen. Alle 74 angeschriebenen Nervenärzte antworteten (Rücklauf = 100%) und ergänzten die erbetenen Auskünfte mit wichtigen Kommentaren. Offenbar waren alle an den angeschnittenen Fragen sehr interessiert. Das Ergebnis der Auswertung zeigt Tabelle 5.

Tabelle 5. Fragebogenantworten niedergelassener Nervenärzte zu verschiedenen Aspekten der Lithiumprophylaxe

Frage 1: Bei welchen Indikationen setzen Sie Lithium ein?	n^a
Bipolare affektive Psychosen	71
Unipolare Depressionen	64
Schizoaffektive Psychosen	42
Kurativ bei der akuten Manie	43
Depressive Neurosen	5

Frage 2: Wann geben Sie zusätzlich Psychopharmaka?	
Bei Bedarf	65
Grundsätzlich bei schizoaffektiven Psychosen	11
Meistens bei schizoaffektiven Psychosen	4

Frage 3: Nach welchem Behandlungszeitraum beurteilen Sie die Lithiumprophylaxe ggf. als negativ?	
3 Monate	7
6 Monate	4
1 Jahr	41
länger als 1 Jahr	12
2–3 Jahre	5
Hängt vom individuellen Fall ab	3

Frage 4: Welchen durchschnittlichen Serumspiegel erachten Sie bei der Langzeittherapie für adäquat?	
Durchschnittlicher Lithiumserumspiegel in mmol/l	
0,2–0,5	5
0,6–0,8	55
0,9–1,2	10

Frage 5: Wieviel Kontrollen des Lithiumspiegels halten Sie bei der Langzeittherapie für notwendig?	
Häufigkeit	
Monatlich	3
Monatlich – vierteljährlich	12
Vierteljährlich – halbjährlich	42
Halbjährlich	13
Jährlich	3
„Nicht interessiert"	1

Frage 6: Läßt sich der 12-Stunden-Abstand zur letzten Tabletteneinnahme in der Praxis durchführen?	
„Ja"	46
„Meistens"	17
„Nein"	10
„Nicht interessiert"	1

Frage 7: Nehmen Sie oder Ihre Arzthelferin die Blutabnahme vor?	
Behandelnder Nervenarzt und ärztliches Gespräch	37
Arzthelferin	25
Behandelnder Nervenarzt/Arzthelferin	8
Überweisung an Laborarzt	4

Frage 8a: Aus welchen Gründen wird die Lithiumtherapie vom Patienten eigenmächtig abgebrochen?	
Anhaltende Symptomfreiheit und mangelnde Einsicht in die Notwendigkeit einer Langzeitprophylaxe	20
Submanische Verfassung	7
Erlahmen der Compliance	7
Angst vor Nebenwirkungen	3
Nebenwirkungen (Tremor, Gewichtszunahme, Diarrhoe)	20

Mehrfach erwähnte Gründe:
Anordnung des Hausarztes, Internisten, Homöopathen, Heilpraktikers, Kurklinik
Keine „Kooperation" mit Psychoanalytiker
Falsche Information
Anraten „gutmeinender Freunde"
Modische Aversion gegen Tabletten
„Beipackzettelphobie"

Frage 8b: Aus welchen Gründen setzen Sie Ihrerseits die Lithiumtherapie ab?	
Wenn Phasen nicht überzeugend gebessert, bzw. abgeschwächt oder verkürzt werden	12
Bei wirkungsloser Behandlung der schizoaffektiven Psychosen	10
Bei mangelnder Compliance uneinsichtiger Patienten (z. B. mangelnde Mitarbeit von Patienten und Angehörigen)	10
Bei Nebenwirkungen (hauptsächlich Gewichtszunahme bei Frauen)	5

[a] n = Anzahl der zu der jeweiligen Zeile abgegebenen zustimmenden Antworten

Frage 9: Welche Nebenwirkungen treten bei Ihren Patienten bei der Langzeittherapie am häufigsten auf?

Tremor	37
Leichter Tremor, selten Tremor	10
Struma	33
Gewichtszunahme	20
Gastrointestinale Störungen	17
Polydipsie/Polyurie	9/3
Keine Nebenwirkungen	6

Nebenwirkungen, die als „sehr selten" angegeben wurden:

Mundtrockenheit
passagere Ödeme
Schwitzen
Müdigkeit
motorische Unruhe
Aktivierung von Ekzemen
EEG-Veränderungen

Danksagung. Anregung und Unterstützung für diese Studie verdanke ich Herrn Professor Dr. R. Degkwitz. Mein Dank gilt besonders den beteiligten Nervenärzten. Die gute Zusammenarbeit ermöglichte es mir, diese Untersuchungsergebnisse vorzulegen. Weiter habe ich für vielfältige Mithilfe der med.-techn. Assistentin Frau Annette Hegel zu danken.

Literatur

Consbruch U, Degkwitz R, Koufen H (1976) Untersuchungen zur Lithiumbilanz bei gesunden Probanden. Pharmakopsychiat 11:228–234

Degkwitz R (1976) In: Hipius H, Lauter H (Hrsg) Standorte der Psychiatrie. Urban & Schwarzenberg, München Wien Baltimore, S 151

Degkwitz R, Consbruch U, Haddenbrock S, Neusch B, Oehlert W, Unsöld R (1976) Therapeutische Risiken bei der Langzeitbehandlung mit Neuroleptika und Lithium. Nervenarzt 47:81–87

Degkwitz R, Koufen H, Consbruch U, Knauf H (1979) Untersuchungen zur Lithiumbilanz während der Manie. Int Pharmakopsychiat 14:199–212

Felber W (1979) Die rezidivprophylaktische Behandlung der Zyklothymie mit Lithium. Med Dissertation, Med Akademie Dresden

Felber W, König L (1979) Fünfjähriges Lithium-Erprobungsprogramm – Auswertung von 850 Behandlungsunterlagen. In: Schulze H, Poppe W (Hrsg) Konzeptionen und Modelle der langfristigen Betreuung in der Nervenheilkunde. Hirzel, Leipzig, S 86–91

Foster JR, Rosenthal JS (1980) Lithium treatment of the elderly. In: Johnson FN (ed) Handbook of lithium therapy. MTP Press, Lancaster, pp 414–420

Hullin RP (1980) Minimum serum lithium levels for effective prophylaxis. In: Johnson FN (ed) Handbook of lithium therapy. MTP Press, Lancaster, pp 243–247

Jefferson JW (ed) (1983) Lithium encyclopedia for clinical practice, American Psychiatric

Jerram TC, McDonald R (1978) Plasma lithium control with particular reference to minimum effective levels. In: Johnson FN, Johnson S (eds) Lithium in medical practice. MTP Press, Lancaster, pp 407–413

Kampf D, Müller-Oerlinghausen B, Albrecht J, Kessel M (1983) Lithium-Prophylaxe: Nephrotoxizität und therapeutische Konsequenzen. Internist 24:110–116

Kurek M, Consbruch U (1982) Acht Jahre Lithiumkatamnese in einer nervenärztlichen Praxis. Pharmakopsychiat 15:65–69

Mühlbauer HD, Müller-Oerlinghausen B (1982) Praktische Grundsätze zur Lithium-Prophylaxe in der Psychiatrie. Arzneiverord Praxis 3:17–19

Müller-Oerlinghausen B (1977) 10 Jahre Lithiumkatamnese. Nervenarzt 48:483–493

Müller-Oerlinghausen B (1981) Probleme der Langzeitprophylaxe. Bibl Psychiat 161:224–236

Roose SP, Bone S, Haidorfer C, Dunner DL, Fieve RR (1979) Lithiumtreatment in older patients. Amer J Psychiat 136:843–844

Schou M (1974) Stand der Lithiumprophylaxe bei endogen affektiven Erkrankungen. Nervenarzt 45:397–418

Schou M (1983) Prophylaktische Lithiumbehandlung bei manisch-depressiver Krankheit: Erfahrungen und Fortschritte der letzten Jahre. Nervenarzt 54:331–339

Thomas L (1984) Labor und Diagnose, 2. Aufl. Med. Verlagsgesellschaft, Marburg

Tyrer SP, Aronson M (1983) Dangers of reducing lithium. Brit J Psychiat 142:427

3.11 Psychodynamische Prozesse während einer Lithium-Langzeitmedikation

U. RÜGER

> **Synopsis**
>
> 1. Im Verlauf einer Lithiumlangzeitmedikation zeigt ein Teil der Patienten partielle Veränderungen der Persönlichkeitsstruktur. Als Folge dieser Veränderungen können sich neurotische Konflikte aktualisieren bei gleichzeitiger Entwicklung psychoneurotisch/psychosomatischer Beschwerden.
> 2. Im Verlauf einer Lithiumlangzeitmedikation sind innerhalb der Familie nachhaltige dynamische Veränderungen möglich. Diese hängen mit dem Ausbleiben von weiteren Krankheitsphasen, aber auch mit den möglichen strukturellen Veränderungen der Patienten zusammen.
> 3. Alterstypische Schwellensituationen, die zwangsläufig wegen der langen Dauer der Behandlung erreicht werden, entwickeln ihre zusätzliche Dynamik und müssen im Hinblick auf eine Gefährdung eines zunächst erreichten Lebensgleichgewichts berücksichtigt werden.
> 4. Während einer Lithiumlangzeitmedikation kann eine zusätzliche psychotherapeutische Behandlung indiziert sein, um neuaufgetretene neurotische Konflikte durchzuarbeiten. Familiendynamische Gesichtspunkte sind zu berücksichtigen, wenn es zu einer Labilisierung eines anderen Familienmitgliedes oder einer nachhaltigen Störung des gesamten Familiengleichgewichts kommen sollte.

Vorbemerkungen

Die direkte psychische Wirkung einer Lithiummedikation auf den Menschen wird in Kap. 2.5 dargestellt. Im folgenden dagegen soll eine Übersicht gegeben werden über psychodynamische Prozesse während einer Lithiumlangzeitmedikation. Dabei wird bewußt offengelassen, ob und wieweit es sich bei diesen Beobachtungen um eine direkte ursächliche Wirkung der Lithiummedikation handelt. In der Regel wird es sich hier eher um eine dynamische Interaktion verschiedener intrapsychischer, interaktioneller und familiendynamischer Prozesse – um nur einige zu nennen – handeln, die ohne die Lithiummedikation in dieser Form nicht stattfinden würden. Bei der nachfolgenden Darstellung soll es darum nicht so sehr auf direkte Ursache-Wirkungs-Zusammenhänge ankommen, sondern auf beobachtbare Prozesse während einer im psychiatrischen Sinn erfolgreichen pharmakopsychiatrischen Behandlung.

Bei diesen psychodynamischen Prozessen im Verlauf einer Lithiumlangzeitmedikation sind zwei Möglichkeiten zu unterscheiden: zum einen die direkten sozialen und familiären Auswirkungen einer Verminderung von Phasenfrequenz und Intensität. Diese Auswirkungen dürfen keinesfalls unterschätzt werden, führen sie doch nach

Ansicht von Schou (1974) „zu einer radikalen Umverteilung von Rollen und Verantwortlichkeiten in der Familie".

Zum anderen aber sind mögliche Veränderungen intrapsychischer Art in Rechnung zu stellen. Solche intrapsychischen Veränderungen haben Auswirkungen im familiären und sozialen Feld und können so zu nachhaltigen Veränderungen, zum Teil auch Beunruhigungen und bis dahin nicht gekannten Konflikten, führen. Ob die beobachteten psychodynamischen Prozesse während des Verlaufs einer Lithiumlangzeitmedikation mehr oder weniger ausschließlich auf eine Minderung der Phasenfrequenz und Intensität zurückzuführen sind, oder ob hier eine direkte pharmakogene Beeinflussung psychodynamischer Abläufe durch das Lithium vorliegt, kann zur Zeit nicht mit Sicherheit beantwortet werden. Diese Frage ließe sich letztlich nur beantworten, wenn in einer kontrollierten Vergleichsstudie die Wirkung von Lithium mit dem eines hinsichtlich der Rezidivprophylaxe gleich wirksamen Medikaments verglichen würde.

Psychodynamische Prozesse während einer Lithiumlangzeitmedikation

Unsere Darstellung der psychodynamischen Prozesse während einer Lithiumlangzeitmedikation soll insbesondere folgende Aspekte berücksichtigen:

- intrapsychische Prozesse während einer Lithiumlangzeitmedikation,
- familiendynamische Prozesse während einer Lithiumlangzeitmedikation,
- psychodynamische Auswirkungen von Schwellensituationen, die zwangsläufig im Verlauf der langen Behandlungszeit eintreten.

Intrapsychische Prozesse während einer Lithiumlangzeitmedikation

Es geht hier um die Frage, wieweit die Strukturmerkmale, die für diese Patientengruppe typisch sind, unter einer Lithiumlangzeitmedikation verändert werden können. Auch wenn nicht alle Patienten mit manisch-depressiver Erkrankung eine rein depressive (prämorbide) Grundstruktur zeigen, läßt sich doch nach Elhardt (1981) in dem „frühen Verzicht des Depressiven auf eine expansive Entwicklung" ein gemeinsames Merkmal dieser Menschen sehen, die „aus Angst vor dem Verlust der geliebten Beziehungsperson auf eine gesunde aggressive Entwicklung (verzichten)". Loch (1969) spricht in diesem Zusammenhang von dem Bedürfnis nach der „Realpräsenz des idealisierten Objekts" dieser Patienten, bei denen es damit zu keiner ausreichenden Entwicklung tragfähiger innerer Objekte kommt, und damit wesentliche Voraussetzungen für spätere reife Ablösungsmöglichkeiten vom Primärobjekt fehlen. Damit sind *triebpsychologische* (Verzicht auf expansive Entwicklung) und *beziehungspsychologische* (symbiotisch-anklammernde Objektbeziehung) Besonderheiten des Depressiven angedeutet. Zu erwähnen ist noch der *strukturpsychologische* Aspekt: Das sehr strenge Über-Ich des Depressiven schränkt Triebimpulse im allgemeinen unter der Entwicklung von Schuldgefühlen sehr ein. Die äußerst starken, während der Erkrankung zum Teil wahnhaften Schuldgefühle signalisieren dabei nicht nur die Stärke des Über-Ich, sondern auch die hohe innere Ambivalenz gegenüber Triebimpulsen und den Objekten, auf die diese Impulse gerichtet sind. Strukturelle Veränderungen des Depressiven müßten auf den drei genannten Ebenen erkennbar werden.

Bei einer Untersuchung möglicher struktureller Veränderungen unter einer Lithiumlangzeitmedikation muß allerdings auch folgendes berücksichtigt werden: Eine wirksame Lithiumbehandlung stellt nicht nur für den Patienten einen sehr lebenswichtigen Schutz dar. Aus psychodynamischer Sicht dürfte eine wirksame Lithiumbehandlung eine bis dahin mögliche Form regressiver, pathologischer Verarbeitung eines intrapsychischen Konfliktes verhindern. Die Patienten „können nicht mehr psychotisch werden" (vgl. Fitzgerald 1972). Zugleich kann es aber nach Kline (1978) zu einer „Reorganisation von Ich-Funktionen" kommen, wenn durch die Lithiummedikation die Gefahr einer affektiven Überschwemmung gebannt ist. Unter diesem Schutz wird dann eine Nachreifung der Persönlichkeit im Sinne einer „expansiven Weiterentwicklung" (Rüger 1976) bis dahin gehemmter Antriebs- und Impulsbereiche ermöglicht.

Diese hypothetischen Überlegungen waren Ausgangspunkt für eine Reihe von Untersuchungen an einer Patientenstichprobe der Lithiumkatamnese der Psychiatrischen Klinik der Freien Universität Berlin. Die Untersuchungen wurden zunächst an im Durchschnitt seit drei Jahren unter Lithium stehenden Patienten vorgenommen (Müller-Oerlinghausen et al. 1976; Rüger 1976) und dann an derselben Klientel acht Jahre später mit einem erweiterten Untersuchungsinstrumentarium wiederholt (Gudohr 1985).

Hier ließen sich insgesamt folgende Ergebnisse feststellen:

1. Im FPI konnte eine „Normalisierung im Bereich der Depressivität ... bei gleichzeitiger Verdeutlichung anderer Auffälligkeiten und konflikthafter Persönlichkeitsmerkmale" festgestellt werden (Rüger 1976).

2. Dieser FPI-Befund ließ sich bei der genannten Nachuntersuchung bestätigen. Allerdings fanden sich in einem gleichzeitig von den Patienten ausgefüllten Beschwerdefragebogen deutliche Hinweise auf depressive Stimmungszustände mit vermehrter Klagsamkeit und psychosomatischen Beschwerden. Letztere lagen in ihrem Ausmaß zwischen denen von Gesunden und psychosomatisch Kranken im engeren Sinne. Dabei hatten diese Beschwerden einen eindeutig anderen Charakter als ansonsten beschriebene Nebenwirkungen einer Lithiummedikation.

3. In einem Fragebogen zur Depressionsbewältigung zeigten die unter einer Lithiumlangzeitmedikation stehenden Patienten weiterhin gegenüber einer Durchschnittspopulation ein verstärktes Rückzugsverhalten in Belastungssituationen.

4. Eine Auswertung der bei den einzelnen Patienten durchgeführten halbstrukturierten tiefenpsychologischen Interviews (Gudohr 1985) ergab folgende Ergebnisse: Bei etwa zwei Dritteln der Patienten zeigte sich eine Akzentverschiebung der Persönlichkeitsstruktur im Sinne einer expansiven Nachreifung mit dem Gewinn neuer Freiheitsgrade. Diese Veränderung zeigte sich im Einzelfall in der Verbesserung von sozialen Kontakten, erhöhter Durchsetzungsfähigkeit im partnerschaftlichen Bereich, erstmaliger Neuaufnahme von Partnerbeziehungen oder auch Beendigung von Partnerbeziehungen mit sehr anklammernd-symbiotischen Charakter. Dabei war aber in Einzelfällen eine Aktualisierung neurotischer Strukturelemente zu beobachten, zum Teil unter Entwicklung von psychischen und psychosomatischen Beschwerden. Schon 1971 hatte Dostal auf entsprechende, von ihm als „pseudoneurotisch" bezeichnete, Beschwerden bei 17 von 59 erfolgreich mit Lithium behandelten Patienten hingewiesen.

5. Die im halbstrukturierten Interview festgestellten Befunde wurden im psychischen und sozial-kommunikativen Befundbogen (Rudolf 1981) dokumentiert. Da-

bei lag die Gesamtgruppe der untersuchten Patienten zwischen behandlungsbedürftigen Neurotikern und nichtbehandlungsbedürftigen Gesunden.

Um Mißverständnisse auszuräumen, sei noch einmal ausdrücklich festgestellt: Bei den in den tiefenpsychologischen Interviews festgestellten strukturellen Veränderungen der Patienten handelte es sich allenfalls um partielle Veränderungen. Die gegebenenfalls vorhandene depressive Grundstruktur, das machte zum Beispiel auch der Depressionsbewältigungsbogen deutlich – blieb erhalten. Das wird an folgendem Fallbeispiel sehr deutlich:

Es handelte sich um eine zum Zeitpunkt der Nachuntersuchung 38jährige Krankenschwester. Die Patientin war mittleres von drei Kindern eines Sozialarbeiters und einer Kindergärtnerin. Sie stand nach einer im 20. Lebensjahr erfolgten Ersterkrankung und nach mehreren folgenden Rezidiven seit gut elf Jahren unter einer Lithiumlangzeitmedikation.

Die Patientin hatte sich immer sehr eng an ihre Familie gebunden gefühlt. Darüber hinaus hatte sie sehr starke religiöse und soziale Bindungen entwickelt und für sich auf eine eigenständige Entwicklung verzichtet. Noch als Mittdreißigerin hatte sie keine eigene Wohnung. Einige kurze Partnerbeziehungen waren jeweils nur in Urlaubssituationen zustande gekommen, und meist hatte sich danach eine manische Phase entwickelt. Sicherlich muß offenbleiben, ob es sich hier jeweils um eine krankheitsauslösende Versuchungssituation im psychodynamischen Sinn gehandelt hat oder ob die mit Beginn der Manie einhergehende Triebmobilisierung bei dieser Patientin eine Partnerbeziehung überhaupt erst ermöglichte.

34jährig lernte sie einen körperlich Behinderten kennen, der ein Stück weit auf ihre Hilfe angewiesen war, mit dem sie aber zunehmend stark auch zärtliche und sexuelle Bedürfnisse ausleben konnte. Der innere Kompromiß, den die Patientin in dieser Bindung eingegangen war, wird sehr deutlich: Sie gewann auf der einen Seite die Möglichkeit, angstfrei bis dahin nie erlebte Impulse ausleben zu können, auf der anderen Seite geschah dies in einer Bindung, die aufgrund ihres Verpflichtungscharakters einem allzu starken Ausufern innerer Impulse Grenzen setzen dürfte. Immerhin war es ihr aber gelungen, diesen Schritt gegen den Widerstand ihrer Eltern zu tun, ohne deren Zustimmung sie bisher keine wesentlichen Lebensentscheidungen getroffen hatte.

Sicherlich dürfte also, wie an diesem Beispiel noch einmal verdeutlicht wurde, die Grundstruktur unserer Patienten erhalten bleiben. Es ist aber die Frage, ob nicht partielle Veränderungen wichtige Nachlernmöglichkeiten eröffnen und einen für die betreffenden Menschen doch wichtigen Nachreifungsprozeß in Gang setzen können, der sich dann im Sinne eines Regelkreises selbst unterhalten kann.

6. Die bisher geschilderten Befunde weisen auf Veränderungen auf der *triebpsychologischen* und der *beziehungspsychologischen* Ebene der Patienten hin. Schon aus theoretischen Gründen dürften aber Veränderungen auf diesen beiden Ebenen ohne gleichzeitige Änderungen auf der *strukturpsychologischen* Ebene nicht möglich sein. Hier wurde von Rüger (1977) in einer eingehenden Einzelfallstudie folgendes festgestellt: Eine langfristig mit Lithium behandelte Patientin war in der Wahrnehmung konflikthafter Situationen in ihrer Familie und am Arbeitsplatz sehr deutlich eingeschränkt. Obwohl sich an den objektiven Konflikten nichts geändert hatte, konnten diese nun jetzt nicht mehr die früher zu beobachtenden Krankheitsrezidive auslösen, da die Patientin die Konflikthaftigkeit der betreffenden Situationen gar nicht mehr erlebte. An dem Einzelfall wurde diskutiert, ob möglicherweise durch die Lithiummedikation *die innere Wahrnehmungsfähigkeit für Ambivalenzkonflikte* deutlich herabgesetzt sein könnte. Früher sehr zwiespältig erlebte Triebimpulse, die stets von Schuldgefühlen oder Angst begleitet waren, konnten jetzt mit merkbar weniger Skrupeln erlebt und (zum Teil) realisiert werden. Sollte sich diese Beobachtung verallgemeinern las-

sen, wäre damit eine Erklärung für die beim größeren Teil der Gesamtstichprobe gefundene expansive Nachreifung („Gewinn neuer Freiheitsgrade") gewonnen. Sicherlich handelt es sich hier zunächst um eine hypothetische Überlegung. Sie gewinnt aber an Gewicht, berücksichtigt man gleichzeitig die von Kropf (1983; s. a. Kap. 2.5) geschilderten experimentalpsychologisch gewonnenen Befunde. Hier wurde unter einer Lithiummedikation eine Herabsetzung der Empfindlichkeit für Außenreize und eine „Eingrenzung der Variabilität der Gefühle" festgestellt mit der Folge einer gewissen „Entdynamisierung" der betreffenden Personen.

Familiendynamische Aspekte einer Lithiumlangzeitmedikation

Bei der Lithiumlangzeitmedikation müssen familiendynamische Gesichtspunkte hinreichend berücksichtigt werden, da depressiv strukturierte Patienten in der Regel sehr starke Bindungen an die Ausgangsfamilie und an ihre Sekundärfamilie zeigen. Veränderungen im Krankheitverlauf, insbesondere aber auch Verhaltensänderungen der Umgebung gegenüber bleiben deshalb in der Regel nicht ohne Auswirkungen, mit dann wieder zwangsläufigen Rückwirkungen auf den Patienten. Ob allerdings eine erfolgreiche Lithiumbehandlung wirklich zu der von Schou (1974) beobachteten „radikalen Umverteilung von Rollen und Verantwortlichkeit in der Familie" führt, kann nur in jedem Einzelfall beurteilt werden. Im Rahmen dieser Übersicht sollen nur einige Möglichkeiten diskutiert werden. Eingehendere Darstellungen finden sich bei Davenport et al. (1977), Demers u. Davis (1971), Fitzgerald (1972), Rüger (1977) und Schou (1980).

Unabhängig vom besonderen Krankheitsbild der endogenen Depression spielt hier sicherlich das allgemeinere Problem des „kranken Familienmitglieds" eine Rolle mit der Frage, wieweit das jeweils kranke Familienmitglied nicht nur objektiv belastende, sondern umgekehrt auch stabilisierende Funktionen für das Familiengefüge haben kann.

Daneben ergeben sich aber besondere Probleme durch die Art depressiver Beziehungen unserer Patienten, die geschilderten Besonderheiten im Antriebserleben und die zugehörigen Über-Ich-Strukturen. Hat zum Beispiel der gesunde Partner eines Depressiven selbst ein eher brüchiges Selbstwertgefühl, so kann er dies sicherlich durch die subjektiv sehr wichtige Dominanzrolle ausgleichen, zu der er in der Beziehung zu dem von einem ständigen Rückfall bedrohten Partner „gezwungen" wird. Die ausbleibenden Krankheitsrückfälle unter Lithiumtherapie, aber auch ein verändertes Beziehungsverhalten und eine mögliche expansive Weiterentwicklung des Patienten können den Partner im Einzelfall sehr verunsichern.

Darüber hinaus kann es beim depressiven Patienten dann zu besonderen Schwierigkeiten kommen, wenn die Struktur des Patienten und die Familienideologie sehr stark aufeinander bezogen sind: Will der Patient hier ein Stück Eigenständigkeit entwickeln, so muß er sich nicht nur innerlich unabhängiger von realen Beziehungspersonen machen, sondern auch von deren Ideologie – ein Schritt, der auch manchem Gesunden schwerfällt.

So hatte sich zum Beispiel die vorhin genannte Patientin (Krankenschwester) in der Familie über Jahre sehr stark um die psychisch und körperlich behinderte jüngere Schwester gekümmert und dadurch, selber psychisch krank, einen sehr starken narzißtischen Gewinn erhalten. Zugleich aber hatte sie die gemeinsame religiöse Aufopferungsideologie der Gesamtfamilie übernommen. Die bevorstehende Trennung (Verlobung) stellte damit nicht nur eine äußere Trennung vom Elternhaus, sondern ein Stück auch eine Aufgabe gemeinsamer Weltanschauungen dar, da sie ja die Sorge für ihre jüngere Schwester aufgab. Der gewählte Kompromiß (körperbehinderter, aber triebfreundlicher Partner) erscheint so notwendig und sinnvoll.

Nicht selten sind bei depressiven Patienten neben den emotionalen auch reale ökonomische Abhängigkeiten zu beobachten. Dadurch können zusätzliche familiäre Konflikte entstehen, wie folgendes Beispiel recht gut verdeutlicht:

Die bei der Nachuntersuchung 39jährige Patientin stand seit 13½ Jahren in einer Lithiumlangzeitmedikation. Bis auf einen Lithiumauslaßversuch, während dessen sie eine manische Phase erlitt, war sie während der Zeit nicht psychisch krank. Sie war in einer sehr arbeitsamen leistungsorientierten Handwerkerfamilie aufgewachsen, in der ihre Krankheit etwas abfällig als „Wohlstandserkrankung" erlebt wurde. Sie hatte die extrem starke Arbeits- und Leistungsorientierung ihrer Familie übernommen und ihre Erkrankungen standen jeweils in zeitlichem Zusammenhang mit Prüfungssituationen. Nach dem Tod ihrer Mutter übernahm sie die Geschäftsführung des Handwerksbetriebes und erlebte trotz ihrer Ehe immer ihr ursprüngliches Elternhaus als das eigentliche Zuhause. Zu einem starken familiären Konflikt kam es schließlich, als der Vater dem Bruder den Geschäftsbetrieb überschrieb und die Patientin ihre Position bedroht erleben mußte. Hier fiel allen Beteiligten die Stärke und eine gewissen Sturheit auf, mit der sie ihre Stellung zu verteidigen wußte, wo doch der Vater „gerade wegen ihrer Erkrankung" die Übertragung der Leitung an den Bruder vorgenommen hatte. Statt der Patientin erkrankte der Bruder nun an einer psychosomatischen Erkrankung, die eine langjährige Behandlung notwendig machte.

An dem Beispiel wird deutlich, wie es nach der erfolgreichen Behandlung eines Patienten mit einer manisch-depressiven Erkrankung zu nachhaltigen Veränderungen innerhalb eines Familiengefüges kommen kann und ein anderes Familienmitglied „Patient" wird.

Psychodynamische Auswirkungen von Schwellensituationen, die zwangsläufig im Verlauf der langen Behandlungszeit eintreten

Durch die lange Dauer einer Lithiumlangzeitbehandlung interferieren zwangsläufig verschiedene Einflußvariablen, von denen oft eine wichtige unberücksichtigt bleibt: die Änderung der Lebensumstände und das Erreichen verschiedener Schwellensituationen im Verlauf des Älterwerdens. Das muß sich neben der Lithiummedikation auf den Krankheitsverlauf auswirken. Was hier gemeint ist, wird an folgendem Beispiel deutlich:

Die bei einer Nachuntersuchung 44jährige Patientin stand seit 13 Jahren, allerdings in der ersten Zeit mit Unterbrechungen und nachfolgenden Phasen, in einer Lithiumbehandlung. 22jährig hatte sie die erste Phase einer endogenen Depression nach ihrer ersten Entbindung. Weitere Phasen schlossen sich nach der nächsten Entbindung und mehreren legalen Schwangerschaftsunterbrechungen an. 29jährig wurde sie auf Lithium eingestellt und war dann 13 Jahre lang rezidivfrei, allerdings mit subjektiv erlebten subdepressiven Stimmungsschwankungen („Aha, jetzt würde ich normalerweise wieder krank werden").
41jährig zeigte sich aber ein Gestaltwandel des Krankheitsverlaufs mit häufigeren schwereren, wenn auch zunächst noch nicht psychotischen, depressiven Zustandsbildern. Schließlich kam es dann nach einem von der Patientin dringend geforderten Absetzen des Lithiums zu einem psychotischen Rezidiv mit produktiv-manischem Charakter. Die nur sehr langsam abklingende Phase war durch ein schwer beeinflußbares depressiv-antriebsloses Zustandsbild mit starker Suizidalität gekennzeichnet.
Wie viele Depressive hatte die Patientin sehr an ihrem Elternhaus gehangen; und obwohl ihre Mutter sie im Gegensatz zu der geliebteren Schwester nur über gute Schulleistungen akzeptiert hatte, hing sie später sehr viel mehr an ihrer Mutter als diese. Sie hatte einen beruflich recht

erfolgreichen Ehemann geheiratet und konnte möglicherweise einen Teil ihrer Ehrgeizimpulse über diesen befriedigen. Zusammen mit der Mutter versorgte sie die beiden Kinder, was in deren ersten Lebensjahren auch wegen ihrer Erkrankung ohne die Mutter gar nicht möglich gewesen wäre. Die über 13 Jahre lang unter Lithium erreichte Lebensbalance hatte, wie das meist der Fall ist, mehrere Ursachen: zweifellos die relative Sicherheit vor einem Rezidiv, aber auch die Akzeptanz der Krankenrolle, die eine Entlastung gegenüber den strengen Über-Ich-Forderungen in einer erlaubten Regression in der Familie mit sich brachte, in der ihre Mutter offiziell wegen der Versorgung der heranwachsenden Kinder ja ihr gleichzeitig auch immer zur Verfügung stand.

Dieses Gleichgewicht wurde zunehmend gestört mit dem anstehenden Studienbeginn der Tochter und der vermehrten Aushäusigkeit des pubertierenden Sohnes. Und schließlich war die Familie in eine kleinere Wohnung umgezogen, da „die Kinder ja nun bald aus dem Haus sind". Die vormals täglichen Besuche der Mutter wurden nun aus Altersgründen und wegen der größeren Entfernung zunehmend seltener. Im zeitlichen Gefolge dieser Veränderungen entwickelte sich noch unter Lithium das schwer beeinflußbare (nicht psychotische) depressive Syndrom.

Im beschriebenen Fall hatte die Patientin über Jahre eine stabile Lebensbalance unter dem Schutz einer Lithiumlangzeitmedikation und in einer ganz bestimmten ihr sehr zuträglichen familiären Gesamtatmosphäre gefunden. Wie bei vielen Menschen dieser Altersstufe hatte sich ein zuvor sehr stark auf die Familie und Kinder eingestellter Lebenszuschnitt eingehend verändert. So wurde das bis dahin bestehende Gleichgewicht nachhaltig gestört. Gerade bei depressiven Patienten stellen solche Schwellensituationen, in denen sich das Verhältnis zu wichtigen Beziehungspersonen verändert und lockert, im Einzelfall gefährliche Krisen dar. Mindestens ein Teil solcher Schwellensituationen sind voraussehbar und sollten darum in ihrer Bedeutung in die therapeutische Gesamtplanung einer Langzeitbehandlung einbezogen werden.

Therapeutische Folgerungen

Es liegen eine Reihe klinischer Erfahrungen vor, die eine die Lithiumlangzeitmedikation begleitende psychotherapeutische Behandlung als sinnvoll erscheinen lassen. Darüber hinaus ist es auch gelungen, die Überlegenheit einer solchen kombinierten Behandlung gegenüber einer rein medikamentösen Behandlung nachzuweisen (Benson 1975). Die Wahl des psychotherapeutischen Behandlungsverfahrens richtet sich danach, welche Störungen und seelischen Konflikte vorwiegend bearbeitet werden sollen. Im einzelnen werden folgende Möglichkeiten in Erwägung gezogen:

1. Eine die Lithiumbehandlung begleitende psychotherapeutische Einzelbehandlung (Rüger 1976, 1982) kann die Möglichkeit eröffnen, eine partielle Umstrukturierung der Patienten zu fördern, gegebenenfalls unter bewußter Außerachtlassung tiefer prägenitaler Störungen, die für den psychotischen Charakter der Grunderkrankung mitverantwortlich gemacht werden. Darüber hinaus kann aber eine solche Behandlung auch einen Gestaltwandel des ursprünglichen Krankheitsbildes zum Anlaß nehmen, einen sehr zentralen und frühen Konflikt eines Patienten durchzuarbeiten, wie folgendes Beispiel zeigt:

Ein 29jähriger Kunststudent, der seit 8 Jahren mit guter rezidivprophylaktischer Wirkung unter einer Lithiummedikation stand, entwickelte im 6. Jahr der Behandlung ein sehr starkes hypochondrisches Zustandsbild, das fast tägliche Arzt- und Heilpraktikerbesuche zur Folge hatte. Die hypochondrischen Befürchtungen lösten sich weitgehend auf, nachdem in der psychotherapeutischen Behandlung der zugrundeliegende narzißtische Konflikt des von seinem Herkommen her einer sozialen Minderheit zugehörigen jungen Mannes durchgearbeitet worden war.

2. Treten im Gefolge einer Lithiumlangzeitmedikation familiäre Konflikte auf, so kann auch eine Familientherapie (Fitzgerald 1972), gegebenenfalls sogar die vor-

nehmliche psychotherapeutische Behandlung eines anderen Familienmitglieds (Rüger 1977) sinnvoll sein. Stehen dagegen Partnerschaftskonflikte im Vordergrund, kann eine Paartherapie angezeigt sein (Davenport et al. 1977, Demers u. Davis 1971).

3. Gruppenpsychotherapeutische Erfahrungen nach einem tiefenpsychologischen Konzept liegen inzwischen von van Gent et al. (1983) vor; über Ergebnisse einer verhaltenstherapeutisch orientierten Gruppenpsychotherapie berichteten Grona et al. (1978). In beiden Fällen ließen sich in homogenen Gruppen (d.h. Gruppen mit ausschließlich unter einer Lithiummedikation stehenden zyklothymen Patienten) für diese Patienten gemeinsame sinnvolle therapeutische Ziele erreichen.

Literatur

Benson R (1975) The forgotten treatment modality in bipolar illness: Psychotherapy. Dis Nerv Syst 36:634–638
Davenport YB, Ebert MH, Adland ML, Goodwin FK (1977) Couples group therapy as an adjunct to lithium maintenance of the manic patient. Amer J Orthopsychiat 47:495–502
Demers RG, Davis LS (1971) The influence of prophylactic lithium treatment on the marital adjustment of manic-depressives and their spouses. Comprehens Psychiat 12:348–353
Dostal T (1971) Modification of depressive episodes during prophylactic administration of lithium salts. Activ Nerv Sup (Praha) 13:170–171
Elhardt S (1981) Neurotische Depression. Psychother Psychosomat Med Psychol 31:10–14
Fitzgerald RG (1972) Mania as a message. Treatment with family therapy and lithium carbonate. Am J Psychother 26:547–554
Gent EM van, Vida SL, Rijken JM, Zwart FM (1983) Lithium therapy and added short-term group therapy. Vortrag auf dem Weltkongreß für Psychiatrie 1983 in Wien
Grona R, Greil W, Jungkunz G, Engel-Sittenfeld P (1978) Verhaltenstherapie in der Gruppe als psychologische Zusatzbehandlung bei der Lithiumprophylaxe affektiver Psychosen. Arzneim Forsch Drug Res 28 (II), 1521–1522
Gudohr C (1985) Langzeitverlauf einer Lithiumprophylaxe bei endogenen Depressionen unter neurosenpsychologischen Gesichtspunkten. Inaugural-Dissertation FU Berlin
Kline NA (1978) Lithium and crisis intervention: Damping affective overload. Psychosomat 19:401–405
Kropf D (1983) Effekte von Lithiumsalzen aus allgemeinpsychologischer Sicht. Therapiewoche 33:2126–2129
Loch W (1969) Über zwei mögliche Ansätze psychoanalytischer Therapie bei depressiven Zustandsbildern. In: Schulte W, Mende W (Hrsg) Melancholie in Forschung, Klinik und Behandlung. Thieme, Stuttgart, S 133–137
Müller-Oerlinghausen B, Neumann H, Rüger U (1976) Untersuchung über die Bedeutung neurosenpsychologischer Faktoren für den Erfolg der Lithium-Dauerbehandlung. Arzneim Forsch Drug Res 26:1181–1183
Rudolf G (1981) Untersuchung und Befund bei Neurosen und psychosomatischen Erkrankungen. Beltz, Weinheim Basel
Rüger U (1976) Tiefenpsychologische Aspekte des Verlaufs phasischer Depressionen unter Lithium-Prophylaxe. Nervenarzt 9:538–543
Rüger U (1977) Intrapsychische und familiendynamische Prozesse vor der manifesten Erkrankung und während der Lithium-Therapie einer endogenen Depression. Z Psychosomat Med 23:329–350
Rüger U (1982) Kombination von Psychotherapie und Pharmakotherapie bei endogenen Depressionen. In: Helmchen H, Linden M, Rüger U (Hrsg) Psychotherapie in der Psychiatrie. Springer, Berlin Heidelberg New York, S 172–178
Schou M (1974) Heutiger Stand der Lithium-Rezidiv-Prophylaxe bei endogenen affektiven Erkrankungen. Nervenarzt 45:397–408
Schou M (1980) Social and psychological implications of lithiumtherapy. In: Johnson FN (ed) Handbook of lithiumtherapy. MTP Press, Lancaster, pp 378–381

3.12 Lithium in der Neurologie

M. Schölderle und W. Greil

> **Synopsis**
>
> 1. Eine Therapie mit Lithiumsalzen wurde bei verschiedenen neurologischen Erkrankungen erprobt.
> 2. Die prophylaktische Wirksamkeit von Lithium bei episodischem und chronischem Cluster-Kopfschmerz wurde in zahlreichen offenen Studien eindrucksvoll belegt. Doppelblinduntersuchungen stehen noch aus.
> 3. Bei der Migräne ist eine Behandlung mit Lithium möglicherweise erfolgversprechend, wenn die Erkrankung eine zyklische Verlaufsform („cyclical migraine") aufweist.
> 4. Eine Wirksamkeit von Lithium bei anderen neurologischen Störungen (Morbus Menière, Epilepsie, Chorea Huntington, Morbus Parkinson, Spätdyskinesien, periodische Hypersomnie, Gilles-de-la-Tourette-Syndrom, Torticollis spasticus, hypokaliämische, periodische Lähmung) konnte bislang nicht nachgewiesen werden.
> 5. Bei symptomatischen affektiven Psychosen, die im Rahmen einer neurologischen Erkrankung auftreten, wurden Therapieerfolge mit Lithium beschrieben.

Die Lithiumtherapie hat ihr wichtigstes Indikationsgebiet unbestritten in der kurativen und prophylaktischen Behandlung von affektiven Psychosen, d.h. typischerweise von Erkrankungen, die in abgrenzbaren Phasen mit beschwerdefreien Intervallen verlaufen. Ausgehend von der Überlegung, daß Lithium möglicherweise vor allem zyklisch, episodisch und periodisch auftretende Krankheitsbilder günstig beeinflußt, versprach man sich hauptsächlich dort eine gute Wirksamkeit, wo diese Verlaufscharakteristika ebenfalls gegeben sind. Für neurologische Krankheitsbilder ließ sich diese Hypothese durch gute Erfolge in der Behandlung von Cluster-Kopfschmerz stützen (Kudrow 1980). Dagegen zeigte eine Lithiumtherapie bei anderen neurologischen Erkrankungen (Migräne, Morbus Menière, Epilepsie, hypokaliämische periodische Lähmung) keine überzeugenden Ergebnisse (Schou 1980; Jefferson et al. 1983) (Tabelle 1).

Einzelne Krankheitsbilder

Cluster-Kopfschmerz

Ekbom (1974) untersuchte fünf Patienten mit Cluster-Kopfschmerz, wovon drei einen chronischen und zwei einen episodischen Verlaufstyp aufwiesen. Die Behandlungs-

Tabelle 1. Indikationen für Lithium bei neurologischen Erkrankungen

Anerkannt:	Cluster-Kopfschmerz
	– Episodische Verlaufsform
	– Chronische Verlaufsform
	Maniforme Syndrome bei neurologischen Erkrankungen
Fraglich:	„cyclical migraine"
Umstritten/Nicht empfohlen:	Migräne
	Morbus Menière
	Epilepsie
	Chorea Huntington
	Morbus Parkinson
	Spätdyskinesien
	Periodische Hypersomnie
	Gilles-de-la-Tourette-Syndrom
	Torticollis spasticus
	Hypokaliämische periodische Lähmung

dauer belief sich auf bis zu 18 Monaten, die Lithiumspiegel wurden auf Werte zwischen 0,7 und 1,2 mmol/l eingestellt. Die drei Patienten mit chronischem Cluster-Kopfschmerz zeigten eine sofortige, dramatische Besserung. Nach Absetzen der Lithiummedikation nahmen Frequenz und Intensität der Kopfschmerzattacken zu. Die Wiedereinstellung auf Lithium erbrachte erneut eine prompte und deutliche Besserung der Beschwerden, während Plazebo ohne Effekt blieb. Die beiden Patienten mit episodischem Cluster-Kopfschmerz sprachen ebenfalls auf Lithium an, der Therapieerfolg war allerdings nicht so eindrucksvoll wie beim chronischen Verlaufstypus.

Ermutigt durch diese günstigen Ergebnisse führte Kudrow (1977) über einen Zeitraum von 32 Wochen eine offene Studie an 26 Patienten durch, die unter chronischem Cluster-Kopfschmerz litten und Therapieresistenz oder Unverträglichkeit gegen Methysergid, Prednison und Ergotamin zeigten. Bei Berechnung von wöchentlichen Kopfschmerzindizes (Produkt aus Anfallsfrequenz und -intensität) vor und während der Lithiumbehandlung (Serumkonzentration bis zu 1,2 mmol/l) wurde eine prozentuale Besserung ermittelt, die für 11 Patienten zwischen 60 und 90% und für 14 sogar bei über 90% lag. Lediglich ein einziger Patient sprach nicht auf die Lithiumtherapie an.

In einer weiteren Untersuchung an 15 Patienten mit chronischem Cluster-Kopfschmerz, die in aufeinanderfolgenden Behandlungsperioden Methysergid, Prednison und Lithiumkarbonat erhielten, erwies sich Lithium wirksamer als die beiden anderen Substanzen (ausgeprägte Besserung unter Lithium in 13, unter Prednison in 6 Fällen, unter Methysergid in einem Fall) (Kudrow 1978).

Ekbom (1981) veröffentlichte eine Studie an 19 Patienten mit Cluster-Kopfschmerz, die zur Anfallsprophylaxe auf Lithiumsulfat eingestellt wurden. Acht Patienten mit chronischem Verlaufstyp zeigten innerhalb von zwei Wochen eine durchschnittliche Besserung ihrer Kopfschmerzindizes um 85,3%, während sieben Patienten mit episodischem Cluster-Kopfschmerz kaum oder gar nicht auf Lithium ansprachen (durchschnittliche Besserung der Kopfschmerzindizes um 15%). Vier weitere Patienten mit episodischem Krankheitsverlauf wurden nicht während einer

Cluster-Kopfschmerzperiode, sondern im freien Intervall zwischen zwei Kopfschmerzperioden auf Lithium eingestellt, wodurch in zwei Fällen vollständige Beschwerdefreiheit und in zwei Fällen eine wesentliche Abnahme der Kopfschmerzsymptomatik erzielt wurde.

Auch Manzoni et al. (1983) hoben die bessere Wirksamkeit von Lithiumkarbonat bei chronischem Cluster-Kopfschmerz hervor. Von 22 Patienten mit chronischem Verlaufstypus zeigten 18 (81,8%) eine deutliche Besserung. Bei den 68 Patienten mit episodischem Cluster-Kopfschmerz dagegen fanden sich nicht so günstige Ergebnisse: bei 26 Patienten (38,2%) sehr gute Besserung, bei 26 (38,2%) mäßige Besserung und bei 16 (23,5%) keine Besserung.

Mathew (1978) berichtete von 31 Patienten mit chronischem (n = 17) und episodischem Cluster-Kopfschmerz (n = 14), bei denen eine Lithiumtherapie für beide Verlaufsformen sehr gute Ergebnisse erzielte (deutliche Besserung bei chronischem Cluster-Kopfschmerz in 84%, bei episodischem in 80%).

Gleich gute Wirksamkeit bei chronischem und episodischem Cluster-Kopfschmerz beschrieben auch Damasio u. Lion (1980): Bei 20 Patienten mit chronischem (n = 12) und episodischem (n = 8) Cluster-Kopfschmerz zeigte sich in ca. 80% eine Besserung der Kopfschmerzsymptomaik.

Bei 31 Patienten mit Cluster-Kopfschmerz (keine nähere Unterscheidung in chronische und episodische Verlaufsform) beobachtete Peatfield (1981) in 77% eine Befundbesserung, wobei 45% nach einer Woche ganz oder weitgehend beschwerdefrei waren.

In fünf weiteren offenen Untersuchungen an insgesamt 23 Patienten mit chronischem und 15 mit episodischem Cluster-Kopfschmerz wurde über gute und sehr gute Ergebnisse mit Lithium berichtet, wobei der Behandlungserfolg meist bereits nach 1–2 Wochen eintrat (Lieb u. Zeff 1978; Medina et al. 1978; Szulc-Kuberska u. Klimek 1978; Wyant u. Ashenhurst 1979).

Zusammenfassend ergibt sich, daß in zahlreichen offenen Untersuchungen übereinstimmend eine gute Wirksamkeit von Lithium bei Cluster-Kopfschmerz beschrieben wurde. Von insgesamt 276 Patienten mit chronischem und episodischem Cluster-Kopfschmerz sprachen 212 (76,8%) auf eine Lithiumtherapie zur Anfallsprophylaxe an. Kudrow (1980) hob die Wirksamkeit von Lithium vor allem bei chronischen Verlaufsformen hervor. Bei der episodischen Unterform bewertete er verlängerte Anfallsperioden, Therapieresistenz gegen andere Prophylaktika und höheres Lebensalter als positive Prädiktoren. Heute gilt Lithium als Mittel der Wahl beim chronischen Cluster-Kopfschmerz und ebenso bei über 45jährigen Patienten mit episodischem Cluster-Kopfschmerz (Kudrow 1980; Taylor 1981; Pfaffenrath et al. 1982; Diamond 1984). Wenn auch die bisherigen Erfahrungen über Lithium bei der Therapie des Cluster-Kopfschmerzes sehr günstig erscheinen, so müssen sie dennoch durch Doppelblindstudien weiter abgesichert werden.

Migräne

In einer Doppelblind-Crossover-Untersuchung wurden 25 Patienten mit Migräne in randomisierter Reihenfolge jeweils zwei Monate mit Lithium und Plazebo behandelt. Bei 80% war zuvor ein erfolgloser Therapieversuch mit Ergotaminderivaten und antiserotonergen Substanzen durchgeführt worden. Die Zahl der Migräneanfälle insgesamt war während der Behandlungsperiode mit Lithium signifikant niedriger ($p < 0{,}001$), 16 Patienten sprachen gut auf Lithium an (Chazot et al. 1979).

Im Gegensatz dazu beobachteten Peatfield u. Rose (1981) bei fünf Patienten mit Migräne bereits in der ersten Woche nach Therapiebeginn mit Lithiumkarbonat in jedem einzelnen Fall eine erhebliche Verschlechterung der Kopfschmerzsymptomatik bezüglich Frequenz und Intensität der Anfälle. Die Autoren kamen zu dem Schluß, daß Lithium Migräneanfälle möglicherweise sogar provozieren kann.

Medina u. Diamond (1981) berichteten über 22 Patienten mit „cyclical migraine", bei denen Phasen von Migräneattacken (tägliche Anfälle über zwei Wochen oder länger) mit beschwerdefreien Intervallen (Wochen bis Monate) abwechselten. Bei einer durchschnittlichen Behandlungsdauer von 13 Wochen sprachen 19 Patienten – meistens bereits in der ersten oder zweiten Woche – auf einen Therapieversuch mit Lithiumkarbonat (Serumspiegel durchschnittlich 0,9 mmol/l) an. Fünf Patienten waren beschwerdefrei, bei 14 nahmen Häufigkeit, Dauer und Intensität der Migräneanfälle deutlich ab. 19 von 22 Patienten zeigten begleitend depressive Verstimmungen, vier bereits vor Beginn des Kopfschmerzzyklus. Daher wurden bei einer kleinen Gruppe (n = 7) versuchsweise trizyklische Antidepressiva verordnet, wobei lediglich in zwei Fällen positive Resultate gefunden werden konnten. Andere zur Migräneprophylaxe empfohlene Medikamente (Propranolol, Methysergid) zeigten im Vergleich zu Lithium eine schlechtere Wirkung.

Zusammenfassend muß hervorgehoben werden, daß die wenigen vorhandenen Studien zur Migränebehandlung mit Lithium widersprüchliche Ergebnisse erbrachten. Phasenhaft auftretende Migräneattacken („cyclical migraine") sprechen möglicherweise aufgrund ihrer typischen Verlaufsform, die an affektive Psychosen erinnert, besser auf eine Behandlung mit Lithium an als die übrigen Migräneformen.

Morbus Menière

Da auch der Morbus Menière eine Erkrankung ist, die attackenartig auftritt, erhoffte man sich eine mögliche Beeinflußbarkeit durch Lithium. Erste Ergebnisse von Thomsen et al. (1974) waren erfolgversprechend: 16 Patienten mit Morbus Menière zeigten unter einer Behandlung mit Lithium eine deutliche Besserung (73 %). In einer Crossover-Studie, die doppelblind durchgeführt wurde, konnten Thomsen et al. (1976) diese günstigen Resultate allerdings nicht reproduzieren. Von 26 Patienten, die sechs Monate lang jeweils mit Lithium und Plazebo behandelt worden waren, schrieben 15 Patienten der Plazebomedikation eine günstigere Wirkung zu, sieben Probanden glaubten sich unter Lithium gebessert.

Um zuverlässige Aussagen zur Wirksamkeit von Lithium bei der Menière-Erkrankung machen zu können, sind weitere kontrollierte Studien erforderlich. In Einzelfällen, wenn andere Behandlungen versagen und ein chirurgisches Vorgehen abgelehnt wird, ist ein Therapieversuch mit Lithium wohl gerechtfertigt (Jefferson et al. 1983).

Epilepsie

Krampfanfälle können als unerwünschte Wirkung bei einer Lithiumbehandlung, insbesondere bei Intoxikationen, auftreten. Bei einigen Epileptikern, die mit Lithium behandelt wurden, ging die Anfallshäufigkeit zurück (Gershon 1968; Erwin et al. 1973; Morrison et al. 1973), während bei anderen Patienten – vor allem mit Temporallappenepilepsie – eine deutliche EEG-Verschlechterung und eine vermehrte Anfallsfrequenz beschrieben wurde (Demers et al. 1970; Jus et al. 1973).

Chorea Huntington

Behandlungsversuche mit Lithium bei Chorea Huntington wurden in der Literatur sehr widersprüchlich interpretiert. Günstige Resultate wurden ausnahmslos in offenen Untersuchungen gefunden (Übersicht bei Yung 1984), während in vier Doppelblindstudien negative Ergebnisse beschrieben wurden (Aminoff u. Marshall 1974; Carman 1974; Leonard et al. 1974; Vestergaard et al. 1977).

Morbus Parkinson

Vereinzelte Untersuchungen über die Wirksamkeit von Lithium bei Morbus Parkinson waren wenig ermutigend (Schou 1980; Jefferson et al. 1983). In einer Studie wurde sogar von fünf Patienten mit Spätdyskinesien berichtet, die unter der Behandlung mit Lithium ein Parkinson-Syndrom entwickelten (MacKay et al. 1980).

Bei neurologischen Störungen jedoch, die eine Folge der L-Dopa-Therapie darstellen, wurden teilweise günstige Ergebnisse gefunden. Das sog. On-off-Phänomen (abrupter Übergang eines hyperkinetischen Zustandes in Hypokinese bzw. Akinese), das durch L-Dopa induziert wird, scheint sich gut durch Lithium beeinflussen zu lassen, nicht dagegen die durch L-Dopa ausgelösten Hyperkinesen (Übersicht bei Yung 1984).

Spätdyskinesien

In sechs von sieben offenen Studien wurde eine gute Wirksamkeit von Lithium bei der Behandlung von Spätdyskinesien beschrieben (Übersicht bei Yung 1984). Mehrere Dopelblinduntersuchungen konnten diese Erfahrungen jedoch nicht objektivieren: Signifikante Besserungen wurden nicht nachgewiesen (Prange et al. 1973; Gerlach et al. 1975; Simpson et al. 1976; Jus et al. 1978; MacKay et al. 1980), allenfalls bei vereinzelten Patienten wurde ein Behandlungserfolg gesehen (Prange et al. 1973; Gerlach et al. 1975; Jus et al. 1978).

Weitere neurologische Erkrankungen

Bei periodischer Hypersomnie wurde in vier Kasuistiken ein guter Behandlungserfolg mit Lithium beschrieben, bei Torticollis spasticus und bei hypokaliämischer periodischer Lähmung dagegen wurden bisher nur negative Ergebnisse berichtet (Übersicht bei Yung 1984). Über die Wirksamkeit von Lithium beim Gilles-de-la-Tourette-Syndrom liegen widersprüchliche Befunde vor (Messiha u. Carlson 1983; Borison et al. 1983).

Affektive Störungen bei neurologischen Erkrankungen

Ein organisches Psychosyndrom als Folge verschiedener Grunderkrankungen (u. a. Schädel-Hirn-Trauma, Hirntumor, Aneurysma, Multiple Sklerose) kann mit Affektstörungen im Sinne eines hypomanischen oder manischen Syndroms verbunden sein. In acht Studien an insgesamt 23 Patienten mit organischem Psychosyndrom ließ sich eine gute Wirksamkeit von Lithium bezüglich der affektiven Begleitsymptomatik beobachten (Young et al. 1977; Williams u. Goldstein 1979; Hale u. Donaldson 1982; Übersicht bei Yung 1984). Auch symptomatische Psychosen, die bei der Therapie der Multiplen Sklerose mit ACTH bzw. Kortison auftreten können, wurden sowohl prophylaktisch als auch therapeutisch erfolgreich mit Lithium behandelt (Yung 1984).

Literatur

Aminoff MJ, Marshall J (1974) Treatment of Huntington's chorea with lithium carbonate: A double-blind trial. Lancet 1:107

Borison RL, Ang L, Hamilton WJ, Diamond BI, Davis JM (1983) Treatment approaches in Gilles de la Tourette-syndrome. Brain Res Bull 11:205–208

Carman JS (1974) Huntington's chorea treated with lithium carbonate. Lancet 1:811

Chazot G, Chauplannaz G, Biron A, Schott B (1979) Migraines: Traitement par lithium. Nouv Press Med 8:2836–2837

Damasio H, Lyon L (1980) Lithium carbonate in the treatment of cluster headaches. J Neurol 224:1–8

Demers R, Lukesh R, Pritchard J (1970) Convulsions during lithium therapy. Lancet 2:315–316

Diamond E (1984) Biopsychological aspects of headache. Contemp Psychiat 3:243–248

Ekbom K (1974) Lithium bei chronischem Cluster-Kopfschmerz. Vorläufige Mitteilung (in Schwedisch). Pousc Med 19:148–156

Ekbom K (1981) Lithium for cluster headache: Review of the literature and preliminary results of long-term treatment. Headache 21:132–139

Erwin CW, Gerber CJ, Morrison SD, James JF (1973) Lithium carbonate and convulsive disorders. Arch Gen Psychiat 28:646–648

Gerlach J, Thorsen K, Munkvad I (1975) Effect of lithium on neuroleptic-induced tardive dyskinesia compared with placebo in a double-blind cross-over trial. Pharmakopsychiat Neuropsychopharmakol 8:51–56

Gershon S (1968) Use of lithium salts in psychiatric disorders. Dis Nerv Syst 29:51–58

Hale MS, Donaldson JO (1982) Lithium carbonate in the treatment of organic brain syndrome. J Nerv Ment Dis 170:362–365

Jefferson JW, Greist JH, Ackerman OL (1983) Lithium encyclopedia for clinical practice. American Psychiatric, Washington

Jus A, Villeneuve A, Gautier J et al. (1973) Some remarks on the influence of lithium carbonate on patients with temporal epilepsy. Int J Clin Pharmacol 7:67–74

Jus A, Villeneuve A, Gautier J, Jus K, Villeneuve C, Pires P, Villeneuve R (1978) Deanol, lithium, and placebo in treatment of tardive dyskinesia. A double-blind crossover study. Neuropsychobiology 4:140–149

Kudrow L (1977) Lithium prophylaxis for chronic cluster headache. Headache 17:15–18

Kudrow L (1978) Comparative results of prednisone, methysergide, and lithium therapy in cluster headache. In: Green R (ed) Current concepts in migraine research. Raven, New York, pp 159–163

Kudrow L (1980) Cluster headache. Mechanisms and management. Oxford University Press, Oxford New York Toronto, pp 135–141, 150–151

Leonard DP, Kidson MA, Shannon PJ, Brown J (1974) Double-blind trial of lithium carbonate and haloperidol in Huntington's chorea. Lancet 2:1208–1209

Lieb J, Zeff A (1978) Lithium treatment of chronic cluster headaches. Brit J Psychiat 133:556–558

MacKay AVP, Sheppard GP, Saha BK, Motley B, Johnson AL, Marsden CD (1980) Failure of lithium treatment in established tardive dyskinesia. Psychol Med 10:583–587

Manzoni GC, Bono G, Lanfranchi M, Micieli G, Terzano MG, Nappi G (1983) Lithium carbonate in cluster headache: Assessment of its short- and long-term therapeutic efficacy. Cephaglia 3:109–114

Mathew NT (1978) Clinical subtypes of cluster headache and response to lithium therapy. Headache 18:26–30
Medina JL, Diamond S (1981) Cyclical migraine. Arch Neurol 38:343–344
Medina JL, Fareed J, Diamond S (1978) Blood amines and platelet changes during treatment of cluster headache with lithium and other drugs. Headache 18:112
Messiha FS, Carlson JC (1983) Behavioral and clinical profiles of Tourette's disease: A comprehensive overview. Brain Res Bull 11:195–204
Morrison SD, Erwin CW, Gianturco DT (1973) Effect of lithium carbonate on combative behaviour in humans. Dis Nerv Syst 34:186–189
Peatfield RC (1981) Lithium in migraine and cluster headache: A review. J R Soc Med 74:432–436
Peatfield RC, Rose FC (1981) Exacerbation of migraine by treatment with lithium. Headache 21:140–142
Pfaffenrath V, Prosiegel M, Neu I (1982) Therapie des Cluster-Kopfschmerzes. Münch Med Wschr 124:293–296
Prange AJ, Wilson IC, Morris CE, Hall CD (1973) Preliminary experience with tryptophan and lithium in the treatment of tardive dyskinesia. Psychopharmacol Bull 9:36–37
Savoldi F, Nappi G, Bono G (1978) Lithium salts in treatment of idiopathic headaches and of facial pain syndromes. In: Pinelli P (ed) Proceedings of the Polish-Italian meeting of neurology, Varenna
Schou M (1980) The range of non-psychiatric uses of lithium. In: Johnson FN (ed) Handbook of lithium therapy. MTP Press, Lancaster, pp 73–79
Simpson GM, Branchey MH, Lee JH, Voitashevsky A, Zoubok B (1976) Lithium in tardive dyskinesia. Pharmakopsychiat Neuropsychopharmakol 9:76–80
Szulc-Kuberska J, Klimek A (1978) Lithium treatment of chronic Horton's headaches. Neur Neurochir Pol 12:409–411
Taylor RB (1981) Current therapy of cluster headache. Drug Therapy 11:134–138
Thomsen J, Bech P, Geisler A, Jørgensen MB, Rafaelsen OJ, Terkildsen K, Udsen J (1974) Menière's disease: Preliminary report of lithium treatment. Acta Oto-Laryngol 78:59–64
Thomsen J, Bech P, Geisler A, Prytz S, Rafaelsen OJ, Vendsborg P, Zilstorff K (1976) Lithium treatment of Menière's disease. Acta Oto-Laryngol 83:294–296
Vestergaard P, Baastrup PC, Petersson H (1977) Lithium treatment of Huntington's chorea. A placebo-controlled clinical trial. Acta Psychiat Scand 56:183–188
Williams KH, Goldstein G (1979) Cognitive and affective responses to lithium in patients with organic brain syndrome. Amer J Psychiat 136:800–803
Wyant GM, Ashenhurst EM (1979) Chronic pain syndromes and their treatment. I. Cluster headache. Canad Anaesth Soc J 26:38–41
Young LD, Taylor I, Holmstrom V (1977) Lithium therapy of patients with affective illness associated with organic brain syndromes. Amer J Psychiat 134:1405–1407
Yung CY (1984) A review of clinical trials of lithium in neurology. Pharmacol Biochem Behav 21:57–64

3.13 Indikationen für die Anwendung von Lithiumsalzen in der inneren Medizin

E. Heidemann

Synopsis

1. Eine Behandlung mit Lithiumsalzen zur Anhebung der Leukozytenwerte kann nicht generell empfohlen werden.
2. In mehreren wissenschaftlichen Studien wurde Lithium erfolgreich zur Verhinderung des Leukozytenabfalls bei Chemotherapien eingesetzt. Weitere Untersuchungen sind jedoch notwendig, ehe eine Anwendung außerhalb von Studien empfohlen werden kann.
3. Bei Felty-Syndrom mit infektiösen Komplikationen kann ein Behandlungsversuch mit Lithiumkarbonat unternommen werden.
4. Bei aplastischen Anämien erscheint eine Lithiumbehandlung – mit Ausnahme der Fanconi-Anämie – nicht sinnvoll, da alle bisher gesehenen Verbesserungen des Blutbildes nur sehr kurzfristig waren.
5. Leukopeniebedingte infektiöse Komplikationen bei Haarzelleukose können als „ultima ratio" den Behandlungsversuch mit Lithiumkarbonat rechtfertigen, obwohl bisher nur wenige Daten vorliegen, die ein solches Vorgehen stützen.
6. Bei zyklischer Neutropenie ist ein Behandlungsversuch mit Lithiumsalzen nicht sinnvoll.
7. Lithiumkarbonat ergänzt die Therapie der Hyperthyreose wirksam bei thyreotoxischer Krise, schwerer jodinduzierter Hyperthyreose, schwerer T_3-Hyperthyreose, Kontraindikationen gegen Thionamidpräparaten oder Jod und als Adjuvans bei der 131-J-Therapie.
   Für diese Indikation sind sehr engmaschige Kontrollen des Lithiumserumspiegels empfohlen worden, so daß eine längerfristige Therapie kaum durchführbar erscheint.
8. Beim Syndrom der inadäquaten ADH-Sekretion, bei Herpes simplex und bei Ulcus duodeni bzw. ventriculi kann noch keine therapeutische Empfehlung ausgesprochen werden.

Hämatologie

Zahlreiche Berichte über Einflüsse von Lithiumsalzen auf innere Organe beziehen sich auf die Beobachtung von Nebenwirkungen unter psychiatrisch indizierter Lithiumtherapie. Nur wenige Untersuchungen zielten primär auf die Lithiumbehandlung innerer Erkrankungen.

Hier ist in erster Linie der *granulozytopoesestimulierende* Effekt von Lithiumsalzen zu nennen. Von zahlreichen Autoren konnte in vitro und im Tierversuch gezeigt werden, daß die pluripotenten Stammzellen (CFU_s), vor allem jedoch granulozytär-monozytär determinierte Vorläuferzellen (CFU_{cm}) vermehrt proliferieren (Boggs u. Joyce 1983; Gallicchio u. Chen 1980; Joyce et al. 1980; Levitt u. Quesenberry 1980). Lithiumkarbonat stimuliert hierbei wahrscheinlich Makrophagen, vermehrt einen koloniestimulierenden Faktor (= koloniestimulierende Aktivität = CSA) zu bilden (Turner u. Allalunis 1980). Außerdem soll Lithium die Wirkung von CSA selbst verstärken (Galbraith 1980), wobei Teilung und Differenzierung von Vorläuferzellen eventuell lediglich beschleunigt werden. Im Gegensatz zur Erythropoese, die durch Zugabe von Lithiumkarbonat eher reduziert wird (Gallicchio u. Chen 1981), erscheint die Megakaryozytopoese ebenfalls gesteigert (Gamba-Vitalo et al. 1983; Chatelain et al. 1983). Eine ausführliche Darstellung des Problems findet sich bei Rossof u. Robinson (1980).

Zur Beurteilung der klinischen Bedeutung der Lithiumtherapie müssen auch Einzelfallberichte herangezogen werden, da nur wenige kontrollierte Studien vorliegen. Von Greco u. Breretan (1977), Visca et al. (1979) sowie Turner u. MacDonald (1980) wurden Gruppen von 25–50 Patienten mit verschiedenartigen *malignen Erkrankungen* prospektiv untersucht. Die Patienten erhielten jeweils während alternierender Chemotherapiezyklen etwa ein Gramm Lithiumkarbonat täglich oder nicht und konnten als ihre eigene Kontrolle dienen. Der durchschnittliche Leukozytenwert war in den Zyklen mit oder ohne Lithiumkarbonat nicht unterschiedlich. Der Nadir (Leukozytentiefstwert) lag jedoch bei Gabe von Lithiumkarbonat im Mittel signifikant höher als ohne diese Zusatzmedikation. Steinherz et al. (1980) sowie Turner u. MacDonald (1980) konnten außerdem zeigen, daß bei Lithiumgabe weniger infektiöse Komplikationen auftraten.

Im Gegensatz hierzu fanden Stein et al. (1979) in einer randomisierten Studie an Patienten mit akuter myeloischer Leukämie die Phase der Granulozytopenie in der Gruppe mit Lithiumkarbonat zwar kürzer als in der Gruppe ohne diese Substanz, die Inzidenz von Infektionen war jedoch nicht geringer. Charron et al. (1980) und Belch et al. (1981) fanden in vergleichbaren Studien ähnliche Ergebnisse. Nach Greco (1980) heben jeweils nur wenige auf Lithium ansprechende Patienten den Mittelwert der ganzen Gruppe an. Daher findet dieser Autor den Unterschied zwar signifikant, aber nicht relevant.

Lyman et al. (1980a) randomisierten 51 Patienten mit kleinzelligem Bronchialkarzinom unter der Chemotherapie mit Doxorubicin, Cyclophosphamid, Vincristin mit und ohne tägliche Applikation von 900 mg Lithiumkarbonat. Patienten mit Lithiumtherapie hatten signifikant höhere Leukozytentiefstwerte und signifikant weniger tödlich endende infektiöse Komplikationen (Lyman et al. 1980b). Trotzdem hatte die lithiumbehandelte Gruppe keinen Überlebensvorteil, da hier signifikant häufiger kardio-vaskuläre tödliche Komplikationen zu verzeichnen waren. Da in der Gruppe mit Lithium mehr Patienten vor Behandlung kardio-vaskuläre Risiken hatten, können die kardio-vaskulären Komplikationen nicht ohne weiteres der Lithiumkarbonatbehandlung zugeschrieben werden (Lyman et al. 1980a). Wenn auch eine Verstärkung vorbestehender Rhythmusstörungen unter Lithiumtherapie vor allem bei Sinusknotendysfunktion und bei Überleitungsstörungen beobachtet wurde, so ist das kardio-vaskuläre Risiko wohl doch gering (Albrecht u. Müller-Oerlinghausen 1980).

Leukopenien beim *Felty-Syndrom* verschwanden bei einzelnen Patienten rasch und nachhaltig. Bestehende Infektionen besserten sich (Gupta et al. 1976; Case 1982, Pazdur u. Rossaf 1981). Auch hier könnte eine Steigerung des beim Felty-Syndrom erniedrigten CSA-Spiegels durch Lithiumkarbonat von Bedeutung sein (Gupta et al. 1976). Die günstigen Resultate konnten jedoch trotz identischer Dosierung (900 mg täglich) nur bei einzelnen Patienten und nicht in allen Studien gezeigt werden (Joyce et al. 1980).

Zwei Patienten mit Fanconi-Anämie sprachen länger anhaltend an als acht Kranke mit andersartigen schweren *aplastischen Anämien*. Hier kam es nur zu einem vorübergehenden Anstieg von neutrophilen Granulozyten, Blutplättchen und Retikulozyten (Barrett 1980). Dies könnte durch relativ niedrige CSA-Spiegel bei Fanconi-Anämien zu erklären sein, die durch Lithiumbehandlung angehoben werden (Barrett 1980). Bei zwei anderen Patienten mit Fanconi-Anämie zeigte sich jedoch trotz Anstieg der koloniestimulierenden Aktivität im Serum keine Besserung des Blutbildes nach Lithiumbehandlung (Chan et al. 1981). Ein nur kurzfristiger Anstieg von Granulozyten und Thrombozyten wurde auch in einem von Vogelzang u. Frenning (1980) mitgeteiltem Fall von Panzytopenie beobachtet, während Blum (1979) längeranhaltende Besserung aller drei Zellreihen bei einer 60jährigen Patientin beschrieb. Levitt u. Quesenberry (1980) beschrieben primäre, nach drei bis zwölfwöchiger Behandlung erschöpfte Stimulation der pluripotenten Stammzellen durch Lithiumkarbonat im Tierversuch. Die Verarmung der Stammzellspeicher unter gesteigerter Proliferation könnte auch eine Ursache für die nur vorübergehende Besserung der Blutparameter bei aplastischen Anämien sein. Im Gegensatz zur erworbenen aplastischen Anämie konnte ein Fall von kongenitaler Neutropenie (Kostman-Syndrom) durch Lithiumgaben günstig beeinflußt werden (Barrett et al. 1977).

Zwei Patienten mit *Haarzelleukose* erlebten signifikanten und anhaltenden Anstieg von Granulozyten, Thrombozyten und Erythrozyten durch Lithiumbehandlung (Blum 1980; Paladine et al. 1981). Drei weitere günstige Verläufe unter Lithiumkarbonat wurden von Stein u. Howard (1980) berichtet.

In einem Fall von *zyklischer Neutropenie,* einer angeborenen Stammzellregulationsstörung, konnte durch tägliche Gabe von 750 mg Lithiumkarbonat die Amplitude der Oszillation erhöht werden, der zyklische Abfall der Granulozytenzahl jedoch nicht verhindert werden (Schulthess et al. 1983). Hammond et al. (1983) behandelten fünf und Lange et al. (1980) einen Patienten mit zyklischer Hämatopose mit Lithiumkarbonat in der üblichen Dosis (Serumspiegel 0,5–1 mmol/l), ohne irgendeine Veränderung zu sehen. Diese Beobachtungen stehen im Gegensatz zu günstiger Beeinflussung der zyklischen Neutropenie beim Collie durch Lithium (Hammond u. Dale 1980).

Widersprüchliche Angaben finden sich über den Einfluß von Lithiumkarbonat auf verschiedene *Granulozytenfunktionen*. Keine Beeinträchtigung von Migration, Chemotaxis, Phagozytosis und Bakterizidie fanden Cohen et al. (1980) und Perez et al. (1980).

Verminderte Adhärenz von Granulozyten an Nylonfasern fanden MacGregor u. Dyson (1980) in vitro bei 50% der Patienten unter Lithiumbehandlung. Die Beeinträchtigung der Adhärenz war nicht abhängig von der Lithiumkonzentration im Blut. Sie war nicht durch Zugabe von Ascorbinsäure, jedoch durch Plasmapherese korrigierbar. Friedenberg u. Marx (1980) beobachteten bei acht freiwilligen Spendern eine signifikante Verminderung der Bakterizidie von Granulozyten gegenüber Staphylokokken, während die übrigen Granulozytenfunktionen unbeeinträchtigt waren.

Eine erhöhte Fähigkeit der Granulozyten, in Entzündungsgebiete einzuwandern, wurde von Rothstein et al. (1978) unter Lithiumtherapie beschrieben. Perez et al. (1980) beschrieben die Korrektur eines Chemotaxisdefektes durch Lithium in vitro. Eine Behandlung des Patienten mit Lithiumkarbonat führte gleichzeitig zum Verschwinden der vorbestehenden Infektanfälligkeit. Die gestörte Bakterizidie der Granulozyten beim Chediak-Higashi-Syndrom, einer angeborenen Leukozytenfunktionsstörung, gepaart mit Albinismus, konnte im Tiermodell (beige Maus) durch Lithiumkarbonat verbessert werden (Kaplan et al. 1981).

Veränderungen des Immunsystems: Im Gegensatz zu Bille et al. (1975) fanden Friedenberg u. Marx (1980) keine Lymphopenie nach Lithiumbehandlung, jedoch einen Trend zu verminderter Reaktivität nach Stimulation mit Phytohämagglutinin (PHA), Concanavalin A (Con A), „pokeweed mitogen" (PWM) und eine signifikant reduzierte Reaktion auf Tuberkulin (PPD). Fernandez u. MacSween (1980) fanden verminderte T-Zell-Kolonienbildung nach PHA-Stimulation bei lithiumbehandelten Patienten, was als Folge einer Beeinflussung pluripotenter Stammzellen interpretiert wurde. Demnach entsteht die vermehrte Granulozytenbildung auf Kosten der Lymphozytopoese.

Im Gegensatz hierzu findet sich die von Shenkman et al. (1978) sowie Fernandez u. Fox (1980) beschriebene erhöhte Reaktivität von Lymphozyten gegenüber PHA bei Lithiumbehandlung. Letztere Autoren postulierten daher einen Suppressorzelleninhibierenden Effekt von Lithium. In den Untersuchungen von Borkowsky et al. (1980) waren antigen- oder mitogen-induzierte Lymphozytenproliferation und Phagozytose von Latexpartikeln durch Makrophagen unter Lithiumeinfluß verstärkt.

Dagegen wurden antigeninduzierte Suppressorzellaktivität und spontane Suppressorzellaktivität durch Lithiumkarbonat in vitro (0,1 – 1 mM) und bei Patientenbehandlung (150 mg täglich) fast völlig zum Verschwinden gebracht (Dosch et al. 1980; Borkowsky et al. 1980). Bei Patienten mit Agammaglobulinämie wurde eine Normalisierung der immunglobulintragenden B-Zellen, jedoch keine Normalisierung der Antikörperproduktion gefunden. Ob Lithium Helfer- und Suppressorzellen gleichermaßen beeinflußt oder die stimulierenden Effekte auf Teile der Immunantwort nur durch Hemmung von Suppressorzellen vermittelt werden, ist offen. Die Wirkung von Lithium auf verschiedene Zellen soll durch Hemmung der Adenylatzyklase und nachfolgende Erniedrigung des intrazellulären cAMP-Gehaltes erfolgen (Borkowsky et al. 1980; Gelfand et al. 1980).

Zusammenfassend kann eine Lithiumbehandlung zur Stimulation der Granulozytopoese in der Klinik keinesfalls generell empfohlen werden. Dies gilt nicht nur für zytostatikabedingte Granulozytopenien, sondern auch für strahleninduzierte Knochenmarkschädigung (Gallicchio et al. 1983). Solange die Frage der Funktionsbeeinträchtigung der Ganulozyten durch Lithium nicht eindeutig geklärt und beschleunigtes Wachstum von malignen myeloischen Zellen (Hammond u. Dale 1980) noch in der Diskussion sind, sollte Lithium zur Anhebung der Leukozytenwerte bei Chemo- und Radiotherapien außerhalb von Studien nicht angewandt werden. Bei Felty-Syndrom und Haarzelleukosen kann nach Abwägen des Risikos der Lithiumgabe im Vergleich mit dem Risiko der Granulozytopenie ein Therapieversuch entsprechend den in Kap. 6.1 gegebenen praktischen Hinweisen unternommen werden. Bei aplastischen

Anämien und zyklischer Neutropenie besteht zum gegenwärtigen Zeitpunkt keine Indikation für eine Behandlung mit Lithiumsalzen. Zur Beeinflussung von Granulozytenfunktionsstörungen und Immundefekten müssen weitere Untersuchungen abgewartet werden.

Hyperthyreose

Lithiumionen werden als einwertige Halogenide in der Schilddrüse angereichert und reduzieren – wie Jodid – wahrscheinlich durch Hemmung der TSH-stimulierten Adenylatzyklase die Freisetzung der aktiven Schilddrüsenhormone ins Blut um 30–80% (Rosenthal u. Goodwin 1982; Gläser u. Volkmar 1982). Diese in Einzelfällen bis zum Myxödem führende Blockierung (Emerson et al. 1973) hat neben morphologischen Veränderungen sehr häufig einen Anstieg des thyreotropen Hormons (TSH) im Blut zur Folge (Albrecht u. Hopf 1982). Therapeutisch kann diese Freisetzungshemmung für Trijodthyronin und Thyroxin bei Hyperthyreosen genutzt werden, bei denen eine rasche Senkung des Schilddrüsenhormonspiegels notwendig ist, z. B. bei thyreotoxischen Krisen (Reinwein 1980). Gegenüber der in dieser Situation häufig empfohlenen Jodidgabe hat Lithiumkarbonat den Vorteil, den Hormonspeicher nicht noch zu vergrößern. Vor allem aber erweist sich Lithium hilfreich bei der jodinduzierten Hyperthyreose (Reinwein 1980). Die Kombination von Thiamazol mit Lithium ist ohne weiteres möglich und effektiver als Lithium oder Carbimazol allein. Daher wird sie von Eigenmann u. Bürgi (1978) nicht nur bei Krisen durch jodkontaminierte autonome Adenome, sondern auch bei Krisen der Hyperthyreose vom Typ Basedow empfohlen. Die Dosierung soll einschleichend so erfolgen, daß ein Lithiumspiegel zwischen 0,6 und 1,3 mmol/l erreicht wird (Gläser u. Volkmar 1982).

Eine seltenere Indikation für Lithiumkarbonat bei Hyperthyreose ist eine Unverträglichkeit von Thionamiden oder Jodid (Gläser u. Volkmar 1982). Bei T_3-Hyperthyreosen ist gleichzeitig die verminderte Konversion von T_4 zu T_3 unter Lithiumeinfluß und eine Interferenz mit Katecholaminen ähnlich der von Beta-Rezeptorenblockern günstig (Gläser u. Volkmar 1982).

Engmaschige Blutspiegelkontrollen von Lithium, d. h. alle zwei bis drei Tage, wurden bei dieser Indikation empfohlen. Unter diesen Umständen ist eine Langzeittherapie der Hyperthyreose mit Lithiumsalzen nicht durchführbar (Schulz 1980).

Sonstiges

Syndrom der inadäquaten Sekretion von antidiuretischem Hormon (SIADH): Lithium hemmt die Wirkung von antidiuretischem Hormon (ADH) in der Niere wahrscheinlich durch Blockade der ADH-sensitiven renalen Adenylzyklase. Behandlungsversuche, diesen Effekt beim Syndrom inadäquater ADH-Sekretion auszunutzen, führten zu unterschiedlichen Ergebnissen (Baker et al. 1977; Forrest et al. 1978), so daß diese Indikation noch in den Bereich der experimentellen Medizin fällt.

Lithium hemmt die Replikation von *Herpex-simplex*-Viren in vitro (Hartley 1983). Im Tierversuch zeigte sich jedoch kein inhibierender Effekt (Trousdale et al.

1984). Dagegen berichtete Shadar (1983) über eine Patientin, die vor und nach einer Lithiumbehandlung wegen manisch-depressiver Erkrankung unter rezidivierendem Herpes simplex labialis litt. Während der zehn Jahre dauernden Lithiumbehandlung war die Patientin weitgehend frei von solchen Erscheinungen. Ähnliches berichtete Lieb (1979). Weitere Studien müssen jedoch abgewartet werden.

Lithium hemmt die basale und die stimulierte *Gastrinsekretion* (Lauritsen et al. 1975). Ob sich daraus in Zukunft eine Ulkusprophylaxe bzw. -therapie entwickeln läßt, wie Jepsen et al. (1983) aufgrund einer nicht randomisierten Studie (Patientenbefragung) folgern, ist völlig offen.

Literatur

Albrecht J, Hopf U (1982) Humorale Autoimmunphänomene unter Langzeittherapie mit Lithium unter besonderer Berücksichtigung schilddrüsenspezifischer Autoantikörper. Klin Wochenschr 60:1501–1504

Albrecht JW, Müller-Oerlinghausen B (1980) Cardiovascular side effects of lithium. In: Johnson FN (ed) Handbook of lithium therapy. MTP Press, Lancaster, pp 323–337

Baker RJ, Hurley RM, Feldman W (1977) Treatment of recurrent syndrome of inappropriate secretion of antidiuretic hormone with lithium. Kidney Int 11:379–384

Barrett AJ (1980) Haematological effects of lithium and its use in treatment of neutropenia. Blut 40:1–6

Barrett AJ, Griscelli C, Buriot D, Faille A (1977) Lithium therapy in congenital neutropenia. Lancet II:1357–1358

Belch AR, Ronald AR, Feld R (1981) Efficacy of lithium during remission induction of acute myelogenous leukemia. Blood 58 (Suppl 1):134 (Abstract)

Bille PE, Jensen MK, Jensen JPK, Poulsen JC (1975) Studies on the haematologic and cytogenetic effect of lithium. Acta med scand 198:281–286

Blum SF (1979) Lithium therapy of aplastic anemia. N Engl J Med 300:677

Blum SF (1980) Lithium in hairy cell leukemia. N Engl J Med 303:464–465

Boggs DR, Joyce RA (1983) The hematopoietic effects of lithium. Seminars Hematol 20:129–138

Borkowsky W, Shenkman L, Wadler S, Holzman RS, Shopsin B (1980) Adjuvant-like effects of lithium on peripheral blood mononuclear cells. Adv Exp Med Biol 127:417–427

Case DC (1982) Letter to the editor. Blood 59:1108

Chan HS, Freedmann MH, Saunders EF (1981) Lithium therapy of children with chronic neutropenia. Am J Med 70:1073–1077

Charron DJ, Schmitt T, Degos L (1980) Clinical investigation of lithium therapy in acute leukemia. Adv Exp Med Biol 127:175–186

Chatelain C, Burstein SA, Harker LA (1983) Lithium enhancement of megakaryocytopoiesis in culture: Medication via accessory marrow cells. Blood 62:172–176

Cohen MS, Zahkireh B, Metcalf JA, Root RK (1980) Granulocyte function in patients receiving lithium carbonate. Adv Exp Med Biol 127:335–346

Dosch HM, Matheson D, Schuurman RK, Gelfand EW (1980) Anti-suppressor cell effects of lithium in vitro and in vivo. Adv Exp Med Biol 127:447–462

Eigenmann F, Bürgi H (1978) Lithiumacetat, ein nützliches und gut verträgliches Thyreostatikum für ausgewählte Fälle von Hyperthyreose. Schweiz Med Wschr 108:1850–1853

Emerson CH, Dyson WL, Utiger RD (1973) Serum thyrotropin and thyroxine concentrations in patients receiving lithium carbonate. J Clin Endocrinol Metab 36:338–346

Fernandez LA, Fox RA (1980) Perturbation of the human immune system by lithium. Clin Exp Immunol 41:527–532

Fernandez LA, MacSween JM (1980) Lithium and T-cell colonies. Scand J Haematol 25:382–384

Forrest JN, Cox M, Hong C, Morrison G, Bia M, Singer I (1978) Superiority of demeclocycline over lithium in the treatment of chronic syndrome of inappropriate secretion of antidiuretic hormone. N Engl J Med 298:173–177

Friedenberg WR, Marx JJ (1980) The effect of lithium carbonate on lymphocyte, granulocyte and platelet function. Cancer 45:91–97

Galbraith PR (1980) Effect of lithium on colony formation and production of colony-stimulating factor. Adv Exp Med Biol 127:99–109

Gallicchio VS, Chen MG (1980) Modulation of murine pluripotential stem cell proliferation in vivo by lithium carbonate. Blood 56:1150–1152

Gallicchio VS, Chen MG (1981) Influence of lithium on proliferation of hematopoietic stem cells. Exp Hematol 9:804–810

Gallicchio VS, Chen MG, Watts TD, Gamba-Vitalo C (1983) Lithium stimulates the recovery of granulopoiesis following acute radiation injury. Exp Hematol 11:553–563

Gamba-Vitalo C, Gallicchio VS, Watts TD, Chen MG (1983) Lithium stimulated in vitro megakaryocytopoiesis. Exp Hematol 11:382–388

Gelfand EW, Cheung R, Hastings D, Dosch HM (1980) Characterization of lithium effects on two aspects of T-cell function. Adv Exp Med Biol 127:429–446

Gläser V, Volkmar W (1982) Klinische Erfahrungen bei der Lithiumtherapie der Hyperthyreose. Z Ärztl Fortbild (Jena) 76:931–934

Greco FA (1980) Lithium attenuation of chemotherapy-induced granulocytopenia: Statistical and clinical significance? Adv Exp Med Biol 127:275–279

Greco FA, Breretan E (1977) Effect of lithium carbonate on the neutropenia caused by chemotherapy – A preliminary clinical trial. Oncol 34:153–155

Gupta RC, Robinson WA, Kurnick JE (1976) Felty's syndrome – effect of lithium on granulopoiesis. Am J Med 61:29–32

Hammond WP, Dale DC (1980) Lithium treatment of cyctic hemotopolesis in the gray collie. Adv Exp Med Biol 127:167–173

Hammond WP, Apfelbaum F (1980) Lithium and acute monocytic leukemia (letter) N Engl J Med 303:808

Hammond WP, Berman B, Wright DG, Dale DC (1983) Lithium is an ineffective therapy for human cyclic hematopoiesis. Blood 61:1024–1026

Hartley CE (1983) The effect of lithium on herpes simplex virus replication. Med Lab Sciences 40:406

Jepsen PW, Jensen E, Plenge P, Rafaelsen OJ (1983) Peptic ulcer complaints in lithium-treated and non-lithium-treated manic-depressive patients. Acta psychiatr scand 67:358–360

Joyce RA, Chervenick PA (1980) Lithium effects on granulopoiesis in mice following cytotoxic chemotherapy. Adv Exp Med Biol 127:145–154

Joyce RA, Boggs DR, Chervenick PA (1980) Neutrophil kinetics in Felty's syndrome. Am J Med 69:695

Kaplan SS, Joyce R, Boggs SS, Basford RE, Zdziarski UE (1981) Effect of lithium on Chediak-Higashi leukocytes: Correction of impaired function. J Reticuloendothel Soc 30:573–580

Lange RD, Machado E, Painter P (1980) A tale of two brothers with cyclic neutropenia. Exp Hematol 8:110–111

Lauritsen KB, Heltberg J, Hornum I, Rehfehld JF (1975) Lithium inhibits basal and food-stimulated gastrin secretion. Gastroenterol 75:59–60

Levitt LJ, Quesenberry P (1980) The effect of lithium on murine hematopoiesis in liquid culture system. N Engl J Med 302:713–719

Lieb J (1979) Remission of recurrent herpes infection during therapy with lithium. N Engl J Med 301:942

Lyman GH, Williams CC, Dinwoodie WR, Preston D (1980a) The effect of lithium carbonate administration in patients with chemotherapy and radiotherapy. Adv Exp Med Biol 127:207–229

Lyman GH, Williams CC, Preston D (1980b) The use of lithium carbonate to reduce infection and leukopenia during systemic chemotherapy. N Engl J Med 302:257–260

MacGregor RR, Dyson WL (1980) Inhibition of granulocyte adherence by lithium: Possible relationship to lithium-induced leukocytosis. Adv Exp Med Biol 127:347–355

Paladine WJ, Price LM, Williams HD (1981) Hairy cell leukemia treated with lithium. N Engl J Med 304:1237–1238

Pazdur R, Rossof AH (1981) Cytotoxic chemotherapy for cancer in Felty's syndrome: Role of lithium carbonate. Blood 58:440–443

Perez HD, Kaplan HB, Goldstein IM, Shenkman L, Borkowsky W (1980) Reversal of an abnormality of polymorphonuclear leukocyte chemotaxis with lithium. Clin Immunol Immunopathol 16:308–315

Reinwein D (1980) Welches therapeutische Vorgehen empfiehlt sich bei einer durch Kontrastmittel ausgelösten thyreotoxischen Krise? Akt Endocrin 1:73

Rosenthal NE, Goodwin FK (1982) The role of the lithium ion in medicine. Ann Rev Med 33:555–568

Rossof AH, Robinson AA (eds) (1980) Lithium effects on granulopoiesis and immune function. Adv Exp Med Biol 127, Plenum, New York London

Rothstein G, Clarkson DR, Larsen W, Grosser BI, Athens JW (1978) Effect of lithium on neutrophil mass and production. N Engl J Med 298:178–180

Schulthess GK, Fehr J, Dahinden C (1983) Cyclic neutropenia: Amplification of granulocyte oscillations by lithium and long-term suppression of cycling by plasmapheresis. Blood 62:320–326

Schulz F (1980) Die thyreostatische Therapie der Hyperthyreosen. Akt Endocrin 1:113–122

Shadar R (1983) Lithium in herpes simplex. Lancet II:516

Shenkman L, Borkowsky W, Holzman RS, Shopsin B (1978) Enhancement of lymphocyte and macrophage function in vitro by lithium chloride. Clin Immunol Immunopathol 10:187–192

Stein RS, Howard CA (1980) Lithium therapy of chronic neutropenia. Adv Exp Med Biol 127:321–332

Stein RS, Flexner JM, Graber SE (1979) Lithium and granulocytopenia during induction therapy of acute myelogenous leukemia. Blood 54:636–641

Steinherz PG, Rosen G, Ghavimi F, Wollner N, Wang Y, Miller D (1980) Higher leukocyte nadirs with lithium carbonate after chemotherapy. Adv Exp Med Biol 127:231–243

Trousdale MD, Gordon YJ, Peters ACB, Gropeb TI, Nelson E, Nesburn AB (1984) Evaluation of lithium as an inhibitory agent of herpes simplex virus in cell cultures and during reactivation of latent infection in rabbits. Antimicrob Ag Chemother 25:522–523

Turner AR, Allalunis MJ (1980) Oral lithium carbonate increases colony stimulating activity production from human mononuclear cells. Adv Exp Med Biol 127:127–136

Turner AR, MacDonald RN (1980) A placebo controlled study of a seven day course of lithium carbonate following myelotoxic chemotherapy. Adv Exp Med Biol 127:199–205

Visca U, Menis F, Spina MP, Bombara R, Giraldi B, Massari A, Rossi F, Santi G (1979) Prevention of antiblastic neutropenia with lithium carbonate. Lancet I:779

Vogelzang NJ, Frenning DH (1980) Lithium and hematopoiesis. N Engl J Med 303–525–526

4.1 Neurologische, neuromuskuläre und neurotoxische Effekte der Lithiumbehandlung

B. Wardin und B. Müller-Oerlinghausen

> **Synopsis**
>
> 1. Feinschlägiger Tremor ist eine harmlose, aber gelegentlich belästigende, unerwünschte Wirkung, die für die Dauer der Behandlung persistieren kann.
>   Grobschlägiger Tremor ist als Toxizitätszeichen zu werten.
>   Das Auftreten des Tremors ist intraindividuell dosisabhängig.
>   Ältere Patienten sind auch bei niedrigen Serumspiegeln häufiger betroffen.
>   Dosisreduktion und gegebenenfalls Verabreichung von Beta-Rezeptorenblockern sind wirksame Gegenmaßnahmen.
> 2. Extrapyramidalmotorische Begleitwirkungen sind seltene und diskrete Effekte, die für den Patienten keine besondere Belästigung darstellen. Sie korrelieren mit der Dauer der Lithiumbehandlung.
>   Ältere Patienten scheinen empfindlicher zu reagieren als jüngere.
>   Einzig wirksame Gegenmaßnahme ist die Dosisreduktion.
>   Neurotoxizitätszeichen im Bereich des extrapyramidalmotorischen Systems wie choreoathetotische Bewegungsstörungen, Parkinsonoid und dysarthrische Sprachstörungen sind als ein Teilaspekt des Symptomenkomplexes der Lithiumintoxikation aufzufassen.
>   Sie treten möglicherweise häufiger auf, wenn Lithium mit Neuroleptika kombiniert wird.
>   Ein Zusammenhang zwischen dem Auftreten neurotoxischer Lithiumeffekte und der Ausprägungsform der Krankheit werden diskutiert.
> 3. EEG-Veränderungen unter Lithium sind vielfältig, interindividuell verschieden und dürfen nicht zu falschen diagnostischen Schlüssen führen. Nach heutiger Meinung sind sie als weitestgehend unabhängig vom Lithiumserumspiegel zu betrachten.
>   Lithiumeffekte im EEG können die Behandlung und die Zeit einer nachweisbaren Lithiumkonzentration im Serum überdauern.
>   Medikationsfreie EEG-Ableitungen vor Beginn einer Lithiumeinstellung sind sinnvoll zur Diagnose vorbestehender Veränderungen und somit auch zur Voraussage möglicher Intoxikationserscheinungen.
>   EEG-Kontrollen vor und im Behandlungsverlauf dienen dem intraindividuellen Vergleich, erleichtern die Diagnostik eventuell auftretender Lithium-unabhängiger, pathologischer Veränderungen und helfen, einen Verdacht auf Intoxikation zu sichern.
> 4. Muskuläre Schwäche ist eine eher selten geklagte Beschwerde und nicht unbedingt ein neurotoxischer Lithiumeffekt.

5. Muskelfaszikulationen und -fibrillationen sowie pathologische Steigerung der Muskeldehnungsreflexe können als Hinweise auf eine neurotoxische Lithiumwirkung angesehen werden.
6. Sowohl ein gesteigerter wie verminderter Muskeltonus wird als Ausdruck toxischer Lithiumeffekte beobachtet.
7. Lithium kann die Nervenleitgeschwindigkeit in peripheren Nerven reduzieren.

Einleitung

Nach nunmehr langjähriger Erfahrung in der Behandlung manisch-depressiver und anderer psychiatrischer Patienten mit Lithiumsalzen bestehen heute keinerlei Zweifel mehr daran, daß das zentrale Nervensystem mit großer Empfindlichkeit auf die Gabe dieses Ions reagiert, und daß dadurch das Behandlungsrisiko entscheidend mitbestimmt wird. Das Risiko der Behandlung bezüglich neurologischer Komplikationen beruht auf der zentralen, möglicherweise auch peripheren neurotoxischen Wirkung dieses Ions, das ein vielfältiges Spektrum neurologischer Symptome im zentralnervösen wie neuromuskulären Bereich erzeugen kann (Tabelle 1). Die genaue Kenntnis neurologischer und neuromuskulärer unerwünschter Wirkungen unter Lithiummedikation und ihre Differenzierung von neurotoxischen Effekten ist für den Patienten von entscheidender Bedeutung, da diejenigen neurologischen Effekte, die auf eine toxische Lithiumwirkung hinweisen, einen Hauptpfeiler in der Diagnose der Lithiumintoxikation darstellen (vgl. Kap. 4.9).

Auch aus anderen Gründen kommt der genauen Kenntnis möglicher Lithiumeffekte im neurologischen Bereich besondere Bedeutung zu: In der täglichen Praxis, d. h. im ständigen Dialog mit dem Patienten, wird der Arzt immer wieder gefordert sein, vom Patienten geklagte Beschwerden oder selbst erkannte, unerwünschte Begleitwirkungen der Lithiumbehandlung in ihrer Bedeutung zu bewerten, vor allem unter den Gesichtspunkten der Bedrohlichkeit, Zumutbarkeit und im Hinblick auf therapeutische Konsequenzen. Diese Überlegungen sind gelegentlich schwierig, da zwischen neurologisch-neuromuskulären Effekten einer lege artis durchgeführten Medikation und Toxizitätszeichen zahlreiche Überschneidungen existieren.

Im folgenden sollen einzelne, besonders bedeutsame neurologische Lithiumeffekte beschrieben und im Hinblick auf Diagnose und Therapie in der täglichen Praxis bewertet werden.

Tremor

Bei dem als relativ harmlose, aber belästigende unerwünschte Wirkung zu betrachtenden Tremor handelt es sich um einen feinschlägigen Fingertremor mit etwa 8–10 Hz (Engel et al. 1976), der gut von einem Parkinson-ähnlichen Tremor (z. B. während einer neuroleptischen Behandlung) unterscheidbar ist. Üblicherweise bleibt er beschränkt auf die Hände, kann sich jedoch in äußerst seltenen Fällen auch im Bereich des Unterkiefers und anderer peripherer Körperteile manifestieren (Speirs u. Hirsch

Tabelle 1. In der Literatur beschriebene, neurologische, neurotoxische und neuromuskuläre Effekte der Lithiumbehandlung

Neurologische Effekte

Feinschlägiger Tremor
Extrapyramidalmotorische Symptomatik
EEG-Veränderungen

Neurotoxische Effekte

Ataxie
Dysarthrie, Aphasie
Muskelfaszikulationen
Fibrillationen
Myoklonien
Grobschlägiger Tremor
Zerebrale Anfälle
Desorientiertheit
Delir
Bewußtseinstrübung
Koma
Sehstörungen
Choreoathetotische Bewegungen
Nystagmus
Unsystematischer Schwindel
Pathologische Steigerung der Muskeldehnungsreflexe mit und ohne Seitenbetonung

Neuromuskuläre Effekte

Muskuläre Schwäche
Tonusveränderungen
Muskelfaszikulationen und Fibrillationen
Pathologische Steigerung der Muskeldehnungsreflexe mit und ohne Seitenbetonung

Andere Störungen

Vertikaler und horizontaler Nystagmus
Blick-Krämpfe
Neuropathie
Parästhesien

1978). Er tritt häufig in den ersten Wochen der Behandlung auf, kann aber im Gegensatz zu anderen unerwünschten Wirkungen zu Behandlungsbeginn über Jahre bestehen bleiben (Müller-Oerlinghausen 1977).

Gelegentlich wird die Meinung vertreten (Jefferson et al. 1983), daß der Tremor, zumindest bei einigen Patienten, im Behandlungsverlauf abnehme. Dieser Ansicht kann aufgrund unserer eigenen Erfahrung nicht gefolgt werden (Tabelle 2).

Der Tremor wird durch psychischen Streß verstärkt, aber auch durch die gleichzeitige Behandlung mit anderen Psychopharmaka, z. B. Antidepressiva und Neuroleptika. Auch Angst und übermäßiger Koffeingenuß führen zu einer Intensitätssteigerung. Häufig verschlechtert sich auch gleichzeitig die Handschrift.

Seine Häufigkeit wird von einigen Autoren mit 10–13% angegeben (Jarret et al. 1975), nach neueren Arbeiten (Felber 1979) leiden etwa ¼ aller Patienten unter dieser unerwünschten Wirkung. In weiteren Publikationen (Schou et al. 1970) wird erwähnt, daß 53% der Patienten während der ersten Behandlungswoche unter feinschlägigem

Tabelle 2. Prozentuale Häufigkeit eines feinschlägigen Tremors (FT) bei 213 Lithium-behandelten Patienten zwischen 1967 und 1983 (AMP-Dokumentation)

1. Befunde aller Patienten (n = 213)

    Leichter FT 23%
    Mittlerer FT 5%
    ───────────
    28% aller Befunde

2. Häufigkeit von leichtem feinschlägigen Tremor in Abhängigkeit von der Behandlungsdauer (Befund-Nr.). Die fortlaufenden Befundnummern entsprechen der Zahl der Konsultationen, d.h. durchschnittlich 8/Jahr

Befund-Nr.:	Prozentuale Häufigkeit:
1– 20:	28,3 leichter FT
24– 40:	26,4
46– 60:	31,4
61– 80:	32,8
81–100:	35,3
101–120:	29,3
120:	26,4

3. Vergleich des Befunds „leichter feinschlägiger Tremor" bei Fünfjahrespatienten und Zehnjahrespatienten

    – Identischer, konstanter zeitlicher Vorlauf, keine Trends
    – Positiver Zusammenhang mit „Durst vermehrt" (r = 0,45; p < 0.05)
    – Positiver Zusammenhang mit „Diarrhoe" (r = 0,44; p < 0.05)

Tremor leiden sowie 4% der Patienten, die Lithium über 1–2 Jahre einnahmen. Wieder andere berichten (Vestergaard et al. 1980), daß 45% von 237 Patienten unter einem Tremor litten, der sie in sozialen und beruflichen Lebensbereichen behinderte, und zwar während des gesamten Behandlungsverlaufs.

Nach Beobachtungen in der Berliner Lithiumkatamnese können wir über die Häufigkeit des Auftretens eines feinschlägigen Tremors folgende Aussagen treffen (s. Tabelle 2):

Unter Auswertung sämtlicher an 213 Patienten zwischen den Jahren 1967 und 1983 erhobenen Befunde (AMP-Dokumentation bei jeder Arztkonsultation) wurde in 23% aller Befunde ein leichter feinschlägiger Tremor registriert. Ein feinschlägiger Tremor mittleren Ausmaßes (der Beurteilung lagen die Bewertungskriterien „leicht", „mittel" und „schwer" zugrunde) wurde in 5% aller Befunde dokumentiert. Insgesamt wurde also in 28% sämtlicher in 16 Jahren erhobener Befunde ein feinschlägiger Tremor registriert. Ferner konnten wir feststellen, daß ein als „leicht" eingestufter feinschlägiger Tremor unabhängig von der Behandlungsdauer mit etwa der gleichen prozentualen Häufigkeit (zwischen 26,4% und 35,3%) auftrat. Sogar bei denjenigen Patienten, die im Verlauf ihrer jahrelangen Behandlung mehr als 120 Arztkonsultationen aufwiesen, wurde keine geringere prozentuale Häufigkeit eines leichten feinschlägigen Tremors festgestellt als bei Patienten im Behandlungsbeginn. Ein Vergleich derjenigen Patienten, die Lithium über 5 Jahre einnahmen, mit den Zehnjahrespatienten zeigte ebenfalls einen konstanten Verlauf der Tremorhäufigkeit. Als Nebenbefund konnten wir einen statistisch signifikanten, positiven Zusammenhang zwischen dem Auftreten eines leichten Tremors und vermehrtem Durst sowie häufigeren Diarrhoen erkennen.

Unklar ist nach wie vor, welche individuellen Patienten auf eine Lithiumbehandlung besonders empfindlich mit feinschlägigem Tremor reagieren. Wahrscheinlich bestehen erhebliche Unterschiede in der Disposition. So wird berichtet (van Putten 1978), daß von 46 untersuchten Patienten diejenigen 6 Patienten, welche unter einem Lithium-bedingten, feinschlägigen Tremor litten, bereits vor der Behandlung leichten Tremor aufwiesen, der durch Lithium verstärkt wurde, bzw. daß bei ihnen familienanamnestisch essentieller Tremor bekannt war. Andere Autoren heben hervor, daß der Tremor vor allem bei älteren Patienten häufiger auftrete (Bech et al. 1979). Eigene Erfahrung scheint sogar den Eindruck zu bestätigen, daß ältere Patienten nicht nur empfindlicher mit Tremor auf eine Lithiumbehandlung reagieren, sondern daß diese Nebenwirkung bei Patienten jenseits des 60. Lebensjahres dosisunabhängig und auch bei Serumspiegeln an der unteren Grenze des therapeutischen Bereichs überzufällig häufiger als bei jüngeren auftritt.

Im allgemeinen gilt der Lithium-induzierte Tremor als intraindividuell dosisabhängig. Wenn der standardisierte 12-Stunden-Lithiumserumspiegel (s. Kap. 6.3) beim Auftreten des Tremors ausreichend hoch ist und der Tremor nicht schon zu Behandlungsbeginn bei einschleichender Dosierung auftrat, kann schon eine geringfügige Dosisreduktion und Senkung des Serumspiegels innerhalb des therapeutischen Bereiches die Intensität mildern oder das Symptom zum Verschwinden bringen.

Sollte aus anderen Gründen – sei es, daß der Patient zur Aufrechterhaltung der Prophylaxe einer bestimmten Serumkonzentration bedarf, oder der Serumspiegel aus anderen Gründen bereits im unteren therapeutischen Bereich gehalten wurde – eine Dosisreduktion zur Beseitigung des Tremors nicht möglich sein, so bleibt als Behandlungsalternative die Verabreichung niedriger bis mittlerer Dosen eines Beta-Rezeptorenblockers als Antidot, z. B. Propranolol 20–40 mg/die, evtl. 80 mg/die. Auch andere Beta-Rezeptorenblocker haben sich in kontrollierten klinischen Studien als effektiv erwiesen, z. B. Oxprenolol (Brasteanu et al. 1977; Takahashi et al. 1979) oder Pindolol (Floru et al. 1979, 1974).

Allerdings gibt es auch gegenteilige Berichte, die erfolglose Behandlungsversuche erwähnen, nämlich in denjenigen seltenen Fällen, wo ein bereits vor Behandlungsbeginn bestehender Tremor unter Lithium massiv verstärkt wurde, und diese nicht mehr tolerable Intensitätszunahme auf Beta-Rezeptorenblocker nicht ansprach (van Putten 1978). Eine weitere Behandlungsmöglichkeit ergibt sich durch den Wechsel auf ein Lithium-Retardpräparat statt der konventionellen Präparate, wobei möglicherweise andere Nachteile, z. B. häufigere Diarrhoen, in Kauf genommen werden müssen.

Der Lithium-induzierte Tremor spricht auf Verabreichung von Antiparkinsonmitteln nicht an (Jefferson et al. 1983).

Hervorgehoben sei noch, daß die meisten Patienten, bei denen Tremor auftritt, diese Nebenwirkung auch unbehandelt gut tolerieren, zumal wenn die Prophylaxe insgesamt erfolgreich ist. Die Entscheidung, ob eine Dosisreduktion oder Antidotgabe notwendig ist, muß individuell im Gespräch mit dem Patienten getroffen werden, muß die Beeinträchtigung der jeweiligen Lebensqualität berücksichtigen sowie relative oder absolute Kontraindikationen von Beta-Rezeptorenblocker bzw. Dosisreduktion. Die eigene Erfahrung zeigt, daß viele Patienten eher eine geringe Belästigung durch den Tremor akzeptieren als eine zusätzliche Tabletteneinnahme. In den seltenen Fällen allerdings, in denen der Tremor beruflich und im sozialen Bereich eine erhebliche Beeinträchtigung darstellt, wird die erfolgreiche Behandlung als befreiende

Hilfe empfunden und fördert die Compliance insgesamt. Nicht in jedem dieser Fälle muß außerdem eine Dauerbehandlung mit Beta-Rezeptorenblockern erfolgen, sondern der Patient kann das Medikament auch bei Bedarf, z. B. wenn das Weinglas bei einer Feierlichkeit nicht zittern soll, einnehmen (Müller-Oerlinghausen 1982). In vielen Gesprächen mit Patienten vor Lithiumeinstellung wurde auch die Ankündigung von Behandlungsmöglichkeiten bei Auftreten von Tremor als entängstigend erlebt.

Der feinschlägige Fingertremor als eigentlich harmlose Nebenwirkung muß immer wieder sorgfältig abgegrenzt werden von dem eher mittel- bis grobschlägigen Tremor, der in Verbindung mit anderen Symptomen (s. Tabelle 1) die Lithiumintoxikation anzeigt. Wenn andere Intoxikationszeichen fehlen und die Tremorintensität klinisch nicht eindeutig zuzuordnen ist, sollte bei allen Patienten – unabhängig von der Dauer der Prophylaxe –, die vorher nicht unter Tremor litten, jedes plötzliche Auftreten dieses Symptoms zumindest zu einer Kontrolle des Lithiumserumspiegels veranlassen. Bei Vorhandensein von Intoxikationszeichen und Serumspiegeln innerhalb des therapeutichen Bereiches ist der intraindividuelle Vergleich (vgl. S. 377) mit vorherigen Serumkonzentrationen angezeigt, da insbesondere bei älteren Patienten neurotoxische Lithiumeffekte bei therapeutischen Serumspiegeln beschrieben worden sind. In diesen Fällen sind Fragen nach Änderung der Lebensgewohnheiten (Reisen, Reduktion der Trinkmenge, interkurrente Effekte, Diät) sinnvoll, führen zu ursächlicher Klärung und machen häufig eine Dosisreduktion unnötig, wenn andere Empfehlungen ausgesprochen werden können.

Extrapyramidalmotorische Wirkungen unter der Lithiumbehandlung

Wir müssen heute davon ausgehen, daß zumindest bei einer langfristigen Behandlung Lithiumeffekte auf das extrapyramidalmotorische System zu beobachten sind.

Dabei handelt es sich in der Mehrheit der Fälle nur um äußerst diskrete extrapyramidalmotorische Effekte, die für den betroffenen Patienten kein eigentliches Problem darstellen. Das Auftreten dieser unerwünschten Begleitwirkung korreliert offenbar ausschließlich mit der Dauer der Lithiumbehandlung.

So wurden innerhalb einer Studie an 27 ambulanten Patienten, die Lithium länger als 2 Jahre einnahmen, bei 80% dieser Patienten zumindest schwache, extrapyramidalmotorische Effekte registriert, insbesondere Muskelrigidität und Zahnradphänomen (Shopsin u. Gershon 1975). Branchey et al. (1976) fanden Zahnradphänomen und Rigidität bei 3 von 36 Patienten, die länger als 2 Jahre mit Lithium behandelt wurden, jedoch bei 3 von 6 Patienten, die länger als 6 Jahre Lithium eingenommen hatten.

In bezug auf die extrapyramidalmotorischen Begleitwirkungen scheinen somit wiederum ältere Patienten empfindlicher zu reagieren als jüngere (Jefferson 1983).

In einer plazebokontrollierten Doppelblindstudie an 11 Lithium-behandelten Patienten zwischen 56 und 70 Jahren (Makeeva 1978) wurde bei 5 Patienten eine Parkinsonsymptomatik festgestellt. Allerdings erhielten 3 der Patienten zusätzlich Neuroleptika.

Einige Autoren (Johnels et al. 1976) gehen von einem direkten Lithiumeffekt auf das dopaminerge System aus. So wird in einer neueren Arbeit (Lang 1984) von

Einzelfällen berichtet, in denen sich schwere Parkinsonsyndrome nach Absetzen der Lithiummedikation innerhalb weniger Wochen fast vollständig zurückbildeten.

Nach unserer eigenen Erfahrung an über 200 Patienten handelt es sich in denjenigen Einzelfällen, die unter Lithiummedikation eine Parkinsonsymptomatik entwickelten, um Patienten in der zweiten Lebenshälfte mit idiopathischen bzw. arteriosklerotischen Parkinsonerkrankungen, die auf entsprechende Antiparkinsonmedikation gut ansprachen. Die Lithium-induzierte Rigidität der Muskulatur, die wohl als einzig relevante unerwünschte Begleitwirkung anzusehen ist, spricht nämlich nicht auf die Verabreichung von Antiparkinsonmitteln oder Antihistaminika an (Shopsin u. Gershon 1975; Bien 1976). In denjenigen seltenen Fällen, in denen Lithium-induzierte extrapyramidalmotorische Begleitwirkungen zu einer für den Patienten nicht mehr tolerablen Beeinträchtigung führen, verbleibt als einzige wirksame Maßnahme nur die Dosisreduktion.

Widersprüchlich sind die Ergebnisse bisheriger Studien zur Frage, ob eine Lithiumlangzeitmedikation das Auftreten von Spätdyskinesien begünstigt. Die Evidenz für einen derartigen Zusammenhang ist schwach (Perenyi et al. 1984; s. a. S. 254).

Ein Fall von Akathisie während der ersten Tage nach Erhöhung der bisherigen Lithiumdosis wurde kürzlich berichtet; die Symptomatik besserte sich prompt unter Gabe von Anticholinergika (Channabasavanna u. Goswami 1984).

Insgesamt sollte festgehalten werden, daß die oben geschilderten extrapyramidalmotorischen Begleitwirkungen unter Lithiumbehandlung eher selten sind und den Patienten kaum beeinträchtigen. In der täglichen Praxis unserer Lithiumkatamnese sind bisher – außer bei den beschriebenen Parkinsonerkrankungen anderer Genese – keine therapeutischen Interventionen wegen extrapyramidalmotorischer Begleitwirkungen erforderlich gewesen.

Stets sollte auch an Effekte durch neuroleptische Begleitmedikation gedacht werden, da selbst nach Absetzen dieser Medikamente noch mit lang überdauernden Wirkungen (90 Tage und mehr) gerechnet werden kann.

Von diesen milden, extrapyramidalmotorischen Begleitwirkungen müssen *Neurotoxizitätszeichen* unter Lithiumbehandlung unbedingt abgegrenzt werden (s. Kap. 4.9 und Tabelle 1). Im Bereich des extrapyramidalmotorischen Systems sind hier choreoathetotische Bewegungsstörungen mit Hyperkinesen zu nennen sowie Parkinsonoide mit dysarthrischen Sprachstörungen. Allerdings sind diese extrapyramidalmotorischen Neurotoxizitätszeichen nur ein Teilaspekt des Symptomenkomplexes der Lithiumintoxikation. Als atypisches klinisches Bild beschreibt Schou (1985) den Einzelfall einer Patientin, die unter Herzinsuffizienz sowie Hyperthyreose litt, zusätzlich mit Lithium behandelt wurde und nach einer überstandenen Lithiumintoxikation ein extrapyramidalmotorisches Syndrom entwickelte. Daneben ergaben sich Zeichen einer peripheren Neuropathie der unteren Extremitäten mit Aufhebung der tiefen Sehnenreflexe.

In der Literatur über Neurotoxizität von Lithium wird meist das akute organische Psychosyndrom in Form des akuten exogenen Reaktionstyps mit Desorientiertheit, Merkfähigkeitsstörungen, psychomotorischer Unruhe etc. in den Vordergrund des Beschwerdekomplexes gerückt. In den meisten Fällen geht es dabei um Kasuistiken, die bei kombinierter Behandlung mit Lithium und anderen psychotropen Substanzen den neurotoxischen Effekt des Lithiumions zu belegen versuchen. Da zum Beispiel die Behandlung eines manischen Syndroms mit der Kombination von Lithium und Neuroleptika eine in der täglichen Praxis häufig gebrauchte Methode ist, sollen mögliche neurotoxische Effekte unter dieser Kombination hier Erwähnung finden.

So meinten Cohen u. Cohen (1974), unter der Kombination von Lithium und Haloperidol – letzteres allerdings in hohen Dosierungen – irreversible neurotoxische Effekte beobachtet zu haben. Auch andere Autoren (Baastrup et al. 1976; Tupin u. Schuller 1978; Garfinkel et al. 1980) haben auf die Möglichkeit neurotoxischer Effekte – insbesondere unter der Lithium-Haloperidol-Kombination hingewiesen. Spring u. Frankel (1981) meinen sogar, zwei verschiedene Typen neurotoxischer Wirkungen bei der Kombination von Lithium mit Neuroleptika erkennen zu können: zum einen die Möglichkeit eines malignen neuroleptischen Syndroms bei der Kombination von Lithium mit Haloperidol, zum anderen verschiedene neurotoxische Effekte bei der Kombination von Lithium und Thioridazin.

In einer neueren Arbeit (Keitner u. Rahman 1984) wird der Fall einer 52jährigen Patientin mit einer schizoaffektiven Psychose berichtet, die unter Lithiummedikation mit Serumspiegeln um 0,66 mmol/l und zusätzlicher Gabe von Thioridazin nach Wechsel des Neuroleptikums auf Haloperidol Neurotoxizitätserscheinungen wie Apraxie, Desorientiertheit und Verwirrtheit zeigte. Diese Symptome waren sämtlich reversibel nach Absetzen der Lithiummedikation bei erhaltener Haloperidolverabreichung. Auch die vorher deutlichen EEG-Veränderungen waren rückläufig.

Bei kombinierter Lithium-Neuroleptika-Behandlung können also Neurotoxizitätserscheinungen auftreten, die nach Absetzen der Lithiummedikation reversibel sind. Es soll jedoch ausdrücklich darauf hingewiesen werden, daß dies nicht bedeutet, daß die gängige und oft erfolgreiche Behandlung einer akuten Manie mit dieser Medikamentenkombination nicht durchgeführt werden sollte (vgl. Kap. 3.1). Ihre Effizienz und Notwendigkeit bleibt unbestritten, wobei die Kenntnis dieser beschriebenen neurotoxischen Effekte im speziellen Fall zu einer sinnvollen therapeutischen Entscheidung führen muß.

Evans u. Garner (1979) beschrieben an einem Einzelfallbeispiel neurotoxische Effekte im Sinne eines akuten exogenen Reaktionstyps unter therapeutischen Serumspiegeln und bei fehlender neuroleptischer Zusatzmedikation. Es handelte sich dabei um eine 33jährige akut manische Patientin mit gleichzeitig bestehender schwerst paranoider Symptomatik, die unter alleiniger Lithiummedikation im therapeutischen Bereich plötzlich desorientiert und gedächtnisgestört wurde und deren Zustand sich nach Absetzen des Lithiums und Einleitung einer neuroleptischen Behandlung in bezug auf die neurotoxischen Erscheinungen spontan besserte. Die Autoren stellen gleichzeitig die Hypothese auf, daß Patienten in akuten manischen Zuständen mit gleichzeitig bestehenden paranoiden Symptomen und starker Angst für neurotoxische Effekte unter Lithium empfindlicher seien als andere Patienten.

Auch West u. Meltzer (1979) weisen auf einen Zusammenhang zwischen der Intensität von psychotischen Symptomen mit Angst und paranoiden Denkinhalten und späterem Auftreten neurotoxischer Effekte unter Lithiummedikation hin. An 5 Einzelfallbeispielen Lithium-behandelter Patienten mit Serumspiegeln zwischen 0,75 und 1,7 mmol/l versuchen die Autoren aufzuzeigen, daß eine höhere Empfindlichkeit für neurotoxische Effekte bestehen kann, wenn der akut manische Zustand von Angst und paranoiden Symptomen begleitet ist.

Appelbaum et al. (1979) gehen sogar so weit, zu behaupten, daß es nicht immer einfach sei, toxische Effekte von Lithium von psychologischen Reaktionen auf eine

Vielzahl von „Stressoren" zu differenzieren. Sie halten es für möglich, daß toxische Lithiumeffekte durch pathologische Charaktermerkmale des Patienten mitgeprägt werden.

Die Literatur über weitere extrapyramidalmotorische, toxische Lithiumeffekte wie die *choreoathetotischen Bewegungsstörungen* mit Hyperkinesen ist äußerst spärlich (Peters 1949; Coats et al. 1957; Shopsin et al. 1970; Zorumski u. Bakris 1983). In anderen Arbeiten handelt es sich um Einzelfalldarstellungen, wobei die choreoathetotischen Störungen immer in Kombination mit anderen Toxizitätszeichen wie Verwirrtheit und Symptomen einer Kleinhirnaffektion auftraten. Die Lithiumserumspiegel liegen in den beschriebenen Fällen entweder an der Obergrenze des therapeutischen Bereiches oder deutlich in toxischen Dimensionen (3,0 mmol/l).

In dem von Zorumski u. Bakris (1983) beschriebenen Fall klangen nach Absetzen des Lithiums alle Toxizitätszeichen rasch ab, nur die plötzlich einschießenden, unkontrollierten Bewegungen persistierten noch über 3 Monate.

Zum Mechanismus der Lithium-induzierten choreoathetotischen Störungen existieren nur spekulative Hypothesen. So postulierten Berger u. Rexroth (1980) eine dopaminerge Übersensibilität im Striatum, die für die Entstehung der Choreoathetose bei toxischer Lithiumwirkung verantwortlich sei.

Schließlich soll noch ein gelegentlich im Zusammenhang mit Lithium erwähntes, neurologisches Symptom genannt werden, nämlich die *Spätdyskinesie*. Über ihr Auftreten unter Lithiummedikation liegen widersprüchliche und wenige Berichte vor, meist Einzelfalldarstellungen oder Untersuchungen an ganz geringen Patientenzahlen. Es wird über das Auftreten milder Dyskinesien sowie über Aggravationen bzw. Remissionen vorbestehender, meist neuroleptisch induzierter Dyskinesien unter Lithium, zumeist in toxischen Dosierungen, berichtet. Gelegentlich wurde auch die Meinung vertreten, Lithium sei zur Behandlung Neuroleptika-induzierter Spätdyskinesien geeignet (Berger u. Rexroth 1980; Crews u. Carpenter 1977; Beitman 1978; Simpson et al. 1976; Gerlach et al. 1975; vgl. a. S. 235).

In der Berliner Lithiumkatamnese haben wir nicht einen einzigen Fall Lithiuminduzierter Spätdyskinesien beobachten können. Die Frage, ob Spätdyskinesien als unerwünschte Lithiumbegleitwirkung existieren, muß offen bleiben.

EEG-Veränderungen

Wie durch fast alle psychotropen Substanzen wird auch durch Lithium eine elektroenzephalographisch faßbare und relativ charakteristische Modifikation der Organisation der kortikalen Aktivität hervorgerufen.

Über die pathophysiologischen Zusammenhänge, die diesen Veränderungen zugrunde liegen, existieren nur wenige Theorien.

So gingen Andreani et al. (1958) von einer zentralen Wirkung des Lithiums, vor allem im Bereich der thalamischen Retikulärsubstanz aus, während Mayfield u. Brown (1966) die Störung eines zentralen Ionenaustauschmechanismus annahmen.

Eine weitere mögliche Interpretation der Lithiumeffekte auf das EEG versuchten Reilly et al. (1973). Sie vermuteten, daß Lithium einzig und allein schon vorhergehend zugrundeliegende EEG-Veränderungen unterstreiche. Dabei stützten sie sich auf eine

Untersuchung an freiwilligen, gesunden Probanden, die Lithium über 2 Wochen einnahmen, und von denen nur 6 im Gegensatz zu 4 anderen unter der Medikation EEG-Effekte zeigten.

Nach unseren eigenen langjährigen Untersuchungen zu dieser Problematik (vgl. Kap. 2.6) müssen wir heute wohl davon ausgehen, daß die Reaktionsmöglichkeiten unter Lithium vielfältig und interindividuell unterschiedlich sind und zumindest eine Beziehung zum prämedikamentösen Erscheinungsbild haben. So konnten Ulrich et al. (1982) an EEGs von 70 Patienten unter Lithiumdauertherapie 8 verschiedene Reaktionstypen, eingeteilt nach der Organisationsform der Grundaktivität, herausarbeiten.

Wenn Lithium-induzierte EEG-Veränderungen eine Beziehung zum prämedikamentösen Erscheinungsbild haben, so ergibt sich daraus die theoretisch und praktisch interessante Frage, inwieweit EEG-Effekte vor Lithiumeinstellung und unter der Prophylaxe mit dem jeweiligen psychopathologischen Erscheinungsbild des Betroffenen korrelieren. Unter forschungsstrategischen Aspekten sollte dies für die Zukunft bedeuten, nicht nur Aussagen über EEG-Parameter bei Patientengruppen anzustreben, sondern vermehrt im Bereich der Einzelfallanalyse zu arbeiten. Zur Beantwortung an Kausalitäts- und Prädiktorproblemen orientierter Fragestellungen und zur Überprüfung bestehender Hypothesen dürften quantitative EEG-Analysen und visuell morphologische Betrachtungsweisen hervorragend, wenn nicht ausschließlich geeignet sein (Ulrich et al. 1982).

Für den *Kliniker* im täglichen Umgang mit der Lithiumbehandlung liegt dagegen der Schwerpunkt der Betrachtungsweise sicher nach wie vor auf der situativ relevanten, optisch quantifizierenden, morphologisch beschreibenden und empirisch bewertenden Betrachtungsweise von EEG-Mustern. So stellt sich für den Kliniker zunächst ausschließlich die Frage nach der praktischen Relevanz einer der Lithiumbehandlung vorausgehenden und sie begleitenden EEG-Diagnostik.

Von praktischer Relevanz für den Kliniker sind Grundkenntnisse der unter Lithium möglichen und häufigen EEG-Veränderungen schlechthin, um zunächst hochgradig pathologisch anmutende Muster als medikamenteninduziert und damit pathognostisch unspezifisch einordnen zu können. Andernfalls könnten Lithiumeffekte im EEG (z. B. Frequenzverlangsamung, Auftreten epileptiformer Potentiale) zu unangemessenen diagnostischen Schlußfolgerungen und therapeutischen Konsequenzen führen. Eine weitere Bedeutung liegt darin, durch das EEG einen die Serumspiegelkontrollen begleitenden Parameter zu gewinnen, der zur Abklärung fraglicher Intoxikationssyndrome beitragen kann. Von Johnson et al. (1970) ist darüber hinaus behauptet worden, daß Korrelationen zwischen dem Auftreten von EEG-Veränderungen vor Medikationsbeginn und der Wahrscheinlichkeit von Intoxikationserscheinungen im Behandlungsverlauf bestünden.

Für die Einschätzung von Lithiumeffekten auf das EEG ist noch die Tatsache bedeutsam, daß diese Effekte die Behandlung überdauern und sogar noch persistieren können, wenn das Ion im Serum schon längst nicht mehr nachweisbar ist. Einige Autoren vermuten, daß diesen überdauernden Effekten ein gegenüber dem Natrium deutlich verzögerter, aktiver Auswärtstransport von intra- nach extrazellulär zugrunde liegen könnte (Giacobini 1969).

Welches sind nun die unter Lithiumtherapie möglichen und häufigen EEG-Veränderungen?

Die 10 wichtigsten unter Lithiummedikation auftretenden EEG-Veränderungen können wie folgt beschrieben werden:

1. Verlangsamung der dominanten Alphafrequenz
2. Vorverlagerung des Ausprägungsmaximums
3. Die Grundaktivität zeigt eine Tendenz zur linkshemisphäral verstärkten Ausprägung
4. Amplitudenzunahme
5. Vermehrung von Betawellen über den vorderen Hirnabschnitten
6. Zunahme von irregulären Theta- und Deltawellen
7. Gehäuftes Auftreten paroxysmaler Potentiale
8. Intermittierend auf die linke Hemisphäre beschränkte Vorverlagerung von Spannungs- und Ausprägungsmaximum
9. Intermittierendes Auftreten von linksanterior, überwiegend temporal betonten Aktivitätsmustern mit Subalpha-, Theta- wie auch Deltawellen
10. Zunahme epileptiformer Muster (steile Potentiale, SW-Komplexe)

Erste Beschreibungen der Lithiumeffekte auf das EEG stammen von Passouant et al. (1953) und Andreani et al. (1958), die von einer Synchronisationstendenz und vom Auftreten paroxysmaler, bilateral synchroner langsamer Gruppen berichten. 1966 beschrieben Mayfield u. Brown das Auftreten von Delta-, Theta- und Betavermehrung sowie eine Zunahme von Amplituden und paroxysmalen Deltagruppen ab einem Serumspiegel von 0,76 mmol/l und stellten damit erste Korrelationen von EEG-Veränderungen und Serumspiegeln her.

Über EEG-Veränderungen in Abhängigkeit vom Serumspiegel liegen derzeit nur unsichere und kontroverse Aussagen vor. Dafür scheinen vor allem die bereits erwähnten interindividuellen Unterschiede der EEG-Veränderungen verantwortlich zu sein, worauf verschiedene Autoren bereits hingewiesen haben(Johnson et al. 1970; Itil u. Akpinar 1971). Weitere Einflußgrößen auf interindividuelle Unterschiede stellen wohl Medikationsdauer, Alter der Patienten bzw. gesunden Probanden sowie eventuell auch der psychopathologische Befund dar.

Von den meisten Autoren wird heute eine sichere Beziehung zwischen EEG-Veränderungen und Höhe des Serumspiegels bestritten; beschriebene Veränderungen werden überwiegend auf Hochdosierungen zurückgeführt und als unspezifische toxische Veränderungen gewertet (James u. Reilly 1971; Helmchen u. Kanowski 1971; Zakowska u. Rybakowski 1973; Gottschalk u. Sack 1973; Platman u. Fieve 1969). Aus dem Jahre 1969 stammen zwei Arbeiten, in denen von einer direkten Korrelation von EEG-Veränderungen und Serumspiegeln gesprochen wird. Henninger (1969) stellt eine Amplitudenzunahme und Frequenzverlangsamung 2–3 Tage nach Erreichen eines Serumspiegels von 1,0 mmol/l fest; Johnson (1969) meint, EEG-Veränderungen bei Einzeldosen von Lithiumkarbonat im Bereich von 14–36 mmol/die beobachtet zu haben.

Im allgemeinen führten offenbar Untersuchungen bei Einzelgaben von Lithium, bei 1–2wöchiger, oder auch mehrmonatiger Medikation zu teilweise unterschiedlichen Resultaten. Widersprüchliche Ergebnisse erbrachten jedoch auch Studien, die hinsichtlich Wirkdauer und Dosis in etwa vergleichbar erscheinen. So fanden beispielsweise Johnson et al. (1970) bei 3 ihrer 10 Patienten 90 min nach Gabe von 20 mmol Lithium eine Zunahme der Alphaausprägung, während Zakowska-

Dabrowska u. Rybakowski (1973) 6 Stunden nach Verabreichung von etwa 33 mmol eine ausgeprägte Verminderung der Alphaaktivität mit Frequenz- und Amplitudenreduktion feststellten.

Für Mittel- und Langzeitmedikation berichten die meisten Untersucher, sowohl bei Normalprobanden wie auch psychiatrischen Patienten, die erwähnte Abnahme der dominanten Alphafrequenz (Mayfield u. Brown 1966; Itil u. Akpinar 1971; Reilly et al. 1973; Zakowska-Dabrowska u. Rybakowski 1973; Small et al. 1972; Müller-Oerlinghausen et al. 1977; Henninger 1978).

Davon abweichend sind die Befunde von James u. Reilly aus dem Jahre 1971. Sie fanden bei 23 akut manischen Patienten nach 2–4wöchiger Medikation im Gruppenmittel eine geringfügige Beschleunigung der dominanten Alphafrequenz von 10,2 auf 10,5 Hz. Nach einjähriger Medikation zeigten 7 Patienten eine Frequenzabnahme und 9 Patienten eine Frequenzzunahme, wobei Abnahme mit höherem und Zunahme mit niedrigerem Lebensalter korrespondierte. Bemerkenswert erscheint die Angabe eines signifikanten Zusammenhangs von Frequenzzunahme und prophylaktischem Effekt.

Eine Vermehrung von Betawellen wurde sowohl unter längerfristiger prophylaktischer Medikation (Mayfield u. Brown 1966; Itil u. Akpinar 1971), als auch nach 14tägiger Medikation bei Normalprobanden unter Lithium gefunden (Müller-Oerlinghausen et al. 1979). Das gehäufte Auftreten irregulärer Theta-Delta-Wellen sowie eine Zunahme paroxysmaler Potentiale wird von den meisten Autoren übereinstimmend erwähnt (Mayfield u. Brown 1966; Johnson et al. 1970; Helmchen u. Kanowski 1971; Zakowska-Dabrowska u. Rybakowski 1973; Henninger 1978; Czernik 1978).

Bezüglich fokaler Veränderungen unter Lithiummedikation verdienen immer noch die Befunde von Helmchen u. Kanowski (1971) besondere Erwähnung. Sie beschrieben aufgrund einer Sichtung von insgesamt 130 vor und während einer Lithiummedikation abgeleiteten EEG's von 73 Patienten mit manisch-depressiver Erkrankung eine statistisch signifikante Zunahme linksbetonter fokaler Störungen, in der Regel temporal bzw. temporal-basal lokalisiert, ferner eine signifikante Zunahme abnormer Rhythmisierung und paroxysmaler Dysrhythmien sowie das häufige Auftreten steiler Abläufe oder SW-Komplexe. Eine sichere Abhängigkeit der EEG-Veränderungen vom Serumspiegel konnten sie nicht finden, jedoch zeigten sich Effekte bereits am dritten Tag nach Medikationsbeginn und bei Serumspiegeln ab 0,4 mmol/l.

Neuromuskuläre Effekte

Muskuläre Schwäche, Muskelfaszikulationen und Fibrillationen sowie pathologische Steigerung der Muskeldehnungsreflexe können als Lithium-induzierte unerwünschte Wirkungen im Bereich des neuromuskulären Systems auftreten. Über die Wirkung von Lithium auf das neuromuskuläre System und den peripheren Nerven liegen nur wenige Informationen vor (Girke et al. 1975; Ebara et al. 1981; Presslich et al. 1981).

Tierexperimentelle Untersuchungen an gemischten Nerven mit motorischen und sensiblen Fasern in Rattenschwänzen (Ebara et al. 1981) ergaben keinen Hinweis auf eine Beeinflussung der Nervenleitgeschwindigkeit durch Lithium in „therapeutischen Dosierungen". In toxischen Dosen allerdings scheint die Nervenleitgeschwindigkeit reduziert zu sein und zwar in Abhängigkeit von der Höhe des Lithiumserumspiegels. Nach Reduktion toxischer Lithiumdosen kehrt offenbar auch die Nervenleitgeschwindigkeit wieder zum Ausgangswert zurück. Girke et al. (1975) kamen durch EMG-Untersuchungen an 12 weiblichen Patientinnen unter Lithiumlangzeitbehandlung zum Ergebnis, daß Lithium die motorische Nervenleitgeschwindigkeit reduziert. Sie räumten allerdings ein, daß auch Zusatzmedikation, das psychopathologische Erscheinungsbild des Morbus selbst und andere Variablen für dieses Phänomen mitverantwortlich sein könnten. Untersuchungen an gesunden Probanden ließen nach einwöchiger Lithiumbehandlung ebenfalls ein signifikantes Absinken der Nervenleitgeschwindigkeit erkennen. Presslich et al. (1981) kamen zu nahezu identischen Ergebnissen. An manischen Patienten wurde nach einer 14tägigen Lithiumbehandlung eine verringerte, muskuläre Antwort auf supramaximale Reizung beobachtet (Waziri u. Davenport 1979).

Die muskuläre Schwäche als klinisch relevante, unerwünschte Lithiumwirkung scheint eine nicht so selten geklagte Beschwerde im Behandlungsbeginn, nicht jedoch bei längerer Behandlungsdauer zu sein (Tyrer u. Shopsin 1980). Nach unseren Erfahrungen handelt es sich bei der muskulären Schwäche auch im Behandlungsbeginn um eine eher selten geklagte Beschwerde, deren Auftreten allein nicht als Zeichen allgemeiner Neurotoxizität zu werten ist, während Muskelfaszikulationen und Reflexsteigerung auf toxische Effekte hinweisen. Nach den neuesten Untersuchungen von Schou an 40 Patienten während und nach einer Lithiumintoxikation (Schou 1985) sind bezüglich der Muskulatur sowohl Hypertonus und Rigidität mit gesteigerten Reflexen wie auch Muskelschwäche und Hypotonus beobachtet worden. Neuromuskuläre Störungen seien nach diesen Untersuchungen üblicherweise symmetrisch, allerdings seien auch asymmetrische Störungen beobachtet worden.

Zu erwähnen ist ferner eine Einzelfalldarstellung einer Lithium-behandelten manisch-depressiven Patientin, die unter der Medikation mehrere Episoden der Verschlimmerung einer Myasthenia gravis erlebte, wobei sich die Symptomatik jeweils nach Absetzen oder Reduktion von Lithium besserte (Neil et al. 1976). Je ein Fall von generalisierter Polyneuropathie im Verlauf einer Lithiumintoxikation wurde von Brust et al. (1978) sowie Uchigata et al. (1981) mitgeteilt.

Andere Störungen

Nystagmus

Ein bilateraler horizontaler Nystagmus wurde von Schou (1985) bei Lithiumintoxizierten Patienten ziemlich häufig beobachtet. Auch ein vertikaler Nystagmus wurde in vielen Fällen gesehen. Coppeto et al. (1983) berichten an einem Einzelfallbeispiel einer 67jährigen Patientin mit Hypomagnesiämie und rezidivierenden Depressionen über einen vertikalen Nystagmus unter therapeutischen Lithiumserumspiegeln. Der Nystagmus verringerte sich stets bei Dosisreduktion. Sie vermuten allerdings, daß in diesem Fall durch das Magnesiumdefizit toxische Lithiumeffekte auf das zerebelläre System verstärkt worden sind.

Blickkrämpfe

Blickkrämpfe unter Lithiummedikation sind bisher in der Literatur nur ein einziges Mal beschrieben worden (Sandyk 1984).

Sandyk (1984) berichtet von dem Fall eines 38jährigen manisch-depressiven Patienten mit neuroleptischer Vorbehandlung (Haloperidol), der unter Lithiumkarbonatmedikation bei Serumspiegeln um 1,2 mmol/l das Vollbild einer Lithiumintoxikation entwickelte und dabei mehrfach 5–20 min andauernde Blickkrämpfe mit Augenbewegungen nach unten zeigte. Ein Zusammenhang mit der neuroleptischen Vorbehandlung wird diskutiert.

Pseudotumor cerebri

Kürzlich wurde über 3 Fälle von Pseudotumor cerebri mit entsprechenden subjektiven Symptomen und Papillenödem berichtet, die unter scheinbar normalen Lithiumserumspiegeln aufgetreten waren und sich nach Absetzen der Therapie zurückbildeten (Saul et al. 1985). Ob die Forderung der Autoren nach regelmäßigen fundoskopischen Kontrollen berechtigt ist, kann noch nicht entschieden werden.

Zur Frage des hirnorganischen Psychosyndroms unter Lithiummedikation

Wir gehen derzeit davon aus, daß die prophylaktische Wirkung des Lithiums unter anderem auf seiner Beeinflussung und Modifikation depressiver und manischer Prozesse wie auch Merkmalen der Primärpersönlichkeit beruht. Ebenso gesichert ist die Auswirkung von Lithium auf kognitiv-psychische Einzelfunktionen außerhalb manisch-depressiver Zustände, d.h. also eine Beeinflussung einzelner kognitiv-psychischer Funktionen des Patienten durch das Pharmakon selbst, die unabhängig vom Morbus zu betrachten und zu differenzieren sind (vgl. Kap. 2.5).

Wenige Informationen existieren dagegen über die mögliche Ausbildung eines hirndiffusen *organischen Psychosyndroms,* das durch folgende Teilsymptome definiert wird:

Beeinträchtigung von Merkfähigkeit, Neu- und Altgedächnis, Auffassungsstörungen, Minderung der Kritikfähigkeit und des Abtraktionsvermögens, Neigung zu Perseverationen, Reduzierung im Bereich von Antrieb und Intentionalität, dysphorisch-depressive oder euphorische Verstimmungen, affektive Abstumpfung oder auch Affektlabilität bis Inkontinenz, Störungen im Tag-Nacht-Rhythmus, Entzügelung von Einzeltrieben und Distanzlosigkeit.

Die wenigen Literaturangaben über die Ausbildung eines organischen Psychosyndroms unter Lithiummedikation beschränken sich im wesentlichen auf Einzelfalldarstellungen (Young et al. 1977; Rifkin et al. 1973; Junil-Jensen u. Shou 1973).

Uns ist nur eine einzige Arbeit von Wolf et al. (1981) bekannt, in der im Rahmen einer katamnestischen Untersuchung an einer größeren Zahl von Patienten (31 in der Studie verbliebene Patienten mit im Durchschnitt 25 Monaten Lithiumdauerbehandlung) der Versuch unternommen wurde, zur Frage der Entwicklung eines hirnorganischen Psychosyndroms unter Lithiumlangzeitbehandlung eine fundierte Aussage zu treffen. Unter verschiedenen Vorbehalten kommen die Autoren zu der Aussage, daß die Lithium-behandelten Patienten im Vergleich mit einer Normalpopulation teilweise ein geringes Defizit im Leistungsbereich aufweisen. Zur Beurteilung, ob es unter Lithium zur Ausbildung eines organischen Psychosyndroms kommt, erschienen ihnen ihre bisherigen Resultate nicht aussagekräftig genug.

Wie bereits erwähnt, wird in der Literatur meist das akute organische Psychosyndrom im Sinne eines akuten exogenen Reaktionstyps im Zusammenhang mit einer Lithiumintoxikation erwähnt.

Die Frage nach der Ausbildung eines hirndiffusen organischen Psychosyndroms unter Lithiumlangzeitmedikation ist jedoch aus mehreren Gründen berechtigt:

Einige der aufgezählten Teilsymptome des organischen Psychosyndroms werden von depressiv erkrankten Patienten innerhalb der Erkrankungsphase als Beschwerden in ähnlicher oder gleicher Weise geklagt. Bei einigen Patienten persistieren im Laufe der Zeit jedoch einige Teilsymptome in meist abgeschwächter Form, auch nach Abklingen der affektpsychotischen Phase. Dieses zwar seltene, aber immerhin vorhandene Phänomen gibt zumindest bei jüngeren Patienten Anlaß, die Möglichkeit der Entwicklung eines hirnorganischen Psychosyndroms unter Lithiumbehandlung in Rechnung zu stellen.

Darüber hinaus wurde anhand einer Kasuistik, die leider wichtige Aspekte unberücksichtigt läßt, auch die Auffassung vertreten, daß Lithium auf das Gehirn einen direkten substanzschädigenden Effekt habe (Pfeiffer 1981). Diese Meinung kann aufgrund neuerer Untersuchungen aus der Psychiatrischen Klinik der Georg-August-Universität Göttingen (Holzgraefe et al. 1984) nicht geteilt werden. Holzgraefe et al. beurteilten unter anderem die kranialen Computertomogramme von 28 Patienten mit affektiven Psychosen unter Lithiumdauerbehandlung und verglichen sie mit den CT-Befunden von 69 Patienten mit affektiven Psychosen ohne Lithiummedikation. Patienten mit einer affektiven Psychose unter einer Lithiumdauertherapie zeigten gegenüber Patienten mit einer affektiven Psychose ohne Lithiumtherapie keine signifikante Erweiterung der inneren Liquorräume. Es bestand auch kein eindeutiger Hinweis auf eine Rindenatrophie. Der scheinbare Unterschied zwischen Lithiumpatienten und Nicht-Lithiumpatienten in der höchsten Altersgruppe (60–74 Jahre) resultierte aus der geringen Zahl der Lithiumpatienten in diesem Alter. Keiner der Unterschiede war signifikant. Auch partielle Korrelationen mit der Behandlungsdauer waren nicht signifikant, wenn man den Alterseinfluß ausschaltet.

Nach dem heutigen Stand der Erkenntnisse können wir somit davon ausgehen, daß Lithium keinen substanzschädigenden Effekt auf das Hirngewebe hat, und daß die Frage nach der Entwicklung eines organischen Psychosyndroms unter Lithium, auf das Hinweise existieren, zunächst offen bleiben muß.

Literatur

Andreani G, Caselli GE, Martelli G (1958) Rilievi clinici ed elettroencefalografici durante il trattamento con sali di litio in malati psichiatrici. G Psychiat Neuropat S6:273–328

Appelbaum PS, Shaider RI, Funkenstein HH, Hanson MA (1979) Difficulties in the clinical diagnosis of lithium toxicity. Amer J Psychiat 136:1212–1213

Baastrup PC, Hollnagel P, Sorensen R, Schou M (1976) Adverse reactions in treatment with lithium carbonate and haloperidol. J Amer Med Ass 236:2645–2646

Bech P, Thomsen J, Pryth S, Vendsborg PB, Zilstorff K, Rafaelsen OJ (1979) The profile and severity of lithium-induced side-effects in mentally healthy subjects. Neuropsychobiol 5:160–166

Beitman BD (1978) Tardive dyskinesia reinduced by lithium carbonate. Amer J Psychiat 135:1229–1230

Berger PA, Rexroth K (1980) Tardive dyskinesia: Clinical, biological, and pharmacological perspectives. Schizo Bull 6:102–116

Bien RD (1976) Cogwheel rigidity early in lithium therapy. Amer J Psychiat 133:1093–1094

Branchey M, Charles J, Simpson GM (1976) Extrapyramidal side-effects in lithium maintenance therapy. Amer J Psychiat 133:444–445

Brosteanu E, Floru L, Kaiser H (1977) Double-blind trial with oxprenolol versus placebo in the treatment of lithium-induced tremor. In: Kielholz P (Hrsg) Beta-blockers, and the central-nervous system. Huber, Stuttgart

Brust JC, Hammer JS, Challenor Y, Healton EB, Lesser RP (1978) Acute generalized polyneuropathy accompanying lithium poisoning. Ann Neurol 6:360–362

Channabasavanna SM, Goswanu U (1984) Akathisia during lithium prophylaxis. Brit J Psychiat 144:555–556

Coats DA, Trautner EM, Gershon S (1957) The treatment of lithium poisoning. Austral Amer Med 6:11–15

Cohen WJ, Cohen NH (1974) Lithium carbonate, haloperidol, and irreversible brain damage. JAMA 230:1283–1287

Coppeto JR, Monteiro MLR, Lessell S, Bear L, Martinez-Maldonado M (1983) Downbeat nystagmus. – Long-term therapy with moderate-dose lithium carbonate. Arch Neurol 40:754–755

Crews EL, Carpenter AE (1977) Lithium-induced aggravation of tardive dyskinesia. Amer J Psychiat 134:933

Czernik A (1978) EEG-Veränderungen unter langjähriger Lithium-Behandlung. Psychiat Clin 11:189–197

Dimitrakoudi M, Jenner FA (1975) Electroencephalographic effects of lithium. In: Johnson FN (ed) Lithium research and therapy. Academic Press, London New York San Francisco, pp 507–517

Ebara T, Nakayama K, Otsuki S, Watanabe S (1981) Effects of lithium on rat tail nerve conduction velocity. Int Pharmacopsychiat 16:129–137

Engel R, Fischer R, Greil W (1976) Direkte quantitative Tremor-Messung: Erste Ergebnisse eines neuen Meßverfahrens bei Patienten unter Lithium-Behandlung. Arzneim Forsch 26:1126–1129

Evans DL, Garner BW (1979) Neurotoxicity at therapeutic lithium levels. Amer J Psychiat 136:1481–1482

Felber W (1979) Die Rezidiv-prophylaktische Behandlung der Zyklothymie mit Lithium. – Auswertung von 850, unter gemeinsamer Arbeitskonzeption 1968–1973 vorgenommenen Lithium-Behandlung in der DDR. Med Dissertation, Med Akademie Dresden

Floru L, Tegeler J, Wolmsen H (1979) Die Behandlung des Lithiumtremors mit dem β-Rezeptorenblocker Pindolol. Int Pharmacopsychiat 14:149–157

Floru L, Floru L, Tegeler J (1974) Therapeutische Bedeutung der β-Rezeptorenblockade bei lithiumbedingtem Tremor. Med Welt 25:450–452

Garfinkel PE, Stancer HC, Perrad E (1980) A comparison of haloperidol, lithium carbonate, and their combination in the treatment of mania. J Affect Dis 2:279–288

Gerlach J, Thorsen K, Munkuad I (1975) Effect of lithium in neuroleptic-induced tardive dyskinesia compared with placebo in a double-blind cross-over trial. Neuropsychopharmacol 8:51–56

Giacobini E (1969) The effect of lithium on the nerve cell. Acta Psychiat Scand (Suppl) 207:85–89

Girke W, Krebs FA, Müller-Oerlinghausen B (1975) Effects of lithium on electromyographic recordings in man. Studies in manic-depressive patients and normal volunteers. Int Pharmacopsychiat 10:24–36

Gottschalk H, Sack G (1973) EEG-Untersuchungen unter Lithium-Behandlung. Psychiat Neurol Med Psychol 25:297–300

Helmchen H, Kanowski S (1971) EEG-Veränderungen unter Lithium-Therapie. Nervenarzt 42:144–148

Henninger GR (1969) Lithium effects on cerebral cortical function in manic-depressive patients. Electroenceph Clin Neurophysiol 27:670

Henninger GR (1978) Lithium carbonate and brain function. Arch Gen Psychiat 35:228–233

Holzgraefe M, Leineweber B, Poser W, Roscher D, Poser J, Argyrakis A (1984) Do drugs cause brain atrophy in man? Naunyn-Schmiedeberg's Arch Pharm 325:R 91

Itil TM, Akpinar S (1971) Lithium effect on human electroencephalogramme. Clin Electroenceph 2:89–102

James JF, Reilly E (1971) The electroencephalographic recording of short- and long-term lithium effect. South Med J 64:1322–1327

Jarrett DB, Jerry J, Burrows GD (1975) Lithium-induced tremor. Med J Aust 1:21

Jefferson JW (1983) Lithium and affective disorder in the elderly. Compr Psychiat 24:166–178

Jefferson JW, Greist JH, Ackermann DL (1983) Lithium encyclopedia for clinical practice. Library of Congress Cataloging in Publication Data

Johnels B, Wallin L, Walinder J (1976) Extrapyramidal side-effects of lithium treatment. Brit Med J 2:642

Johnson G (1969) Lithium and the EEG: An analysis of behavioral, biochemical and electrographic changes. Electroenceph Clin Neurophysiol 27:656–657

Johnson G, Moccario M, Gershon S, Korein J (1970) The effects of lithium on encephalogram behavior and serum electrolytes. J Nerv Ment Dis 151:273–289

Junil-Jensen P, Schou M (1973) Permanent brain damage after lithium intoxication. Brit Med. J 4:673

Keitner GI, Rahman S (1984) Reversible neurotoxicity with combined lithium-haloperidol-administration. J Clin Psychopharmacol 4:104–105

Lang AE (1984) Lithium and parkinsonism. Ann Neurol 15:214

Makeeva VL (1978) Neurologic adverse manifestations and complications of ambulatory therapy with antipsychotic drugs in the late stages. Zh Neuropatol Prikhiatr 78:278–282

Mayfield D, Brown RG (1966) The clinical laboratory and electroencephalographic effects of lithium. J Psychiat Res 4:207–219

Müller-Oerlinghausen B (1977) 10 Jahre Lithium-Katamnese. Nervenarzt 48:483–493

Müller-Oerlinghausen B (1982) Neurologische Komplikationen im Laufe der Lithium-Behandlung. Aggressol 23 (B):77–79

Müller-Oerlinghausen B, Bauer H, Girke W, Kanowski S, Goncalves N (1977) Impairment of vigilance and performance under lithium treatment. Pharmakopsychiat 10:67–78

Müller-Oerlinghausen B, Hamann S, Herrmann WM, Kropf D (1979) Effects of lithium on vigilance, performance, memory, and mood. Pharmakopsychiat 12:388–396

Neil JF, Himmelhoch JM; Linola SM (1976) Emergence of myasthenia gravis during treatment with lithium carbonate. Arch Gen Psychiat 33:1090–1092

Passouant P, Duc N, Maurel H (1953) L'électroencephalographie en cours de traitement pour le carbonate de lithium. Montpell Méd A 96:38

Perenyi A, Szues R, Freeska E (1984) Tardive dyskinesia in patients receiving lithium maintenance therapy. Bid Psychiat 19:1573–1578

Peters HA (1949) Lithium intoxication producing choreoathetosis with recovery. Wis Med J 48:1075–1076

Pfeiffer J (1981) Clinical and neuropathological aspects of long-term damage to the central nervous system after lithium medication. Arch Psychiat Nervenkr 231:46–60

Platman JR, Fieve RR (1969) The effect of lithium carbonate on the electroencephalogram of patients with affective disorders. Brit J Psychiat 115:1185–1188

Presslich O, Mairhofer ML, Opgenoorth E, Schuster P (1981) Maximale motorische Nervenleitgeschwindigkeit unter Lithium. Biblthca Psychiat 161:121–128

Putten T van (1978) Lithium-induced disabling tremor. Psychosomatics 19:27–31

Reilly E, Halmi KA, Noyes R jr (1973) Electroencephalographic responses to lithium. Int Pharmacopsychiat 8:208–213

Rifkin A Quitkin F, Klein DF (1973) Organic brain syndrome during lithium carbonate treatment. Compr Psychiat 14:251–254

Saletu B (1976) Psychopharmaka, Gehirntätigkeit und Schlaf. Karger, Basel München Paris London New York Sidney

Sandyk R (1984) Oculogeric crisis induced by lithium carbonate. Eur Neurol 23:92–94

Saul RR, Hamburger HA, Selhorst JB (1985) Pseudotumor cerebri secondary to lithium carbonate. JAMA 253:2869–2870

Schou M (1985) Long-lasting neuroleptical sequelae after lithium intoxication. Acta Psychiat Scand 70:594–602

Schou M, Baastrup PC, Graf P (1970) Pharmacological and clinical problems of lithium prophylaxis. Brit J Psychiat 116:615–619

Shopsin B, Gershon S (1975) Cogwheel rigidity related to lithium maintenance. Amer J Psychiat 132:560–562

Shopsin B, Johnson G, Gershon S (1970) Neurotoxicity with lithium: Differential drug responsiveness. Int Pharmacopsychiat 5:170–182

Simpson GM, Branchez MH, Lee JH (1976) Lithium in tardive dyskinesia. Pharmakopsychiat Neuropsychopharmakol 9:76–80

Small JG, Milstein V, Perez HC, Small IF, Moore DF (1972) EEG and neurophysiological studies of lithium in normal volunteers. Biol Psychiat 5:65–77

Speirs J, Hirsch SR (1978) Severe lithium toxicity with "normal" serum lithium concentrations. Brit Med J 1:815–816

Spring G, Frankel M (1981) New data on lithium and haloperidol incompatibility. Amer J Psychiat 138:818–821

Takahashi N, Murakami N, Sakane N, Shimizu M (1979) Clinical experience with oxprenolol in the treatment of lithium-induced treamor (in Japanese). Jap J Clin Psychiat 8:855–859

Tupin JP, Schuller AB (1978) Lithium and haloperidol incompatibility reviewed. Psychiat J Univ Ottawa 3:245–251

Tyrer S, Shopsin B (1980) Neural and neuromuscular side-effects of lithium. In: Johnson FN (ed) Handbook of lithium therapy. MTP Press, Lancaster, pp 289–309

Uchigata M, Tanabe H, Hasue I, Kurihara M (1981) Peripheral neuropathy due to lithium intoxication. Ann Neurol 9:414

Ulrich G, Scheuler W, Müller-Oerlinghausen B (1982) Zur visuell-morphologischen Analyse des hirnelektrischen Verhaltens bei Patienten mit manisch-depressiven und schizoaffektiven Psychosen unter Lithium-Prophylaxe. Fortschr Neurol Psychiat 50:24–36

Vestergaard P, Amdisen A, Schou M (1980) Clinically significant side-effects of lithium treatment: A survey of 237 patients in long-term treatment. Acta Psychiat Scand 62:193–200

Waziri R, Davenport R (1979) Lithium effects on neuromuscular transmission in manic patients. Commun Psychopharmacol 3:121–127

West AP, Meltzer HY (1979) Paradoxical lithium neurotoxicity: A report of 5 cases and a hypothesis about risk for neurotoxicity. Amer J Psychiat 136:963–966

Wolf R, Grüneberger J, König P, Leuz G (1981) Katamnestische Untersuchungen zur Frage des organischen Psychosyndroms unter Lithium-Medikation. Biblthca Psychiat 161:179–183

Young LD, Taylor J, Hohnstrom V (1977) Lithium treatment of patients with affective illness associated with organic brain symptoms. Amer J Psychiat 134:1405–1407

Zakowska-Dabrowska T, Rybakowski J (1973) Lithium-induced EEG-changes: Relation to lithium levels in serum and red blood cells. Acta Psychiat Scand 49:457–465

Zorumski CF, Bakris GL (1983) Choreoathetosis associated with lithium: Case report and literature review. Amer J Psychiat 140:1621–1622

4.2 Lithium und das Herz-Kreislauf-System

J. ALBRECHT

Synopsis

1. Repolarisationsveränderungen im EKG während einer Lithiumbehandlung sind dosisabhängig, reversibel und ohne klinische Bedeutung.
2. Arrhythmien sind bei therapeutischen Lithiumkonzentrationen im Serum selten.
   Es handelt sich überwiegend um Sinusknotendysfunktionen und Reizleitungsverzögerungen im Bereich der Vorhöfe und des AV-Knotens (supra-His) mit sekundärem Auftreten von Ersatzrhythmen bzw. Extrasystolen.
3. Pathophysiologisch scheint diesen Störungen eine Zunahme der Dauer des Aktionspotentials mit Verlängerung der funktionellen Refraktärzeit sowie eine Abnahme der Depolarisationsgeschwindigkeit (Phase 4 – Depolarisation) zugrunde zu liegen.
4. Relative Kontraindikationen für die Behandlung mit Lithium sind dementsprechend Erkrankungen mit gehäuften Sinusknotendysfunktionen und Bradyarrhythmien wegen der Gefahr synkopaler Anfälle.

Aufgrund der weiten Verbreitung der Lithiumsalze im Bereich ambulanter psychiatrischer Pharmakotherapie und der nicht selten vom behandelnden Arzt verordneten internistischen Zusatzmedikation sind mögliche kardiale Nebenwirkungen von Lithium und Interaktionen mit herzwirksamen Glykosiden seit einiger Zeit in den Vordergrund des Interesses gerückt. Die bisher bekanntgewordenen Nebenwirkungen von Lithium auf das kardiovaskuläre System lassen folgende, besonders für klinische Belange praktikable Unterteilung zu:

1. unspezifische Veränderungen der Repolarisationsphase im Elektrokardiogramm ohne klinisch bedeutsame Begleitphänomene,
2. Störungen der Reizbildung oder Reizleitung,
3. organische Herzmuskelschädigungen degenerativer und (oder) entzündlicher Art (Myokardiopathien, Myokarditiden, Myokardinsuffizienz),
4. Blutdruckveränderungen.

Die Reihenfolge dieser Einteilung bezeichnet gleichzeitig die Häufigkeit der genannten unerwünschten Wirkungen.

Lithiumeffekte am Herzen

Unspezifische Veränderungen der Repolarisation

Veränderungen der Kammernachschwankung im Elektrokardiogramm mit reversibler T-Abflachung bis hin zur Isoelektrizität und gelegentlicher Negativierung sind das einzige mit einer gewissen Wahrscheinlichkeit vorauszusagende Phänomen eines sichtbaren Lithiumeinflusses auf das Herz. Im europäischen und englisch-sprachigen Schrifttum (Demers u. Heninger 1970 und 1971; Schou 1962) wird über die Häufigkeit dieser EKG-Repolarisationsveränderungen von 13% bis zu 100% der Fälle berichtet. T-Depression mit gelegentlichem Auftreten prominenter U-Wellen, meist ohne Verlagerung der ST-Strecke, scheint eine dosisabhängige Lithiumwirkung zu sein (Albrecht u. Müller-Oerlinghausen 1977), die durch die zusätzliche Gabe von trizyklischen Antidepressiva oder Neuroleptika noch verstärkt wird. Bei einer eigenen Untersuchung an 32 Versuchspersonen war bei Serumkonzentrationen > 0,8 mmol/l eine mittlere Abflachung der T-Welle um etwa 50% des Ausgangswertes vor Lithiumapplikation zu verzeichnen. Derartige Repolarisationsveränderungen sind offenbar ohne klinische Bedeutung, verschwinden häufig bei Fortsetzung der Therapie von selbst und sind nach Absetzen voll reversibel; sie sind keinesfalls als Zeichen einer koronaren Herzkrankheit oder deren Vorboten anzusehen und deshalb auch kein Anlaß für eine Therapieunterbrechung. Obwohl bis heute nicht präzise auf elektrophysiologischer Ebene erklärbar, lassen sich diese Veränderungen mit Elektrolytstoffwechselstörungen in Verbindung bringen, wobei aufgrund der biochemischen Eigenschaften von Lithium auch mit Interferenzen zum extra-/intrazellulären Kaliumquotienten zu rechnen ist.

Ein anhand von Tierversuchen und In-vitro-Experimenten gewonnenes Erklärungsmodell deutet die Veränderungen des ST-Stücks als Folge eines veränderten Kaliumquotienten an der Zellmembran: Das für die Entwicklung eines Aktionspotentials erforderliche Natrium kann durch Lithium ersetzt werden und wandert in einem ähnlichen Verhältnis in die Zelle ein. Lithium hat allerdings die Tendenz zur Akkumulation in der Zelle und wird nur erheblich langsamer aus der Zelle transportiert. Außerdem ist ein Lithiumefflux nicht von einem gleichzeitigen Kaliuminflux begleitet wie im Falle eines Natriumausstroms. Die Folge ist im Endeffekt eine intrazelluläre Anreicherung mit Verdrängung von Kalium und Natrium in etwa gleichem Verhältnis (Carmeliet 1964; McKusick 1954).

Störungen der Reizbildung und Reizleitung

Arrhythmien während Lithiumtherapie beim Menschen sind fast nur kasuistisch mitgeteilt worden (Tabelle 1). Gefunden wurden:

a) *Sinusknotenabnormitäten, sinuatriale Blockierungen und atrioventrikuläre Blockierungen 1. Grades.* In 7 Fällen entwickelten sich während einer Langzeittherapie mit Lithium unter therapeutischen Serumkonzentrationen bradykarde Sinusarrhythmien mit Zeichen der sinuatrialen Blockierung (Fälle 1–7). Im Gegensatz zu diesen Patienten wiesen 9 Fälle Lithiumkonzentrationen von > 1,5 mmol/l – erhöhtes Auftreten von Nebenwirkungen – oder von > 2,0 mmol/l – toxischer Bereich – auf (Fälle 9–17).

Sinusknotendysfunktionen und atrioventrikuläre Leitungsverzögerungen (supra-HIS) sind als häufigste Form der Rhythmusstörung während Lithiumbehandlung

Tabelle 1. Rhythmusstörungen während Lithiumtherapie

Fall	Alter, Geschlecht	Klinische Symptome	Serum Li$^+$ (mmol/l)	K$^+$	EKG	Verlauf	Zusatzmedikation (mg/d)	Bestehende relevante Erkrankungen	Literatur
1	44, ♀	keine	1,0	normal	sinuatrialer Block, Ersatzrhythmus	Symptomfreiheit nach Absetzen von Lithium – Wiederauftreten nach Reexposition	Levomepromazin 100, Clopentixol 20, Imipramin 60	Struma	Liem et al. (1975)
2	56, ♀	Schwindel, Müdigkeit, – Synkopen	0,9–1,0	normal	Sinusarrhythmie, sinuatrialer Block	Symptomfreiheit nach Absetzen von Lithium – Wiederauftreten nach Reexposition	Flurazepam 30	Diphterie im Alter von 15 J.	Wellens et al. (1975)
3	64, ♂	paroxysmale Tachykardie u. Dyspnoe nach Belastung	(„norm."?)	?	sinuaurikulärer Block II°; T-Negativierung	Symptomfreiheit nach Absetzen von Lithium – Wiederauftreten nach Reexposition	?	keine	Eliasen u. Andersen (1975)
4	75, ♀	Synkopen	0,3 48 h nach letzter Dosis	?	Sinusbradykardie → Perioden der Asystolie → langsamer Knotenrhythmus, supraventrikuläre Tachykardie	nach Absetzen von Lithium → regelmäßiger Sinusrhythmus	keine	Herzinsuffizienz, 1 Synkope in der Anamnese	Hagman et al. (1979)
5	63, ♂	Synkopen	1,1	normal	Sinustachybradykardie (20/Min) → Perioden der Asystolie	nach Absetzen von Lithium → regelmäßiger Sinusrhythmus, Auftreten pathologischer Sinusknotenerholungszeiten nach Reexposition → Schrittmacherimplantation	?	unklare Bewußtlosigkeit in der Anamnese	Hagman et al. (1979)
6	53, ♀	keine	0,71	normal	Sinusarrhythmie → einzelne Knotenersatzschläge	nach Absetzen von Lithium → regelmäßiger Sinusrhythmus	keine	keine	Roose et al. (1979)

Nr	Alter, Geschlecht	Li-Spiegel	K	EKG-Befund	Verlauf	Komedikation	Vorerkrankungen	Autor
7	69, ♀	Dyspnoe bei Belastung	1,1	normal	Sinusarrhythmie → Knotenersatzrhythmus	nach Absetzen von Lithium → regelmäßiger Sinusrhythmus, Wiederauftreten nach Reexposition → Schrittmacherimplantation	50 µg Trijodthyronin/d	leichte Hypothyreose	Roose et al. (1979)
8	46, ♂	„Thoraxschmerz"	0,60	4,8	multiple ventrikuläre Extrasystolen	Symptomfreiheit nach Absetzen von Lithium – Wiederauftreten nach Reexposition	keine	keine	Tangedahl u. Gau (1972)
9	21, ♀	keine	1,3–1,7	normal	dosisabhängige PQ-Verlängerung bis AV-Block I°, T-Negativierung	nach Absetzen von Lithium-Verkürzung der PQ-Zeit, aber weiterhin AV-Block I°	Trifluoperazin 20	keine	Jaffe (1977)
10	57, ♂	Synkopen	1,46	?	Sinusbradykardie → Vorhofflimmern mit schneller ventrikulärer Überleitung, Perioden der Asystolie	nach Absetzen von Lithium → regelmäßiger Sinusrhythmus, Wiederauftreten nach Reexposition	keine	akuter Hinterwandinfarkt, Diabetes mellitus	Wong (1981)
11	64, ♀	leichte Ataxie	1,5–1,6	?	Sinusarrhythmie Li-Hypertrophie; alter Hinterwandinfarkt?	Symptomfreiheit nach Absetzen von Lithium – Wiederauftreten nach Reexposition	?	koronare Herzkrankheit	Wilson et al. (1976)
12	75, ♂	Ataxie, choreiforme Hyperkinesen	1,8	normal	Sinusbradykardie → Knotenersatzrhythmus, li. präkordial T-Negativierung	nach Absetzen von Lithium und forcierter Diurese → regelmäßiger Sinusrhythmus	keine	alter anterolateraler Infarkt mit Linksschenkelblock	Roose et al. (1979)
13	61, ♀	Verwirrtheit, neurologische Herdsymptome → Koma	„schwere Intoxikation"	8,1	Sinusbradykardie → Kammerflimmern	intensiv-med. Therapie und Absetzen von Lithium → Normalisierung des EKGs	?	?	Humbert et al. (1974)
14	49, ♀	Synkope	2,5	?	sinuatrialer Block	Symptomfreiheit nach Absetzen von Lithium – Wiederauftreten nach Reexposition	Thioridazin	keine	Tobin et al. (1974)

Tabelle 1 (Fortsetzung)

Fall	Alter, Geschlecht	Klinische Symptome	Serum Li$^+$ (mmol/l)	K$^+$	EKG	Verlauf	Zusatzmedikation (mg/d)	Bestehende relevante Erkrankungen	Literatur
15	70, ♀	Bewußtseinseintrübung, Myklonien	2,8	4	Knotenrhythmus 35/Min.	Detoxikation → regelmäßiger Sinusrhythmus	keine	keine	Doumeix et al. (1981)
16	52, ♀	Herzstillstand	3,0	4,1	Kammerflimmern	Symptomfreiheit nach Absetzen von Li$^+$ und Mg^{++}-Infusion	?	Hypothyreose	Worthley (1974)
17	30, ♂	schwere Intoxikation ohne neurologische Symptome	3,0 → 0,66 12 h nach Klinikaufnahme	2,4	Sinusbradykardie → Knotenrhythmus	Symptomfreiheit nach Absetzen von Lithium und Kaliuminfusion	keine	keine	Habibzadeh u. Zeller (1977)
18	61, ♂	Synkopen	0,75	?	Sinusbradykardie → Knotenrhythmus	nach Absetzen von Li$^+$ → regelmäßiger Sinusgrundrhythmus mit Weiterbestehen frequenter Sinusknotenpausen und atrialer bzw. atrioventrikulärer Ersatzrhythmen	keine	keine kardiovaskulären Erkrankungen	Palileo et al. 1983

anzusehen, ganz im Gegensatz zu den bei Intoxikationen mit trizyklischen Antidepressiva beobachteten Störungen, die schwerpunktmäßig das HV-Intervall, also die Zeit zwischen der Erregung distal des AV-Knotens im His-Bündel bis zur Erregung des Arbeitsmyokards betreffen. Diese Lithium-induzierten Störungen sind in der Regel reversibel; es ist allerdings ein Fall bekannt geworden (18, Tabelle 1), bei dem auch noch 4 Wochen nach Beendigung der Lithiumbehandlung häufige Episoden von Sinusknotenpausen mit Auftreten von Ersatzrhythmen auftraten. Die Grundlage dieser persistierenden Sinusknoten-Dysfunktion bleibt unklar.

b) *Ventrikuläre und supraventrikuläre Arrhythmien.* Es existiert lediglich eine Mitteilung (Fall 8) über multiple ventrikuläre Extrasystolen bei einem vorher herzgesunden 46jährigen Mann während kontrollierter Therapie bei Lithiumspiegeln von 0,6 bzw. 0,9 mmol/l. Zwei weitere Fälle (16, 17), bei denen ventrikuläre Extrasystolen, teilweise auf der Grundlage einer Sinusbradyarrhythmie beobachtet wurden, waren durch verschiedene komplizierende Faktoren gekennzeichnet, insbesondere bestand bei beiden Patienten eine Intoxikation (Lithium 3,0 mmol/l bzw. 2,3 mmol/l im Serum).

Arbeiten, die über eine größere Anzahl von Patienten bzw. Probanden berichten, kommen zu teilweise widersprüchlichen Ergebnissen:

Ausgehend von der Beobachtung eines lebensbedrohlichen Zustands mit Linksherzversagen, Lungenödem und einer absoluten Tachyarrhythmie im Elektrokardiogramm einer 67jährigen Patientin, die 12 Tage lang lediglich 25 mmol Lithium pro Tag eingenommen hatte, untersuchten Middelhoff u. Paschen (1974) Elektrokardiogramme von 31 Patienten und 10 Gesunden, die 3 Wochen Lithium einnahmen. 30 Patienten wurden vor und 2 Wochen nach Beginn der Lithiumbehandlung untersucht (A), 18 Patienten erhielten eine Dauerbehandlung mit Lithium (B). Die mittlere Lithiumkonzentration im Serum betrug $0,96 \pm 0,24$ mmol/l. Bei den gesunden Versuchspersonen kam es zu einer diskreten Verlängerung der PQ-Zeit von 0,15 s auf 0,16 s. Extrasystolen traten in 2 Fällen auf.

Bei den Patienten (A) verlängerte sich die PQ-Zeit von 0,16 s auf 0,19 s. In der Gruppe der Dauertherapie-Patienten (B) fand sich bei neun ein atrioventrikulärer Block I°. Einschränkend muß allerdings erwähnt werden, daß über die Hälfte der Patienten eine nicht näher erläuterte Zusatzmedikation erhielt. Im Gegensatz dazu konnten wir selbst in einer Studie an 12 gesunden Probanden und 20 langfristig mit Lithium behandelten Patienten keine ins Gewicht fallenden Reizbildungs- oder Reizleitungsstörungen feststellen (Albrecht u. Müller-Oerlinghausen 1977).

Hagmann et al. (1979) untersuchten prospektiv die Prävalenz von Sinusknotendysfunktionen an 97 Patienten unter kontrollierter Dauertherapie mit Lithium. Das Testprogramm bestand neben einer Anamneseerhebung aus einem EKG unter Ruhebedingungen und während Karotismassage. Lediglich bei 2 Patienten konnte Lithium als Ursache einer Sinusknotendepression und bei einem Patienten als Ursache eines kompletten AV-Blocks nicht ausgeschlossen werden. Sämtliche untersuchten Fälle waren ohne klinische Symptomatik und hatten Lithiumkonzentrationen innerhalb des therapeutischen Bereichs.

Tilkian et al. (1976) kommen in ihrer sehr detaillierten Untersuchung an 12 Patienten, von denen einige schon Herzerkrankungen bzw. Rhythmusstörungen aufwiesen, zu dem Schluß, daß Lithium die Häufigkeit supraventrikulärer Extrasystolen oder paroxysmaler supraventrikulärer Tachyarrhythmien vermindern kann. Ferner beeinflusse Lithium unter Belastungsbedingungen die Herzfunktion nicht negativ. Lediglich ventrikuläre Arrhythmien könnten sich unter Lithiumtherapie entweder erstmals bemerkbar machen oder verschlimmern.

Organische Herzmuskelschädigungen, Herzinsuffizienz

Systematische Untersuchungen, die irreversible organische Schäden unter Lithiumtherapie entdeckt hätten, gibt es nicht. In einigen Kasuistiken werden jedoch Lithium und kardiale Dekompensation in Verbindung gebracht (Tabelle 2). Eine kausale Beziehung erscheint zweifelhaft.

Shopsin et al. (1978) beschrieben vier Fälle von „sudden death" unter 105 ambulanten Patienten einer Lithiumambulanz. Weitere Untersuchungen zeigten jedoch, daß die kardiale Mortalität bei den Verwandten der lebenden Patienten hoch war und die vergleichbare Mortalitätsrate der allgemeinen Bevölkerung in New York überschritt.

Beurteilung

Insgesamt treten Arrhythmien bei gut kontrollierter Lithiumtherapie selten auf. Den mitgeteilten Fällen gemeinsam ist im allgemeinen die Tatsache, daß die Veränderungen bei Absetzen der Medikation reversibel und nach erneutem Therapiebeginn wiederum zu provozieren waren, was zweifellos für eine Auslösung durch Lithium spricht. Bei kritischer Durchsicht bleibt jedoch in einigen Fällen durchaus offen, inwieweit Lithium als kausaler oder lediglich sensibilisierender Faktor für das Auftreten von Rhythmusstörungen anzusehen ist. Andere Variablen, nämlich bereits bestehende Herzkrankheiten, das Herz beteiligende Erkrankungen oder zusätzliche Pharmaka, insbesondere Antidepressiva und Neuroleptika, von denen ähnliche Einflüsse auf die Herzfunktion oder das Elektrokardiogramm bekannt sind, müssen in die pathogenetischen Überlegungen einbezogen werden.

Der Wirkungsmechanismus von Lithium ist bis heute nicht eindeutig geklärt. Tierversuche sind wegen weitgehend unterschiedlicher Versuchsanordnungen und der angewandten Dosierungen – die häufig extrem hoch, therapeutische Spiegel weit übersteigend waren – kaum vergleichbar und nur schwer auf den Menschen übertragbar.

Versucht man dennoch aus der Fülle der anhand von In-vitro-Experimenten gefundenen Lithiumeffekte am Herzmuskelpräparat eine Wirkung zu beschreiben, die mit den Befunden am Menschen in Einklang zu bringen ist, so scheint Lithium am Reizleitungssystem wie an der Herzmuskelfaser eine konzentrationsabhängige, jedoch erst oberhalb therapeutischer Konzentrationen signifikante Zunahme der Dauer des Aktionspotentials mit entsprechender Verlängerung der funktionellen Refraktärzeit sowie eine Abnahme der Depolarisationsgeschwindigkeit zu bewirken (Naumann D'Alnoncourt et al. 1976).

Klinisch kann sich dies offenbar in Form von geringfügigen einfachen Erregungsverzögerungen über Blockbildungen bis hin zum sekundären Auftreten nachgeordneter Reizformationen mit Extrasystolen manifestieren.

Als weiteres Indiz im Sinne dieser Hypothese könnte die Tatsache zu werten sein, daß in einer elektrophysiologischen Untersuchung an 17 Patienten während Dauer-

Tabelle 2. Myokardiopathie und/oder Herzinsuffizienz während Lithiumtherapie

Fall	Alter, Geschlecht	Klinische Symptome	Serum Li⁺ (mmol/l)	K⁺	EKG	Verlauf	Zusatzmedikation (mg/d)	Bestehende relevante Erkrankungen	Autopsie	Literatur
1	57, ♀	„Herzattacken", Synkopen, Herzdilatation	2,15	2,5	1. AV-Dissoziation, Knotenrhythmus → 2. Sinusbradyarrhythmie, SA-Block, ST-Senkung, T-Negativierung	nach Kaliuminfusion und Schrittmacher-Impl. Befundbesserung → weiterhin Bradyarrhythmie	?	?	–	Kleinert (1974)
2	67, ♀	Herzinsuffizienz, Lungenödem	im Normbereich	?	absolute Tachyarrhythmie	nach Absetzen von Lithium und Digitalisierung geringere Ausprägung der absoluten Arrhythmie	?	keine (?)	–	Middelhoff u. Paschen (1974)
3	46, ♀	Gewichtszunahme, Obstipation, Inaktivität, periorbitale Ödeme, Pleuraerguß	im Normbereich	?	Sinustachykardie (100/min), T-Abflachung	Thyroxin- und Digitalis-Medikation → kardiale Dekompensation und Exitus nach 8 Wochen	Amitriptylin 75	Hypothyreose, leichtes Asthma	idiopathische Kardiomyopathie; mäßige Myokarditis	Swedberg u. Winblad (1974)
4	65, ♀	Herzinsuffizienz	toxisch		AV-Dissoziation, Kammereigenrhythmus, ventrikuläre Extrasystolen	nach 3 Wochen Exitus	?	?	idiopathische Myokarditis	Tseng (1971)

therapie eine Reduktion der maximalen Leitungsgeschwindigkeit des motorischen Nervs gefunden wurde (Girke et al. 1975).

Wirkungen auf den Blutdruck

Systematische Untersuchungen über den Effekt von Lithium auf den Blutdruck liegen nicht vor. Innerhalb des therapeutischen Bereiches scheint Lithium keinen nennenswerten Einfluß auf den Blutdruck des Menschen zu haben. Wir selbst haben im Rahmen unserer seit über 10 Jahren bestehenden Lithium-Ambulanz nie entsprechende Auffälligkeiten beobachten können.

Interaktion mit trizyklischen Antidepressiva und Neuroleptika

Obwohl auch bezüglich des Einflusses von Antidepressiva und Neuroleptika auf das Herz noch viele Fragen der Klärung bedürfen, ist heute eine Reihe von Wirkungen gesichert, die sich auf den anticholinergen, sympathikomimetischen und Chinidinähnlichen Wirkungsmechanismus zurückführen lassen: Sinustachykardie, atrioventrikuläre Überleitungsstörungen, intraventrikuläre Leitungsverzögerungen, eventuell in Kombination mit ventrikulären Tachyarrhythmien, und wahrscheinlich auch eine verminderte Kontraktionskraft des Myokards. Ferner sind, wie auch bei Lithium, Repolarisationsveränderungen unspezifischer Art nicht selten. Additive Effekte bei einer Kombination beider Substanzen wären somit denkbar. Systematische prospektive Untersuchungen liegen zwar nicht vor, kasuistisch ist jedoch über das Auftreten einer Sinusbradyarrhythmie unter gleichzeitiger Gabe von Haloperidol (Rix u. Gless 1981) und eines paroxysmalen Linksschenkelblocks bei Anästhesieeinleitung (Azar u. Turndorf 1977) berichtet worden.

Folgerungen für die Praxis

Bei klinisch herzgesunden Patienten wird man im allgemeinen nicht mit Zwischenfällen zu rechnen haben, wenn folgende Regeln beachtet werden:
1. Eine gründliche klinische Untersuchung mit besonderer Berücksichtigung der kardialen Situation sowie eine EKG-Ableitung müssen vor Beginn einer Neueinstellung erfolgen, um Risiko-Patienten zu erkennen.
2. Routinemäßig sollten EKG-Ableitungen zweimal im Jahr zur Verlaufskontrolle erfolgen, klinisch-chemische Untersuchungen etwa alle drei Monate nach einem Standardprogramm.

Werden im Elektrokardiogramm Erregungsrückbildungsstörungen wie T-Depression oder T-Negativierungen bemerkt, so ist dies kein Grund zur Unterbrechung der Therapie. Horizontale Senkungen der ST-Strecke $\geq 0{,}2$ mV in Verbindung mit T-Depression sollten allerdings Anlaß sein, nach Zeichen einer koronaren Herzkrankheit oder möglicherweise einer noch latenten kompensierten Herzinsuffizienz zu suchen, wenn klinische Symptome diesen Verdacht nahelegen.

Welche Patienten sind als Risikopatienten anzusehen?

1. Patienten mit bekannten, dauernd oder gehäuft auftretenden Arrhythmien mit oder ohne Beschwerden. Das gilt besonders für Sinusknotendysfunktionen, alle Formen der Überleitungsverzögerungen und Bradyarrhythmien sowie ventrikuläre Extrasystolen.
2. Patienten mit manifester Herzinsuffizienz, da eine Verminderung der glomerulären Filtrationsrate, langfristige Einnahme von Diuretika oder Natriumchloridrestriktion über eine Abnahme der Lithiumclearance die Intoxikationsgefahr erhöht.
3. Patienten mit Herzvitien, bei denen Insuffizienzerscheinungen und (oder) Arrhythmien gehäuft auftreten.

Wie sollte der Risikopatient behandelt werden?

Da es trotz einiger ernst zu nehmender Befunde keinen Grund für die Annahme einer sicheren oder voraussehbaren Kardiotoxizität gibt, können auch keine absoluten Kontraindikationen angegeben werden. Man wird also in Risikofällen für jeden Patienten individuell zu entscheiden haben, inwieweit das Unterlassen einer Lithiumtherapie oder die Anwendung anderer Psychopharmaka mit noch ernsteren kardiovaskulären Nebenwirkungen ein größeres Risiko für den Patienten darstellt. Ein manisches Rezidiv beispielsweise mit schwerer Antriebssteigerung, motorischer Unruhe und Rastlosigkeit, verbunden mit Krankheitsuneinsichtigkeit, kann durchaus für einen Herzkranken die größere Gefahr als eine engmaschig kontrollierte Lithiumtherapie bedeuten. Einen beispielhaften Fall haben McKnelly et al. (1970) geschildert. Im Falle bradykarder Arrhythmien mit gehäuften Synkopen muß auch die Implantation eines Schrittmachers diskutiert werden, wenn bei strenger Indikationsstellung eine Lithiumbehandlung unverzichtbar erscheint.

Bei Risikopatienten sollte die initiale Lithiumeinstellung unter stationären Bedingungen erfolgen. Sollten sich im Verlauf der Therapie Rhythmusstörungen einstellen, die gegebenenfalls durch Dosisanpassung nicht zu beheben sind, so sollte ein Kardiologe bezüglich antiarrhythmischer Maßnahmen zu Rate gezogen werden. Eine generelle Empfehlung, welche antiarrhythmische Substanz anzuwenden ist, kann deshalb nicht gegeben werden, weil die Indikation nach dem jeweiligen Typ der Rhythmusstörung zu stellen ist. Mit der additiven Verabreichung von Digitalispräparaten haben wir im Rahmen unserer Lithium-Ambulanz bisher keine Probleme gesehen, obwohl von einem theoretischen Standpunkt aus diese Kombination bei Reizleitungsverlängerungen nicht gänzlich unbedenklich erscheint (Winters u. Ralph 1977). Grundsätzlich sollte unseres Erachtens folgende Regel gelten: Je ausgeprägter die kardiale klinische Symptomatik und Neigung zur Dekompensation, je deutlicher der Anschein einer Mitverursachung durch Lithium, desto eher sollte die Lithiumtherapie abgebrochen werden, um nicht einer Verstärkung oder Manifestation der negativ-inotropen Wirkung antiarrhythmischer Substanzen Vorschub zu leisten.

Literatur

Albrecht J, Müller-Oerlinghausen B (1977) EKG-Veränderungen unter akuter und chronischer Applikation von Lithium. Pharmacopsychiat 10:325–333

Azar I, Turndorf H (1977) Paroxysmal left bundle branch block during nitrous oxide anesthesia in a patient on lithium carbonate: A case report. Anesth Analg 56:868–870

Carmeliet EE (1964) Influence of lithium ions on the transmembrane potential and cation content of cardiac cells. J Gen Physiol 47:501

Demers RG, Heninger G (1970) Electrocardiographic changes during lithium treatment. Dis Nerv Syst 31:674

Demers RG, Heninger GR (1971) Electrocardiographic T-wave changes during lithium carbonate treatment. J Amer Med Assoc 218:381

Doumeix JJ, Virot P, Blanc P, Bensaid J, Blanc G (1981) Dysfonctionnement sinusal grave au cours d'une intoxication par le lithium. Therapie 36:327–331

Eliasen P, Andersen M (1975) Sinoatrial block during lithium treatment. Eur J Cardiol 3/2:97

Girke W, Krebs FA, Müller-Oerlinghausen B (1975) Effects of lithium on electromyographic recordings in man. Int Pharmacopsychiat 10:24

Habibzadeh MA, Zeller NH (1977) Cardiac arrhythmia and hypopotassemia in association with lithium carbonate overdose. South Med J 70:628

Hagman A, Arnman K, Rydén L (1979) Syncope caused by lithium treatment. Acta Med Scand 205:467–471

Humbert G, Fillastre JP, Leroy J (1974) Intoxication par le lithium. Sem Hop Paris 50:509

Jaffe CM (1977) First-degree atrioventricular block during lithium carbonate treatment. Amer J Psychiat 134:88

Kleinert M (1974) Myokardiopathie unter Lithiumtherapie. Med Klin 69:494

Liem KS, Van der Does de Willebois JA (1975) Elektrocardiographische veranderingen tijdens lithium-carbonaa-therapie. Ned T Geneesk 119:1509

McKnelly WV, Tupin JP, Dunn M (1970) Lithium in hazardous circumstances with one case of lithium toxicity. Compr Psychiat 11:279

McKusick Va (1954) The effect of lithium on the electrocardiogram of animals and relation of this effect to the ratio of the intracellular and extracellular concentrations of potassium. J Clin Invest 33:598

Middelhoff HD, Paschen K (1974) Lithiumwirkungen auf das EKG. Pharmakopsychiat Neuropsychopharmacol 7:242

Naumann D'Alnoncourt C, Delhaes R, Steinbeck G, Lüderitz B (1976) Elektrophysiologische Untersuchungen über die kardiale Wirkung von Lithium. Verh Dt Ges KreislForsch 42:217

Palileo EV, Coelho A, Westveer D, Dhingra R, Rosen KM (1983) Persistent sinus node dysfunction secondary to lithium therapy. Amer Heart J 106:1443–1444

Rix E, Gless KH (1981) Bradyarrhythmie unter kombinierter Lithium-Neuroleptika-Therapie. DMW 106:629–630

Roose SP, Nurnberger JI, Dunner DL, Blood DK, Fieve RR (1979) Amer J Psychiatry 136:804–806.

Schou M (1962) Electrocardiographic changes during treatment with lithium and with drugs of the imipramine-type. Acta Psychiat Scand 38:331

Shopsin B, Temple H, Ingwer M (1978) Sudden death during lithium carbonate maintenance. Internationale Lithium-Konferenz, New York, 1978

Swedberg K, Winblad B (1974) Heart failure as complication of lithium treatment. Acta Med Scand 196:279

Tangedahl TN, Gau GT (1972) Myocardial irritability associated with lithium carbonate therapy. N Engl J Med 287:867

Tilkian AG, Schroeder JS, Kao J, Hultgren H (1976) Effect of lithium on cardiovascular performance. Report on extended ambulatory monitoring and exercise testing before and during lithium therapy. Amer J Cardiol 38:701

Tobin JR, Nemickas R, Scanlon PJ (1974) ECG of the month. Ill Med J 146:45

Tseng HL (1971) Interstinal myocarditis probably related to lithium carbonate intoxication. Arch Pathol 92:444

Wellens HJ, Cats VM, Düren DR (1975) Symptomatic sinus-node abnormalities following lithium carbonate therapy. Amer J Med 59:285
Wilson JR, Kraus ES, Bailas MM, Rakita L (1976) Reversible sinus-node abnormalities due to lithium carbonate therapy. N Engl J Med 294: 1223
Winters WD, Ralph DD (1977) Digoxin-lithium drug interaction. Clin Toxicol 10:487
Wong KC (1981) Tachy-bradycardia syndrome related to lithium therapy. Canad Med Assoc J 124:1324
Worthley LIG (1974) Lithium toxicity and refractory cardiac arrhythmia treated with intravenous magnesium. Anaesth Intensive Care 2:357

4.3 Beeinflussung der Schilddrüsenfunktion und des Immunsystems durch Lithiumsalze

J. ALBRECHT

Synopsis

1. Lithium ist eine thyreostatische Substanz. Der antithyreoidale Effekt besteht in einer verminderten Freisetzung von Schilddrüsenhormonen (T_3, T_4). Die konsekutiv erhöhte TSH-Sekretion führt an der gesunden Schilddrüse zur Kompensation des Hormondefizits und eventuell zur Strumabildung.
2. Im Falle von präexistierenden Schilddrüsenerkrankungen, z. B. latenten Thyreoitiden oder bei zusätzlicher Gabe thyreostatischer Substanzen kann es zu manifesten Hypothyreosen kommen.
3. Während einer Lithiumbehandlung können vermehrt thyreoidale Autoantikörper unterschiedlicher Titerhöhe auftreten. Dies muß nicht unbedingt Ausdruck einer manifesten Thyreoiditis sein, sondern könnte auf einer generellen immunostimulatorischen Potenz von Lithium beruhen.
4. Unter Lithiumdauertherapie treten blande Strumen in ca. 5%, Hypothyreosen in ca. 3% der Fälle auf.

Inzidenz und Klinik Lithium-induzierter Schilddrüsenstörungen

Die Beeinflussung des Stoffwechsels der Schilddrüse durch Lithium kann heute als gesichert gelten. Während einerseits klinische Symptomatik und Veränderungen des Hormonstatus am Menschen über laborchemische und radiologische Untersuchungsmethoden recht gut diagnostiziert werden können, sind andererseits der molekulare Wirkungsmechanismus von Lithium sowie der genaue Angriffspunkt im Bereich des thyreoidalen und extrathyreoidalen Jodumsatzes bisher weniger befriedigend aufgeklärt.

Im folgenden sollen nur Lithiumeffekte, wie sie bei therapeutischer Anwendung beim Menschen auftreten können, nicht aber toxische Phänomene, die unter teilweise extremen Dosierungen im Tierversuch beobachtet wurden, zusammenfassend dargestellt werden.

Nach klinischen Gesichtspunkten lassen sich die folgenden Veränderungen der Schilddrüse und ihrer Funktion unterscheiden:

a) blande (klinisch euthyreote) Strumen,
b) manifeste Hypothyreosen mit/ohne Strumen,
c) pathologische labor-chemische Untersuchungsbefunde vorübergehender oder dauernder Art ohne manifeste klinische Symptomatik. In dieser Gruppe sind auch die sog. „subklinischen" Hypo- bzw. Hyperthyreosen zu subsummieren.

Darüber hinaus sind einige Fälle von Thyreotoxikose während einer Lithiumbehandlung mitgeteilt worden (Rosser 1976; Pallisgaard u. Frederiksen 1978), bei denen allerdings ein kausaler Zusammenhang mehr als zweifelhaft erscheint. Man sollte sich jedoch vergegenwärtigen, daß die Symptomatik einer beginnenden Hyperthyreose durch Lithium verschleiert werden kann oder daß es bei entsprechender Disposition in vereinzelten Fällen nach Beendigung einer Lithiumbehandlung über Reboundmechanismen zur Entwicklung einer Thyreotoxikose kommen kann.

Im Jahre 1968 wurde von Schou et al. erstmals über die inzwischen zweifelsfreie strumigene Potenz von Lithium berichtet. Die Autoren hatten an einer Population von 330 klinisch euthyreoten Patienten mit affektiven Psychosen, die über 5 Monate bis 2 Jahre mit Lithium behandelt worden waren, 12 Fälle mit *blanden Strumen* ($\approx 3,6\%$) beobachtet. Bei den Patienten war durch Absetzen der Medikation eine Rückbildung der Kröpfe bzw. durch Thyroxinbehandlung eine deutliche Verminderung der Strumagröße trotz fortgesetzter Behandlung zu erreichen. Von 10 genauer untersuchten Patienten – unter anderem mittels Radiojodtests, der Bestimmung der thyreoidalen Jodclearance und des peripheren PBI – wiesen 9 pathologische Befunde im Sinne einer erhöhten Radiojodspeicherung und/oder einer gesteigerten thyreoidalen Jodclearance auf; dagegen konnte im Mittel kein signifikanter Abfall des PBI nachgewiesen werden. TSH-Bestimmungen, die heutzutage als Beurteilungskriterium für strumigene Situationen unentbehrlich sind, wurden nicht durchgeführt.

Aus einer Übersicht von Berens u. Wolff (1975), die neun Studien – retrospektive Untersuchungen an teilweise größeren Populationen (n = 13–330) – bezüglich der unter einer Lithiumtherapie beobachteten Strumahäufigkeit referieren, ergibt sich eine Zahl von 34 aus einer Gesamtpopulation von 1103 Patienten ($\approx 3,1\%$), was ziemlich genau der von Schou et al. (1968) angegebenen Inzidenz von 3,6% entspricht.

Seither sind zu diesem Thema mehrere Studien erschienen (Tabelle 1), wobei die Strumahäufigkeit während Lithiumtherapie teilweise wesentlich höher erscheint (bis 62%, Martino et al. 1982). Insgesamt dürfte mit einer Inzidenz von etwa 3–5% zu rechnen sein.

Tabelle 1. Strumahäufigkeit unter Lithiumtherapie. (Modifiziert nach Männistö 1980)

Autor	Strumen	Gesamtzahl	Prozentanteil
Schou et al. (1968)	12	330	3,6
Sedvall et al. (1968)	3	16	18,8
Gonzales u. Lauter (1968)	1	69	1,5
Sedvall et al. (1969)	0	13	0
Burrow et al. (1971)	2	13	15,4
Bennie u. Lazarus (1972)	1	60	1,7
Lazarus u. Bennie (1972)	8	13	61,5
Emerson et al. (1973)	10	225	3,9
Brownlie et al. (1976)	19	80	23,8
Williams u. Györy (1976)	1	52	1,9
Lindstedt et al. (1977)	1	334	0,3
Piziak et al. (1978)			0,3
Wasilewsky et al. (1978)	13	62	21,0
Lazarus et al. (1981)	27	73	37,0
Martino et al. (1982)	24	40	60,0

Ein grundsätzliches Problem bei der Bewertung dieser Zahlen stellen allerdings die fehlenden Angaben über entsprechende Inzidenzraten in der vergleichbaren Normalbevölkerung dar. Nach Horster et al. (1975) liegt die Kropffrequenz in der Bundesrepublik Deutschland beispielsweise bei 15,3%! Aufgrund des zeitlichen Zusammenhangs von Lithiumtherapie und Schilddrüsenwachstum ist aber davon auszugehen, daß unter Lithiummedikation im Vergleich zur Normalbevölkerung gehäuft Strumen auftreten.

Die Angaben über die Häufigkeit von Hypothyreosen unter Lithiumtherapie reichen von 1–2% (Piziak et al. 1978) bis 23% (Transbøl et al. 1978). Die unterschiedlichen Angaben erklären sich aus der Tatsache, daß der Begriff „Hypothyreose" in verschiedenen Arbeiten einerseits nur klinisch eindeutige Fälle, andererseits auch Patienten mit ausschließlich pathologischen Labordaten ohne klinische Symptomatologie umfaßt (Tabelle 2).

Zusammenfassend ergibt sich unter Dauertherapie mit Lithium eine Hypothyreosefrequenz von etwa 3%.

Manifeste Hypothyreosen stellen somit im Rahmen einer kontrollierten Therapie eher Ausnahmen dar.

Klinik der lithiuminduzierten Veränderungen der Schilddrüsenfunktion

Wie sehen die In-vitro-Untersuchungen der Schilddrüsenfunktion bei klinisch unauffälligen Patienten im Rahmen einer längerfristigen Lithiumbehandlung in der Regel aus, und welche Untersuchungen sollten überhaupt durchgeführt werden? Regelmäßig sollten neben

1. der Messung des Halsumfanges
2. das basale Thyreotropin (basales TSH) und
3. die peripheren Schilddrüsenhormone Trijodthyronin (T_3) und Thyroxin (T_4)

im Serum bestimmt werden. Wenn sich dabei nicht Normwerte ergeben, findet man bei einer größeren Gruppe klinisch unauffälliger Patienten zeitweise oder auch dauernd folgendes Muster an Laborbefunden:
- normale oder im unteren Grenzbereich liegende T_3 und/oder T_4-Konzentrationen (in endemischen Jodmangelgebieten auch leicht erhöhte T_3-Konzentrationen) und
- erhöhte basale TSH-Spiegel sowie
- normale oder erhöhte Speicherungsraten im Radiojod-Zweiphasentest, also erhöhte intrathyreoidale Konzentrationen von ^{131}J.

Zur Interpretation dieser Befunde einige Worte zum Jodstoffwechsel der Schilddrüse (Abb. 1): Das aus der Nahrung stammende Jodidion wird aus dem Blut gegen ein Konzentrationsgefälle in die Schilddrüsenzelle aufgenommen; dieser Vorgang wird durch thyreotropes Hormon gefördert. In der Zelle werden Jodidionen zu metallischem Jod oxidiert (Jodisation). Jod wird dann zum apikalen Pol der Zelle transportiert, in den Follikel sezerniert und in Tyrosin eingebaut. Es entstehen Dijod- und Monojodtyrosin, die zu T_3 und T_4 gekoppelt und dann zunächst im Verband des hochmolekularen Eiweißkörpers Thyreoglobulin in den Schilddrüsenfollikeln gespeichert werden. Zu ihrer Freisetzung und Abgabe in das Blut erfolgt zuerst die pinozytotische Wiederaufnahme von Thyreoglobin in die Zelle, und schließlich werden unter Einfluß eines proteolytischen Enzyms, das durch TSH und LATS (long acting thyroid stimula-

Tabelle 2. Häufigkeit von Hypothyreosen unter Lithiumtherapie. (Modifiziert nach Männiströ 1980)

Autor	Hypothyreosen	Gesamtzahl	Prozentanteil
Sedvall et al. (1968)	1	16	6,3
Hofmann et al. (1970)	0	119	0
O'Connel (1971)	2	44	4,4
Bennie u. Lazarus (1972)	1	60	1,7
Fagerberg et al. (1972)	3	34	8,8
Hullin et al. (1972)	3–7	69	4,3–10,2[a]
Tucker u. Bell (1972)	5	59	8,5
Emerson et al. (1973)	6–76	255	2,4–29,8[a]
Lindstedt et al. (1977)	2–8	334	0,6–2,4[a]
Villeneuve et al. (1973)	22	149	14,7
McLarty et al. (1975)	2	29	6,9
Serry u. Serry (1976)	10	200	5,0
Williams u. Györy (1976)	1	52	1,9
Lindstedt et al. (1977)	8	53	15,1
Piziak et al. (1978)	52	2708	1,9
Transbøl et al. (1978)	20	86	23,3
Wasilewski et al. (1978)	4–21	62	6,5–33,9[a]
Lazarus et al. (1981)	11	73	15,0
Amdisen u. Andersen (1982)	16	237	7,0
Martino et al. (1982)	5	40	12,5

[a] Im Falle von zwei Prozentangaben bedeutet die kleinere Zahl Fälle mit klinischen und laborchemischen Hypothyreosezeichen, die größere dagegen Fälle mit ausschließlich pathologischen Laborwerten

tor) aktiviert wird, T_3 und T_4 freigesetzt. Dieser letzte Schritt, die Proteolyse, wird durch Lithium gehemmt, wobei die bekannte Lithium-induzierte Hemmung der TSH-stimulierten Adenylatzyklase wahrscheinlich von entscheidender Bedeutung ist. Die erniedrigten Hormonkonzentrationen im peripheren Blut bewirken nun ihrerseits über Rückkopplungsmechanismen eine Stimulation der TSH-Sekretion, was bei ausreichender Konzentration und Dauer zur Strumabildung führen kann. Sofern keine anderweitigen Störungen der Schilddrüsenfunktion bereits bestehen, sind nun aber erniedrigte Hormonkonzentrationen vielfach transitorisch, da sich unter TSH-Einfluß der intrathyreoidale Hormonpool vergrößert und es so zur Kompensation der erniedrigten Hormonfreisetzungsrate kommt. Mit anderen Worten: Durch den über den hypophysären Regelkreis erhöhten Jodumsatz in der Schilddrüse ergibt sich als Bilanz, trotz erniedrigter Freisetzungsfraktion, ein annähernder oder völliger Ausgleich der primär reduzierten Hormonkonzentration. Dieser Regelkreis funktioniert jedoch nur dann, wenn die Reserveleistung der Schilddrüse nicht durch präexistierende pathologische Prozesse, von der Jodmangelsituation bis hin zu destruktiven entzündlichen Erkrankungen, beeinträchtigt ist; in diesen Fällen kann es dann allerdings zur manifesten Hypothyreose kommen. In milden Jodmangelgebieten läßt sich darüberhinaus bei relativem Thyroxin-(T_4)Mangel eine „kompensatorische T_3-Mehrsekretion" feststellen (Pickardt u. Scriba 1984), ein Effekt, der nicht durch Lithium bedingt zu sein scheint. Dieses Erklärungsmodell wird noch durch eine andere Tatsache gestützt, nämlich die Erfahrungen, die man bei der Behandlung von thyreotoxischen Krisen mit Lithium gemacht hat (vgl. Kap. 3.13). Dabei ist durch Lithium innerhalb kurzer Zeit eine drastische Senkung des peripheren Hormonjods, nämlich innerhalb der ersten sieben Tage ein Abfall des Gesamtthyroxins im Serum von ca. 30% zu erreichen (Gerdes et al. 1973). Dieser Effekt ist jedoch transitorisch, denn gleichzeitig sind dabei die Jodaufnahmeraten in die Schilddrüse bis auf das Dreifache erhöht. Dieser Effekt läßt sich also nur dann aufrechterhalten, wenn gleichzeitig durch die zusätzliche Gabe von Jodisationshemmstoffen (z. B. Thiozyanate) bereits die Hormonbildung durch Blockade der Jodidoxidation gedrosselt wird.

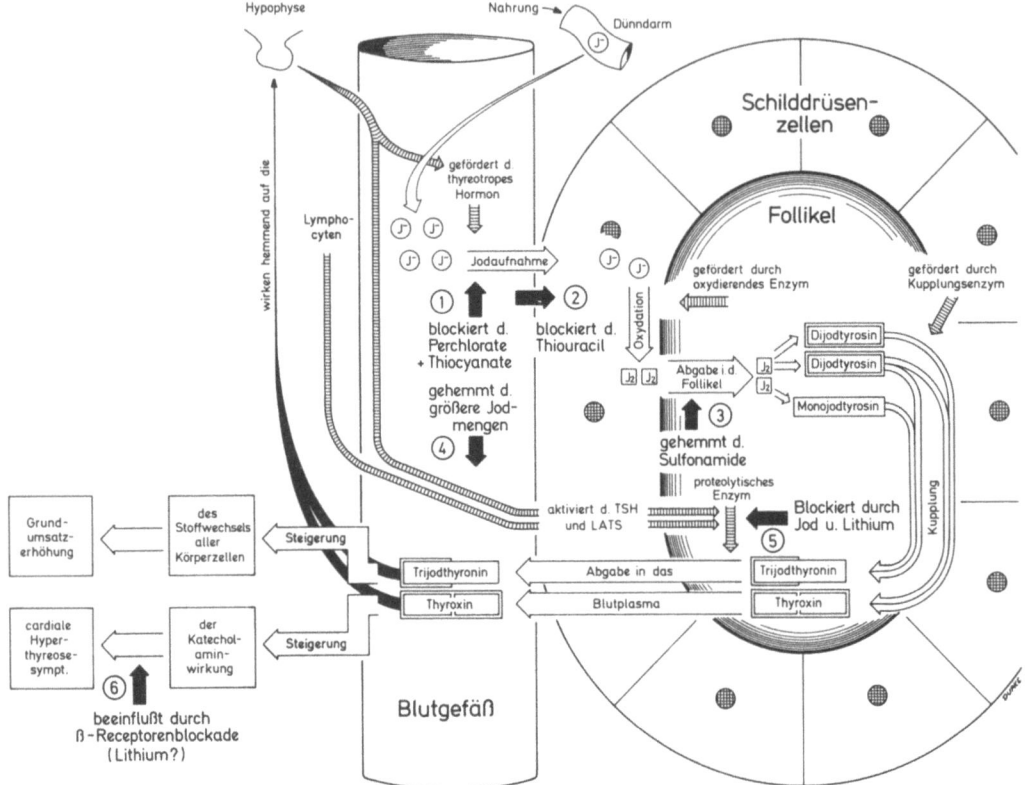

Abb. 1. Schematische Übersicht über Synthese und Sekretion der Schilddrüsenhormone. (Aus Gerdes 1975)

Daß die primäre Aktion von Lithium in einem direkten suppressiven Effekt besteht und es sich nicht um eine indirekte Wirkung via Hypophyse (im Sinne einer sekundären Hypothyreose) handelt, konnte dadurch bewiesen werden, daß gleiche Effekte an hypophysektomierten Ratten unter Zufuhr exogenen Thyreotropins gefunden wurden (Berens et al. 1970). Diese Situation der sog. kompensierten Thyreostase oder latenten Hypothyreose kann unter Umständen durch thyreostatisch wirksame Begleitmedikation zur Entwicklung einer manifesten Hypothyreose führen. Zu nennen sind Jodid-haltige Medikamente, die einen synergistischen Effekt ausüben (Shopsin et al. 1973; Spaulding et al. 1977). Jodid bewirkt an der hyperthyreoten Schilddrüse, nicht dagegen bei Normalpersonen, eine Verminderung der Hormonfreisetzung aufgrund der Hemmung der Thyreoglobulinhydrolyse und darüber hinaus an der euthyreoten Schilddrüse eine Hemmung der Jodidoxidation. Außerdem sind natürlich alle übrigen thyreostatischen Substanzen, in erster Linie Thioharnstoffderivate und die die Jodaufnahme hemmenden Anionen (Perchlorat, Thiozyanat), zu nennen.

Autoimmunphänomene während Lithiumapplikation

Als weiterer wichtiger Risikofaktor, der aufgrund einer Verminderung der thyreoidalen Reserve zur Entwicklung einer manifesten Schilddrüsenunterfunktion führen kann, kommen entzündliche Schilddrüsenerkrankungen, in erster Linie die Hashimoto-Thyreoditis, in Frage. Es sind in der Weltliteratur eine Reihe von Patienten beschrieben worden, bei denen sich eine bis dato unerkannte bzw. nur aufgrund eines immunologischen Befundes mit hohen Antikörpertitern gegen Thyreoglobulin zu identifizierende Schilddrüsenentzündung unter Lithium klinisch manifestierte (Crowe et al. 1973; Pohl et al. 1978). Auch wir kennen einen solchen Fall unter den Patienten unserer Lithiumambulanz, wobei die Diagnose „Thyreoiditis" schließlich aufgrund eines typischen Autoantikörpermusters und durch feingewebliche Untersuchungen gestellt werden konnte.

Unabhängig von der Feststellung erhöhter Antikörpertiter als Ausdruck einer vorbestehenden Thyreoiditis wird in neuerer Zeit jedoch die Frage diskutiert, inwieweit Lithium selbst, z. B. als Antigencarrier, an der Schilddrüse autoimmunologische Reaktionen verursacht (Kontozoglou u. Mambo 1983) oder sogar eine generelle immunostimulatorische Wirksamkeit hat. Im Jahre 1978 sind erstmals von Deniker et al. in einer kontrollierten Studie bei mit Lithium behandelten Patienten in 19 % erhöhte Autoantikörpertiter gegen Thyreoglobulin gefunden worden. Diese Beobachtung ließ jedoch keine prädiktorischen Schlüsse bezüglich eventuell später auftretender Hypothyreosen oder gar deren Schweregrad zu. Neuere Arbeiten haben diese Befunde reproduzieren können. Albrecht u. Hopf (1982) haben unter Lithiumtherapie (n = 58) in 33 % der Fälle humorale Autoimmunphänomene nachweisen können, und zwar in der Regel hohe Antikörpertiter gegen mikrosomales Schilddrüsenantigen (MAK) und gleichzeitig niedrigere Titer gegen Thyreoglobulin (TAK). Die Interpretation dieses Antikörpermusters ist schwierig und spekulativ. Sehr interessante Zusammenhänge ergeben sich zu Befunden, die zeigen konnten, daß Lithium einen modulierenden Einfluß auf verschiedene Lymphozytenpopulationen hat, was zu einer gesteigerten Expression von Immunglobulinen durch B-Lymphozyten führen kann (Weetman et al. 1982).

Mehrere neuere Untersuchungen zeigen, daß Lithium *in vitro* beim Tier und am Menschen die durch Mitogene induzierte Blastogenese erhöht (Hart 1979, 1981; Bray et al. 1981; Shenkman et al. 1978). Einige Untersuchungen deuten darauf hin, daß Lithium in unterschiedlicher Weise sowohl einen stimulatorischen Effekt auf Helfer-T-Zellen und sogenannte „Killerzellen" (Sharma 1982) als auch einen hemmenden Effekt auf Suppressor-T-Zellen besitzt (Borkowsky et al. 1980). Dieser Effekt könnte durch die hemmende Wirkung von Lithium auf das Adenylatzyklase-c-AMP-System erklärt werden (Gelfand et al. 1980; Shenkman et al. 1980). Lithium führte im Rahmen einer Phase-II-Prüfung bei einem Patienten mit Agammaglobulinämie zu einem Ansteigen Immunglobulin produzierender B-Zellen (Dosch et al. 1980). Andererseits wird in einigen Studien berichtet, daß unter *In-vivo*-Bedingungen Lithium keinen stimulatorischen Effekt auf verschiedene Lymphozytenfunktionen hat (Greco et al. 1978; Friedenberg u. Marks 1980).

Es muß aber betont werden, daß die Beobachtung schilddrüsenspezifischer Autoimmunphänomene nicht notwendigerweise Zeichen einer Schilddrüsenentzündung ist. Die von Albrecht u. Hopf (1982) untersuchten Patienten waren klinisch sämtlich euthyreot und zeigten nur transitorisch Erhöhungen des TSH. Bei einigen Patienten wurden auch periphere Hormonkonzentrationen im unteren Normbereich gemessen, eine Konstellation also, wie sie typisch für eine kompensierte Thyreostase (s. o.) ist. Eine pathogenetische Bedeutsamkeit der Autoimmunphänomene ist also zweifelhaft. Die Situation ist natürlich eine andere, wenn bei Patienten die klinischen Zeichen der Hypothyreose in Kombination mit hohen Antikörpertitern gegen Thyreoglobulin (TAK größer als 1:400) gefunden werden. Es ist damit zu rechnen, daß sich bei symptomfreien Patienten mit MAK und/oder TAK im Laufe von 2 Jahren in 3% der Fälle Hypothyreosen entwickeln können (Tanner et al. 1982).

Therapeutische Empfehlungen

1. Die erwähnten Effekte auf die Schilddrüse sind als klinisch wesentliche, unerwünschte Wirkungen der Lithiumtherapie anzusehen.
2. Sie sind in der Regel nicht bedrohlich. Bei der größten Gruppe klinisch unauffälliger Patienten können vorübergehend oder auch dauernd milde thyreostatische Effekte auftreten, die sich nur anhand der entsprechenden Funktionsuntersuchungen dokumentieren.
3. Aufgrund der kompensatorisch erhöhten TSH-Stimulation sind blande Strumen nicht selten. Hypothyreosen mit oder ohne Struma treten weniger häufig in Erscheinung und sind Ausdruck einer verminderten thyreoidalen Reserveleistung (Dispositionsfaktoren, alimentärer Jodmangel, thyreostatische Zusatzmedikation, präexistente Schilddrüsenerkrankungen).

Vor jeder Neueinstellung sollten die oben erwähnten Untersuchungen erfolgen. Dabei sollte die Messung des Halsumfangs bei jeder Vorstellung vorgenommen, Laboruntersuchungen im Regelfall ein- bis zweimal jährlich kontrolliert werden. Beim Auftreten von Strumen kann zunächst unter reduzierter Lithiumdosierung innerhalb der ersten drei Monate abgewartet werden, wenn keine nodöse Umwandlung der Struma erfolgt. Bleibt eine Rückbildung im Laufe dieser Zeit aus, sollte unter Kontrolle des TSH-Spiegels eine antistrumigene Dauertherapie mit Thyroxin, beginnend mit 50 µg und Steigerung auf ca. 100 µg pro Tag, eingeleitet werden. Die Indikation zur Thyroxinbehandlung sollte aufgrund der Effektivität und des geringen Risikos großzügig gestellt werden.

Eine kompensierte Thyreostase oder latente Hypothyreose ohne klinische Zeichen der Unterfunktion und ohne eindeutig pathologische Laborparameter bedarf unseres Erachtens nicht des therapeutischen Eingreifens. Von einigen Autoren ist dazu geraten worden, auch TRH-Tests im Rahmen der Kontrolluntersuchungen durchzuführen; man kann damit sicher in einigen Fällen, bei denen das basale TSH sowie die peripheren Hormonkonzentrationen nicht pathologisch verändert sind, durch überproportionalen TSH-Anstieg nach TRH-Injektion (Δ TSH) eine latente Hypothyreose dokumentieren. Für praktische Belange ist dies jedoch überflüssig, zumal gezeigt werden konnte, daß eine sehr gute Korrelation zwischen der Höhe des basalen TSH auf der einen Seite und dem Quantum der TSH-Ausschüttung nach TRH-Stimulation auf der anderen Seite besteht (Greil 1981).

Im Falle der Entwicklung eindeutiger klinischer Hypothyreose-Zeichen sollte – auch wenn die peripheren Hormonkonzentrationen noch nicht deutlich vermindert sind – auf jeden Fall Thyroxin verordnet werden. Dann ist natürlich konsiliarische Mitbetreuung durch einen Internisten und Zusatzdiagnostik erforderlich.

Antikörpertiter, die nicht im eindeutig pathologischen Bereich liegen ($< 1:400$) und nicht mit klinischer Symptomatik einhergehen, sollten kontrolliert werden, aber nicht zu übereilten Maßnahmen führen. In zweifelhaften Fällen, wie z. B. am Beginn einer vermuteten Thyreoiditis, können ansteigende Autoantikörpertiter (insbesondere TAK), und in diesem Falle auch der TRH-Stimulationstest, diagnostisch weiterführen. Relative Kontraindikationen für die Behandlung mit Lithium dürften alle floriden Schilddrüsenerkrankungen sein, da Verschlechterungen der Hormonlage zu befürchten wären. Absolute Kontraindikationen sind bisher nicht bekannt, denn durch geeignete Zusatzmedikation und internistische Mitbetreuung lassen sich in der Regel Komplikationen für den Patienten vermeiden.

Literatur

Albrecht J, Hopf U (1982) Humorale Autoimmunphänomene unter Langzeittherapie mit Lithium unter besonderer Berücksichtigung schilddrüsenspezifischer Autoantikörper. Klin Wschr 60:1501–1504

Amdisen A, Andersen CJ (1982) Lithium treatment and thyroid function. A survey of 237 patients in long-term lithium treatment. Pharmacopsychiatria 15:149–155

Bakker K (1982) The influence of lithiumcarbonate on the hypothalamic-pituitary-thyroid axis. Agressologie 23:89–93

Bennie EH, Lazarus JH (1972) Lithium-induced thyroid dysfunction. Lancet II:44–45

Berens SC, Wolff J (1975) The endocrine effects of lithium. In: Johnson FN (ed) Lithium research and therapy. Academic Press, London, pp 443–472

Berens SC, Bernstein RS, Robbins J, Wolff J (1970) Antithyroid effects of lithium. J Clin Invest 49:1357–1367

Borkowsky W, Shenkman L, Wadler S, Holzman RS, Shopsin B (1980) Adjuvant-like effects of lithium on peripheral blood mononuclear cells. Adv Exp Med Biol 127:417–427

Bray P, Turner AR, Dusel F (1981) Lithium and the mitogenic response of human lymphocytes. Clin Immunol Immunopathol 19:284–288

Brownlie BEW, Chambers ST, Sadler WA, Donlad RA (1976) Lithium-associated thyroid disease – a report of 14 cases of hypothyroidism and 4 cases of hyperthyreosis. Aust NZ J Med 6:223–229

Burrow GN, Burke WR, Himmelhoch JM, Spencer RP, Hersham JM (1971) Effect of lithium on thyroid function. J Clin Endocrinol Metabol 32:647–652

Crowe MJ, Lloyd GG, Bloch S, Rosser RM (1973) Hypothyroidism in patients treated with lithium: A review and two case reports. Psychol Med 3:337–342

Deniker P, Eyquem A, Bernheim R, Loo H, Delarue R (1978) Thyroid autoantibody levels during lithium therapy. Neuropsychobiology 4:270–275

Dosch HM, Matheson D, Schuurman RKB, Gelfand EW (1980) Anti-suppressor cell effects of lithium *in vitro* and *in vivo*. Adv Exp Med Biol 127:447–462

Emerson CH, Dyson WL, Utiger RD (1973) Serum thyrotropin and thyroxine concentrations in patients receiving lithium carbonate. J Clin Endocrinol Metabol 36:338–346

Fagerberg SE, Gruvstad G, Ribacke M (1972) Lithiumbehandling och hypothyreos. Läkartidn 69:6055–6058

Friedenberg WR, Marx JJ (1980) The effect of lithium carbonate on lymphocyte, granulocyte, and platelet function. Cancer 45:91–97

Gelfand EW, Cheung R, Dosch HM (1980) Characterization of lithium effects on two aspects of T-cell function. Adv Exp Med Biol 127:429–446

Gerdes H (1975) Was ist gesichert in der Therapie der Hyperthyreose? Internist 16:557–565
Gerdes H, Littmann KP, Joseph K, Mahlstedt J (1973) Die Behandlung der Thyreotoxikose mit Lithium. Dtsch Med Wschr 98:1551–1554
Gonzales R, Lauter H (1968) Zur Therapie manisch-depressiver Psychosen mit Lithiumsalzen. Nervenarzt 39:11–16
Greco FA, Oldham RK, Richardson RL, Murphy DL (1978) Immunologic function in man receiving lithium carbonate. Biomedicine 29:223–225
Greil W (1981) Pharmakokinetik und Toxikologie des Lithiums. In: Berner P, Lenz G, Wolf R (eds) Current perspectives in lithium prophylaxis. Bibliotheca psychiatrica, No 161. Karger, Basel, pp 69–103
Hart DA (1979) Potentiation of phytohemagglutinin stimulation of lymphoid cells by lithium. Exp Cell Res 119:47–53
Hart DA (1981) Evidence that lithium ions can modulate lectin stimulation of lymphoid cells by multiple mechanisms. Cell Immun 58:372–384
Hofmann G, Höfer R, Joli J, Kremser M, Katsching H, Scheibe V (1970) Die prophylaktische Wirkung von Lithiumsalzen und Schilddrüsenhormonen auf Manifestationen des manisch-depressiven Krankheitsgeschehens und der Legierungspsychosen. Klinische und experimentelle Ergebnisse. Int Pharmacopsychiat 5:221–226
Horster FA, Klusmann G, Wildmeister W (1975) Der Kropf: Eine endemische Krankheit in der Bundesrepublik? Dtsch Med Wschr 100:8–9
Hullin RP, McDonland R, Allsopp MNE (1972) Prophylactic lithium in recurrent affective disorders. Lancet I:1044–1046
Kontozoglou T, Mambo N (1983) The histopathologic features of lithium-associated thyroiditis. Hum Pathol 14:737–739
Lazarus JH, Bennie EH (1972) Effect of lithium on thyroid function in man. Acta Endocrinol (Copenh) 70:266–272
Lazarus JH, John R, Bennie EH, Chalmers RJ, Crockett G (1981) Lithium therapy and thyroid function: A long-term study. Psychol Med 11:85–92
Lindstedt G, Nilsson LA, Wålinder J, Skott A, Öhman R (1977) On the prevalence, diagnosis and management of lithium-induced hypothyroidism in psychiatric patients. Brit J Psychiat 130:452–458
Männistö PT (1980) Endocrine side-effects of lithium. In: Johnson FN (ed) Handbook of lithium therapy. MTP Press, Lancaster, pp 310–322
Martino E, Placidi GF, Sardano G, Mariotti S, Fornaro P, Pinchera A, Baschieri L (1982) High incidence of goiter in patients treated with lithium carbonate. Ann Endocrinol (Paris) 43:269–276
McLarty DG, O'Boyle JH, Spencer CA, Ratcliffe JG (1975) Effect of lithium on hypothalamic-pituitary-thyroid function in patients with affective disorders. Brit Med J 3:623–626
O'Connel RA (1971) Lithium's site of action: Clues from the side-effects. Compr Psychiat 12:224–229
Palisgaard G, Frederiksen PK (1978) Thyrotoxicosis in a patient treated with lithium carbonate for mental disease. Acta Med Scand 204:141–143
Pickardt CR, Scriba PS (1984) Alimentärer Jodmangel. Internist 25:282–286
Piziak VK, Sellman JE, Othmer E (1978) Lithium and hypothyroidism. J Clin Psychiat 39:709–711
Pohl RB, Berchou R, Gupta BK (1978) Lithium-induced hypothyroidism and thyroiditis. Biol Psychiat 14:835–837
Rosser R (1976) Thyrotoxicosis and lithium. Brit J Psychiat 128:61–66
Schou M, Amdisen A, Jensen SE, Olsen T (1968) Occurrence of goitre during lithium treatment. Brit Med J 3:710–713
Sedvall G, Jönsson B, Pettersson U, Levin K (1968) Effects of lithium salts on plasma protein bound iodine and uptake of I^{131} in thyroid gland of man and rat. Life Sci 7:1257–1264
Sedvall G, Johnsson B, Pettersson U (1969) Evidence of altered thyroid function in man during treatment with lithium carbonate. Acta Psychiat Scand (Suppl) 207:59–66
Serry M, Serry D (1976) Lithium carbonate and hypothyroidism. Med J Aust 79:505
Sharma SD (1982–1983) Lithium modulates mitogen induced natural killer activity and interferon production. J Immunopharm 4:303–313

Shenkman L, Borkowsky W, Holzman RS, Shopsin B (1978) Enhancement of lymphocyte and macrophage function *in vitro* by lithium chloride. Clin Immunol Immunopathol 10:187–192

Shenkman L, Borkowsky W, Shopsin B (1980) Lithium as immunologic adjuvant. Med Hypotheses 6:1–6

Shopsin B, Shenkman L, Blum M, Hollander CS (1973) Iodine and lithium-induced hypothyroidism. Amer J Med 55:695–699

Spaulding SW, Burrow GN, Ramey JN, Donabedian RK (1977) Effect of increased iodine intake on thyroid function in subjects on chronic lithium therapy. Acta Endocrinol (Copenh) 84:290–296

Tanner AR, Scott-Morgan L, Mardell R, Lloyd RS (1982) The incidence of occult thyroid disease associated with thyroid antibodies identified on routine autoantibody screening. Acta Endocrinol (Copenh) 100:31–35

Transbøl I, Christiansen C, Baastrup PC (1978) Endocrine effects of lithium. Acta Endocrinol (Copenh) 87:759–767

Tucker WI, Bell GO (1972) Effectiveness of lithium carbonate in the prevention of manic and depressive disorders. Med Clin Northamer 56:681–686

Villeneuve A, Gautier J, Jus A Perron D (1973) Effect of lithium on thyroid in man. Lancet II:502

Wasilewski B, Steinböck H, Kohl R, Greil W, Bottermann P (1978) Schilddrüsenfunktion bei der Lithiumprophylaxe. ArzneimForsch/Drug Res 28:1297–1298

Weetman AP, McGregor AM, Lazarus JH, Smith BR, Hall R (1982) The enhancement of immunglobulin synthesis by human lymphocytes with lithium. Clin Immunol Immunopathol 22:400–407

Williams WO, Györy AZ (1976) Aspects of the use of lithium for the non-psychiatrist. Aust NZ J Med 6:233–242

4.4 Lithium und Nierenfunktion

D. KAMPF

Synopsis

1. Bei 20–40% der Patienten tritt kurz nach Beginn der Lithiumbehandlung eine Polyurie auf, die zumindest primär ohne morphologische Veränderungen einhergehen kann. Abgesehen von der Belästigung für den Patienten besteht ihre klinische Bedeutung vor allem in der Erhöhung des Intoxikationsrisikos. Nach Absetzen der Lithiummedikation ist sie in der Regel voll reversibel.
2. Etwa 20% aller Patienten entwickeln unter einer langfristigen Lithiummedikation eine chronische Lithiumnephropathie. Klinisch steht eine Einschränkung der renalen Konzentrationsleistung mit oder ohne Polyurie im Vordergrund. Die glomeruläre Filtrationsrate bleibt lange Zeit erhalten und zeigt nur bei einzelnen Patienten eine leicht abfallende Tendenz. Morphologisch besteht eine unspezifische, chronische interstitielle Nephropathie.
3. Die Lithiumintoxikation kann mit einem Abfall der glomerulären Filtrationsrate bis zur Entwicklung eines akuten, oligo-anurischen Nierenversagens einhergehen. Morphologisch finden sich keine oder nur unspezifische Tubulusveränderungen mit einer geringen interstitiellen Reaktion. Nach Überwindung der Intoxikation erfolgt zumeist eine völlige Restitution. Die Bedeutung rezidivierender Lithiumintoxikationen für die Entwicklung einer chronischen Lithiumnephropathie ist noch unklar.
4. Sehr selten tritt unter einer Lithiumprophylaxe eine Minimalläsion auf. Klinisch besteht ein nephrotisches Syndrom ohne Einschränkung der glomerulären Filtrationsrate. Nach Absetzen der Medikation erfolgt eine vollständige Remission.
5. Vereinzelt wurde das Auftreten einer inkompletten renalen tubulären Azidose beschrieben. Bei fehlender systemischer Azidose ist ihre klinische Bedeutung gering.
6. Nach Beginn einer Lithiumprophylaxe wird vorübergehend eine vermehrte Elektrolytausscheidung im Harn beobachtet. Mit wenigen Ausnahmen verschwinden diese Veränderungen bei Fortführung der Therapie. Klinisch relevante Auswirkungen sind bisher nicht gesichert.

Einleitung

Die unter der Lithiumprophylaxe auftretenden Nierenveränderungen können unter dem Begriff der toxischen Nephropathie zusammengefaßt werden. Hierunter werden nach Schreiner u. Maher (1965) alle funktionellen und strukturellen Veränderungen der Niere durch inkorporierte chemische Noxen unabhängig von dem pathogenetischen Mechanismus oder der Einwirkungsdauer verstanden. Nach pathogenetischen Gesichtspunkten wird die toxische Nephropathie in zwei Formen unterteilt:

1. in eine dosisabhängige, grundsätzlich bei jedem Individuum mögliche Reaktion und in
2. eine dosisunabhängige, auf einer individuellen Disposition beruhenden Hypersensitivitätsreaktion.

In den Fällen, in denen der pathogenetische Ablauf nicht geklärt ist, bietet sich die jeweilige klinisch-morphologische Reaktion als ordnendes Prinzip an. Hiernach können unter Bezugnahme auf die primäre Strukturveränderung ohne Berücksichtigung der sekundären, unspezifischen Folgeerscheinungen vier Reaktionsmuster differenziert werden:

1. primär glomeruläre Veränderungen
2. primär tubuläre Veränderungen
3. primär interstitielle Veränderungen
4. primär vaskuläre Veränderungen

Primär vaskuläre Nierenveränderungen wurden im Zusammenhang mit Lithium bisher nicht beobachtet. Die unerwünschten Wirkungen betreffen den glomerulären und vor allem den tubulo-interstitiellen Apparat. Diese Veränderungen sollen in den folgenden Abschnitten näher dargestellt werden.[1]

Primär glomeruläre Veränderungen

Klinisches Bild

Gemessen an der Zahl der weltweit mit Lithium behandelten Patienten handelt es sich bei den primär glomerulären Veränderungen um ein sehr seltenes Ereignis. Bisher wurden nur neun Patienten mit dieser unerwünschten Reaktion beschrieben (Medlock et al. 1976; Moskovitz et al. 1981; weitere Lit. s. Kampf et al. 1983). In allen Fällen trat innerhalb weniger Monate nach Therapiebeginn (1,5–10 Monate) unabhängig von Geschlecht, Alter oder Lithiumserumkonzentration ein reines nephrotisches Syndrom auf. Dem Absetzen von Lithium folgte innerhalb von 2–16 Wochen eine vollständige Remission. Bei der vereinzelt durchgeführten Reexposition trat ein identisches Rezidiv nach einem im Vergleich zur Erstmanifestation wesentlich kürzeren Zeitintervall von 4–5 Wochen auf (Lit. bei Kampf et al. 1983).

Morphologie

Das Nierenpunktat bot bei allen biopsierten Patienten (8) übereinstimmend das morphologische Bild einer Minimalläsion (Lichtmikroskopie: unauffällig, allenfalls geringe Zunahme der mesangialen Matrix; Immunfluoreszenzmikroskopie: negativ;

---

1 Für ein vertieftes Verständnis der unerwünschten renalen Wirkungen einer langfristigen Lithiummedikation ist die Kenntnis der physiologischen Vorgänge bei der nahezu ausschließlich renalen Elimination von Lithiumsalzen hilfreich. Nähere Ausführungen hierzu finden sich im Kap. 2.1 und bei Kampf (1983)

Elektronenmikroskopie: Verschmelzung der epithelialen Fußfortsätze). Dieser Befund steht im Gegensatz zu dem klassischen Modell der medikamentös induzierten Immunkomplexglomerulonephritis nach D-Penizillamin oder Gold, wo zumeist eine membranöse Nephropathie vorliegt.

Pathogenese

In pathogenetischer Hinsicht wurde vermutet, daß das Kation Lithium über eine Veränderung der negativ geladenen Kapillaroberfläche zu einem verstärkten Eiweißdurchtritt führen könnte. Gegen einen solchen Zusammenhang sprechen jedoch mehrere Befunde wie:

– keine vergleichbare Wirkung verwandter Alkalimetalle,
– normalerweise unter Lithium keine Proteinurie,
– relativ lange Latenzzeit bis zum Auftreten des nephrotischen Syndroms,
– kein Hinweis für eine dosisabhängige Reaktion.

Auf der anderen Seite sind aber auch die negativen Ergebnisse der Immun- und Elektronenmikroskopie schwer mit einer humoralen Immunpathogenese in Einklang zu bringen. Für die spontan auftretende Minimalläsion wurde wiederholt eine zelluläre Immunantwort mit gesteigerter T-Lymphozytenaktivität diskutiert (Mallick 1977). Unter diesem Gesichtspunkt könnte die kürzlich berichtete lymphozytenstimulierende Wirkung von Lithium von Bedeutung sein (Borkowsky et al. 1981).

Prognose, Therapie und Prophylaxe

Die Minimalläsion hat eine sehr gute Prognose. Nach Absetzen der Medikation trat stets eine vollständige Remission auf. Allerdings ist nach den bisherigen Erfahrungen bei Wiederaufnahme der Lithiumprophylaxe mit einem sofortigen Rezidiv zu rechnen. Eine spezifische Therapie erübrigt sich. Kann auf die Lithiummedikation unter keinen Umständen verzichtet werden, ist ein kombinierter Therapieversuch mit Glukokortikoiden zu erwägen. Eine Prophylaxe ist bei der unklaren Pathogenese nicht bekannt.

Primär tubulo-interstitielle Veränderungen

Akute Lithiumintoxikation

Klinisches Bild

Von 51 intoxikierten Patienten wiesen 2/3 eine mehr oder weniger starke Einschränkung der glomerulären Filtrationsrate auf (Hansen 1981). Diese häufige Nierenbeteiligung beruht auf der wechselseitigen Beziehung zwischen der Lithiumserumkonzentration und der Nierenfunktion. Das klinische Bild (zur extrarenalen Symptomatologie s. Kap. 4.9) reicht von der reduzierten Konzentrationsleistung bis hin zum voll ausgebildeten akuten, oligo-anurischen Nierenversagen. In den meisten Fällen besteht eine hypertone bis normotone, seltener eine hypotone Dehydratation (Hansen u. Amdisen 1978). Der Urin weist bis auf eine gelegentliche, leichte Proteinurie keinen pathologischen Befund auf. Das Urinvolumen kann je nach Hydratations- und Nierenfunktionszustand erhöht, normal oder erniedrigt sein. Die Konzentrationsleistung ist stark eingeschränkt und die glomeruläre Filtrationsrate in unterschiedlichem Maße vermindert (Hansen u. Amdisen 1978; Lavender et al. 1973). Bei schweren Verläufen kann die Urämie das klinische Bild der Lithium-Intoxikation überlagern.

Morphologie

Beim Menschen liegen bisher nur wenige Hinweise für eine akute morphologische Veränderung im Gefolge einer Lithiumintoxikation vor. So beschrieben Lavender et al. (1973) bei einem intoxikierten Patienten mit akutem Nierenversagen proximale Tubuluszellveränderungen und Tubulusdilatationen bei weitgehend normalen Glomeruli. Demgegenüber fanden Hestbech et al. (1977) bei acht Patienten mit akuter Lithiumintoxikation keine Zeichen einer akuten, sondern nur einer chronischen Nierenschädigung mit fokaler Nephronatrophie und interstitieller Fibrose. Richtungweisend könnten die Beobachtungen von Olsen (1976) sein, der Nierenbiopsiematerial von fünf Intoxikierten mit manifestem akutem Nierenversagen untersuchte und bei vier Patienten keine bedeutsamen morphologischen Veränderungen fand. Nur bei einem Patienten waren im distalen Tubulus ausgedehnte fokale Basalmembranrupturen und im benachbarten Interstitium mononukleäre Zellinfiltrate nachweisbar.

Pathogenese

Die Pathogenese der akuten Niereninsuffizienz im Rahmen einer Lithiumintoxikation ist noch nicht völlig geklärt. Hansen u. Amdisen (1978) haben anläßlich einer Literaturübersicht darauf hingewiesen, daß in der Mehrzahl der Fälle der Intoxikation ein Wasser- und Natriumverlust vorausgingen. Zum anderen führt die überhöhte Lithiumserumkonzentration zu einer Beeinträchtigung der Natriumrückresorption im proximalen und distalen Tubulus (Forrest 1979), was möglicherweise eine Stimulation der Macula densa zur Folge hat. Der Abfall der glomerulären Filtrationsrate könnte somit sowohl auf prärenale (Dehydratation, Abnahme des prärenalen Perfusionsdrucks) als auch intrarenale funktionelle Faktoren (Vas afferens-Konstriktion, Renin-Angiotensin-System, Prostaglandine) zurückzuführen sein. Daneben ist aber auch eine direkte, toxische Tubuluszellschädigung in Betracht zu ziehen. Hierfür könnten die beim Menschen vereinzelt beschriebenen morphologischen Tubulusveränderungen sprechen (Lavender et al. 1973; Olsen 1976). Allerdings ist nicht auszuschließen, daß es sich hierbei nur um einen besonderen Schweregrad der ersten Verlaufsform handelt.

Prognose, Therapie und Prophylaxe

Bezogen auf die Niere ist die Prognose der Lithiumintoxikation günstig. In der Regel folgt ihrer Beseitigung eine Normalisierung der glomerulären Filtrationsrate (Hansen u. Amdisen 1978). In den Fällen mit unvollständiger Rekompensation ist ein präexistenter Nierenschaden bzw. eine chronische Lithiumnephropathie in Betracht zu ziehen. Die Therapie besteht neben der Normalisierung des Elektrolyt- und Wasserhaushaltes in der möglichst raschen Lithiumelimination. Der Nutzen von Natriumchloridinfusionen bzw. einer forcierten Diurese ist umstritten und ohnehin an eine gut erhaltene Nierenfunktion gebunden (GFR über 40 ml/min) (Hansen u. Amdisen 1978; Hansen 1981). Bei fortgeschrittener Niereninsuffizienz ist sowohl im Hinblick auf die Intoxikation als auch die sich entwickelnde Urämie die Hämodialyse (alternativ Peritonealdialyse) die Therapie der Wahl (vgl. Kap. 4.10). Abgesehen von der Vermeidung einer Lithiumintoxikation ist keine spezifische Prophylaxe bekannt.

Chronische Lithiumnephropathie

Klinisches Bild

Der klinische Befund ist unauffällig. Allenfalls besteht eine Polyurie, die aber auch ohne weitere Zeichen einer interstitiellen Nephropathie auftreten kann (s. S 294). Der Urin weist weder pathologische zelluläre Elemente noch eine signifikante glomeruläre oder tubuläre Proteinurie auf (Albrecht et al. 1980; Coppen et al. 1980; Walker et al. 1982). In der Regel bestehen keine Veränderungen des Elektrolyt- oder Säure-Basen-Haushaltes. Bei regelrechtem effektiven renalen Plasmafluß ist die glomeruläre Filtrationsrate überwiegend normal und nur in Einzelfällen leicht eingeschränkt (Tabelle 1). Demgegenüber ist die maximale Konzentrationsleistung der Niere deutlich vermindert (Tabelle 2). Das i.v. Urogramm weist keine sichtbaren Veränderungen auf (Albrecht et al. 1980).

In bezug auf die Häufigkeit der Lithiumnephropathie kommen die vorliegenden retrospektiven Untersuchungen zu sehr unterschiedlichen Ergebnissen. So reichen z.B. die Angaben der Autoren für die eingeschränkte Konzentrationsleistung von 16,4–96,4% (Tabelle 2). Dies ist auf eine ganze Reihe von Faktoren wie unterschiedliche Lithiumdosis, Therapiedauer, Ko-Medikation, Patientenselektion, Testverfahren oder Normgrenzen zurückzuführen (vgl. Bendz 1983). Zudem wurden mit wenigen Ausnahmen (Albrecht et al. 1980; Bucht u. Wahlin 1980) alle Untersuchungen unter Fortführung der Lithiummedikation durchgeführt, so daß auch Lithium-abhängige funktionelle Störungen miterfaßt wurden. Eine relativ gute Übereinstimmung besteht zwischen der Häufigkeit der verminderten Konzentrationsleistung nach 10tägiger Lithiumpause (26%; Albrecht et al. 1980) und der Häufigkeit morphologischer Nierenveränderungen bei einem unausgewählten Patientengut (16%; Rafaelsen et al 1979). Bendz (1983) gelangte im Rahmen einer kritischen Literaturübersicht zu einer vergleichbaren Häufigkeitsschätzung von 10–20%.

Morphologie

Das morphologische Bild wird beherrscht von fokal akzentuierten Tubulusveränderungen mit Zellabflachungen, Tubulusdilatationen und -atrophien. Zum Teil sind die zugehörigen Glomeruli sklerosiert, die Mehrzahl weist jedoch keine charakteristischen Veränderungen auf. Im benachbarten Interstitium besteht eine fokale Fibrose mit mäßiger mononukleärer Zellinfiltration. Vereinzelt finden sich mikrozystische Veränderungen in der Nierenrinde, die umgewandelten Tubuli entsprechen dürften. Der immunhistologische Befund ist stets negativ (Albrecht et al. 1980; Hestbech et al. 1977; Rafaelsen et al. 1979; Walker et al. 1982). Insgesamt entsprechen die Befunde einer unspezifischen, chronischen interstitiellen Nephropathie. Von einer Arbeitsgruppe wurde eine Vakuolisierung distaler Tubuluszellen mit Ablagerung PAS-positiven Materials beschrieben und als Lithium-spezifisch angesehen (Burrows et al. 1978; Walker et al. 1982). Die pathognomonische Bedeutung dieser Befunde wird

Tabelle 1. Klinische Daten und Nierenfunktionsparameter von verschiedenen Patientengruppen mit Lithium-Prophylaxe

Autoren	Patienten (n)	Mittleres Alter (Jahre)	Mittlere Li-S-Konz. (mmol/l)	Mittlere Ther.-Dauer (Jahre)	Polyurie > 3 l/die	GFR (ml/min) < 70	GFR (ml/min) Mittel	Mittlerer ren. Plasmafluß (ml/min)
Albrecht et al. (1980)	46	51	0,75	6,1	1	2	95[a]	548[b]
Coppen et al. (1980)	99	54	–	5,0	–	–	84[c]	–
Donker et al. (1979)	30	45	0,79	3,3	8	2	101[d]	360[d]
Grof et al. (1980)	50	54	–	5,8	5	8	–	–
Hansen et al. (1979)	107	50	0,84	3,6	18	9[c]	76[c]	–
Hullin et al. (1979)	106	55	0,59	6,2	6	38	76[c]	–
Vestergaard et al. (1979)	218	42	0,85	5,2	79	22	102[c]	–
Walker et al. (1982)	44	48	–	5,0	4	–	82[c]	–

[a] Inulin-Clearance
[b] PAH-Clearance
[c] Kreatinin-Clearance
[d] Radioisotopen-Clearance

Tabelle 2. Klinische Daten und mittlere maximale Harn-Osmolarität von Patienten mit eingeschränkter renaler Konzentrationsleistung nach Lithium-Prophylaxe

Autoren	Patienten (n)	Mittleres Alter (Jahre)	Mittlere Li-S-Konz. (mmol/l)	Mittlere Ther.-Dauer (Jahre)	Mittlere max. Osmol. (mOsm/kg)	Korrelation mit Li–S–Konz./Ther.-Dauer	
Albrecht et al. (1980)	12 (46)	48	0,83	7,2	671[a]	ja	ja
Bucht et al. (1980)	81 (84)	46	0,8	5,9	517[c]	ja	ja
Coppen et al. (1980)	56 (100)	–	–	–	–	–	ja
Donker et al. (1979)	10 (30)	41	0,81	3,6	720[a,c]	nein	nein
Hansen et al. (1979)	18 (107)	48	0,86	5,9	496[a]	–	ja

In Klammern = Umfang der untersuchten Patientengruppe
[a] > 22 h Dursten
[b] > 14 h Dursten
[c] DDAVP-Test (Minirin)

jedoch von anderen Autoren bezweifelt (Olsen u. Hestbech, unveröffentlicht; Wagner 1979).

Pathogenese

Der kausale Zusammenhang zwischen den geschilderten Nierenveränderungen und der Lithiumprophylaxe ist nicht eindeutig geklärt. Prinzipiell gleichartige klinische und morphologische Befunde wurden bei manisch-depressiven Patienten, die niemals Lithium erhalten hatten, erhoben (Coppen et al. 1980; Walker et al. 1982). Andererseits besteht aufgrund tierexperimenteller Befunde kein Zweifel an der potentiellen Nephrotoxizität von Lithium (Lit. s. McAuliffe u. Olesen 1983). So konnten bei Ratten bereits nach einer 7wöchigen Lithiumbehandlung unter einer „therapeutischen" Lithiumserumkonzentration (1,1 ± 0,2 mmol/l) die gleichen morphologischen Veränderungen wie beim Menschen nachgewiesen werden (McAuliffe u. Olesen 1983). Insofern darf davon ausgegangen werden, daß die bei einem Teil der Patienten auftretende interstitielle Nephropathie sowohl durch Lithium als auch durch andere Faktoren, wie z. B. die Grunderkrankung oder eine zusätzliche neuroleptische Medikation, bedingt sein kann.

Der pathogenetische Ablauf ist unbekannt. Die fehlenden Zeichen einer Überempfindlichkeitsreaktion, die Tatsache, daß keine immunhistologischen Veränderungen beobachtet wurden und die geringe Progressionstendenz trotz Fortführung der Medikation sprechen gegen eine Hypersensitivitätsreaktion. Andererseits liegt aufgrund der Eliminationscharakteristik von Lithium eine toxische Tubulusschädigung nahe. Im Fließgleichgewicht werden über 95% der verabreichten Dosis renal eliminiert. In Abhängigkeit von der Diuresengröße steigt die Lithiumkonzentration im distalen Tubulus bzw. Sammelrohr auf das 20–60fache der therapeutischen und auf das 10000fache der physiologischen Serumkonzentration an (vgl. Abb. 6 in Kap. 6.3). Diese Konzentrationssteigerung und die physiko-chemische Verwandtschaft mit den Alkalimetallen (Natrium, Kalium, Kalzium, Magnesium) bewirken möglicherweise über eine Beeinflussung verschiedener enzymatischer Reaktionen und subzellulärer Strukturen (Übersicht s. Chan et al. 1981) eine Tubuluszellschädigung. Inwieweit hierbei dem im Tagesablauf stark schwankenden (Einmaldosis) oder dem ausgeglichenen Serumkonzentrationsverlauf (multiple Dosen) die größere Bedeutung zukommt ist unklar. Neuere tierexperimentelle und klinische Untersuchungen sprechen im Gegensatz zu der früheren Auffassung für eine geringere Toxizität hoher maximaler und niedriger minimaler Serumkonzentrationen, wie sie nach einmaliger täglicher Gabe konventioneller Lithiumpräparate auftreten (Plenge et al. 1981; Schou et al. 1982; Bendz 1983). Die Höhe der minimalen Serumkonzentration könnte im Zusammenhang mit der großen Regenerationsfähigkeit der Tubuluszellen und der häufig verminderten Konzentrationsleistung bzw. erhöhten Diurese für die Entstehung und Progressionstendenz der Lithiumnephropathie von wesentlicher Bedeutung sein (vgl. Kap. 6.1).

Prognose, Therapie und Prophylaxe

Die Prognose der chronischen Lithiumnephropathie ist gut. Selbst unter einer langfristigen Lithiumprophylaxe tritt nur eine leichte Abnahme der glomerulären Filtrationsrate auf, die mit dem Alter und nicht der Therapiedauer korreliert (Coppen et al. 1980; Vestergaard et al. 1979; Walker et al. 1982). Nur in Einzelfällen entwickelt sich eine vom Alter unabhängige Funktionseinschränkung, die aber kaum 50 ml/min unterschreitet (Vestergaard et al. 1979). In der Literatur sind bisher nur vier Fälle beschrieben, bei denen ein möglicher kausaler Zusammenhang zwischen einer fortgeschrittenen chronischen Niereninsuffizienz (GFR unter 30 ml/min) und einer Lithiumprophylaxe diskutiert wurde (Ausiello u. Kiprov 1981; Hestbech u. Aurell 1979; Singer 1981).

Im Gegensatz zu der glomerulären Filtrationsrate nimmt die renale Konzentrationsleistung beträchtlich ab. In mehreren Untersuchungen zeigte sich eine signifikante Korrelation dieser Funktionsstörung mit der Therapiedauer (s. Tabelle 2). Klinisch kommt jedoch dieser Funktionseinbuße keine wesentliche Bedeutung zu. Allerdings kann sie indirekt zu einer Erhöhung des Intoxikationsrisikos und damit auch der Morbidität und Letalität führen.

Eine Therapie der chronischen Lithiumnephropathie ist nicht bekannt. Im Hinblick auf die vermutlich dosisabhängige toxische Pathogenese zielen die prophylaktischen Maßnahmen auf eine Abnahme der Lithiumkonzentrationen im distalen Tubulus und Sammelrohr. Die hierzu erforderlichen Maßnahmen werden auf S. 385 eingehend dargestellt.

Tubulusfunktionsstörungen

Die in diesem Abschnitt zusammengefaßten unerwünschten Lithiumwirkungen beruhen auf einer funktionellen Beeinträchtigung des Tubulusapparates und gehen zumindest primär ohne faßbare morphologische Veränderungen einher.

Wasserhaushalt

Unter therapeutischen Lithiumserumkonzentrationen kann zumeist innerhalb von 2 Wochen bis 7 Monaten nach Therapiebeginn eine Polyurie auftreten (Forrest 1979). Die Häufigkeit dieser Funktionsstörung wird mit 20–40% angegeben, wobei ein

Tabelle 3. Ursachen der Lithium-induzierten Polyurie. (Modifiziert nach Forrest 1979)

Zentral
1. Direkte Stimulation des Durstes (Primäre Polydipsie)
2. Verminderte Vasopressin-Sekretion

Renal
1. Verminderte Filtratrückresorption im proximalen Tubulus
2. Verminderte Harnstoffkonzentration im Nierenmark
3. Hemmung der Vasopressin-sensiblen Adenylzyklase
4. Hemmung der zyklischen AMP-Wirkung
5. Chronische interstitielle Nephropathie

gewisser Zusammenhang mit der Höhe der mittleren (s. Tabelle 1) und der minimalen Lithiumserumkonzentration zu bestehen scheint (Schou et al. 1982). Vestergaard et al. (1979) beschrieben eine Zunahme der Polyurie mit der Therapiedauer, was jedoch von anderen Autoren nicht bestätigt werden konnte (Albrecht et al. 1980; Coppen et al. 1980). Klinisch besteht eine Zwangsdiurese von zumeist 3–6 l (selten 6–10 l) mit entsprechender Reduktion der renalen Konzentrationsleistung. Die glomeruläre Filtrationsrate ist nicht beeinträchtigt.

Ursächlich wird die verminderte Wasserrückresorption im Tubulusapparat auf mehrere unerwünschte Lithiumwirkungen zurückgeführt (Tabelle 3). Hierunter kommt den intrarenalen Funktionsstörungen, insbesondere der Hemmung der Vasopressin-sensiblen Adenylatzyklase die größte Bedeutung zu. Der verminderten Ansprechbarkeit der Sammelrohre entsprechend sind die Vasopressin-Plasmakonzentrationen trotz manifester Polyurie zumeist normal oder sogar bis auf das 5fache erhöht (Cox u. Singer 1975; Forrest 1979; Singer 1981). Neben den funktionellen Tubulusstörungen können bei Entwicklung einer chronischen Lithiumnephropathie auch patho-anatomische Tubulusveränderungen zur Polyurie beitragen.

Die Prognose der Polyurie ist gut. Nach Absetzen der Medikation erfolgt zumeist innerhalb weniger Wochen eine vollständige Remission. Nur vereinzelt wurde eine Persistenz beschrieben (Lit. s. Singer 1981), die an eine Überlagerung der primär funktionellen durch anatomische Veränderungen denken läßt. Auf der anderen Seite ist jedoch zu berücksichtigen, daß die Polyurie infolge der zwanghaften Wasser- und Natriumverluste zu einer beträchtlichen Erhöhung des Intoxikationsrisikos führt.

Die sinnvollste Therapie bzw. Prophylaxe der Polyurie scheint in einer Senkung der mittleren Lithiumserumkonzentration zu bestehen (Hullin et al. 1979). Darüber hinaus kann in schweren Fällen ein Therapieversuch mit einem Thiaziddiuretikum vorgenommen werden. Der therapeutische Nutzen ist jedoch sorgfältig gegen die damit verbundenen Probleme (erschwerte Lithiumeinstellung, Kaliumhaushalt, Fettstoffwechselstörung) abzuwägen.

Säure-Basen-Haushalt

Bei einem Teil der Patienten werden unter der Lithiumprophylaxe ein alkalischer Urin und eine unzureichende Urinansäuerung nach einer Säurebelastung beobachtet (Perez et al. 1975). Da weder ein Bikarbonatverlust noch eine systemische Azidose vorliegen, entspricht diese Konstellation einer inkompletten renalen tubulären Azidose vom distalen Typ. Ursächlich liegt der Störung vermutlich eine Interaktion des Lithiums mit der aktiven tubulären H-Ionen-Sekretion und/oder der passiven Rückdiffusion zugrunde (Lit. s. Chan et al. 1981; Singer 1981). In klinischer Hinsicht ist diese unerwünschte Wirkung von untergeordneter Bedeutung. Allerdings könnte sie bei bestimmten Krankheitszuständen zu einer rascheren und ausgeprägteren Azidoseentwicklung beitragen.

Elektrolythaushalt

Zu Beginn der Lithiumprophylaxe kommt es zu einer akuten Mehrausscheidung verschiedener Elektrolyte im Harn (Na, K, Ca, P, Cl, Bikarbonat). Unter einer Dauertherapie sind diese Veränderungen zumeist nicht mehr nachweisbar. Eine Ausnahme macht lediglich Kalzium, dessen Konzentrationen im Plasma und Urin im Zusammenhang mit normalen bis leicht erhöhten Parathormonwerten auch längerfristig erhöht sein können (vgl. Kap. 4.7). Eine klinische Relevanz konnte bisher für keine dieser Elektrolytstörungen gesichert werden. Möglicherweise kommt der Abnahme des Gesamtkörperkaliums bzw. der intrazellulären Kaliumkonzentration eine gewisse Bedeutung für die Entwicklung der chronischen Lithiumnephropathie zu (Lit. bei: Myers et al. 1980).

Literatur

Albrecht J, Kampf D, Müller-Oerlinghausen B (1980) Renal function and biopsy in patients on lithium-therapy. Pharmakopsychiat 13:228–234

McAuliffe WG, Olesen OV (1983) Effects of lithium on the structure of the rat kidney. Nephron 34:114–124

Ausiello DA, Kiprov D (1981) Case records of the Massachusetts General Hospital. N Engl J Med 304:1025–1032

Bendz H (1983) Kidney function in lithium-treated patients. Acta Psychiat Scand 68:303–324

Borkowsky W, Shenkman L, Suleski P, Sansaricq C, Siegal F, Hirschhorn R, Smithwick E, Shopsin B, Snyderman S (1981) An immunodeficient child with inflammatory bowel disease: Involvement of cyclic nucleotides and effects of lithium. Dev Pharmacol Ther 3:116–128

Bucht G, Wahlin A (1980) Renal concentrating capacity in long-term lithium treatment and after withdrawal of lithium. Acta Med Scand 207:309–314

Burrows GD, Davies B, Kincaid-Smith P (1978) Unique tubular lesion after lithium. Lancet 1:1310

Chan WY, Mosca P, Rennert OM (1981) Lithium nephrotoxicity: A review. Ann Clin Lab Sci 11:343–349

Coppen A, Bishop ME, Bailey JE, Cattel WR, Price RG (1980) Renal function in lithium and non-lithium treated patients with affective disorders. Acta Psychiat Scand 62:343–355

Cox M, Singer J (1975) Lithium and water metabolism. Amer J Med 59:153–157

Donker AJM, Prins E, Meijer S, Sluiter WJ, van Berkestijn JWB, Dols LCW (1979) A renal function study in 30 patients on long-term lithium therapy. Clin Nephrol 12:254–262

Forrest JN (1979) Effects of lithium on the transport of water and cations by the kidney. In: Schou M, Strömgren E (eds) Origin, prevention and treatment of affective disorders. Academic Press, London New York San Francisco, pp 83–94

Grof P, MacCrimmon DJ, Smith EKM, Daigle L, Saxena B, Varma R, Grof E, Keitner G, Kenny J (1980) Long-term lithium treatment and the kidney (interim report on fifty patients). Canad J Psych 25:535–544

Hansen HE (1981) Renal toxicity of lithium. Drugs 22:461–476

Hansen HE, Amdisen A (1978) Lithium intoxication. Quart J Med, N S 47:123–144

Hansen HE, Hestbech J, Sørensen JL, Nørgaard K, Heilskov J, Amdisen A (1979) Chronic interstitial nephropathy in patients on long-term lithium treatment. Quart J Med, N S 48:577–591

Hestbech J, Hansen HE, Amdisen A, Olsen S (1977) Chronic renal lesions following long-term treatment with lithium. Kid Int 12:205–213

Hestbech J, Aurell M (1979) Lithium-induced uraemia. Lancet 1:212–213

Hullin RP, Coley VP, Birch NJ, Thomas TH, Morgan DB (1979) Renal function after long-term treatment with lithium. Brit Med J 1:1457–1459

Kampf D (1983) Wirkung von Lithium auf die Nierenfunktion. Therapiewoche 33:2130–2133

Kampf D, Müller-Oerlinghausen B, Albrecht J, Kessel M (1983) Lithium-Prophylaxe: Nephrotoxizität und therapeutische Konsequenzen. Internist 24:110–116

Lavender S, Brown JN, Berrill WT (1973) Acute renal failure and lithium intoxication. Postgrad Med J 49:277–279

Mallick NP (1977) The pathogenesis of minimal change nephropathy. Clin Nephrol 7:87–95

Medlock TR, von Hartitzsch B, Ferris SA (1976) Lithium induced nephrotic syndrome. Kid Int 10:485–486

Moskovitz R, Springer P, Urquhart M (1981) Lithium-induced nephrotic syndrome. Amer J Psychiat 138:382–383

Myers JB, Morgan TO, Carney SL, Ray C (1980) Effects of lithium on the kidney. Kid Int 18:601–608

Olsen S (1976) Renal histopathology in various forms of acute anuria in man. Kid Int. 10:S-2–S-8

Olsen S, Hestbech J (unpubl) The structure of the kidney in patients with long-term lithium-treatment. Meeting of the Biological Section of the World Psychiatric Association 1979 (Kopenhagen)

Perez GO, Oster JR, Vaamonde CA (1975) Incomplete syndrome of renal tubular acidosis induced by lithium carbonate. J Lab Clin Med 86:386–394

Plenge P, Mellerup ET, Nørgaard T (1981) Functional and structural rat kidney changes caused by peroral or parenteral lithium treatment. Acta Psychiat Scand 63:303–313

Rafaelsen OJ, Bolwig TG, Ladefoged J, Brun C (1979) Kidney function and morphology in long-term lithium treatment. In: Cooper TB, Gershon S, Kline NS, Schou M (eds) Lithium: Controversies and unresolved issues. Excerpta Medica, Amsterdam, pp 578–583

Schou M, Amdisen A, Thomson K, Vestergaard P, Hetmar O, Mellerup ET, Plenge P, Rafaelsen OJ (1982) Lithium treatment regimen and renal water handling: The significance of dosage pattern and tablet type examined through comparison of results from two clinics with different treatment regimens. Psychopharmacology 77:387–390

Schreiner GE, Maher JF (1965) Toxic nephropathy. Amer J Med 38:409–416

Singer J (1981) Lithium and the kidney. Kid Int 19:374–387

Vestergaard P, Amdisen A, Hansen HE, Schou M (1979) Lithium treatment and kidney function. A survey of 237 patients in long-term treatment. Acta Psychiat Scand 60:504–520

Wagner B (1979) Lithium and the kidney/Lithium poisoning. In: Cooper TB, Gershon S, Kline NS, Schou M (eds) Lithium: Controversies and unresolved issues. Excerpta Medica, Amsterdam, p 668

Walker RG, Bennett WM, Davies BM, Kincaid-Smith P (1982) Structural and functional effects of long-term lithium therapy. Kid Int 21 (Suppl 11):13–19

4.5 Wirkung von Lithiumsalzen auf Kohlenhydratstoffwechsel, Körpergewicht und gastrointestinale Funktionen

B. Müller-Oerlinghausen

Synopsis

1. Unter bestimmten Versuchsbedingungen und insbesondere im Tierexperiment kann Lithium eine insulinartige Wirkung entfalten.
2. An langfristig mit Lithium behandelten Patienten wurden von mehreren Untersuchern Glukosetoleranztests durchgeführt, die zu widersprüchlichen Ergebnissen geführt haben. Eine Verschlechterung der Glukosetoleranz ist wahrscheinlich im Zusammenhang mit der Lithium-bedingten Zunahme des Körpergewichts zu sehen.
3. Die durchschnittliche Gewichtszunahme unter einer Lithiumlangzeittherapie wird mit 8 bis 10 kg angegeben. Die für Übergewichtige typischen Eßgewohnheiten sowie das Trinken kalorienhaltiger Getränke spielen dabei eine entscheidende Rolle.
4. Im Hinblick auf die bekannte Exzeßmortalität durch kardiovaskuläre Erkrankungen bei manisch-depressiven Patienten sollte eine übermäßige Gewichtszunahme Lithium-behandelter Patienten rechtzeitig verhindert werden.
5. Übelkeit, Magenschmerzen und häufige Stuhlentleerungen sind oft geklagte, unerwünschte Wirkungen einer Lithiumtherapie, deren Intensität und Häufigkeit von der Art der verwendeten galenischen Zubereitung abhängt. Auch dem Einnahmezeitpunkt der Tabletten – vor bzw. nach dem Essen – kommt in diesem Zusammenhang Bedeutung zu.

Kohlenhydratstoffwechsel

Seitdem Weiss 1924 einen „antidiabetischen" Effekt von Lithium postuliert hatte, sind die Wirkungen des Lithiumions auf den Kohlenhydratstoffwechsel von Tier und Mensch häufig untersucht worden, ohne daß sich bislang eine restlos befriedigende Erklärung für die berichteten Befunde und für die Widersprüche der Beobachtungen, insbesondere beim Menschen, ergeben hat.

Tierexperimentelle Befunde

Es kann hier nicht der Ort sein, ausführlich auf die zahlreichen tierexperimentellen Befunde in vitro und in vivo einzugehen. Es sei auf Kap. 2.1 sowie eine deutschsprachige Übersicht verwiesen (Passoth 1978). Danach steht fest, daß Lithium in Konzen-

Tabelle 1. Einfluss von Lithium auf einzelne Parameter des Kohlenhydratstoffwechsels in verschiedenen Organen. + = Zunahme, − = Abnahme, 0 = kein Effekt

Organ	Glukose-aufnahme	Glykogen-konzentr.	Laktatfrei-setzung	Glukose-konzentr.	Insulin-freisetzung	Glukagon-freisetzung
Muskel	+	kurzfr. + langfr. + +	kurzfr. 0 langfr. (−)			
Hirn	+	+				
Leber	0	kurzfr. − − langfr. + +		0		
Blut				kurzfr. (+) langfr. −	langfr. (+)	kurzfr. (+)

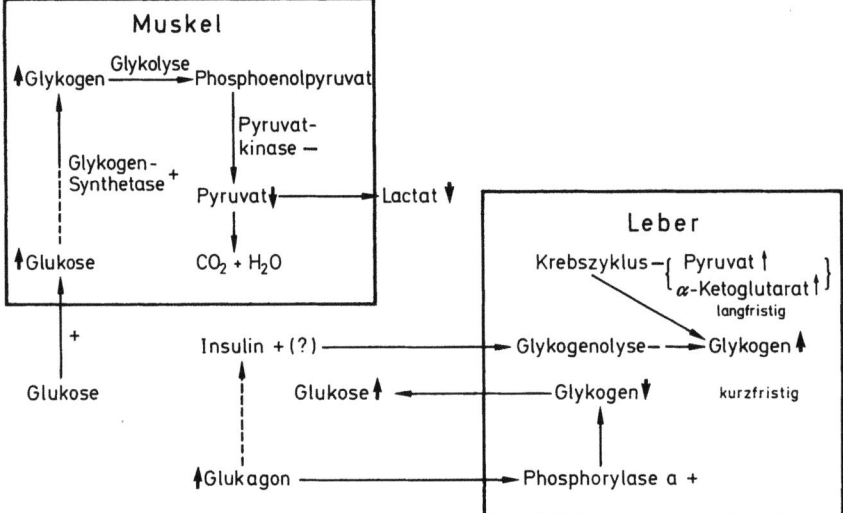

Abb. 1. Schematische Darstellung der experimentell gesicherten Wirkungen des Lithium-Ions auf den Kohlenhydratstoffwechsel. „+" bzw. „−" = hemmende bzw. stimulierende Einflüsse auf Enzyme oder Stoffwechselprozesse; ↑ bzw. ↓ = Erhöhung oder Senkung von Substratkonzentrationen

trationen, die meist über den therapeutisch üblichen liegen, die Glukoseaufnahme und die Glykogensynthese im Muskelgewebe erhöht. Dies wird als sog. insulinartiger Effekt bezeichnet. Vergleichbare Effekte finden sich auch im Rattenhirn (vgl. Mickel et al. 1978). Von dänischen Autoren wurde berichtet, daß die Veränderungen des Glukosestoffwechsels im Rattenhirn nicht von der absoluten Lithiumserumkonzentration, sondern von dem Gradienten der Konzentrationsänderung und damit von der Applikationsweise der Lithiumsalze abhängen (Plenge 1978, 1982).

Auf der anderen Seite wurde in vitro eine Hemmung der Glykogensynthetasekinase beschrieben. Der Glykogengehalt der Leber nimmt bei Akutversuchen mit Lithium ab, jedoch bei chronischen Versuchen über 10 Tage signifikant zu. Dieser Befund läßt sich als ein Rückkoppelungseffekt erklären: Die durch Lithium primär erhöhte Plasmaglukagonkonzentration ruft eine erhöhte Insulinsekretion hervor, die dann durch Hemmung der Glykogenolyse eine hepatische Glykogenvermehrung bewirkt. In der Tat wurde im chronischen Versuch bei Ratten eine Abnahme der Serumglukosewerte und eine Verbesserung der Glukosetoleranz beobachtet. Vendsborg (1979) berichtete über eine verbesserte Glukosetoleranz unmittelbar nach Lithiumaufnahme. Tabelle 1 und Abb. 1 verdeutlichen schematisch die bisher beschriebenen Effekte.

Beobachtungen am Menschen

Die Ergebnisse von Untersuchungen am Menschen liefern ein weniger einheitliches Bild. Unter einer einmaligen Lithiumgabe wurde von Shopsin et al. (1972) bei akut psychiatrischen Patienten mit verschiedenen Diagnosen eine verschlechterte Glukosetoleranz beschrieben. Vendsborg et al. (1973) sahen in einer besser kontrollierten Studie keine Änderung, während Vendsborg u. Rafaelsen (1973) bei neurotischen Patienten eine Verbesserung im intravenösen Glukosetoleranztest beschrieben.

Unter der Bedingung einer mehrwöchigen Lithiumeinnahme fanden van der Velde u. Gordon (1969) und Puergyi (1972) eine Verbesserung, Heninger u. Müller (1970) sowie Shopsin et al. (1972) dagegen eine Verschlechterung der Glukosetoleranz. Es ist allerdings zu berücksichtigen, daß nicht nur verschiedene Formen der Glukosetoleranzuntersuchungen zum Einsatz kamen, sondern daß sich auch das psychopathologische Bild der Patienten in manchen Studien zum Zeitpunkt der zweiten Untersuchung offenbar geändert hatte. Aus diesem Grunde haben z. B. Heninger u. Müller ihre Ergebnisse auch nicht im Sinne eines direkten Lithiumeffektes interpretiert.

An einer Population von nichtpsychiatrischen Patienten mit Morbus Menière, die 6 Monate entweder Plazebo oder Lithiumsalze erhielten, konnten Vendsborg u. Prytz (1976) keine Veränderung der intravenösen Glukosetoleranz feststellen. Auch Diebold et al. (1982) sahen bei einer Population langfristig mit Lithium behandelter Patienten im Vergleich zu einer Kontrollgruppe keine Veränderungen der oralen Glukosetoleranz, wohl aber eine Erhöhung der Plasmainsulinspiegel während des oralen Glukosetoleranztests. Mellerup et al. (1983) untersuchten die zirkadiane Rhythmik der Blutglukose und fanden bei lithiumbehandelten Patienten im Vergleich zu anderen Kontrollgruppen höhere Werte, solange sie psychopathologisch unauffällig, jedoch niedrigere Werte, wenn sie depressiv waren. In einer Untersuchung an 49 psychopathologisch unauffälligen Patienten der Berliner Lithiumkatamnese wurde unter Zugrundelegung verschiedener internationaler Kriterien (EDESG; WHO) zur Beurteilung des einzeitigen oralen Glukosetoleranztests eine im Vergleich zu großen Referenzstichproben aus der Normalbevölkerung signifikante Häufung von pathologischen Blutzuckerkurven, die mit erhöhten Plasmainsulinspiegeln einhergingen, festgestellt (Passoth 1978; Müller-Oerlinghausen et al. 1979). Es wurde keine Korrelation mit dem Lithiumserumspiegel, wohl aber mit dem Alter und dem Übergewicht der Patienten (s. u.) beobachtet. Bemerkenswerterweise war die Häufigkeit pathologischer Blutzuckerverläufe bei einer Wiederholungsuntersuchung an den gleichen Patienten nach 6 Monaten geringer. Diese Ergebnisse sollten sicher nicht als Hinweis für einen direkten Effekt von Lithium interpretiert werden. Dagegen ist eine sekundäre Verschlechterung der Glukosetoleranz als Folge der Lithium-induzierten Körpergewichtserhöhung vorstellbar. Zum anderen dürfte, insbesondere für die Variabilität der

Befunde und die scheinbare Widersprüchlichkeit der in der Literatur berichteten Ergebnisse, bedeutsam sein, daß bei manisch-depressiven Patienten, insbesondere während depressiver Phasen, eine erhebliche Variabilität der Glukosetoleranz beobachtet wird (Pryce 1958; van der Velde u. Gordon 1969, 1972; Diebold 1976; Diebold u. Jackenkroll 1981; Wright et al. 1978). Pusch et al. (1977) untersuchten eine Gruppe von neurotischen Patienten, von denen ca. ⅔ pathologische Glukosetoleranzkurven zeigten.

In jedem Falle dürfte es sich empfehlen, die Blutglukosewerte, insbesondere bei älteren und übergewichtigen Patienten, während einer Lithiumlangzeittherapie in regelmäßigen Abständen zu kontrollieren.

Kasuistisch wurde über das Neuauftreten eines Diabetes mellitus unter einer Lithiumtherapie gelegentlich berichtet (Craig u. Evans 1977; Johnston 1977; Waziri u. Nelson 1978). Andererseits stellten Villeneuve et al. (1971) bei 5 Diabetikern von 63 Patienten während einer 2 Jahre dauernden Lithiumbehandlung keine Verschlechterung des Diabetes fest. In einer neueren Studie an 6 Patienten mit Diabetes mellitus wurde durch eine allerdings nur einwöchige Lithiumgabe der Glukosestoffwechsel nicht ungünstig beeinflußt (Jones et al. 1983).

Körpergewicht

Die Zunahme des Körpergewichts unter Lithiumlangzeitmedikation ist vielleicht einer der häufigsten Gründe für den Wunsch, eine auch ansonsten erfolgreiche Therapie abzubrechen. Die Häufigkeit dieser unerwünschten Wirkung wird mit 10–50% der Patienten angegeben (vgl. Kap. 6.1). Nach Vestergaard et al. (1980) beträgt die durchschnittliche Gewichtszunahme 8 kg. In einer anderen dänischen Studie wurde bei 45 von 70 Patienten nach einer Therapiedauer von 2–10 Jahren eine durchschnittliche Gewichtszunahme von 10 kg festgestellt. Dabei ergaben sich zwei praktisch bedeutsame Zusammenhänge: Zum einen bestand eine klare Korrelation mit dem täglichen Trinkvolumen (kalorienhaltige Getränke!), zum anderen nahmen vor allem die Patienten an Gewicht zu, die schon zuvor übergewichtig gewesen waren (Vendsborg et al. 1976). Diese Befunde konnten auch von Greil (1981) teilweise bestätigt werden, wobei allerdings nicht das Trinkverhalten, sondern vielmehr die für Übergewichtige typischen Eßgewohnheiten in der Patientengruppe mit Gewichtszunahme deutlich überrepräsentiert waren (vgl. Tabelle 2).

Müller-Oerlinghausen et al. (1979) verglichen die Verteilung der Körpergewichte von 49 lithiumbehandelten Patienten auf der Basis international eingeführter Maße wie z. B. des Broca-Index mit der einer repräsentativen Stichprobe der Bundesrepublik und stellten eine signifikante Häufung insbesondere von Fällen mit schwerem Übergewicht (Broca-Index > 1,24) fest (Tabelle 3). Die lithiumbedingte Zunahme des Körpergewichts scheint noch ausgeprägter zu sein als diejenige unter Neuroleptika; denn zumindest gemessen am Idealgewicht fanden wir im Durchschnitt (Median) nur 2% Übergewicht bei einer neuroleptisch behandelten Population im Vergleich zu 9,2% bei den Patienten der Berliner Lithiumkatamnese (Müller-Oerlinghausen et al. 1978; vgl. auch Doss 1979).

Die Ursache der Gewichtszunahme, die wohl vor allem auf eine echte Fettgewebsvermehrung (Kerry et al. 1970), weniger auf eine Wassereinlagerung zurückgeht, ist

Tabelle 2. Ergebnisse einer kontrollierten Studie zur Gewichtszunahme unter Lithiumbehandlung (Greil 1981)

	Lithiumpatienten	
	mit Gewichtszunahme (n = 10)	ohne Gewichtszunahme (n = 10)
Gewicht, ± % Normalgewicht		
Unter Lithium	+ 35%	+ 6%
Vor Lithium	+ 16%	+ 9%
Δ Gewicht	+ 19%	− 3%
Zusatzmedikation	7	3
Appetit vermehrt	8	2
Durst vermehrt	9	5
Tägliche Kalorienaufnahme, kcal	2571	2073
Kalorienbilanz, kcal	+ 713	+ 74
kcal/Mahlzeit	598	414

Tabelle 3. Verteilung der prozentualen Übergewichte (unkorrigierter Broca-Index, BI) bei 49 Patienten im Vergleich zu den Erwartungswerten aus einer alters- und geschlechtskorrigierten repräsentativen Stichprobe der Bundesrepublik Deutschland (Müller-Oerlinghausen et al. 1979)

	Beobachtet	Erwartet
Normal (BI < 1,05)	19%	27,4%
Leichtes Übergewicht (BI 1,05−1,14)	10%	10,2%
Mittleres Übergewicht (BI 1,15−1,24)	7%	6,1%
Schweres Übergewicht (BI > 1,24)	13% $p < 0,01$	5,5%

unklar. Eine Plazebo-kontrollierte Studie von Peselow et al. (1980) zeigte eine signifikant häufigere Gewichtszunahme unter Lithiumbehandlung; nur bei einem Patienten konnte jedoch eine Neigung zu Oedemen festgestellt werden. Es wurde neben einer erhöhten Kalorienaufnahme (s.o.) die „insulinartige" Lithiumwirkung verantwortlich gemacht, aber auch eine mögliche Verstellung des hypothalamisch regulierten Soll-Werts (Vendsborg et al. 1976). An Ratten wurden zwar Veränderungen des Fettstoffwechsels beobachtet (Fleischmann et al. 1974), andererseits fanden Voss u. Schober (1978) eine Zunahme des Körperwassers und eine Abnahme des Fettanteils nach sechswöchiger Lithiumgabe.

Verschiedene diätetische Vorschläge zur Führung übergewichtiger Patienten liegen in der Literatur vor (Dempsey et al. 1976; Varda et al. 1979). Jedoch scheinen die wichtigsten beiden Regeln zu sein, daß Lithium-behandelte Patienten regelmäßig, d.h. täglich ihr Gewicht kontrollieren und gegebenenfalls ihre Kalorienzufuhr beschränken, jedoch keineswegs eigenmächtig Abmagerungsdiäten beginnen sollten, ohne daß diese zuvor mit dem behandelnden Arzt besprochen wurden. Immer wieder erlebt man Lithiumintoxikationen, weil Patienten, insbesondere Patientinnen, unbedacht eine Abmagerungskur beginnen und dadurch weniger Kochsalz zu sich nehmen. Auf der anderen Seite sollte die Tatsache, daß zwar die Lithiumlangzeitmedikation nicht zu einer Erhöhung der Mortalität per se führt, manisch-depressive Patienten aber eine Exzessmortalität durch kardiovaskuläre Erkrankungen aufweisen, ein Grund sein, eine übermäßige Gewichtszunahme Lithium-behandelter Patienten möglichst rechtzeitig zu verhindern (Glen et al. 1979; Weeke 1981; Norton u. Whalley 1984).

Gastrointestinale Störungen

Übelkeit und Magenschmerzen bei der Einstellung auf Lithium, häufigere Stuhlentleerungen bzw. weiche Stuhlkonsistenz auch unter einer Langzeitmedikation, sind oft geklagte, unerwünschte Wirkungen (vgl. Kap. 6.1). Besonders die zuletzt genannte scheint unter anderem von der Art der galenischen Zubereitung der Lithiumsalze abzuhängen. Retardtabletten führen offenbar häufiger zu Diarrhoen (Persson 1974; Edström u. Persson 1977;). Dies wäre unter der Vorstellung plausibel, daß die Diarrhoe durch die Bindung von Wasser an nicht resorbiertes Lithium zustande kommt. Untersuchungen von Ehrlich u. Diamond (1983) machen nämlich wahrscheinlich, daß im Kolon kein Lithium mehr resorbiert wird. Auch die Salzform mag für das Entstehen gastrointestinaler Beschwerden eine Rolle spielen; jedenfalls brachte in 3 kasuistisch berichteten Fällen die Umstellung von Lithiumkarbonat auf Lithiumzitrat eine Besserung (Vasile u. Sheton 1982). Die Autoren vermuten, daß Lithiumkarbonat in hohen Dosen den Mageninhalt zu alkalisch werden läßt. Schließlich wurde auch gezeigt, daß Lithiumsulfat als Retardform auf nüchternen Magen gegeben häufiger zu Durchfällen und schlechter Resorption führt, als wenn es nach dem Essen eingenommen wird (Jepson u. Sjögren 1975). Fast paradox mutet der kasuistische Bericht über einen Patienten mit einer chronisch sekretorischen Diarrhoe unbekannter Genese an, die nur durch Gabe von Lithium, nicht aber durch andere Substanzen wie z. B. Neuroleptika wesentlich gebessert wurde (Owyang 1984).

Die Frage, ob Lithium eine protektive Wirkung gegen das peptische Ulkus besitzt, muß wohl noch weiter untersucht werden (Jepsen et al. 1983). An der Ratte wurden inzwischen eindeutige antisekretorische Effekte von Lithium auf die Magenschleimhaut gezeigt (Wong et al. 1984).

Literatur

Craig J, Evans I (1977) Diabetes mellitus in patients on lithium. Lancet II:1028
Dempsey GM, Dunner DL, Fieve RR, Farkas T, Wong J (1976) Treatment of excessive weight gain in patients taking lithium. Amer J Psychiat 133:1082–1084
Diebold K (1976) Untersuchungen zum Nüchternblutzucker von endogen Depressiven, Schizophrenen und Neurotikern. Arch Psychiat Nervenkr 221:313–320
Diebold K, Jackenkroll R (1981) Untersuchungen der Glukosetoleranz bei psychiatrischen Krankheitsgruppen. In: Reimer F (Hrsg) Somatische Psychiatrie. Neue Aspekte in Forschung und Therapie. Kunow, Weinsberg, S 21–31
Diebold K, Freisburger E, Barwich D (1982) Untersuchungen chemischer, zellulärer und hormoneller Parameter des Blutes bei affektiv-psychotischen Patienten unter Lithium-Prophylaxe. Arzneim Forsch Drug Res 32:884

Doss FW (1979) The effect of antipsychotic drugs on body weight: A retrospective review. J Clin Psychiat 40:528–530
Edström A, Persson G (1977) Comparison of side-effects with coated lithium carbonate tablets and lithium sulphate preparations giving medium–slow and slow release. A double-blind cross-over study. Acta Psychiat Scand 55:153–158
Ehrlich B, Diamond JM (1983) Lithium absorption: Implications for sustained – release lithium preparations. Lancet I:306
Fleischmann AI, Lenz PH, Bierenbaum ML (1974) Effect of lithium upon lipid metabolism in rats. J Nutr 104:1242
Glen AIM, Dodd M, Hulme EB, Kreitman N (1979) Mortality on lithium. Neuropsychobiol 5:167–173
Greil W (1981) Pharmakokinetik und Toxikologie des Lithiums. Bibl Psychiat 161:69–103
Heninger GR, Mueller PS (1970) Carbohydrate metabolism in mania before and after lithium carbonate treatment. Arch Gen Psychiat 23:310
Jepson J, Sjögren J (1975) The influence of food on side-effects and absorption of lithium. Acta Psychiat Scand 51:285–288
Jepsen PW, Jensen E, Plenge P, Rafaelsen OJ (1983) Peptic ulcer complaints in lithium-treated and non-lithium-treated manic-depressive patients. Acta Psychiat Scand 67:358–360
Johnston BB (1977) Diabetes mellitus in patients on lithium. Lancet II:935
Jones GR, Lazarus JH, Davies CJ, Greenwood RH (1983) The effect of short-term lithium carbonate in type-II diabetes mellitus. Hormone Metab Res 15:422–428
Kerry RJ, Liebling LI, Owen G (1970) Weight changes in lithium responders. Acta Psychiat Scand 46:238–243
Mellerup ET, Dam H, Wildschiødtz G, Rafaelsen OJ (1983) Diurnal variation of blood glucose during lithium treatment. J Aff Dis 5:341–347
Mickel RA, Hallidy L, Haugaard N, Haugaard ES (1978) Stimulation by lithium ions of the incorporation of ^{14}C-glucose into glycogen in rat brain slices. Biochem Pharmacol 27:799–800
Müller-Oerlinghausen B, Passoth PM, Poser W, Schlecht W (1978) Zum Einfluß langfristiger Behandlung mit Neuroleptika oder Lithiumsalzen auf den Kohlenhydratstoffwechsel. Arzneim Forsch Drug Res 28:1522–1524
Müller-Oerlinghausen B, Passoth PM, Poser W, Pudel V (1979) Impaired glucose tolerance in long-term lithium-treated patients. Int Pharmacopsychiat 14:350–362
Norton B, Whalley LJ (1984) Mortality of a lithium-treated population. Brit J Psychiat 145:277
Owyang C (1984) Treatment of chronic secretory diarrhea of unknown origin by lithium carbonate. Gastroenterol 87:714–718
Passoth PM (1978) Zum Einfluß einer Langzeitbehandlung mit Lithiumsalzen auf den Kohlenhydratstoffwechsel von Patienten mit affektiven Psychosen. Med. Dissertation, Freie Universität Berlin
Peselow ED, Dunner DL, Fieve RR, Lautin A (1980) Lithium carbonate and weight gain. J Aff Dis 2:303–310
Persson G (1974) Plasma lithium levels and side-effects during administration of a slow release lithium sulphate preparation (lithium lipett C) and lithium carbonate tablets. Acta Psychiat Scand 50:174–182
Plenge P (1978) Lithium effects on rat brain glucose metabolism in long-term lithium-treated rats studied in vivo. Psychopharmacol 58:317–322
Plenge P (1982) Lithium effects on rat brain glucose metabolism in vivo. Effects after administration of lithium by various routes. Psychopharmacol 77:348–355
Pryce JG (1958) The relationship between glucose tolerance, body weight and clinical state in melancholia. J Ment Sci 104:1079–1092
Puergyi P (1972) Über den Zusammenhang zwischen Glukosetoleranz und Depression sowie deren Therapie mit MAO-Hemmern und Lithiumsalzen. Nervenarzt 43:379–382
Pusch HJ, Koch W, Wegener M, Marx T (1977) Blutzucker-Regulationsverhalten bei vegetativ labilen Patienten mit neurotischem Fehlverhalten. Med Klin 72:1173–1176
Shopsin B, Stern S, Gershon S (1972) Altered carbohydrate metabolism during treatment with lithium carbonate. Arch Gen Psychiat 26:566–571

Varda VA, Bartak BR, Slowie LA (1979) Nutritional therapy of patients receiving lithium carbonate. J Amer Diet Ass 74:149

Vasile RG, Sheton RP (1982) Alleviating gastrointestinal side-effects of lithium carbonate by substituting lithium citrate. J Clin Psychopharmacol 2:420

Velde CD van der, Gordon MW (1969) Manic-depressive illness, diabetes mellitus, and lithium carbonate. Arch Gen Psychiat 21:322-329

Velde CD van der, Gordon MW (1972) Biochemical and pharmacological variations in manic-depressive illness. Amer J Psychiat 129:337-342

Vendsborg PB (1979) Intravenous glucose tolerance in lithium-treated rats. Acta Pharmacol Toxicol 45:240-244

Vendsborg PB, Prytz S (1976) Glucose tolerance and serum lipids in man after long-term lithium administration. Acta Psychiat Scand 53:64-69

Vendsborg PB, Rafaelsen OJ (1973) Lithium in man. Effect on glucose tolerance and serum electrolytes. Acta Psychiat Scand 49:601-610

Vendsborg PB, Mellerup ET, Rafaelsen OJ (1973) Lithium in man. Serum electrolyte and glucose after a single lithium load. Acta Psychiat Scand 49:97-103

Vendsborg PB, Bech P, Rafaelsen OJ (1976) Lithium treatment and weight gain. Acta Psychiat Scand 53:139-147

Vestergaard P, Amdisen A, Schou M (1980) Clinically significant side-effects of lithium treatment. A survey of 237 patients in long-term treatment. Acta Psychiat Scand 62:193-200

Villeneuve A, Langlois M, Chabot C, Dogan K, Lachance R, St. Laurent C (1971) Lithium et variables somatiques. Inter J Clin Pharmacol Ther Toxicol 4:303-308

Vinarova E, Uhlir O, Stika L, Vinar O (1972) Side-effects of lithium administration. Act Nerv (Suppl) 14:105-107

Voss C, Schober HC (1978) Influence of lithium on body composition in rats. Acta Biol Med Germ 37:1243-1246

Waziri R, Nelson J (1978) Lithium in diabetes mellitus: A paradoxical response. J Clin Psychiat 39:623-625

Weeke A (1981) Todesursachen bei manisch-depressiven Patienten. In: Müller-Oerlinghausen B (Hrsg) Klinische Relevanz der Kardiotoxizität von Psychopharmaka. pmi-Verlag, Frankfurt Zürich, S 51-58

Weiss H (1924) Über eine neue Behandlungsmethode des Diabetes mellitus und verwandter Stoffwechselstörungen. Wien Klin Wschr 37:1142

Wong RKH, Boedeker B, Hickley TM, Wilkinson DS, Johnson LF (1984) Lithium chloride: Protective and antisecretory properties in rats. Gastroenterol 87:362-371

Wright JH, Jacisin JJ, Radin NS, Bell RA (1978) Glucose metabolism in unipolar depression. Brit J Psychiat 132:386-393

4.6 Unerwünschte Wirkungen der Lithiumtherapie an der Haut

G. ALBRECHT

> **Synopsis**
>
> 1. Lithiumnebenwirkungen an der Haut sind selten.
> 2. Lithium kann unerwünschte Hautreaktionen auslösen sowie bereits bestehende Dermatosen verschlimmern.
> 3. Die am häufigsten beschriebenen Krankheitsbilder unter Lithiumdauertherapie umfassen Akne und akneiforme Dermatosen. Sie treten bevorzugt bei jüngeren Patienten auf. Die stimulierende Wirkung von Lithium auf die neutrophilen Leukozyten im Blut scheint das Entstehen von pustulösen Krankheitsbildern zu begünstigen.
> 4. Die Erstmanifestation oder Verschlechterung einer bereits bestehenden Psoriasis vulgaris unter Lithiummedikation kann sich in Einzelfällen durch hartnäckige Therapieresistenz auszeichnen. Der Einfluß von Lithium auf die Konzentration des intrazellulären zyklischen $3',5'$-AMP scheint u.a. bei der Entstehung eines psoriatischen Schubes eine Rolle zu spielen.
> 5. Für die Behandlung von Nebenwirkungen an der Haut unter Lithium ergeben sich folgende Konsequenzen: Bei den häufigeren, leichten Hautreaktionen sollte ein Hautfacharzt hinzugezogen werden und eine Therapie nach dermatologischen Grundregeln erfolgen.
>   Handelt es sich um eine ausgedehnte, bzw. starke Ausprägung einer Dermatose sollte neben der dermatologischen Therapie eine Dosisreduktion von Lithium vorgenommen werden, sofern dies mit der Therapie bzw. Prophylaxe der psychiatrischen Grunderkrankung vereinbar ist. Nur in Ausnahmefällen erfordert das dermatologische Krankheitsbild ein Absetzen der Lithiummedikation.

Medikamentenreaktionen an der Haut nehmen einen breiten Platz in der Dermatologie ein. Nebenwirkungen an der Haut, die durch Lithium ausgelöst werden, spielen dabei nur eine geringe Rolle. In letzter Zeit nehmen allerdings Berichte, insbesondere aus dem angloamerikanischen Raum zu, die sich mit unerwünschten Wirkungen von Lithium auf die Haut befassen.

Die folgende Übersicht soll dazu dienen, erstens die Vielfalt der möglichen Hautreaktionen unter Lithiumtherapie aufzuzeigen, zweitens Überlegungen zu deren Entstehung zu geben und drittens der Frage der Dosisabhängigkeit nachzugehen. Darüber hinaus werden dem praktisch tätigen Arzt Hinweise für die Behandlung derartiger Hauterkrankungen gegeben.

Lithium kann sowohl unerwünschte Hautreaktionen auslösen wie auch bereits bestehende Dermatosen verschlimmern. Diese unerwünschten Wirkungen von Lithium an der Haut bzw. den Hautanhangsgebilden lassen sich am besten in folgende Gruppen einteilen:

1. Hauterkrankungen:
   a) Psoriasis vulgaris
   b) Acne vulgaris und akneiforme Reaktionen
   c) Andere Dermatosen
2. Haarerkrankungen
3. Hypothyreoidismus
   Ichthyosis-ähnliche Hautveränderungen.

Hauterkrankungen

Psoriasis vulgaris

Voorhees et al. (1975) beobachteten 6 Patienten mit Psoriasis vulgaris, die nach Beginn einer Lithiumtherapie (durchschnittlicher Lithiumserumspiegel 1,0 mmol/l) exazerbierte und die sich therapeutisch erst beeinflussen ließ, als Lithium abgesetzt bzw. dessen Konzentration unter den prophylaktisch wirksamen Grenzwert gesenkt wurde. Bei den drei von Skott et al. (1977) beschriebenen Patienten handelte es sich ebenfalls um Patienten mit bekannter Psoriasis vulgaris. Bei der ersten 33jährigen Patientin war die Psoriasis mit Teer- und Salizylsäurehaltigen Externa bisher gut beherrschbar gewesen. Einige Monate nach fortlaufender Lithiummedikation (Serumspiegel zwischen 0,6 und 1,1 mmol/l) entwickelte sich eine generalisierte Schuppenflechte mit ausgesprochener Therapieresistenz. Ganz ähnlich verhielten sich die beiden weiteren Patienten (Lithiumserumspiegel 0,7 bis 1,2 bzw. 1,3 mmol/l). Reiffers u. Dick (1977) beschrieben gleichfalls eine Patientin mit vorbestehender Psoriasis und Generalisation unter Lithiumbehandlung. Skoven u. Thormann (1979) beobachteten zwei Jahre später 12 Patienten, die unter Lithiumtherapie eine Psoriasis entwickelten. Die Lithiumserumspiegel lagen zwischen 0,7 und 1,2 mmol/l. Dabei bestand bei nur 3 Patienten eine präexistierende Schuppenflechte. Beide Autoren hoben hervor, daß sich unter Lithium bei mehreren Patienten die Psoriasis zunächst nur im behaarten Kopfbereich entwickelt und durch schwere therapeutische Beeinflußbarkeit ausgezeichnet habe. Unter Beibehaltung der Lithiumdosis breitete sich die Dermatose über das gesamte Integument aus und war selbst mit PUVA (Photochemotherapie mit Psoralen [Meladinine] und UV-Licht um 360 nm) und Methotrexat nicht mehr beherrschbar. Bei dem 27jährigen Mann, der von Evans u. Martin (1979) beobachtet wurde, kam es nach dreimonatiger Lithiumgabe bei negativer Familien- und Eigenanamnese zum Auftreten einer Psoriasis vulgaris. Interessanterweise wurde in diesem Zeitraum der Lithiumspiegel von 0,5–0,6 auf 0,9–1,2 mmol/l angehoben. Auch hier begann die Psoriasis am Kopf. Die Diagnose konnte durch die histologische Untersuchung der Haut bestätigt werden. Nach Absetzen von Lithium kam es zum Verschwinden der erythemato-squamösen Hautherde. Bakker u. Pepplinkhuizen (1976) stellten 3 Fälle vor, bei denen sich eine stabile Psoriasis unter Lithiumdauermedikation in eine schwere therapieresistente Psoriasis vulgaris entwickelte. Bei einem weiteren Patienten entstand zum ersten Mal das Bild einer Schuppenflechte.

Die *Pathogenese* der Psoriasis vulgaris ist noch weitgehend ungeklärt, so daß sich Wechselbeziehungen zwischen dieser Erkrankung und Lithium nur vermuten lassen. Im Rahmen der morphologisch-histochemischen Psoriasisforschung, die sich weitgehend mit den Problemen des Energiehaushaltes der Keratinozyten befaßte, fanden Vorhees u. Duell (1971) sowie Vorhees et al. 1972 und 1975) in den psoriatischen Läsionen im Vergleich zur normalen Haut einen herabgesetzten intrazellulären Gehalt an zyklischem $3',5'$-AMP (c-AMP). Sie vermuteten, daß dieser für die exzessive epidermale Proliferation der Psoriasis von Bedeutung sei. Der bekannte hemmende Einfluß von Lithium auf das Adenylzyklase-c-AMP-System könnte die schon verringerte c-AMP-Konzentration bei Psoriatikern weiter reduzieren. Eine erniedrigte Konzentration von c-AMP scheint eine lysosomale Enzymfreisetzung zu begünstigen (Heng 1982). Ob es dadurch zu einer erhöhten Chemotaxis von neutrophilen Leukozyten in die Haut kommt oder aber, ob den zirkulierenden Granulozyten eine eigene erhöhte „Aktivität" zukommt, bedarf weiterer Untersuchung. Sedgwick et al. (1980) konnten bei den psoriatischen polymorphkernigen Leukozyten eine Bereitschaft zu erhöhter Adhärenz an Glaswolle und Nylonfasern in vitro zeigen. Die Adhärenz der zirkulierenden Neutrophilen bei Lithium-behandelten Patienten war dagegen trotz signifikanter Granulozytose normal. Daß Lithiumsalze die Anzahl der zirkulierenden polymorphkernigen Leukozyten erhöhen, deren Überlebenszeit verlängern, sowie deren Neubildung beschleunigen, ist bekannt und wird bereits therapeutisch genutzt (vgl. Kap. 3.13). Bloomfield u. Young (1983) konnten darüber hinaus zeigen, daß Lithiumsalze in vitro in der Lage sind, die neutrophilen Granulozyten von Psoriatikern verstärkt zu degranulieren, somit verstärkt Mediatoren freisetzen können, die eine Entzündung auslösen. Dies läßt eine Exazerbation der Psoriasis in vivo vermuten.

Besonders interessant erscheint in diesem Zusammenhang eine Beobachtung von Lowe u. Ridgway (1978). Hierbei kam es bei einer Patientin mit stabiler Psoriasis vulgaris unter Lithiummedikation zu einer schweren Psoriasis pustulosa, die zum Absetzen des Lithium zwang. Danach erfolgte eine gute Remission. Als eine zweite manische Phase eine erneute Lithiumtherapie erforderlich machte, entwickelte sich wiederum eine Psoriasis pustulosa.

Zusammenfassend läßt sich sagen, daß der Beginn einer bis dato unbekannten Psoriasis oder, was weitaus häufiger ist, die Exazerbation einer bekannten Psoriasis unter Lithiumtherapie schwerwiegende Probleme nach sich ziehen kann. Obwohl nicht jeder Psoriatiker zwangsläufig mit einer Verschlimmerung zu rechnen hat, scheint es doch Patienten zu geben, die unter Lithium eine therapeutisch resistente Schuppenflechte entwickeln. Nach Absetzen von Lithium bildet sich dieses Hautbild in der Regel zurück, so daß von einer Kontraindikation im eigentlichen Sinne nicht die Rede sein kann. *Auf jeden Fall sollte vor Beginn einer Lithiumtherapie nach einer Psoriasisanamnese gefahndet werden.*

Akne und akneiforme Reaktionen

Ruiz-Maldonado et al. (1973) berichteten von einer 28jährigen Frau, die einen Monat nach Lithiumeinnahme (Serumkonzentration 0,9 mmol/l) eine schwere akneiforme Dermatitis im Gesicht und auf den Schultern entwickelte. Nach Absetzen des Medikamentes erfolgte zwar eine Rückbildung, nach erneuter Gabe von Lithium kam es jedoch zu einem Rezidiv. Yoder (1975) schilderte 4 Frauen, bei denen eine bestehende Akne unter Lithium aufflammte bzw. zum ersten Mal auftrat. Müller-Oerlinghausen (1977) berichtete von einer Patientin, die unter Lithiumtherapie eine so schwere Akne entwickelte, daß nach mehrmaligen Absetzversuchen die an sich dringend indizierte Lithiumtherapie endgültig abgebrochen werden mußte (s. Abb. 1). Unter den 5 von

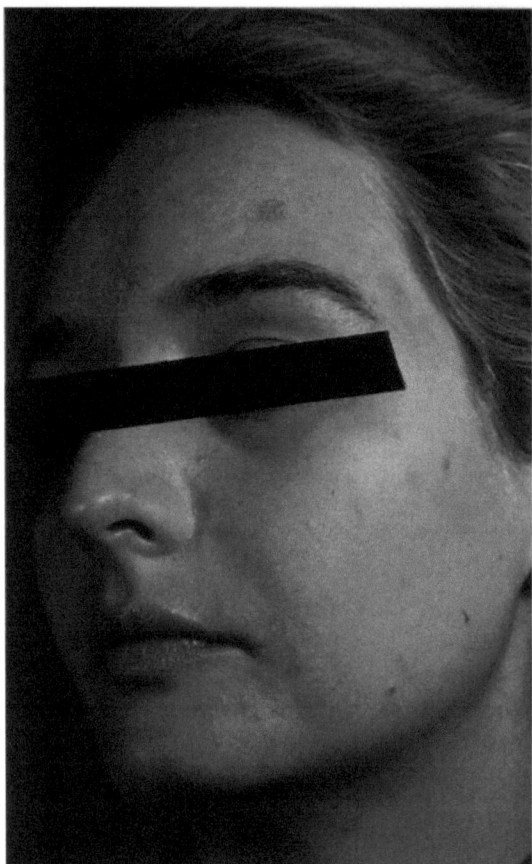

Abb. 1. 28jährige Patientin mit schwerer Acne vulgaris unter Lithiumdauermedikation. Heilung erst nach Absetzen des Lithium. Die Autorin dankt Herrn Prof. G. Stüttgen (Hautklinik und Hautpoliklinik der Freien Universität Berlin im Rudolf-Virchow-Krankenhaus) für die Überlassung der Aufnahmen 1 und 2

Reiffers u. Dick (1977) präsentierten Fällen befanden sich zwei Patienten mit Akne. Bei dem ersten Patienten lagen die Lithiumserumspiegel zwischen 0,7 und 0,85 mmol/l, der zweite entwickelte schmerzhafte Effloreszenzen unter einer Lithiumserumkonzentration von 0,4 mmol/l. Bei der 21jährigen Patientin von Okrasinski (1977) erwies sich das Auftreten einer Acne vulgaris mit typischen Komedonen, Papeln, Pusteln und Zysten als dosisabhängig. Eine Ausheilung erfolgte erst nach Absetzen des Medikamentes. Heng (1982) beobachtete mehrere Patienten mit einer Akne unter einem ungewöhnlich hohen Lithiumspiegel von 1,5 bis 2,5 mmol/l. Seiner Beschreibung nach handelte es sich hier um eine Acne medicamentosa mit plötzlichem Beginn, fehlender Seborrhoe der Haut und ohne Auftreten von Komedonen und Zysten, jedoch Ausbreitung über den sogenannten seborrhoischen Bereich hinaus. Rüther (1983) sprach bei der von ihm vorgestellten 22jährigen Patientin (Lithiumserumspiegel unter 0,7 mmol/l) lediglich von einer Acne papulo-pustulosa. Stamm u. Lubach (1981) berichteten von einer 54 Jahre alten Frau, bei der es im Gefolge einer Lithiumtherapie zu einer rezidivierenden Hidradenitis suppurativa kam. Nach Unterbrechung der Lithiumtherapie bildeten sich die Hautveränderungen spontan zurück und rezidivierten nach Reexposition.

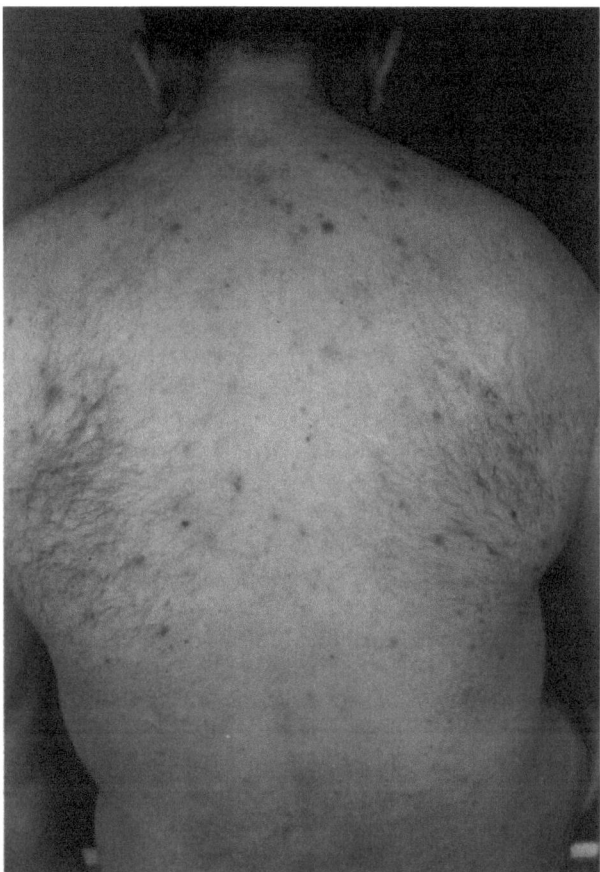

Abb. 2. 50jähriger Patient mit schwerer Acne medicamentosa, Lithiumeinnahme seit 5 Jahren

Akneiforme Effloreszenzen unter Lithiumdauertherapie scheinen gern bei jüngeren Patienten im Alter von 20 bis 30 Jahren vorzukommen (Sarantidis u. Waters 1983). Seltener werden ältere Patienten erwähnt (Strothmeyer 1974) (s. Abb. 2). Die Tendenz von Lithium, pustulöse Eruptionen auszulösen, mag sich durch den bereits diskutierten Mechanismus erklären. Ob sich darüber hinaus bei mit Lithium therapierten Patienten eine erhöhte maximale Talgexkretion (Bakker u. Pepplinghuizen 1980) nachweisen läßt, konnte nicht eindeutig bewiesen werden. Strothmeyer (1974) konnte dies nur bei einem Teil der Patienten zeigen. Es muß weiterhin offenbleiben, ob die beschriebenen Dermatosen mehr im Sinne einer Acne medicamentosa oder einer Acne vulgaris zu interpretieren sind. Die Kasuistiken ergeben nur selten klare Hinweise. Auf jeden Fall scheint diese Form der Akne ebenfalls therapeutisch schwer beeinflußbar zu sein, bildet sich jedoch (von wenigen Ausnahmen abgesehen) nach Absetzen des Lithiums zurück. Im allgemeinen wird man angesichts der Bedeutung einer Lithiumbehandlung bei affektiven Psychosen derartige kosmetische Probleme in Kauf nehmen. Man sollte jedoch beachten, daß bei stärkerer Ausprägung einer Akne der Patient erheblich beeinträchtigt wird, womit seine „Compliance" gefährdet werden kann (Deandrea et al. 1982).

Andere Dermatosen

In dieser letzten Gruppe kutaner Reaktionen unter Lithiumtherapie finden sich Dermatosen unterschiedlicher Morphologie. Dabei ist ein ursächlicher Zusammenhang mit Lithium nicht immer eindeutig. Callaway et al., die 1968 offenbar zum erstenmal überhaupt Hautveränderungen unter Lithium beschrieben, stellten 5 Fälle mit einem *makulo-papulösen Exanthem* und/oder *Ulzerationen an den Beinen* vor. Als der erste Patient (Lithiumserumspiegel 0,89 mmol/l) nach Auftreten des Exanthems die Einnahme von Lithium verweigerte, kam es zum Verschwinden der Hautveränderungen. Nach erneuter Reexposition trat ein Rezidiv bei gleichzeitiger Verschlechterung vorbestehender Beinulzera auf. Der zweite Patient aus dieser Gruppe entwickelte am 22. Tag unter Dauermedikation von Lithium (Lithiumserumkonzentration 1,24 bis 1,5 mmol/l) ein ähnliches makulo-papulöses Exanthem, dazu erstmalig kleinere prätibiale Ulzerationen. Bei dem dritten Patienten (Lithiumserumkonzentration 0,53 mmol/l) verschwand das Hautexanthem trotz fortlaufender Medikation. Ungewöhnlich erscheint die Reaktion eines gesunden 33jährigen Probanden einer Lithiumstudie, die von Meinhold et al. (1980) beschrieben wurde. Sechs Stunden nach ein- und erstmaliger Gabe von Lithiumkarbonat trat bei dem Patienten ein juckendes *makulo-papulöses Exanthem* auf, welches 2 Tage danach abklang. Um eine Reaktion auf Zusatz- und Farbstoffe auszuschließen, wurde ihm 3 Wochen später eine andere Zubereitung von Lithiumkarbonat gegeben, worauf er 8 Stunden später mit einer ähnlichen Reaktion antwortete. Rifkin et al. (1973) sahen bei 12 von insgesamt 36 mit Lithium therapierten Patienten eine *Keratosis pilaris-ähnliche Follikulitis*. Die follikulären Papeln befanden sich in typischer Weise an den Streckseiten der Arme und Beine, befielen aber auch manchmal den Rumpf. Bei einigen Patienten kam es nach Absetzen von Lithium zur Abheilung, bei erneuter Einnahme zu einem nochmaligen Auftreten der Effloreszenzen. Einzelberichte blieben bisher eine stark juckende, *Dermatitis herpetiformis-ähnliche Dermatose* unter Lithium, wie sie von Posey (1972) herausgestellt wurde. Bei Reduktion der Lithiumserumkonzentration von 0,8 auf 0,2 mmol/l und gleichzeitiger Gabe von Sulfonen kam es zur Abheilung. Bei Erhöhung der Lithiumdosis traten keine neuen Hauteffloreszenzen auf. Kuhnley u. Granoff (1979) beschrieben eine *exfoliative Dermatitis* bei einem Patienten, welche sich 3 Tage nach Erhöhung der Lithiumserumkonzentration bei einmaliger Zusatzmedikation von 100 mg Thioridazin (Melleril) entwickelte, über 14 Tage lang dauerte und erst nach Absetzen von Lithium abheilte. Bakker u. Pepplinkhuizen (1980) beobachteten *rosa-bräunliche Verfärbungen* in den depigmentierten Arealen einer gleichzeitig vorhandenen Vitiligo unter Lithiummedikation. Orfanos u. Bauer (1983) erwähnten die Möglichkeit einer Auslösung eines *Lupus erythematodes* durch Lithium. Nach Presley et al. (1976) werden bei Patienten, die Lithium einnehmen, erhöhte Titer von antinukleären Antikörpern (ANA) gefunden, allerdings keine Anti-DNS-Antikörper. Die Autorengruppe interpretierte diese Befunde als mögliches Risiko, an einem Lupus erythematodes zu erkranken.

Haarerkrankungen

Vereinzelt erscheinen Berichte über Lithium und pathologisch vermehrtem Haarausfall. Muniz et al. (1982) berichteten von einer Patientin unter Lithiumdauertherapie mit diffusem Effluvium bei normalem Thyroxinspiegel. Angesichts der Schwere der psychiatrischen Erkrankung wurde die Lithiumbehandlung dennoch fortgeführt. Zwei Monate später hörte der Haarausfall auf. Interessant war die Haaranalyse bei dieser Patientin: Es konnte eine deutliche Anreicherung von Lithium im Haar nachgewiesen werden. Orwin (1983) beobachtete bei 12 von 100 Patienten seiner Lithiumklinik einen Einfluß von Lithium auf das Haarwachstum. Drei Patienten fielen die Körperhaare aus, bei einer Patientin entwickelte sich aus einer vorbestehenden Alopecia areata eine Alopecia universalis. Bei allen Patienten befand sich der Lithiumserumspiegel im therapeutischen Bereich, ein Absetzen des Medikamentes führte zu erneutem Haarwachstum. Insgesamt gesehen ist ein deutlich vermehrter Haarausfall unter Lithiumtherapie sehr selten. Wenn er aber auftritt, sollte immer an die Möglichkeit eines Lithium-induzierten Hypothyreoidismus gedacht werden.

Hauterscheinungen bei Hypothyreoidismus

Hoxtell u. Dahl (1975) beschrieben eine 45jährige Frau mit vor Lithiumgabe nicht vorhandener trockener, schuppender Haut. Die Laborwerte zeigten dabei eindeutig eine Hypothyreose. Bei der von Reiffers u. Dick (1977) vorgestellten Patientin mit Ichthyosis und gleichzeitiger Struma fanden sich dagegen keine pathologischen Schilddrüsenhormon-Konzentrationen im Serum.

Häufigkeit und klinische Bedeutung Lithium-bedingter Hautveränderungen

Zur Frage der Häufigkeit von Lithiumnebenwirkungen an der Haut gibt es nur wenige Angaben. Die von Sarantidis u. Waters (1983) angegebene Inzidenz der kutanen Reaktionen unter Lithiumtherapie scheint mit 34% zu hoch zu liegen. Die Autoren stützten sich lediglich auf die subjektiven Angaben der Patienten bezüglich durchgemachter Hauterkrankungen im Rahmen einer retrospektiven Studie. Bone et al. (1980) beobachteten „Hautausschläge" in 7,2% der Fälle mit Lithiumspiegeln zwischen 0,5 und 1,5 mmol/l. Leider werden in dieser Studie keine näheren Beschreibungen der Hautveränderungen gegeben. Bei einer Untersuchung von 50 Patienten unter Lithiumbehandlung aus der Lithiumkatamnese der Psychiatrischen Klinik der Freien Universität Berlin (G. Albrecht, unveröffentlicht) fanden sich lediglich 3 Patientinnen mit leichten Hautreaktionen (s. Abb. 3 und 4). Die Lithiumspiegel lagen zwischen 0,49 und 1,10 mmol/l. Aus dieser Lithiumkatamnese berichtete Müller-Oerlinghausen (1977) in einem Zeitraum von 10 Jahren bei 85 Patienten zwar gelegentlich über das Auftreten einer milden Akne. Wie bereits oben angeführt, wurde jedoch bei nur einer Patientin in diesem Zeitraum ein Therapieabbruch aufgrund einer schweren Acne vulgaris erforderlich (s. Abb. 1).

Neben möglichen konstitutionellen Faktoren – insbesondere bei der Entwicklung einer Acne vulgaris oder einer Psoriasis vulgaris – dürfte die Lithiumdosis bei der Entstehung kutaner Reaktionen eine erhebliche Rolle spielen. Legt man gemäß den europäischen Empfehlungen einen Lithiumspiegel von 0,6 bis 0,8 mmol/l für die prophylaktische Behandlung affektiver Psychosen zugrunde, so scheinen die Dosie-

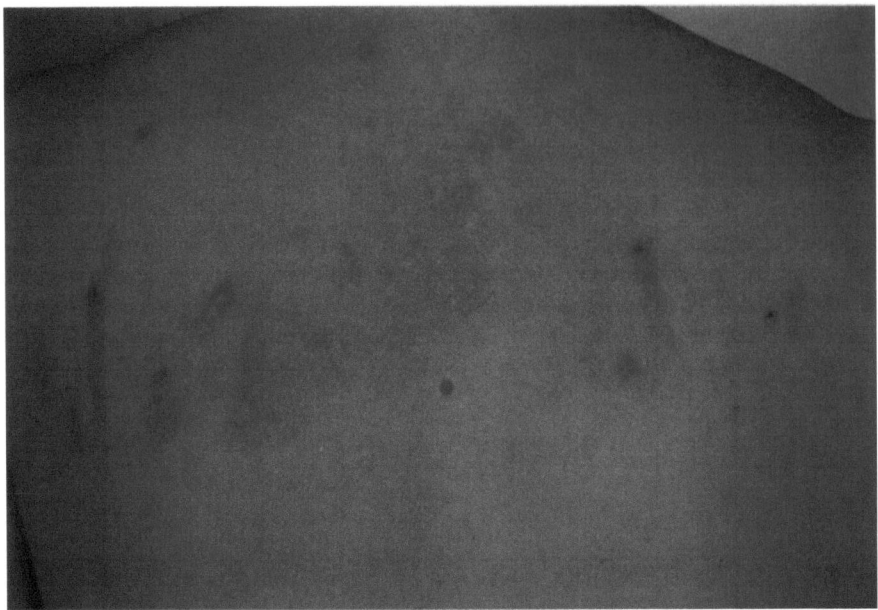

Abb. 3. 48jährige Patientin, Lithium-Einnahme seit 1968. Wenige Akneeffloreszenzen am Rücken. Durch Kratzen pruriginöse Umwandlung mit Hinterlassung von Narben und streifenförmigen Hyperpigmentierungen

rungen in den Vereinigten Staaten auch heute noch im allgemeinen höher zu liegen. Einschränkend muß allerdings betont werden, daß der Zeitpunkt der Blutentnahme von entscheidender Bedeutung ist und bisher noch nicht überall unter standardisierten Bedingungen durchgeführt wird (vgl. Kap. 6.1). Somit sind die angegebenen Lithiumkonzentrationen im Serum nur bedingt vergleichbar. Die unterschiedlichen Dosierungen im europäischen und nordamerikanischen Raum wären aber eine plausible Erklärung für die Tatsache, daß die meisten Publikationen über Lithiumnebenwirkungen an der Haut aus den Vereinigten Staaten stammen.

Für den praktisch tätigen Arzt ergeben sich für die Behandlung der Hautreaktionen unter Lithiumdauermedikation folgende Richtlinien: Bei leichteren Hauterscheinungen, z. B. einer milden Akne oder wenigen Psoriasisherden, empfiehlt sich eine übliche dermatologische Therapie. Dabei steht eine Fülle von Externa zur Verfügung. Nach Möglichkeit sollte ein Dermatologe hinzugezogen werden. Bei stärker Ausprägung der beschriebenen Dermatosen sollte mit dem behandelnden Psychiater geklärt werden, ob eine Dosisreduktion der Lithiummedikation möglich ist. Bei Patienten mit schwerer therapieresistenter Psoriasis pustulosa wäre ein Behandlungsversuch mit Etretinat (Tigason) von großem Interesse. Bei Patienten mit einer ausgedehnten Acne vulgaris unter Lithiumdauertherapie könnte die 13-cis-Retinsäure (Roaccutane) versucht werden. Bei diesen sogenannten Retinoiden, Abkömmlingen des Vitamin A, handelt es sich um Substanzen, die u. a. die Einwanderung der neutrophilen Leukozyten in die Epidermis hemmen, somit einen gegenteiligen Effekt zum Lithium aufweisen könnten. Erst wenn alle dermatologischen Therapieversuche versagen, muß im

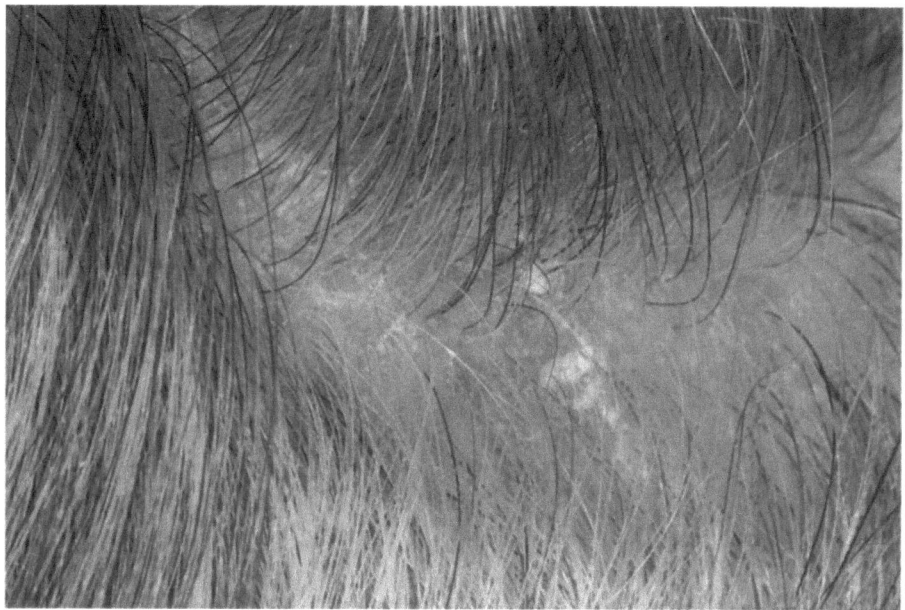

Abb. 4. 76jährige Patientin, Lithium seit 1967. Eine Nichte hatte Psoriasis vulgaris. Im Kapillitium einige nummuläre erythemato-squamöse Herde. Äußerer Gehörgang rot und schuppend. Ansonsten keine psoriatischen Stigmata. Diagnose: am ehesten Psoriasis vulgaris

Einzelfall die Schwere der dermatologischen Erkrankung gegen die Notwendigkeit der psychiatrischen Behandlung mit Lithium abgewogen werden und ggf. nach einer therapeutischen Alternative gesucht werden.

Tabelle 1. Übersicht über Hautveränderungen, die in der Literatur unter einer Lithiummedikation beschrieben wurden

1. *Lithium und Hauterkrankungen*

    a) Psoriasis vulgaris, pustulosa
    b) Akne und akneiforme Reaktionen
    c) Andere Dermatosen
       - makulo-papulöse Exantheme
       - Dermatitis-herpetiformis-ähnliche Dermatosen
       - exfoliative Dermatitis
       - prätibiale Ulzera
       - Lithium-induzierter Lupus erythematodes
       - Hautverfärbungen bei Vitiligo
       - Keratosis-pilaris-ähnliche Follikulitis

2. *Lithium und Haarerkrankungen*

    Pathologisch vermehrter Haarausfall, Alopezie

3. *Lithium und Hypothyreoidismus*

    Trockene, schuppende Haut (Xerosis)

Literatur

Bakker JB, Pepplinkhuizen L (1976) More about the relationship of lithium to psoriasis. Psychosom 17:143–146

Bakker JB, Pepplinkhuizen L (1980) Cutaneous side-effects of lithium. In: Johnson FN (ed) Handbook of lithium-theray, MTP Press, Lancaster, pp 372–377

Bloomfield FJ, Young MM (1983) Enhanced release of inflammatory mediators from lithium-stimulated neutrophils in psoriasis. Brit J Dermatol 109:13

Bone S, Roose SP, Dunner DL, Fieve RR (1980) Incidence of side effects in patients on long-term lithium therapy. Amer. J Psychiat 137:103–104

Callaway CL, Hendrie HC, Luby CB, Luby ED (1968) Cutaneous conditions observed in patients during treatment with lithium. Amer J Psychiat 124:1124–1125

Deandrea D, Walker N, Mehlmauer M, White K (1982) Dermatological reactions to lithium: A critical review of the literature. J Clin Psychopharm 2:199–204

Evans DL, Martin W (1979) Lithium carbonate and psoriasis. Amer J Psychiat 136:1325–1327

Heng MCY (1982) Cutaneous manifestation of lithium toxicity. Brit J Dermatol 106:107–109

Hitch JM (1967) Acneiform eruptions induced by drugs and chemicals. JAMA 200:879–880

Hoxtell E, Dahl MJ (1975) Xerosis from lithium carbonate. Arch Dermatol 111:1073–1074

Kuhnley EJ, Granoff AL (1979) Exfoliative dermatitis during lithium treatment. Amer J Psychiat 136:1340–1341

Lowe NJ, Ridgway HB (1978) Generalized pustular psoriasis precipitated by lithium carbonate. Arch Dermatol 114:1788–1789

Meinhold JM, West DP, Gurwich E, Spunt A, Koya D (1980) Cutaneous reaction to lithium carbonate: A case report. J Clin Psychiat 41:395–396

Müller-Oerlinghausen B (1977) 10 Jahre Lithium-Katamnese. Nervenarzt 48:483–493

Muniz CE, Salem RB, Director KL (1982) Hair loss in a patient receiving lithium. Psychosom 23:312–313

Okrasinski H (1977) Lithium acne. Dermatologica 154:251–253

Orfanos CE, Bauer R (1983) Contemporary aspects of lupus erythematosus and its subsets. In: Rock AJ, Maibach HJ (eds) Recent advances in dermatology, vol 6. Churchill Livingstone Edinburgh London Melbourne New York, pp 213–236

Orwin A (1983) Hair loss following lithium therapy. Brit J Dermatol 108:503–504

Posey RE (1972) Lithium carbonate dermatitis (letter). JAMA 221:1517

Presley AP, Kahn A, Williamson N (1976) Antinuclear antibodies in patients on lithium carbonate. Brit Med J 3:280

Reiffers J, Dick P (1977) Manifestations cutanées par le lithium. Dermatologica 155:155–163

Rifkin A, Kurtin SB, Quitkin F, Klein DF (1973) Lithium-induced folliculitis. Amer J Psychiat 130:1018–1019

Rüther H (1983) Nebenwirkungen von Lithium an der Haut. Hautarzt, Suppl VI, 34:272–273

Ruiz-Maldonado R, De Francisco CP, Tamayo L (1973) Lithiumdermatitis. JAMA 224:1534

Sarantidis D, Waters B (1983) A review and controlled study of cutaneous conditions associated with lithium carbonate. Brit J Psychiat 143:42–50

Sedgwick JB, Bergstresser PR, Hurd ER (1980) Increased granulocyte adherence on psoriasis and psoriatic arthritis. J Invest Dermatol 74:81–84

Skott A, Mobacken H, Starmark JE (1977) Exacerbation of psoriasis during lithium treatment. Brit J Dermatol 96:445–448

Skoven I, Thormann J (1979) Lithium compound treatment and psoriasis. Arch Dermatol 115:1185–1187

Stamm T, Lubach D (1981) Unerwünschte Nebenwirkungen an der Haut durch Lithium-Therapie. Kasuistik und Literaturübersicht. Psychiat Prax 8:152–154

Strothmeyer FJ (1974) Klinische Untersuchungen zur Beeinflussung der Talgexkretion der menschlichen Haut durch zentral wirksame Pharmaka. Perazin, L-Dihydroxyphenylalanin (L-Dopa) und Lithiumacetat. Med. Dissertation, Freie Universität Berlin

Voorhees JJ, Duell EA (1971) Psoriasis as a possible defect of the adenylcyclase-cyclic AMP cascade. Arch Dermatol 104:351–358

Voorhees JJ, Duell EA, Bass LJ, Powell JA, Harrell ER (1972) Decreased cyclic AMP in the epidermis of lesions of psoriasis. Arch Dermatol 105:695–701

Voorhees JJ, Marcelo CL, Duell EA (1975) Cyclic AMP, cyclic GMP, and glucocorticoids as potential metabolic regulators of epidermal proliferation and differentation. J Invest Dermatol 65:179–190

Yoder FW (1975) Acneiform eruption due to lithium carbonate. Arch Dermatol 111:396–397

4.7 Klinisch-chemische Veränderungen unter Lithiumbehandlung

K. Diebold

Synopsis

1. Durch eine Lithiummedikation bewirkte Veränderungen betreffen im Bereich klinisch-chemischer Parameter u. a. Natrium, Kalium, Kalzium, Magnesium, das Parathormon bzw. die Nebenschilddrüsenfunktion das weiße Blutbild und möglicherweise den Knochenstoffwechsel, Kortisol und Aldosteron bzw. die Nebennierenrindenfunktion.
2. Während der ersten Tage der Lithiumbehandlung tritt eine gesteigerte Natriurese auf. Der Phase der Natriurese folgt eine Phase der Natriumretention mit Aldosteronanstieg und positiver Natriumbilanz. Die Natriumkonzentration im Serum kann erhöht sein.
3. Nach einigen Monaten der Lithiumbehandlung kann die Kaliumkonzentration im Serum vorübergehend erhöht sein.
4. Häufiger als die unter 2. und 3. beschriebenen Veränderungen der Elektrolytkonzentrationen im Serum findet sich unter Lithiumprophylaxe ein Hyperparathyreoidismus mit Erhöhung des Parathormons sowie des Serumkalziums und -magnesiums, jedoch ohne Erniedrigung des Serumphosphats. Eine leichte Minderung des Mineralgehaltes des Knochens und eine Verschmälerung der Knochenkortikalis sind mögliche Lithiumnebenwirkungen. Außerdem scheint Lithium einen direkten Einfluß auf den Knochenstoffwechsel zu haben.
5. Bei der Mehrzahl der Patienten unter Lithiumprophylaxe steigt die Leukozytenzahl (meist innerhalb des Normbereiches) an. Dabei handelt es sich hauptsächlich um eine Vermehrung der segmentkernigen neutrophilen Granulozyten. Ein kleinerer Teil der Patienten entwickelt eine leichte bis mäßige Leukozytose – ohne „Linksverschiebung".
6. Aus den unter 2., 3. und 5. erwähnten Lithiumnebenwirkungen ergeben sich keine praktischen Konsequenzen. Sie sollten dem behandelnden Arzt jedoch bekannt sein, um Fehldiagnosen zu vermeiden. Angesichts der möglichen Veränderungen des Knochens und des Knochenstoffwechsels sollte bei Kindern und Jugendlichen mit noch nicht abgeschlossenem Knochenwachstum die Indikation zur Lithiumbehandlung nur mit Zurückhaltung gestellt werden. Als Vorsichtsmaßnahmen empfehlen sich hier Kontrolluntersuchungen der Körpergröße und des Körpergewichtes sowie Röntgenaufnahmen der Handknochen. Bei auffälligen Abweichungen von der Altersnorm sollte die Behandlung mit Lithium abgebrochen und notfalls durch alternative Behandlungen ersetzt werden. Dagegen erscheint eine Lithiumbehandlung beim Erwachsenen – ohne deutlichere Osteoporose oder Osteomalazie – unbedenklich.

In den meisten psychiatrischen Kliniken gehören heute Bestimmungen des Blutbildes, der Glukose, der Elektrolyte, der Leberenzyme und der harnpflichtigen Substanzen im Serum zu den Routineuntersuchungen der Patienten bei der stationären Aufnahme. Labormedizinische Untersuchungen haben neuerdings für die Psychiatrie im Rahmen von Langzeitbehandlungen mit Lithiumsalzen (und Neuroleptika) besondere Bedeutung gewonnen. Nebenwirkungen der Lithiumbehandlung betreffen nämlich u. a. klinisch-chemische Parameter. Die Kenntnis der Veränderungen dieser Parameter ist nicht nur für den Psychiater, sondern auch für den praktischen Arzt, den Arzt für Allgemeinmedizin und den Internisten, die einen Teil der Patienten unter Lithiumprophylaxe (mit-)betreuen, zur Behandlungsführung und Vermeidung von Fehldiagnosen wichtig.

Natrium, Kalium, Kalzium, Magnesium und die Nebenschilddrüsenfunktion

Die Alkalimetalle Natrium und Kalium sowie die Erdalkalimetalle Magnesium und Kalzium stellen die wichtigsten Ionen des Organismus dar. Die biologische Bedeutung des Alkalimetalles Lithium erklärt sich teilweise aus der physikalischen und chemischen Ähnlichkeit mit diesen Ionen. Es ist anzunehmen, daß Lithium die Ionengleichgewichte des Organismus verändert. Die „reinen" Lithiumeffekte sind jedoch insofern schwer feststellbar, als die manisch-depressiven Krankheitsphasen selbst mit Ionenveränderungen einherzugehen scheinen. (Shaw u. Coppen 1966; Ananth u. Yassa 1979; Carman u. Wyatt 1979). Außerdem weisen die Elektrolytkonzentrationen im Serum zirkadiane Fluktuationen auf, die von Lithium beeinflußt werden (Mellerup et al. 1976). Schließlich sind kleinere Auslenkungen des Elektrolytgleichgewichtes wegen der ausgeprägten Autoregulation anhand der Serumkonzentrationen schwer zu beobachten (Saran 1980; Jefferson et al. 1983).

Bei Lithiumbehandlung muß nun allgemein zwischen Kurzzeit- und Langzeitwirkungen unterschieden werden. Diese können sich im Rahmen adaptiv-regulatorischer Vorgänge unterschiedlich, ja sogar gegensätzlich verhalten. Während der ersten Tage der Lithiumbehandlung wird eine gesteigerte Natriurese beobachtet. Der Phase der Natriurese folgt eine Phase der Natriumretention mit positiver Natriumbilanz (Murphy et al. 1969; Mannistö 1980). Aronoff et al. (1971) berichten über eine Erhöhung des Serumnatriums. Nach einigen Monaten der Lithiumbehandlung kann auch das Serumkalium vorübergehend erhöht sein (Aronoff et al. 1971; Hariharasubramanian et al. 1978). Häufiger wird eine länger anhaltende Erhöhung des Serummagnesiums und/oder Serumkalziums beschrieben (Christiansen et al. 1978a; Srinivasan et al. 1978; Birch 1980; Mannistö 1980).

Im Kurzzeitversuch mit Lithium zeigten Ratten einen Anstieg des Serumkalziums und -magnesiums, einen Abfall des Serumphosphats sowie einen verminderten Einbau von Kalzium und Magnesium in den Knochen (Mellerup et al. 1970; Plenge et al. 1971; Mellerup et al. 1973). Bei Anwendung hoher Lithiumdosen treten diese Effekte auch bei parathyreoidektomierten Tieren auf. Diese Ergebnisse lassen einen direkten Einfluß des Lithiums auf den Knochenstoffwechsel vermuten, zumal Lithium im Knochen gespeichert wird (Birch 1980).

Manisch-depressive Patienten entwickeln unter Lithiumbehandlung gelegentlich einen Hyperparathyreoidismus (Franks et al. 1982) mit Erhöhung des Serumparathormonspiegels sowie des Serumkalziums und -magnesiums, jedoch ohne Erniedrigung des Serumphosphats. Weiterhin wurden eine leichte Minderung des Mineralgehaltes des Knochens und eine Verschmälerung der Knochenkortikalis beobachtet. Es ist unklar, ob es sich dabei um einen Lithiumeffekt (Christansen et al. 1978 a), zumindest bei Patienten mit bipolarem Krankheitsverlauf (Baastrup et al. 1978), oder aber um einen normalen Alterseffekt (Birch 1980) handelt. Diese Knochenveränderungen sind jedoch so geringfügig, daß eine Lithiumbehandlung beim Erwachsenen – ohne deutlichere Osteoporose oder Osteomalazie – unbedenklich erscheint. Anders verhält es sich dagegen bei Kindern und Jugendlichen (vgl. Kap. 3.8). Versuche an jungen Ratten haben nämlich gezeigt, daß das Knochenwachstum durch Lithium gehemmt wird. Bei Kindern und Jugendlichen mit noch nicht abgeschlossenem Knochenwachstum sollte daher die Indikation zur Lithiumbehandlung nur mit Zurückhaltung gestellt werden (Birch 1980). Erscheint eine Lithiumbehandlung dringend erforderlich, so sollten bei Kindern und Jugendlichen zweckmäßigerweise einige Vorsichtsmaßnahmen beachtet werden: Vor Beginn der Lithiumbehandlung sollten Messungen der Körpergröße und des Körpergewichtes vorgenommen und eine Röntgenaufnahme der Handknochen angefertigt werden. Sodann sollten in mehrmonatigen Abständen Messungen der Körpergröße und des Körpergewichtes, in ein- bis zweijährigen Abständen auch Röntgenaufnahmen der Handknochen wiederholt werden. Bei auffälligen Abweichungen der Ergebnisse der Kontrolluntersuchungen von der Altersnorm sollte die Behandlung mit Lithium abgebrochen und gegebenenfalls durch eine alternative Behandlung ersetzt werden (vgl. Kap. 5).

Hypothyreose ist eine bekannte Nebenwirkung der Lithiumprophylaxe (s. Kap. 4.3). Es sind auch Fälle mit der Kombination von Hypothyreose und Hyperparathyreoidismus mit Nebenschilddrüsenadenom (Garfinkel et al. 1973), außerdem Fälle von Hyperparathyreoidismus mit Nebenschilddrüsenadenom und isolierter Hyperkalzämie (Christensson 1976) unter Lithiumprophylaxe beschrieben worden. Für die Annahme eines funktionellen Zusammenhanges zwischen Hyperparathyreoidismus und Lithiumbehandlung spricht die Beobachtung, daß sich bei den letztgenannten Fällen der Serumkalziumspiegel nach dreiwöchigem Auslaßversuch normalisierte, um nach Wiederaufnahme der Lithiummedikation erneut anzusteigen. Als pathophysiologischer Mechanismus des Hyperparathyreoidismus unter Lithiumtherapie wird diskutiert, daß unter Lithium die Parathormonsekretion erst bei höheren Kalziumkonzentrationen gehemmt wird (Shen u. Sherrard 1982).

Ähnlich wie an der Schilddrüse scheint Lithium auch an der Nebenschilddrüse eine vorbestehende Funktionsstörung zu verstärken. So berichten Himmelhoch u. Neil (1980) über einen manischen Patienten, bei dem nach Nierentransplantation ein erhöhter Parathormonspiegel festgestellt worden war. Dieser Patient entwickelte unter Lithiumbehandlung eine Hyperkalzämie, die nach Absetzen von Lithium wieder verschwand. Bemerkenswerterweise wurde eine Nierensteinbildung unter Lithiuminduziertem Hyperparathyreoidismus bisher nicht beobachtet.

Weißes Blutbild

Bei der Mehrzahl der Patienten steigt unter Lithiumbehandlung die Zahl der Leukozyten innerhalb des Normbereiches an (vgl. Kap. 6.1). Bei einem Teil der Patienten überschreiten die Leukozytenzahlen jedoch mit 10000–14000/mm³ den oberen Normbereich, einer leichten bis mäßigen Leukozytose entsprechend (Murphy et al. 1971; Shopsin et al. 1971; Diebold 1976; Perez-Cruet et al. 1978; Müller-Oerlinghausen u. Drescher 1979). Gelegentlich erreichen die Leukozytenzahlen auch Werte um 20000/mm³ (O'Connell 1970). Die höchsten Leukozytenzahlen unter Lithiumbehandlung werden während manischer Krankheitsphasen beobachtet (Brown 1980). Möglicherweise kombinieren sich hier eine krankheitsbedingte und eine Lithium-bedingte Tendenz zur Leukozytenerhöhung (Diebold 1976). Es fällt auf, daß die anglo-amerikanischen im Vergleich zu den deutschsprachigen Autoren höhere durchschnittliche Leukozytenwerte bzw. höhere Prozentsätze von Fällen mit Leukozytenwerten jenseits des oberen Normbereiches angeben (Perez-Cruet et al. 1978: 44%; Müller-Oerlinghausen u. Drescher 1979: 2,5%; Diebold et al. 1982: 8%).

Diese Veränderung des weißen Blutbildes kann während der Lithiumbehandlung ständig vorhanden sein oder aber periodisch auftreten (O'Connell 1970). Dabei handelt es sich hauptsächlich um eine Vermehrung der segmentkernigen neutrophilen Granulozyten (Diebold et al. 1982). Nach Untersuchungen von Stein et al. (1977) liegt eine gesteigerte Granulozytopoese des Knochenmarks vor. Die (eventuelle) Leukozytose unter Lithiumbehandlung zeigt nicht die für viele Infektionskrankheiten typische „Linksverschiebung" (zu den jugendlichen Zellformen hin). Eine Unterscheidung zwischen Lithium-bedingter und infektbedingter Leukozytose ist daher aufgrund des Differentialblutbildes leicht möglich.

Vereinzelt wurde auch über eine Vermehrung der eosinophilen Granulozyten (Bille et al. 1975; Diebold et al. 1982) sowie eine Verminderung der Lymphozyten (O'Connell 1970; Shopsin et al. 1971; Perez-Cruet et al. 1978) berichtet. Die Lithiumnebenwirkung einer Leukozytenvermehrung macht man sich in der Inneren Medizin bei der Behandlung von Krankheitszuständen mit Granulozytopenien (z. B. bei Anwendung von Zytostatika) zunutze (vgl. Kap. 3.13). Umgekehrt ist bei myeloischer Leukämie wegen dieser Nebenwirkung eine Lithiumbehandlung kontraindiziert. Nach Absetzen von Lithium gehen die Leukozytenzahlen innerhalb von 1–2 Wochen auf das Ausgangsniveau zurück (Tisman u. Wu Show-Jen 1980).

Der Mechanismus der Lithium-induzierten Neutrophilie ist weitgehend ungeklärt. Möglicherweise ist eine Lithium-bedingte höhere Ausschüttung von „colony stimulating activity" (CSA) beteiligt (Rossof u. Robinson 1980; Horak et al. 1982). CSA ist ein Glykoprotein, das von Monozyten, Makrophagen und aktivierten T-Zellen produziert wird und die Granulozytopoese in vitro stimuliert.

Das rote Blutbild wird durch Lithiumbehandlung nicht verändert.

Kortisol, Aldosteron und die Nebennierenrindenfunktion

Weitere mögliche Nebenwirkungen der Lithiumbehandlung betreffen das Kortisol und das Aldosteron bzw. die Nebennierenrindenfunktion. Aber auch hier gibt es krankheitsbedingte Veränderungen. So findet sich bei endogener Depression und Manie öfter ein erhöhter Serumkortisolspiegel (Platman u. Fieve 1968; Sachar 1975; Carroll et al. 1976; Diebold et al. 1978), bei Manie gelegentlich auch ein erhöhter Serumaldosteronspiegel (Allsopp et al. 1972). Platman u. Fieve (1968) sahen unter Lithiumbehandlung während der depressiven und manischen Krankheitsphase in der ersten Woche einen deutlichen Anstieg, in der zweiten und dritten Woche einen Abfall des Serumkortisols.

Bei Lithiumprophylaxe im psychosefreien Intervall wurden von den Autoren teils eine Erhöhung (Murphy et al. 1971; Diebold et al. 1982), teils eine Erniedrigung (Mühlbauer et al. 1982; Smigan u. Perris 1984), teils keine Veränderungen (Platman u. Fieve 1968; Czernik u. Kleesiek 1979) des Serumkortisols beobachtet.

Nach Untersuchungen mehrerer Autoren (Murphy et al. 1969; Baer et al. 1970; Christiansen et al 1978b; Transbøl et al. 1978) steigt der Serumaldosteronspiegel in der Phase der Natriumretention, die der Natriurese während der ersten Tage der Lithiumbehandlung folgt, erheblich an. Wahrscheinlich ist dieser Serumaldosteronanstieg eine Folgeerscheinung direkter Lithium-bedingter Elektrolytverschiebungen mit intravasalen Volumenveränderungen und einer dadurch ausgelösten Aktivitätssteigerung des Renin-Angiotensin-Systems.

Aus den möglichen Veränderungen des Kortisols und des Aldosterons unter Lithiumbehandlung ergeben sich keine praktischen Konsequenzen; sie sollten dem behandelnden Arzt jedoch bekannt sein, um Fehldiagnosen zu vermeiden.

Sonstige Veränderungen klinisch-chemischer Parameter

Es gibt schließlich Hinweise auf mögliche weitere Nebenwirkungen der Lithiumbehandlung: Erhöhung der alkalischen Phosphatase im Serum (Mellerup et al. 1979; Diebold et al. 1982), Erhöhung des Eisens im Serum (Diebold et al. 1982), Erhöhung des Nüchterninsulins (Diebold et al. 1982), Erhöhung des Wachstumshormons bei Insulin-induzierter Hypoglykämie (Czernik u. Kleesiek 1979). Es bleibt jedoch abzuwarten, ob sich diese Ergebnisse in anderen Untersuchungen replizieren lassen. Über den Einfluß einer Lithiumbehandlung auf die Glukosetoleranz liegen widersprüchliche Befunde vor (Jefferson et al. 1983): Sowohl Steigerung (Shopsin et al. 1972), keine Veränderung (Vendsborg u. Prytz 1976; Diebold et al. 1982), wie auch Verminderung (Müller-Oerlinghausen u. Drescher 1979) der Glukosetoleranz wurden berichtet; auf die Beziehungen zwischen Lithium und Kohlenhydratstoffwechsel wird in Kap. 4.5 ausführlicher eingegangen.

Literatur

Allsopp MNE, Level MJ, Stich SR, Hullin RP (1972) Aldosterone production rates in manic-depressive psychosis. Brit J Psychiat 120:399
Ananth J, Yassa R (1979) Magnesium in mental illness. Comp Psychiat 20:475–482
Aronoff MS, Evens RG, Durell J (1971) Effects of lithium salts on electrolyte metabolism. J Psychiat Res 8:139–159
Baastrup PC, Christiansen C, Transbøl I (1978) Calcium metabolism in lithium-treated patients. Relation to uni-bipolar dichotomy. Acta Psychiat Scand 57:124–128
Baer L, Platman SR, Fieve RP (1970) The role of electrolytes in affective disorders. Arch Gen Psychiat 22:108–113
Bille PE, Jensen MK, Jensen JPK, Poulsen JC (1975) Studies of the haematologic and cytogenic effect of lithium. Acta Med Scand 198:281–286
Birch NJ (1980) Bone side-effects of lithium. In: Johnson FN (ed) Handbook of lithium therapy. MTP Press, Lancaster, pp 365–371

Brown WT (1980) The pattern of lithium side-effects and toxic reactions in the course of lithium therapy. In: Johnson FN (ed) Handbook of lithium therapy. MTP Press, Lancaster, pp 279–288

Carman JS, Wyatt RJ (1979) Calcium: Bivalent cation in the bivalent psychosis. Biol Psychiat 14:295–336

Carroll JB, Curtis G, Mendels J (1976) Neuroendocrine regulation in depression. Arch Gen Psychiat 33:1039–1044

Christensson TAT (1976) Lithium, hypercalcaemia and hyperparathyroidism. Lancet II:144

Christiansen C, Baastrup PC, Transbøl I (1978a) The effects of lithium on calcium and magnesium metabolism. In: Johnson FN, Johnson S (eds) Lithium in medical practice. MTP Press, Lancaster, pp 193–197

Christiansen C, Baastrup PC, Lindgren P, Transbøl I (1978b) Endocrine effects of lithium. II „Primary" hyperparathyroidism. Acta Endocrinol 88:528–534

Czernik A, Kleesiek K (1979) Neuroendokrinologische Veränderungen unter Langzeitbehandlung mit Lithiumsalzen. Pharmakopsychiat 12:305–312

Diebold K (1976) Untersuchungen zum weißen Blutbild von Manikern, endogen Depressiven, Schizophrenen und Neurotikern. Psychiatria Clin 9:230–235

Diebold K, Vecsei P, Jackenkroll R, Marquetand D, Reindell A (1978) Untersuchungen des Plasma-Cortisols bei psychiatrischen Krankheitsgruppen. Arch Psychiat Nervenkr 226:29–35

Diebold K, Freisburger E, Barwich D (1982) Untersuchungen chemischer, cellulärer und hormoneller Parameter des Blutes bei affektpsychotischen Patienten unter Lithiumprophylaxe. Arzneim Forsch Drug Res 32:884

Franks R, Dubovsky LS, Lifshits M, Coen P, Subryan V, Walker SH (1982) Long-term lithium carbonate therapy causes hyperparathyreoidism. Arch Gen Psychiat 39:1074–1077

Garfinkel PE, Ezrin C, Stanger HC (1973) Hypothyroidism and hyperparathyroidism associated with lithium. Lancet II:331

Hariharasubramanian N, Parvathi Devi S, Venkoba Rao A (1978) Serum potassium levels during lithium therapy of manic depressive psychosis. In: Johnson FN, Johnson S (eds) Lithium in medical practice. MTP Press, Lancaster, pp 205–208

Himmelhoch JM, Neil JF (1980) Lithium therapy in combination with other forms of treatment. In: Johnson FN (ed) Handbook of lithium therapy. MTP Press, Lancaster, pp 51–67

Horak H, Turner AR, Yau O (1982) Comparison of colony stimulating activities secreted into mouse lung conditioned medium in the presence and absence of lithium chloride. Exp Hematol 10:123–129

Jefferson JW, Greist JH, Ackerman DL (eds) (1983) Lithium encyclopedia for clinical practice. American Psychiatric, Washington

Mannistö PT (1980) Endocrine side-effects of lithium. In: Johnson FN (ed) Handbook of lithium therapy. MTP Press, Lancaster, pp 310–322

Mellerup ET, Plenge P, Ziegler R, Rafaelsen OJ (1970) Lithium effects on calcium metabolism in rats. Int Pharmacopsychiat 5:258–264

Mellerup ET, Plenge P, Rafaelsen OJ (1973) Lithium effects on magnesium metabolism in rats. Int Pharmacopsychiat 8:178–183

Mellerup ET, Lauritsen B, Dam H, Rafaelsen OJ (1976) Lithium effects on diurnal rhythm of calcium, magnesium and phosphate metabolism in manic-melancholic disorder. Acta Psychiat Scand 53:360–370

Mellerup ET, Dam H, Wildschiödtz G, Rafaelsen OJ (1979) Lithium effects. Relation to lithium dose and to plasma peak levels. Acta Psychiat Scand 60:177–184

Murphy DL, Goodwin FK, Bunney WE (1969) Aldosterone and sodium response to lithium administration in man. Lancet II:458–561

Murphy DL, Goodwin FK, Bunney WE (1971) Leucocytosis during lithium treatment. Amer J Psychiat 127:1559–1561

Mühlbauer HD, Gräf KJ, Müller-Oerlinghausen B (1982) Neuroendokrine Aspekte der Lithiumprophylaxe. In: Beckmann H (Hrsg) Biologische Psychiatrie. Thieme, Stuttgart New York, S 211–217

Müller-Oerlinghausen B, Drescher K (1979) Time course of clinical-chemical parameters under long-term lithium treatment. Int J Clin Pharmacol Biopharm 17:228–235

O'Connell RA (1970) Leucocytosis during lithium carbonate treatment. Int Pharmacopsychiat 4:30–44

Perez-Cruet J, Dancey JT, Waite J (1978) Lithium effects on leucocytosis and lymphopenia. In: Johnson FN, Johnson S (eds) Lithium in medical practice. MTP Press, Lancaster, pp 271–277

Platman SR, Fieve RR (1968) Lithium carbonate and plasma cortisol response in the affective disorders. Arch Gen Psychiat 18:591–594

Plenge P, Mellerup ET, Rafaelsen OJ (1971) Lithium action on rat phosphate metabolism. Int Pharmacopsychiat 6:52

Rossof AH, Robinson WA (eds) (1980) Lithium effects on granulopoiesis and immune function. Adv Exp Med Biol 127

Sachar EJ (1975) Neuroendocrine abnormalities in depressive illness. In: Sachar EJ (ed) Topics in psychoendocrinology. Grune & Stratton, New York San Francisco London, pp 135–156

Saran BM (1980) Electrolyte and water balance. Side effects of lithium. In: Johnson FN (ed) Handbook of lithium therapy. MTP Press, Lancaster, pp 338–346

Shaw DM, Coppen A (1966) Potassium and water distribution in depression. Brit J Psychiat 112:269–276

Shen FH, Sherrard DJ (1982) Lithium-induced hyperparathyroidism: An alteration of the „set-point". Ann Int Med 96:63–65

Shopsin B, Friedman R, Gershon S (1971) Lithium and leucocytosis. Clin Pharmacol Ther 12:923–928

Shopsin B, Stern S, Gershon S (1972) Altered carbohydrate metabolism during treatment with lithium carbonate (absence of diagnostic specifity in hospitalized psychiatric patients). Arch Gen Psychiat 26:566–571

Smigan L, Perris C (1984) Cortisol changes in long-term lithium therapy. Neuropsychobiology 11:219–223

Srinivasan V, Parvathi Devi S, Venkoba Rao A (19778) Lithium effects on serum magnesium and calcium in manic depressive psychosis. In: Johnson FN (ed) Lithum in medical practice. MTP Press, Lancaster, pp 199–204

Stein RS, Beaman C, Ali MY, Hansen R, Jenkins DD, Jume'An HG (1977) Lithium carbonate attenuation of chemotherapy-induced neutropenia. New Engl J Med 297:430–431

Tisman G, Wu Show-Jen G (1980) Haematological side-effects of lithium. In: Johnson FN (ed) Handbook of lithium therapy. MTP Press, Lancaster, pp 338–344

Transbøl I, Christiansen C, Baastrup PC, Nielsen MD, Giese J (1978) Endocrine effects of lithium. III Hypermagnesaemia and activation of the renin-aldosterone system. Acta Endocrinol 88:619–624

Vendsborg PB, Prytz S (1976) Glucose tolerance and serum lipids in man after long-term lithium administration. Acta Psychiat Scand 53:64–69

4.8 Wirkung von Lithium auf Sexualfunktion und Schwangerschaft

B. MÜLLER-OERLINGHAUSEN

Synposis

1. Die Pharmakokinetik von Lithium ist bei der schwangeren Frau verändert. Die glomeruläre Filtrationsrate ist häufig erhöht, weshalb die Dosis entsprechend gesteigert und unmittelbar vor der Geburt wieder reduziert werden muß.
2. Lithium erreicht im Nabelschnurblut dem mütterlichem Blut vergleichbare Konzentrationen.
3. Lithium wird in der Muttermilch ausgeschieden.
4. Epidemiologische Studien machen wahrscheinlich, daß eine Lithiumbehandlung im ersten Trimenon zu einer erhöhten Häufigkeit kardiovaskulärer Mißbildungen führt.
5. Eine Lithiumbehandlung sollte deshalb im ersten Trimenon möglichst nicht durchgeführt werden.
6. Lithium-bedingte Veränderungen des Neugeborenen (z. B. „floppy infant"), die auf nicht toxischen Lithiumserumkonzentrationen der Mutter in der zweiten Hälfte der Schwangerschaft beruhen, sind im allgemeinen innerhalb von einigen Tagen bis Monaten voll reversibel.
7. Lithium kann gelegentlich bei Männern zu erektiver Impotenz führen.
8. Eine relevante Beeinträchtigung der männlichen Fertilität bzw. negative mutagene Effekte durch eine Langzeitmedikation mit Lithiumsalzen erscheinen nach den vorliegenden Befunden nicht wahrscheinlich.

Maternale und fetale Pharmakokinetik von Lithiumsalzen

Bei der schwangeren Frau ergeben sich von dem im Kap. 2.8 dargestellten, allgemeinen pharmakokinetischen Verhalten von Lithiumsalzen Abweichungen, die klinisches Interesse besitzen. Aufgrund der in der Schwangerschaft erheblich erhöhten glomerulären Filtrationsrate kann auch die Lithiumclearance bis um 100% ansteigen (Schou et al. 1973a). Dies bedeutet, daß bei konstanter Dosis der Lithiumserumspiegel absinkt, und die Gefahr eines Rezidivs entsteht. Deshalb muß die Dosis ggf. erhöht werden. Da jedoch nur kasuistische Beobachtungen an schwangeren Frauen unter Lithiumtherapie vorliegen, und nicht vorhersagbar ist, wie die individuelle Schwangere reagieren wird, ist es nötig, den Serumspiegel engmaschig, evtl. in wöchentlichen Abständen zu überprüfen. Es wurde auch der Fall einer Schwangeren berichtet, bei der während der Schwangerschaft eine Dosis*reduktion* nötig war (Baastrup 1964). Grundsätzlich ist die schwangere Frau wegen des erhöhten Plasmavolumens und der verstärkten Natriumretention als eine Lithiumrisikopatientin zu betrachten. Dies um so mehr, falls zur Behandlung einer Prägestose z. B. die Anwendung von Diuretika oder einer kochsalzarmen Diät notwendig werden sollte (Wilbanks et al. 1970; vgl. Kap. 4.11). Unmittelbar nach der Entbindung sinkt die glomeruläre Filtrationsrate wieder auf ihr normales Niveau, wodurch selbstverständlich die Gefahr einer Lithiumintoxikation droht, falls nicht unmittelbar zuvor die Lithiumdosis gesenkt wurde. Es ist deshalb empfohlen worden, die Lithiumdosis in der letzten Schwangerschaftswoche auf 50% zu reduzieren, bei Beginn der Wehen Lithium ganz abzusetzen, und die Behandlung unmittelbar nach der Geburt erst wieder aufzunehmen (Goldfield u. Weinstein 1973).

Aus einer Kasuistik ergeben sich Hinweise für einen erhöhten Lithium-Natrium-Gegentransport an der Erythrozytenmembran während der Schwangerschaft (Mallinger et al. 1983).

Das Lithiumion durchdringt die plazentare Schranke (Schou u. Amdisen 1975; Thornburg et al. 1979). Die Lithiumkonzentration im Nabelschnurblut entspricht der maternalen Lithiumserumkonzentration. Daher ist es verständlich, daß eine mütterliche Lithiumintoxikation auch den Fetus gefährdet (s. u.).

Lithiumsalze werden in der Muttermilch ausgeschieden, wobei die Konzentration etwa 50% des jeweiligen Lithiumserumspiegels beträgt. Auch im Blut der von Lithium-behandelten Müttern gestillten Neugeborenen finden sich Konzentrationen, die etwa denen in der Muttermilch entsprechen (Schou u. Amdisen 1973). Ob diese relativ niedrigen Lithiummengen für das Neugeborene tatsächlich eine Gefahr darstellen, ist unklar, obwohl ein Fall einer Intoxikation berichtet wurde (Skausig u. Schou 1977). Jedoch wird Lithium-behandelten Müttern meist zum Abstillen geraten. Eine sicher sehr seltene unerwünschte Wirkung von Lithium wurde bei einer 21jährigen, nicht schwangeren Frau beobachtet, bei der es unter Lithium zur Laktation kam, wobei das Milchvolumen abhängig vom jeweiligen Lithiumserumspiegel schwankte (Ohishi u. Higashimura 1983).

Teratogene Effekte

Tierexperimentelle Daten

Lithium kann in sehr hohen Dosen bei niederen Tieren wie Seeigeln Mißbildungen hervorrufen (Goldfield u. Weinstein 1973). Auch an Nagetieren wurden bestimmte Veränderungen wie etwa Gaumenspalten beobachtet. Diese waren häufiger bei steigender Dosis und bei Applikation der gesamten Dosis als einmaliger Bolus (Schou et al. 1973a). Auf der anderen Seite wurden bei verschiedenen Säugetierspezies unter vergleichsweise „therapeutischen Behandlungsbedingungen" keine Veränderungen gesehen (Gralla u. McIlhenny 1972).

Derartige reproduktionstoxikologische Ergebnisse können allerdings nur richtig beurteilt werden, wenn gewisse Kenntnisse über die spezielle experimentelle Methodologie und über ihren Stellenwert innerhalb aller zur Zeit gebräuchlichen Untersuchungsmethoden vorhanden sind (vgl. Bass u. Neubert 1986). Dies gilt für tierexperimentelle Daten ebenso wie für Beobachtungen am Menschen.

Beobachtungen beim Menschen

1968 wurde von Schou in Dänemark sowie Weinstein u. Goldfield in den USA ein sog. Lithiumbabyregister (s. Schou et al. 1973 b) eingerichtet mit der Zielsetzung, daß dorthin alle Beobachtungen über Neugeborene von Müttern, die zumindest im ersten Trimenon Lithium erhalten hatten, gemeldet werden sollten. Das Register wurde 1980 mit insgesamt 217 (bzw. 225) eingegangenen Fällen geschlossen, da eine Verlängerung der Beobachtungszeit keine zusätzlichen Informationen mehr erbringen konnte (Schou u. Weinstein 1980). Es ist von vornherein klar, daß bei derartigen Registern die Tendenz zu einer Überrepräsentation positiver, d. h. mißgebildeter Fälle gegeben ist.

Unter den gemeldeten Fällen befanden sich 25 (11,5%) mit angeborenen Mißbildungen. Dies wäre für ein derartig spezielles Register und angesichts einer normalen Mißbildungsrate von ca. 3% wohl keine besonders große Häufigkeit. Bedenkenswert ist aber die Tatsache, daß sich hierunter 18 Fälle mit z.T. sehr seltenen und schweren kardiovaskulären Veränderungen fanden: offener Ductus arteriosus, Mitralatresie, Trikuspidalatresie, 6 Fälle einer Ebstein-Anomalie. Die übrigen Mißbildungen betrafen Veränderungen des ZNS, des Endokriniums, der Uretheren bzw. des äußeren Ohres. Kasuistisch wurden inzwischen zwei weitere Fälle einer schweren kardiovaskulären Mißbildung berichtet (vgl. Linden u. Rich 1983).

Obwohl sich daraus tatsächliche Inzidenzen freilich nicht berechnen lassen, ergibt sich doch ein starker Verdacht, daß die Gabe von Lithium im ersten Trimenon ein erhöhtes Risiko für das Auftreten kardiovaskulärer Mißbildungen beinhaltet. Diese Vermutung wurde auch durch eine neuere skandinavische Untersuchung, die auf der epidemiologischen Methode des „Record Linkage" basierte (vgl. Hasford 1986), bestätigt (Källen u. Tandberg 1983). Hier zeigten 9 von 59 Babies Mißbildungen, 4 davon betrafen das kardiovaskuläre System.

Sonstige perinatale und postnatale Effekte von Lithium

Bei Behandlung der Mutter mit Lithium in den letzten Schwangerschaftswochen zeigt das Neugeborene u. U. ein sog. „floppy syndrome", wie es auch unter dem Einfluß anderer zentralwirksamer Arzneimittel beschrieben wird. Es ist gekennzeichnet durch Lethargie, muskuläre Hypotonie, schwachen Saugreflex etc. (Brenndorf u. Ertelt 1978). Auch wurden Herzgeräusche und Veränderungen der Repolarisationsphase im EKG beobachtet (Green u. Zelson 1976). Kürzlich wurde ein Fall von Vorhofflattern mit einem 2:1- bzw. 3:1-Block berichtet (Wilson et al. 1983). Alle diese Erscheinungen bilden sich im allgemeinen innerhalb von 1–2 Wochen zurück. Auch die gelegentlich bei Neugeborenen beobachteten Strumen sind innerhalb einiger Monate reversibel.

Anders ist dagegen die Situation, wenn bei der Schwangeren eine Lithiumintoxikation auftritt. Daraus resultierende Schäden des Neugeborenen mögen nicht oder nur langsam reversibel sein (Mizrahi et al. 1979; Filtenborg 1982). Kürzlich wurde ein Fall beschrieben, wo das Kind einer unmittelbar vor der Geburt intoxikierten Mutter noch nach einem Jahr deutliche psychomotorische Beeinträchtigungen zeigte (Morell et al. 1983). Die Frage, ob sich bei der Geburt unauffällige Kinder von Lithiumbehandelten Müttern auch später normal entwickeln, wurde von Schou (1976) an 60 nicht mißgebildeten Fällen des alten Lithiumregisters untersucht. Dabei ergaben sich im Vergleich zu einer Kontrollgruppe keinerlei Hinweise auf eine größere Häufigkeit von Entwicklungsstörungen oder sonstigen Auffälligkeiten.

Einfluß von Lithium auf die männliche Potenz, Fertilität und auf die genetische Anlage

Wenn Lithium-behandelte Ehemänner ihrem Psychiater die Frage stellen, ob Lithium ihre Potenz bzw. Fertilität beeinträchtigen könne oder gar zu chromosomalen Schäden führe, so wird hierauf erfahrungsgemäß häufig ausweichend von den Kollegen geantwortet. Deshalb seien die zu diesem Fragenkomplex vorliegenden Befunde kurz dargestellt.

Eine Beeinträchtigung der männlichen Potenz durch eine Lithiumlangzeitmedikation ist kasuistisch beschrieben worden (Weddige 1980; Blay et al. 1982), ergibt sich aber auch aus einer kleineren kontrollierten Studie von Vinarova et al. (1972).

Lithium erscheint in der Samenflüssigkeit in höherer Konzentration als im Serum (Kolomaznik et al. 1979). Ob dies zu Veränderungen der Samenfädenbeweglichkeit führt, ist nicht geklärt (Kolomaznik et al. 1981; Raboch et al. 1981). In einer Untersuchung an 9 Männern wurde z. B. keine Veränderung der Spermatozooenmotilität, sondern nur der Überlebensdauer gefunden. Die Bedeutung dieses Befundes ist zweifelhaft, da die gleichen Veränderungen auch unter einem trizyklischen Antidepressivum beobachtet wurden (Amsterdam et al. 1981).

Die Frage einer möglichen mutagenen Wirkung von Lithiumsalzen wurde von verschiedenen Untersuchern sowohl in vitro an Bakterien wie auch am Menschen unter In-vivo-Bedingungen, d. h. am Modell der Lymphozytenchromosomen untersucht. Hieraus ergeben sich keine konsistenten Hinweise auf mutagene Lithiumeffekte (Übersicht bei Banduhn et al. 1980). Die gelegentlich als Gegenbeweis angeführte Arbeit von de la Torre u. Krompotic (1976) zeigte lediglich eine Zunahme von Satellitenassoziationen – ein Befund, der kaum interpretierbar ist. Zytogenetische Untersuchungen von Banduhn et al. (1980) an 77 Patienten der Berliner Lithiumkatamnese zeigten im Vergleich zu verschiedenen Normstichproben zwar eine Verdoppelung der Häufigkeit eines bestimmten Chromosomenaberrationstyps (dizentrische Chromosomen), der insbesondere bei Personen vorkommt, die Röntgenstrahlen oder radioaktivem Fallout ausgesetzt waren. Dieser Befund erscheint jedoch irrelevant, da sich in der Gruppe derjenigen Lithiumpatienten, die diese Veränderung aufwiesen, in der Vorgeschichte eine vierfach (!) höhere Röntgenbelastung fand wie in einer gleich großen Gruppe von Lithiumpatienten ohne diese spezifische Chromosomenstörung. Auch Garson et al. (1981) fanden keine erhöhte Häufigkeit von Chromosomenaberrationen bei Lithium-behandelten Patienten. Lediglich die Raucher wiesen einen signifikant erhöhten Prozentsatz von SCE („sister chromatid exchange") auf.

Richtlinien zur Anwendung von Lithiumsalzen in der Schwangerschaft

Nach unserem derzeitigen Wissen besteht keine Beeinträchtigung der Fertilität eines Lithium-behandelten Mannes.

Frauen im gebärfähigen Alter sollten während einer Lithiumbehandlung antikonzeptive Maßnahmen dringendst empfohlen werden.

Eine Schwangerschaft sollte nur nach eingehender Beratung beider Ehepartner durch den behandelnden Psychiater geplant werden. Dabei ist das Risiko eines Absetzens der Lithiummedikation sorgfältig gegen die möglichen Risiken einer Lithiumtherapie während der Gravidität abzuwägen.

Wenn irgend möglich, sollten Lithiumsalze im ersten Trimenon nicht eingenommen werden.

Engmaschige Betreuung der Patientinnen ist dafür umso mehr erforderlich, damit im Falle von depressiven und insbesondere manischen Frühsymptomen sofort eine Behandlung mit Antidepressiva bzw. Neuroleptika oder auch nur eine stationäre Beobachtung eingeleitet werden kann.

Bei einer Patientin mit hohem Rezidivrisiko kann in der zweiten Hälfte der Schwangerschaft die Lithiummedikation wieder begonnen werden, jedoch aus den oben dargestellten Gründen mit engeren Intervallen für die Kontrolle der Lithiumserumspiegel. Die Dosis muß unter Umständen erhöht werden.

Aufklärung der Ehepartner über die Gefahren einer diuretischen Zusatzmedikation bzw. einer kochsalzarmen Diät ist verstärkt notwendig.

In der Woche vor der Geburt wird die Lithiumdosis auf die Hälfte reduziert, bei Beginn der Wehen abgesetzt.

Das Neugeborene ist auf mögliche Zeichen einer Lithiumwirkung bzw. -intoxikation genauestens zu untersuchen.

Soll die Lithiumbehandlung unmittelbar nach der Entbindung wieder aufgenommen werden, so ist die Dosis neu einzustellen. Außerdem sollte die Patientin abstillen.

Literatur

Allan LD, Desai G, Tynan MJ (1982) Prenatal echocardiographic screening for Ebstein's anomaly for mothers on lithium therapy. Lancet 2:875–876

Amsterdam JD, Winokur A, Caroff S, Levin RM (1981) The effects of desmethylimipramine and lithium on human sperm function. Psychoneuroendocrinology 6:359–364

Baastrup PC (1964) The use of lithium in manic-depressive psychosis. Compr Psychiat 5:396–408

Banduhn N, Obe G, Müller-Oerlinghausen B (1980) Is lithium mutagenic in man? Pharmakopsychiat 13:218–227

Bass R, Neubert D (1985) Arzneimittel in der Schwangerschaft (Reproduktionstoxologie). In: Dölle W, Müller-Oerlinghausen B, Schwabe U (Hrsg) Grundlagen der Arzneimitteltherapie. Entwicklung, Beurteilung und Anwendung von Arzneimitteln. Bibliographisches Institut, Mannheim

Blay SL, Ferraz MPT, Calil HM (1982) Lithium-induced male sexual impairment: Two case reports. J Clin Psychiat 43:497–498

Brenndorf AI, Ertelt W (1978) Lithium-Intoxikation beim Neugeborenen. Mschr Kinderheilk 126:451–453

Filtenborg JA (1982) Persistent pulmonary hypertension after lithium intoxication in the newborn. Eur J Pediat 138:321–323

Garson OM, Latimer NZ, Chiu E, Dixon K (1981) Chromosome studies of patients on long-term lithium therapy for psychiatric disorders. Med J Aust 2:37–39

Goldfield MD, Weinstein MR (1973) Lithium carbonate in obstetrics: Guidelines for clinical use. Amer J Obstet Gynecol 116:15–22

Gralla EJ, McIlhenny HM (1972) Studies in pregnant rats, rabbits and monkeys with lithium carbonate. Toxicol Appl Pharmacol 21:428-433

Green M, Zelson C (1976) The effect of psychotherapeutic drugs on the neonate. In: Usdin E, Forrest IS (eds) Psychotherapeutic drugs, part 1 Principles. Dekker, New York Basel, pp 521-543

Hasford J (1986) Methoden zur Erfassung unerwünschter Arzneimittelwirkungen. In: Dölle W, Müller-Oerlinghausen B, Schwabe U (Hrsg) Grundlagen der Arzneimitteltherapie. Entwicklung, Beurteilung und Anwendung von Arzneimitteln. Bibliographisches Institut, Mannheim

Källen B, Tandberg A (1983) Lithium and pregnancy: A cohort study on manic-depressive women. Acta Psychiat Scand 68:134-139

Kolomaznik M, Musil F, Suva J (1979) Lithium level in some biological fluids at its prophylactic-therapeutic application. Act Nerv Super (Praha) 21:169

Kolomaznik M, Suva J, Svejnohova D, Janousek I, Sefrna F (1981) Lithium levels in the ejaculate, spermiogram and adjuvant psychopharmakological therapy. Act Nerv Super 23:275

Linden S, Rich CL (1983) The use of lithium during pregnancy and lactation. J Clin Psychiat 44:358-360

Mallinger AG, Hanin I, Stumpf RL, Mallinger J, Kopp U, Erstling C (1983) Lithium treatment during pregnancy: A case study of erythrocyte choline content and lithium transport. J Clin Psychiat 44:381-384

Mizrahi EM, Hobbs JF, Goldsmith DI (1979) Nephrogenic diabetes insipidus in transplacental lithium intoxication. J Pediatr 94:493-495

Morell P, Sutherland GR, Buamah PK, Loo M, Bain HH (1983) Lithium toxicity in a neonate. Arch Dis Child 58:539-541

Ohishi K, Higashimura T (1983) A case of manic state in which lactation occurred after lithium carbonate administration. Folia Psychiat Neurol Jap 37:33-36

Raboch J, Smolik P, Soucek K, Raboch J, Krulik R (1981) Spermiologic findings during long-term lithium therapy. Act Nerv Super 23:274

Schou M (1976) What happened later to the lithium babies? A follow-up study of children born without malformations. Acta Psychiat Scand 54:193-197

Schou M, Amdisen A (1973) Lithium and pregnancy - III, Lithium ingestion by children breast-fed by women on lithium treatment. Brit Med J 2:138

Schou M, Amdisen A (1975) Lithium and the placenta (letter). Amer J Obstet Gynecol 122:541

Schou M, Weinstein MR (1980) Problems of lithium maintenance treatment during pregnancy, delivery, and lactation. Aggressologie 21 (A):7-9

Schou M, Amdisen A, Steenstrup OR (1973a) Lithium and pregnancy - II, Hazards to women given lithium during pregnancy and delivery. Brit Med J 2:137-138

Schou M, Goldfield MD, Weinstein MR, Villeneuve A (1973b) Lithium and pregnancy - I, Report from the register of lithium babies. Brit Med J 2:135-136

Skausig OB, Schou M (1977) Breast-feeding during lithium treatment. Ugeskr Laeger 139:400-401

Thornburg KL, Binder ND, Faber JJ (1979) Distribution of ionic sulfate, lithium, and bromide across the sheep placenta. Amer J Physiol 236:58-65

Torre R de la, Krompotic E (1976) The in vivo and in vitro effects of lithium on human chromosomes and cell replication. Teratology 13 (2):131-138

Vinarova E, Uhlir O, Stika L, Vinar O (1972) Side-effects of lithium administration. Act Nerv Super (Praha) 14:105-107

Weddige RL (1980) Lithium therapy, episodic drinking, and impotence. Pharmacol Biochem Behav 12:236

Whiski K, Higashimura T (1983) A case of manic state in which lactation occurred after lithium carbonate administration. Folia Psychiat Neurol Jap 37:33

Wilbanks GD, Bressler B, Peete CH et al. (1970) Toxic effects of lithium carbonate in a mother and newborn infant. JAMA 213:865-867

Wilson N, Forfar JC, Godman MJ (1983) Atrial flutter in the newborn resulting from maternal lithium ingestion. Arch Dis Child 58:538

4.9 Die Lithiumintoxikation

H. D. Mühlbauer

> **Synopsis**
>
> 1. Bei der Lithiumintoxikation besteht keine eindeutige systematische Folge der Intoxikationsgrade. In der klinischen Praxis ist jedoch ab einem Lithiumblutspiegel von 1,5 mmol/l grundsätzlich mit Nebenwirkungen zu rechnen. Ab 2,0 mmol/l bestehen eindeutige Zeichen einer Lithiumintoxikation. Ab 3,5 mmol/l droht Lebensgefahr.
> 2. Folgende Symptomkomplexe kennzeichnen die Intoxikation: psychomotorisch-kognitive Symptome, neurologische und neuro-muskuläre Symptome, intestinale Beschwerden und renale Störungen.
> 3. Die Symptomatik der Lithiumintoxikation ist erstens von der Prophylaxedauer, zweitens der Zeit, in der der Patient höheren Serumkonzentrationen ausgesetzt war und drittens individuellen, dispositionellen und genetischen Faktoren bestimmt.
> 4. Ursächlich sind zwei Mechanismen bedeutsam:
>   a) Eine zu hohe Lithiumzufuhr und konsekutive Erhöhung der Lithiumserumkonzentration;
>   b) eine zu geringe Lithiumausscheidung als Folge einer veränderten Nierenfunktion.
>   Auslösend sind deshalb folgende Ereignisse:
>   Einnahme von Lithiumsalzen in suizidaler Absicht (selten), Dehydratation bei fieberhaften Infekten, Gastroenteritiden mit und ohne Erbrechen, willkürliches oder krankheitsbedingtes Dursten, postpartale Veränderungen der Lithiumclearance, Herzinfarkt, renale Erkrankungen, Multimedikation und der in der Lithiumtherapie unerfahrene Arzt.
> 5. Da die Lithiumintoxikation das entscheidende Risiko der Langzeitbehandlung darstellt, ist ein vertrauensvolles „Behandlungsbündnis" zwischen Arzt und Patient die unabdingbare Voraussetzung; ist dies nicht möglich, sollte von einer Langzeitprophylaxe Abstand genommen werden.

Wenn auch unterschiedlichste Kriterien in die Entscheidung, eine Lithiumprophylaxe durchzuführen, eingehen, so beeinflußt die Furcht vor einer Intoxikation diesen Entscheidungsprozeß in bedeutsamer Weise. Ein Grund hierfür ist u. a. die geringe therapeutische Breite der Lithiumsalze. Die Spanne zwischen der erwünschten prophylaktisch-therapeutischen Serumkonzentration und dem unerwünschten Intoxikationsbereich ist schmal und etwa der von Herzglykosiden zu vergleichen (Amdisen 1983). Wegen des vital-bedrohlichen Charakters einer Lithiumintoxikation und ihrer teilweise irreversiblen Folgen ist die Sorge des behandelnden Arztes verständlich.

Häufigkeit von Intoxikationen

Unter Berücksichtigung der Anwendungsdauer einer prophylaktischen Lithiumbehandlung und der großen Anzahl von behandelten Patienten scheint eine Lithiumintoxikation zwar ein glücklicherweise seltenes Ereignis; es ist aber von einer größeren Dunkelziffer auszugehen, bezieht man kurzfristige und geringfügige Erhöhungen der Lithiumserumkonzentration ohne größere klinische Folgen in die Überlegung mit ein. Amdisen (1983, persönliche Mitteilung) berichtet über ca. 40 Patienten, bei denen anläßlich der Lithiumkontrollen erhöhte Serumkonzentrationen gemessen wurden. Hierbei ist zu berücksichtigen, daß es sich um ein weite Teile Dänemarks erfassendes Zentrallabor handelt.

In der Lithiumkatamnese der Freien Universität Berlin wurden im Zeitraum von 1975–1982 bei ca. 250 behandelten Patienten 6 Intoxikationen mit deutlicher, klini-

Tabelle 1. Charakteristika der Patienten mit Lithiumintoxikation der Lithiumkatamnese der Freien Universität Berlin. Beobachtungszeitraum: 1975–1982

Alter, Geschlecht	Dauer der Li^+-Prophylaxe	Symptomatik (Li^+-Serumkonzentration; intraerythrozytäre Li^+-Konzentration)	Ätiologie der Intoxikation
Patient 1, männlich, 60 Jahre	12 Jahre	Psychische Verlangsamung, verwaschene Sprache, Gangunsicherheit, Faszikulationen der Hände (2,75 mmol/l; 1,80 mmol/l)	Eigenmächtiges Absetzen und perakutes Einnehmen der Medikation wegen Furcht vor Rezidiv (75 mmol Li^+-Carbonat/die)
Patient 2, männlich, 46 Jahre	4 Jahre	Psychische Verlangsamung, leichter Tremor, Erbrechen, Diarrhoe (2,56 mmol/l; nicht bestimmt)	Fieberhafte Gastroenteritis im Süden. Fortsetzung der Li^+-Einnahme trotz Intoxikationszeichen wegen Furcht vor Rezidiv
Patient 3, männlich, 57 Jahre	12 Jahre	Psychische Verlangsamung, Antriebslosigkeit, Incontinentia urinae et alvi, Exsikkose (2,2 mmol/l; nicht bestimmt)	Zustand nach anteroposterolateralem Herzinfarkt; Diurese mit Natriuretikum; inadäquate Elektrolyt- und Flüssigkeitssubstitution (Jatrogen!)
Patient 4, weiblich, 39 Jahre	13 Jahre	Psychische Verlangsamung und innere Unruhe, Unwohlsein, Flimmern vor den Augen, verlangsamte Sprache, leichter Tremor, Diarrhoe (1,80 mmol/l; 1,15 mmol/l)	Eigenmächtige Natrium-arme Abmagerungsdiät
Patient 5, weiblich, 75 Jahre	13 Jahre	Verwirrtheitszustand; hirnorganisches Psychosyndrom, kardiale Arrhythmie, Exsikkose (1,0 mmol; nicht bestimmt)	Zustand nach Narkose bei Endoprothesen-OP; inadäquate Elektrolyt- und Flüssigkeitssubstitution (hypertone Dehydratation; iatrogen!)
Patient 6, weiblich, 36 Jahre	1/2 Jahr	Keine psychische Verlangsamung, Magenbeschwerden, Übelkeit, seitengleiche Hyperreflexie der Muskeldehnungsreflexe (1,5 mmol/l; nicht bestimmt)	Suizidversuch mit 180 mmol Lithiumsulfat

scher Symptomatik beobachtet, die entweder ein Absetzen der Medikation oder eine Klinikaufnahme erforderlich machten. Zwei weitere Intoxikationen aus anderen Krankenhäusern wurden uns bekannt, wobei der fast letale Ausgang auf die anfängliche Unterbewertung des Ernstes der klinischen Situation und der Laborparameter durch die behandelnden Kollegen der Intensivstation zurückzuführen war (Tabelle 1).

Hansen u. Amdisen (1978) berichten in einem Zeitraum von 1949–1975 von 23 schweren Intoxikationsfällen. Greil (1981) beschreibt unter 7512 Intoxikationsfällen der Vergiftungszentrale München zwei Patienten mit einer Lithiumintoxikation. Baumhackl et al. (1981) geben von 60 in ambulanter Praxis behandelten Lithiumpatienten eine Person an, bei der möglicherweise wegen Überdosierungserscheinungen die Therapie abgebrochen wurde. In der Arbeit von Felber (1979) aus der DDR sind bei 850 Patienten in einem Zeitraum von 5 Jahren 8 Patienten bekannt geworden, bei denen eine Lithiumintoxikation zur stationären Behandlung zwang. Koufen u. Consbruch (1972) berichten über 14 von 846 Patienten, bei denen innerhalb 4 Jahren Serumlithiumspiegel von über 2 mmol/l beobachtet wurden. Nur in 6 dieser Fälle bestanden akute Intoxikationssymptome.

Symptomatik und Verlauf

Wenn auch im Gegensatz zur Alkoholintoxikation bei einer Lithiumvergiftung keine eindeutige, zeitliche Folge der Intoxikationsgrade besteht, ist es nach klinischen Kriterien doch zweckmäßig, zwischen leichter und schwerer Intoxikation zu differenzieren. Der schleichende, von Patienten, Angehörigen und behandelndem Arzt oft unerkannte oder fehlinterpretierte Beginn bei konstanter Dosierung und häufig gerade langjähriger Prophylaxe kann erhebliche diagnostische Schwierigkeiten bereiten (Koufen u. Consbruch 1972). So ist es bemerkenswert, daß der erste Lithiumpatient Cades an einer Lithiumvergiftung verstarb (Davis 1983). Gerade bei älteren Patienten wird eine im Initialstadium der Intoxikation nicht seltene Unruhe und Getriebenheit unter Umständen als Rezidiv einer agitierten Depression fehldiagnostiziert (Schou 1980). Ein im Vergleich zu Vorwerten deutlich erhöhter Lithiumwert ist ein gewichtiger Hinweis in diese Richtung.

Trotz der Künstlichkeit der Einteilung empfiehlt es sich, entsprechend der klinischen Relevanz folgende Symptomenkomplexe der Lithiumintoxikation zu unterscheiden:

1. Psychomotorisch-kognitive Symptome
   Bei fast allen Patienten sind Störungen der kognitiven Funktionen und der Befindlichkeit im weitesten Sinne nachweisbar (Hansen u. Amdisen 1978). Neben einer allgemeinen Verlangsamung und Vigilanzminderung als Leitsymptom (Poewe u. Bauer 1982; de Paulo et al. 1982) berichten die Patienten über Irritierbarkeit und ein Gefühl von Unwohlsein. Vermehrt werden Schwerbesinnlichkeit und Störungen des Kurzgedächtnisses angegeben. In schwereren Fällen werden Verwirrtheitszustände in Form eines akuten exogenen Reaktionstyps nach Bonhoeffer beobachtet (de Paulo et al. 1982) (s. Tabelle 1).
2. Neurologische Symptome
   In 83–98% der Fälle (Hansen u. Amdisen 1978) sind neurologische Symptome festzustellen:

2.1. Zerebelläre Symptome: grobschlägiger Tremor, Nystagmus, Dysarthrie und unsystematischer Schwindel
2.2. Extrapyramidalmotorische Symptome: Ataxie, Parkinsonoid und choreoathetotische Bewegungen
2.3. Pathologische Steigerungen der Muskeldehnungsreflexe: bis dahin unbekannte Seitenbetonungen der Muskeldehnungsreflexe und Pyramidenbahnzeichen
2.4. EEG-Veränderungen (vgl. Kap. 4.1): In schweren Fällen kann es zu zerebralen Grand-mal-Anfällen und zum Koma kommen. Visuelle Halluzinationen und Aphasien sind beschrieben worden.
3. Neuromuskuläre Symptome
Bereits in einem frühen Stadium der Lithiumintoxikation können bei genauer Beobachtung muskuläre Faszikulationen festgestellt werden; Fibrillationen und Myoklonien pflegen bei höheren Lithiumserumkonzentrationen aufzutreten (Schou et al. 1968).
4. Intestinale Symptome
Bei einem Drittel aller Patienten, die in nichtsuizidaler Absicht in eine Lithiumintoxikation gerieten, wurden intestinale Symptome beobachtet. Bei der Hälfte der Patienten, die in suizidaler Absicht Lithium eingenommen hatten, waren intestinale Symptome nachweisbar. Die Symptomatik äußert sich in Appetitverlust, Bauchkrämpfen und schweren Diarrhöen. Die Leberfunktionswerte sind u.U. erhöht.
5. Renale Symptome
Störungen der renalen Funktion (s. unten) gehen mit Oligurie, Anurie in schwersten Fällen mit dem klinischen Bild eines Schocks einher. Häufig wird von den Patienten starkes Durstgefühl berichtet.

Lithiumserumkonzentration und Lithiumintoxikation

Die relative Unabhängigkeit der Symptomatik von der Lithiumserumkonzentration erschwert die Festlegung allgemein akzeptierter Grenzkonzentrationen, die eine Lithiumintoxikation charakterisieren (Reisberg u. Gershon 1979). In der klinischen Praxis ist jedoch ab 1,5 mmol/l grundsätzlich mit Nebenwirkungen zu rechnen. Ab 2,0 mmol/l bestehen im allgemeinen eindeutige Zeichen einer Lithiumintoxikation. Ab 3,5 mmol/l droht Lebensgefahr (Müller-Oerlinghausen 1982). Zusätzlich empfiehlt sich die Bestimmung der Lithiumkonzentration in den Erythrozyten (s. Tabelle 1).

Der Zeitverlauf der Intoxikationssymptomatik: Durch die Kinetik der Lithiumaufnahme und -verteilung in verschiedenen Kompartimenten wird der Zeitverlauf von Intoxikation und Detoxikation bestimmt. Lithium wird vermehrt in den sog. tiefen Kompartimenten, d.h. den Knochen und dem Gehirn (!) gespeichert und auch nach Absetzen der Medikation nur sehr langsam in das zentrale Kompartiment, d.h. das Plasma abgegeben (Amdisen 1983). Hierdurch erklärt sich die Persistenz von Intoxikationssymptomen, obwohl die nachweisbare Serumkonzentration gegen Null gehen kann. Häufig wird sogar nach Absetzen der Medikation im Verlauf von Entgiftungsmaßnahmen (s. unten) eine Verschlechterung des Befindens beobachtet, die mit dieser Pharmakokinetik zusammenhängt. Nach Beendigung der Lithiumausscheidung sind zerebelläre Symptome (Ataxie) und EEG-Veränderungen über 4–8 Wochen (!) nachweisbar gewesen (Koufen u. Consbruch 1972; Hansen u. Amdisen 1978; van Sweden u. Dumon-Radermecker 1982).

Unter Berücksichtigung dieser patho- und elektrophysiologischen Besonderheiten der Lithiumpharmakokinetik erklärt sich aber auch die häufig beobachtete Tatsache, daß trotz stark erhöhter Lithiumserumkonzentration die klinische Symptomatik nur recht gering ausgeprägt erscheint. Es kann ein folgenschwerer Irrtum sein, eine engmaschige, vorzugsweise stationäre Kontrolle zu unterlassen. Unerwartet spät auftretende Komplikationen wie Krampfanfälle, Stupor, erneutes, schweres hirnorganisches Psychosyndrom, Delir oder Koma nach anfänglicher Besserung sind eher als Regel denn als Ausnahme zu befürchten (de Paulo et al. 1982). Unter Berücksichtigung der Multikonditionalität der Entwicklung einer Lithiumintoxikation ist derzeit nicht mit Sicherheit zu beantworten, ob sich ein schweres hirnorganisches Psychosyndrom bei ansonsten nicht vorgeschädigten Patienten bei Lithiumserumkonzentrationen im therapeutischen Bereich zu entwickeln vermag. Da die vorliegenden Publikationen keine eindeutige Information über den Zeitabstand zwischen letzter Lithiumeinnahme und Lithiumserumbestimmung zulassen, ist nicht auszuschließen, daß die Patienten zu einem früheren als dem Meßzeitpunkt erheblich höhere Lithiumserumspiegel aufwiesen. Das „hirnorganische Psychosyndrom" wäre dann als Folge der anfänglich unerkannten Lithiumintoxikation aufzufassen (Schou 1980).

Während 70–80% der Vergiftungen ohne bleibenden Schaden remittieren, scheint in suizidaler Absicht eingenommenes Lithium in mehr als der Hälfte der Fälle zum Tode zu führen; bleibende, meist neurologische und renale Schäden waren in einer dänischen Studie bei 8–11% der behandelten Patienten nachzuweisen. Während langjährig behandelte Patienten nur in 9% der Fälle zu Tode kamen, scheint eine erhöhte Sensibilität gegenüber dem Lithiumion zu Beginn der Prophylaxe zu bestehen, da hier 18% der Patienten an den Folgen der Lithiumintoxikation starben (Hansen u. Amdisen 1978).

Zur Pathogenese der Lithiumintoxikation

Die Symptomatik der Lithiumintoxikation wird unter anderem durch folgende Faktoren beeinflußt:

1. die Dauer der Lithiumprophylaxe insgesamt,
2. die Zeit, in der der Patient höheren Lithiumserumkonzentrationen ausgesetzt war.
3. Individuelle, dispositionelle und genetische Faktoren bestimmen die Toleranz gegenüber dem Lithiumion. Hierbei dürften vor allem Alter, Zustand des zentralen Nervensystems, eine mögliche Zusatzbehandlung mit Neuroleptika (Prakash et al. 1982), insbesondere Thioridazin (Spring 1979) und Clozapin, und andere medikamentöse Interaktionen von besonderer Bedeutung sein.

Da das Lithiumion keinem Metabolismus, wie z. B. Narkotika, unterliegt, sind zwei Pathomechanismen entscheidend beim Entstehen einer Intoxikation:

1. eine zu hohe Zufuhr und konsekutive Erhöhung der Lithiumserumkonzentration,
2. eine zu geringe Ausscheidung als Folge einer veränderten Nierenfunktion.

Ersteres tritt u.a. bei der Einnahme von Lithiumsalzen in suizidaler Absicht auf. Letzteres ist bei Mechanismen zu beobachten, die die Wasser- und Elektrolytbilanz beeinflussen.

Sämtliche Zustände, die eine Dehydratation verursachen können, sind geeignet, eine Lithiumintoxikation herbeizuführen:

Am häufigsten handelt es sich hierbei um fieberhafte Infekte, Gastroenteritiden mit Erbrechen und Dehydratation z.B. aufgrund klimatischer Bedingungen (s. Tabelle 1). Eine zu geringe Wasserzufuhr bei Abmagerungsdiäten oder beim Versuch, eine Lithiumpolyurie durch Dursten zu bekämpfen, kann eine häufig vom Patienten nicht berichtete Ursache für eine Lithiumintoxikation sein. Auch der Umschlag von einer Manie in eine Depression und die postpartale Veränderung der Lithiumclearance (vgl. Kap. 4.8) sind ursächliche Faktoren bei der Entstehung einer Lithiumintoxikation.

Die prärenale Verminderung der Lithiumausscheidung durch Herzinfarkt, vermindertes Herzminutenvolumen und reduzierte renale Clearance (s. Tabelle 1), renale Erkrankungen wie Pyelonephritis, Glomerulonephritis etc. können eine Lithiumintoxikation auslösen. Hierbei ist der Circulus vitiosus von morbogen verminderter Nierenclearance und daraus folgender Erhöhung der Lithiumkonzentration im Nephron, die ihrerseits im Sinne einer toxischen Wirkung die Lithiumclearance vermindert, von pathogenetischer Bedeutung (vgl. Kap. 4.4; Amdisen 1983; Albrecht et al. 1980; Müller-Oerlinghausen et al. 1981).

Da der Organismus das Lithiumion wie das ihm verwandte Natriumion behandelt, muß eine negative Natriumbilanz auf die Dauer zu einer Steigerung der Lithiumserumkonzentration führen. Statt des fehlenden Natriums wird das vorhandene Lithiumion im Nephron vermehrt rückresorbiert und schließlich der oben beschriebene Circulus vitiosus, der die Nierenfunktion beeinträchtigen kann, in Gang gesetzt. Eine besondere Gefahr stellen deshalb salzarme Diäten, Schwitzen und Diarrhöen dar, da sie Elektrolytverluste implizieren.

Prinzipiell ähnlich wirken Diuretika vom Thiazidtyp. Sollte z.B. bei der Behandlung einer Hypertonie ein Diuretikum notwendig werden, empfehlen sich eine sorgfältige Überwachung der Lithiumserumkonzentration und eventuelle Reduktion der Lithiumdosierung etwa auf die Hälfte der bisher üblichen Dosis. Über die Beeinflussung der renalen Clearance wirken intoxikationsgefährdend auch sämtliche Antirheumatika vom Butazolidin-Typ wie Indometacin (Amuno) oder Diclofenac (Voltaren) (Singer et al. 1978). Acetylsalicylsäure scheint von diesem Mechanismus ausgenommen zu sein (Reimann et al. 1983).

Da es sich bei der Lithiumtherapie um eine hochdifferenzierte Pharmakotherapie handelt, ist der Patient und der mitbehandelnde Nicht-Psychiater auf Medikamentenwechselwirkungen (Übersicht bei Jefferson et al. 1981; vgl. Kap. 4.11) hinzuweisen. Häufig stellt der in der Lithiumtherapie unerfahrene ärztliche Kollege für den Patienten ein höheres Intoxikationsrisiko dar als das Lithiumion selbst (Müller-Oerlinghausen 1982). Es sei in diesem Zusammenhang auf die kasuistischen Beispiele der Tabelle 1 verwiesen.

Prophylaktische Empfehlungen zur Verhütung von Lithiumintoxikation

Es empfiehlt sich, während der Prophylaxebehandlung nicht nur dem Patienten, sondern auch dessen Angehörige in regelmäßigen Abständen über die Symptomatik einer beginnenden Lithiumintoxikation aufzuklären. Eine günstige Gelegenheit hierfür stellt die ärztliche Konsultation vor der Urlaubsreise des Patienten dar, vor allem, wenn sie in südliche Länder geht. Bei den regelmäßigen Konsultationen muß eine standardisierte Bestimmung der 12-h-Lithiumserumkonzentration (vgl. Kap. 6.1) erfolgen, um zuverlässige Ausgangswerte zu gewährleisten. Ein klinisch inapparenter Beginn einer Intoxikation kann so rechtzeitig diagnostiziert werden.

Sämtliche interkurrenten Ereignisse, wie Erkrankungen, Medikationsänderungen und Mitbehandlung durch Fachkollegen, die mit der Lithiumprophylaxe nicht vertraut sind, fordern besondere Aufmerksamkeit. Jeder Patient sollte einen Lithiumpaß mit sich führen, aus dem die Medikation und die Höhe der 12-h-Lithiumserumkonzentration der letzten Konsultation eindeutig hervorgehen.

Zusammenfassend ist festzustellen: Die Lithiumintoxikation ist das entscheidende Risiko der Langzeitbehandlung, weil sie lebensbedrohlich sein und unter Umständen irreversible Schädigungen der Nieren verursachen kann; dies gilt vor allem für länger dauernde Erhöhungen der Lithiumserumkonzentration im Subintoxikationsbereich. Sollte aus diesen Gründen eine Lithiumlangzeitbehandlung als Folge einer Intoxikation oder Subintoxikation unmöglich werden, hat dies wiederum für das psychische Befinden und die soziale Adaptation des Patienten meist schwerwiegende Folgen.

Literatur

Albrecht J, Kampf D, Müller-Oerlinghausen B (1980) Renal function and biopsy in patients on lithium therapy. Pharmacopsychiat 13:228–234

Amdisen A (1983) Serum level monitoring and clinical pharmacology of lithium. In: Gibaldi M, Prescott L, Handbook of clinical pharmacokinetics. ADIS Health Science, New York Tokyo, pp 109–132

Baastrup PC, Hollnagel P, Sorensen R, Schou M (1976) Adverse reactions in treatment with lithium carbonate and haloperidol. J Amer Med Ass 236:2645–2646

Baumhackl U, Herles J, Katschnig H, Scherer M (1981) Lithiumprophylaxe in der nervenärztlichen Praxis. Bibl Psychiat 161:221–223

Davis B (1983) Historical note. The first patient to receive Lithium. Austral N Zeal J Psychiat 17:366–368

Paulo JR de, Folstein MF, Correa EI (1982) The course of delirium due to lithium intoxication. J Clin Psychiat 43:447–449

Felber W (1979) Die rezidiv-prophylaktische Behandlung der Zyklothymie mit Lithium. Auswertung von 850 unter gemeinsamer Arbeitskonzeption 1968–1973 vorgenommenen Lithium-Behandlungen in der DDR. Med Dissertation, Med Akademie Dresden

Greil W (1981) Pharmakokinetik und Toxikologie des Lithiums. Bibl Psychiat 161:69–103

Hansen HE, Amdisen A (1978) Lithium intoxication (Report of 23 cases and review of 100 cases from the literature). Quart J Med 47:123–144

Jefferson JW, Greist JH, Baudhuin M (1981) Lithium: Interactions with other drugs. J Clin Psychopharmacol 1:124–134

Koufen H, Consbruch U (1972) Die Lithium-Intoxikation. Beobachtungen an 6 Fällen. Nervenarzt 43:142–152

Müller-Oerlinghausen B (1982) Neurologische Komplikationen im Laufe der Lithium-Behandlung. Aggressol 23:77–79

Müller-Oerlinghausen B, Albrecht J, Kampf D (1981) Lithium-Prophylaxe und Nierenfunktion. Zusammenfassende Beurteilung und Richtlinien zur Therapie-Überwachung. Nervenarzt 52:113–115

Poewe W, Bauer G (1982) Neurologische Befunde bei akuter Lithium-Intoxikation. Neuropsychiat Clin 1:53–57

Prakash R, Kelwala S, Ban TA (1982) Neurotoxicity with combined administration of lithium with a neuroleptic. Compr Psychiat 23:567–571

Reimann IW, Diener U, Fröhlich JC (1983) Indomethacin but not aspirin increases plasma lithium ion levels. Arch Gen Psychiat 40:283–286

Reisberg B, Gershon S (1979) Side effects associated with lithium therapy. Arch Gen Psychiat 36:879–887

Schou M (1980) The recognition and management of lithiumintoxication. In: Johnson FN Handbook of lithium therapy. MTP Press, Lancaster

Schou M, Amdisen A, Trap-Jensen J (1968) Lithium poisoning. Amer J Psychiat 125:520–527

Singer L, Imbs JL, Schmidt M, Mack G, Sebban M, Danion JM (1978) The effects of phenylbutazone on the decrease of lithium clearance. Encephal 4:33–40

Spring GK (1979) Neurotoxicity with combined use of lithium and thioridazine. J Clin Psychiat 40:135–138

Sweden B van, Dumon-Radermecker M (1982) The EEG in chronic psychotropic drug intoxication. Clin Electroencephal 13:206–215

4.10 Die Therapie der Lithiumintoxikation

T. R. ZILKER und M. v. CLARMANN

Synopsis

1. Bedingt durch eine ungünstige Pharmakokinetik mit großem Verteilungsvolumen, langer Halbwertszeit und geringer Nierenclearance bei vorwiegend renaler Elimination ist die Behandlung der Lithiumvergiftung schwierig.
2. Die Therapie der Lithiumvergiftung ist vorwiegend symptomatisch. Eine Elimination aus dem primären Giftweg ist nur bei suizidaler Vergiftung kurz nach Giftaufnahme möglich. Zur Beschleunigung der Elimination aus dem sekundären Giftweg stehen eine vermehrte Kochsalzzufuhr, eine forcierte Diurese und in schweren Vergiftungsfällen verschiedene Dialysemethoden zu Gebote.
3. Die symptomatischen Maßnahmen zielen darauf ab, die Atmung sicherzustellen, etwaige Krämpfe zu unterbrechen, Herzrhythmusstörungen zu beseitigen, Flüssigkeit und Elektrolyte zu substituieren und kreislaufwirksame Medikamente bei Schocksymptomen einzusetzen. Wirkungen auf die Schilddrüsenfunktion und das hämatopoetische System müssen kontrolliert und wenn nötig, behandelt werden.
4. Bei leichten Vergiftungen mit Natriumverlusten kann eine Zufuhr von Natriumchlorid die Lithiumelimination beschleunigen. Schwerere Vergiftungen müssen mit forcierter Diurese, am besten in Form einer forcierten alkalisierenden Harnstoffdiurese, behandelt werden. Schwerste Vergiftungen bedürfen einer oder mehrerer Hämodialysen, wobei das Intervall zwischen zwei Hämodialysen mit Peritonealdialyse bzw. Hämofiltration überbrückt werden sollte.
5. Das richtige therapeutische Vorgehen wird vom klinischen Bild, dem Serumlithiumspiegel und der Nierenfunktion bestimmt. Komatöse Patienten sollen sofort hämodialysiert werden. Patienten mit neurologischer Symptomatik ohne Bewußtseinstrübung sollten in Abhängigkeit vom Lithiumspiegel und dem Allgemeinzustand des Patienten entweder mit forcierter Diurese oder bei Lithiumspiegeln über 3 mmol/l bzw. über 2 mmol/l und schlechtem Allgemeinzustand hämodialysiert werden.

Einleitung

Im vorhergehenden Kapitel wurde schon dargestellt, daß Lithiumvergiftungen ihre häufigste Ursache in einer schleichend oder plötzlich auftretenden Verminderung der Lithiumelimination aufgrund einer Dehydratation mit Natriumverlust oder einer beginnenden Niereninsuffizienz haben. Erst an zweithäufigster Stelle liegt die Lithiumvergiftung durch Überdosierung in suizidaler Absicht, wobei die meisten dieser Vergiftungen bei Patienten auftreten, die bereits unter Lithiumtherapie stehen. Die erste Form der Lithiumvergiftung, die der Therapie schlechter zugänglich ist, hat häufig iatrogene Ursachen. Dabei wurden vom Arzt jene Faktoren, die zu einer Kumulation des Lithiums führen, nicht ausreichend beachtet. Selbstverständlich kann auch zu einer Lithiumintoxikation ein mangelndes Verständnis der Lithiumtherapie bei dem Patienten beitragen, der, um den gewünschten Effekt zu steigern, das Lithium überdosiert, oder die Vorschriften, genügend Natrium und Flüssigkeit zu sich zu nehmen, nicht ausreichend beachtet. Die akkumulative Lithiumintoxikation ist deshalb so schwierig zu behandeln, weil sich der Arzt bei der Klinikeinweisung des Patienten einer abgeschlossenen Lithiumverteilung in allen Körperkompartimenten gegenübersieht und keine Möglichkeit mehr zur primären Giftelimination hat. Zum Verständnis dieser Vorgänge ist es notwendig, einige pharmakokinetische Daten des Lithiums zu kennen (Greil 1981; Greil u. van Calker 1983; McEvoy 1984; Stead u. Moffat 1983; vgl. Kap. 2.8). Das virtuelle Verteilungsvolumen nach abgeschlossener Verteilung für das Lithium beträgt 600 l. Dies bedeutet, daß sich Lithium ähnlich wie Natrium in sämtlichen Körpergeweben und Flüssigkeitsräumen des Organismus verteilt. Die Folge davon ist, daß Lithium intrazellulär vorliegt und in manchen Organen, wie etwa der Schilddrüse, dem Knochen und dem ZNS sogar angereichert wird, so daß die Konzentration dort etwa das Doppelte des Serumspiegels betragen kann (Wraal 1978; Wolff 1979). Die Resorption und die Verteilung des Lithiums sind in Abhängigkeit von der Galenik des verwendeten Präparates innerhalb von 4–12 Stunden abgeschlossen, wobei die Verteilung innerhalb der Körperkompartimente schnell verläuft, wie aus der initialen Halbwertszeit von 0,8 bis 1,2 Stunden abzulesen ist. Die Elimination dagegen erfolgt sehr langsam. Die Eliminationshalbwertszeit im Zweikompartimentenmodell liegt bei 20–27 Stunden und kann bei einer Langzeittherapie noch länger sein. Möglicherweise besteht für Lithium noch ein tiefes drittes Kompartiment, in dem es sich erst innerhalb von Tagen verteilt, und aus dem die Rückverteilung sehr langsam erfolgt (Greil 1981).

Lithium, das nicht metabolisiert und zu 90% renal eliminiert wird, hat eine renale und damit eine Gesamtkörperclearance von 10–30 ml/min (Leonhardt 1974; Seyffart 1983; vgl. S. 111). Diese pharmakokinetischen Eigenschaften des Lithiums, die in Kap. 2.8 und 6.3 ausführlicher dargestellt werden, erklären, daß eine effektive, sekundäre Giftelimination sehr problematisch ist.

Therapeutisches Vorgehen bei der Lithiumintoxikation

Die Therapie der Lithiumintoxikation beruht auf drei Grundsätzen:

1. Der Elementarhilfe mit Stabilisierung der Herz- und Kreislauffunktion und entsprechenden symptomatischen Maßnahmen
2. der Elimination des Lithiums aus dem primären Giftweg, also der Magenspülung (nur sinnvoll bei akuter suizidaler oder akzidenteller Intoxikation)
3. der Entfernung des Lithiums aus dem sekundären Giftweg, die erreicht werden kann durch
   a) eine Beschleunigung der Elimination mittels Natriumsubstitution
   b) eine Beschleunigung der Elimination mittels forcierter Diurese
   c) eine Beschleunigung der Elimination mittels Peritonealdialyse
   d) eine Beschleunigung der Elimination mittels Hämodialyse.

Elementarhilfe und symptomatische Maßnahmen

Die Symptome und klinischen Befunde der Lithiumintoxikation sind in Kap. 4.9 dargestellt (vgl. a. Koufen u. Consbruch 1972). Charakteristisches Intoxikationszeichen ist u. a. die Apathie, die schließlich in eine Somnolenz bzw. Bewußtlosigkeit übergehen kann. Beim bewußtlosen Patienten treten dann in der Regel choreiforme orale und periorale Hyperkinesien, im fortgeschrittenen Stadium Faszikulationen und zentrale Krampfanfälle auf. Durch die Bewußtlosigkeit besteht die Gefahr der Aspiration und damit der Aspirationspneumonie. Die Krämpfe führen zu einer Ateminsuffizienz. Die Therapie zur Verhinderung der Aspirationspneumonie und der Ateminsuffizienz besteht in einer frühzeitigen nasotrachealen Intubation mit Beatmung. Die Krämpfe sollten mit Benzodiazepinen bzw. Barbituraten unterbrochen werden. Von seiten der Herz-Kreislauf-Funktion ist mit Herzrhythmusstörungen, meistens in Form von Bradyarrhythmien zu rechnen (Albrecht u. Müller-Oerlinghausen 1980). Häufig wird in diesem Stadium eine starke Verminderung des Serumkaliums mit entsprechenden EKG-Veränderungen in Form einer Abflachung oder Umkehr der T-Welle beobachtet. Der Blutdruck ist erniedrigt. Die Herzrhythmusstörungen sollen vor allem durch eine ausreichende Kaliumsubstitution therapiert werden (Olesen u. Thomsen 1976). Die Bradyarrhythmie kann günstig durch Atropin beeinflußt werden. Notfalls ist das Legen einer Schrittmachersonde notwendig. Bei Kreislaufproblemen mit Blutdruckabfall hat sich eine Infusion mit Dopamin bewährt. Die Symptome, die von seiten des Gastrointestinaltraktes auftreten, sind Völlegefühl, Übelkeit, Erbrechen und Diarrhoen. Ihre Therapie besteht in einer entsprechenden Flüssigkeitssubstitution. In hoher Dosierung hat Lithium per se eine nephrotoxische Wirkung. Es kommt dabei zunächst zur Polyurie und Albuminurie (Burrows et al. 1978; Hansen u. Amdisen 1978). Zusätzlich kann sich ein ADH-refraktärer Diabetes insipidus entwickeln (Lee et al. 1971). Die adäquate Therapie ist auch hierfür eine entsprechende Flüssigkeits- und Elektrolytsubstitution. Der renale Lithium-induzierte Diabetes insipidus sollte nicht wie sonst üblich mit Thiazidderivaten behandelt werden, da diese bei der Lithiumintoxikation eher kontraindiziert sind (s. u.).

Nicht zu vernachlässigen sind die Wirkungen, die die Schilddrüsenfunktion beeinflussen. Es kommt zu einer vorübergehenden Hemmung der Sekretion von Schilddrüsenhormonen mit konsekutiver Hypothyreose (Wolff 1979). Da jedoch die Halbwertszeit des Thyroxins mit einer Woche relativ lang ist, dürfte dieser Effekt erst ein paar Tage nach der akuten Intoxikation zu Geltung kommen. Es kann eine Substitution mit Schilddrüsenhormonen vorübergehend notwendig werden. Die Wirkungen der Lithiumintoxikation auf das Knochenmark sind umstritten. So wurden einige Fälle von einer Markhemmung mit Leukozyto- und Thrombozytopenie beschrieben (Greil 1981). Andererseits wird jedoch auch von einer stimulierenden Wirkung auf das Mark berichtet (Rossof u. Robinson 1980), wobei es vorwiegend zu einer gesteigerten Neutrophilenproduktion kommt (Rothstein et al. 1978; vgl. Kap. 3.13). Sicherlich ist es notwendig, durch häufige Blutbildkontrollen die Wirkung einer Lithiumvergiftung auf das hämatopoetische System zu überwachen.

Primäre Giftelimination

Die primäre Giftelimination ist vor allem bei suizidalen Lithiumüberdosierungen, die meist bei schon mit Lithium vorbehandelten Patienten angetroffen werden, von entscheidender Bedeutung. In einem solchen Fall darf nicht das Ausmaß der Vergiftungssymptome für die ersten therapeutischen Maßnahmen ausschlaggebend sein. Würde man bei anamnestischer Kenntnis einer oralen Lithiumüberdosierung auf Symptome der Lithiumvergiftung warten, die erst nach vollständiger Verteilung des Giftes im Organismus auftreten, so hätte man die beste Zeit für eine sinnvolle therapeutische Maßnahme vergeudet. Dies bedeutet, daß bei gesicherter oder auch nur vermuteter oraler Aufnahme einer Lithiumüberdosis sofort eine Magenspülung durchgeführt werden sollte. Dabei wird so vorgegangen, daß nach Sicherstellung der vitalen Funktionen (s. o.) zunächst gegen einen reflektorischen Laryngospasmus 1 mg Atropin i.m. verabreicht wird und dann die Magenspülung bis zum klaren Rückfluß, mindestens aber mit 30 l Wasser durchgeführt wird. Sollte der Patient bewußtlos sein oder bereits Krämpfe aufweisen, so muß er vor der Magenspülung intubiert werden. Die Gabe von Kohle ist rational nicht zu begründen, da Lithium nicht an Kohle adsorbiert wird (Seyffart 1983); auch die Gabe von Glaubersalz ist bei bereits bestehender Diarrhoe nicht indiziert.

Bei chronisch akkumulativer Intoxikation mit Lithium erscheint eine Magenspülung wenig sinnvoll, da die Entfernung der zuletzt eingenommenen Dosis kaum den Verlauf der Intoxikation beeinflussen kann.

Entfernung des Lithiums aus dem sekundären Giftweg

Substitution von Natriumchlorid

Eine ausgewogene Natriumsubstitution kann bei leichter Lithiumintoxikation sinnvoll sein. Dabei darf jedoch keine Überladung des Organismus mit Natrium erfolgen, da die Natriumdepletion zwar zu einer Herabsetzung der Lithiumclearance führt, eine Natriumüberladung jedoch die Lithiumclearance nicht wesentlich über die normale Clearance hinaus steigert (Gerdes 1978). Somit ist eine Natriumsubstitution vor allem dann sinnvoll, wenn bei dem Patienten ein Wasser-Elektrolyt-Verlust, etwa durch anstrengende Arbeit oder durch Hitzeexposition erfolgt ist. Bei einer akuten, schweren Lithiumvergiftung oder einer suizidalen Lithiumvergiftung erscheint diese Maßnahme wenig sinnvoll. Eine Steigerung der Lithiumclearance durch Natrium ist im Natriummangel deshalb möglich, weil Lithium anstatt des Natriumions im proximalen Tubulus der Niere reabsorbiert wird. Dies ist gleichzeitig der Grund dafür, daß eine Kontraindikation für alle natriuretischen Diuretika, wie Thiazide, Furosemid und Etacrynsäure bei der Lithiumintoxikation besteht. Diese Substanzen führen zu keiner vermehrten Lithiumausscheidung, vielmehr kommt es zu einer verstärkten Lithiumreabsorption aus dem Primärharn, da diese Substanzen keine lithiuretische Wirkung haben (Schou 1974). Andere Diuretika wie Spironolakton und Triamteren sind zwar nicht kontraindiziert, jedoch nur geringfügig lithiuretisch wirksam (McEvoy 1984).

Forcierte Diurese

Eine forcierte Diurese kann, wenn auch nicht besonders effektiv, die Lithiumausscheidung beschleunigen. Die mangelnde Effektivität liegt daran, daß, wie bereits oben erwähnt, die Reabsorption des Lithiums vor allem im proximalen Tubulus stattfindet, und daß der Primärharn vor allen diuretischen Maßnahmen unbeeinflußt bleibt. Die forcierte Diurese darf nur dann begonnen werden, wenn das Bestehen einer manifesten Niereninsuffizienz ausgeschlossen wurde. Eine weitere Voraussetzung für die Durchführung einer forcierten Diurese ist, daß die Kreislaufverhältnisse gut sind, und daß keine Herzrhythmusstörungen bestehen. Wenn alle diese Voraussetzungen gegeben sind, so sind theoretisch drei verschiedene Verfahren zur Durchführung der forcierten Diurese möglich, die auch kombiniert werden können:

1. die Harnstoffdiurese, 2. eine Mannitdiurese, 3. eine Diurese mit Azetazolamid und/oder Theophyllin, Triamteren, Spironolakton.

Bei der Harnstoffdiurese (Myschetzky u. Lassen 1963) werden dem Patienten innerhalb der ersten 2,5 Stunden 2 mg/kg KG Harnstopp in einer hypotonen Infusionslösung verabreicht. Das angebotene Infusionsvolumen beträg 800 ml/h. Entsprechend der Harnstoffkonzentration im Urin wird die forcierte Diurese fortgesetzt, wobei in aller Regel 12 g Harnstoff pro Stunde in 800 ml Flüssigkeit infundiert werden. Die Serumharnstoffspiegel sollten zwischen 120 und 150 mg/dl liegen. Sie sollten 180 mg/dl auf keinen Fall überschreiten. Alternativ kann eine osmotische Diurese mit Mannitinfusionen durchgeführt werden, dabei werden 2 l einer 10%igen Mannitlösung innerhalb von 6 Stunden infundiert (Möschlin 1980). Die Durchführung einer forcierten osmotischen Diurese mittels Mannit ist jedoch problematisch. Wollte man mit dieser Art der forcierten Diurese die gleichen Harnmengen erzielen wie mittels der Harnstoffdiurese, so müßte man das Mannit so dosieren, daß es selbst nephrotoxisch wirkt. Als weitere Alternative bietet sich eine forcierte Diurese mit Diuretika, die nicht oder wenig saliuretisch wirken wie Azetazolamid, Theophyllin, Triamteren und Spironolakton an (Gerdes 1978). Je nach verwendetem Diuretikum kommt es auch bei diesen Maßnahmen zu einem gewissen Natrium-, und vor allem beim Azetazolamid, zu einem starken Kaliumverlust, so daß eine länger anhaltende Therapie, die ja bei der Lithiumintoxikation wegen der geringen Rückverteilung aus dem Gewebe notwendig ist, damit kaum durchzuführen ist. Somit ist die forcierte alkalische Harnstoffdiurese die Methode der Wahl. Diese Diurese kann über Tage durchgeführt werden, ohne daß es zu entscheidenden Elektrolytverlusten oder einer Schädigung der Niere kommt. Mit dieser Methode kann auch bei anderen Metallvergiftungen, wie der Thalliumvergiftung, eine gute Giftelimination erzielt werden.

Entgiftung durch Dialyse

Peritonealdialyse

Die Peritonealdialyse ist ein gut geeignetes Mittel, um Lithium beschleunigt aus dem Organismus zu entfernen (Brown u. Wlikowski 1978). Der Vorteil liegt darin, daß sie ohne Unterbrechung über einen langen Zeitraum durchgeführt werden kann. Dadurch wird das aus dem Intrazellulärraum rückverteilte Lithium gleichmäßig aus dem Organismus über das Peritonealdialysat entfernt. Die Clearance beläuft sich auf 15 ml/min (Seyffart 1983), wobei offensichtlich die Nierenclearance durch diese konkurrierende Ausscheidung nicht beeinflußt wird.

Hämodialyse

Mit der Hämodialyse kann das zentrale Kompartiment sehr rasch und effektiv von Lithium befreit werden. Mit den modernen Dialysatoren liegt die Clearance bei 100–200 ml/min (Seyffart 1983). Dies entspricht einer 100%igen Dialysance, was bedeutet, daß das gesamte Blut, das durch den Dialysator läuft, von Lithium befreit wird. Auch hier ist wiederum der limitierende Faktor, daß Lithium aus dem zentralen Kompartiment sehr rasch entfernt wird, daß aber die Rückverteilung so langsam abläuft, daß nach Absetzen der Dialyse sich langsam wieder Intoxikationssymptome bei Ansteigen der Lithiumserumspiegel einstellen (Amdisen u. Skjoldborg 1969). Man sieht sich deshalb gezwungen, die Dialyse, die über 12 Stunden durchgeführt werden sollte, u. U. zu wiederholen. Tägliche Messungen der Lithiummenge im Urin sind anzuraten, auch wenn kein Lithium mehr im Serum nachweisbar ist (Koufen u. Consbruch 1972).

Differentialtherapie

Zu welchem therapeutischen Vorgehen man sich entscheidet, wird von drei Faktoren bestimmt:

1. dem klinischen Bild des Patienten
2. dem Serumlithiumspiegel
3. der Nierenfunktion des Patienten.

Wird ein Patient im komatösen beatmungspflichtigen Zustand mit Krampfneigung aufgenommen, und ist die Lithiumintoxikation durch die Fremdanamnese gesichert, so muß sofort nach der Primärversorgung durch Magenspülung, Intubation, Beatmung und Krampfunterbrechung eine Hämodialyse durchgeführt werden. Sollte das Bewußtsein des Patienten noch erhalten sein und die Symptomatik lediglich in einem Tremor, einer Schläfrigkeit und dysartrischen Beschwerden sowie Durchfällen bestehen, so sollte der Lithiumserumspiegel bestimmt werden, und der Patient in Abhängigkeit vom Serumspiegel weiter behandelt werden. Liegt der Serumspiegel zwischen 1,5 und 2 mmol/l sollte nach entsprechender Natriumsubstitution eine forcierte Diurese begonnen werden. Liegt der Serumspiegel zwischen 2 und 3 mmol/l, so sollte in Abhängigkeit vom Allgemeinzustand des Patienten eine Hämodialyse durchgeführt werden. Ist der Allgemeinzustand des Patienten zufriedenstellend, kann eine Therapie mit forcierter Diurese ausreichend sein. Bei Lithiumspiegeln über 3 mmol/l und einer abgeschlossenen Lithiumverteilung sollte eine Hämodialyse durchgeführt werden. Bei solch hohen Werten darf auf eine Hämodialyse nur dann verzichtet werden, wenn dieser Spiegel während der Resorptionsphase gefunden wird und der Kontrollwert nach drei Stunden unter 3 mmol/l liegt. Ein solches Verhalten des Serumlithiumspiegels weist darauf hin, daß durch die Magenspülung noch ausreichend Gift entfernt werden konnte. Bei Patienten, bei denen eine gleichzeitig bestehende Niereninsuffizienz die Ursache für die Lithiumvergiftung ist, oder bei Patienten, bei denen die Lithiumüberdosierung auf eine schon vorbestehende Niereninsuffizienz trifft, oder bei Patienten, die durch die Lithiumvergiftung bereits einen Nierenschaden erlitten haben, ist in jedem Fall eine Hämodialyse indiziert. Bei schwersten vital gefährdenden Lithiumintoxikationen sollte das Intervall zwischen zwei Hämodialysen, das meist aus technischen und personellen Gründen notwendig wird, durch eine Peritonealdialyse überbrückt werden.

Andere extrakorporale Detoxifikationsmaßnahmen

Hämoperfusion über Aktivkohle ist nicht sinnvoll, da Lithium nicht an Kohle adsorbiert wird. Eine Hämoperfusion über Austauscherharz wurde bisher nicht klinisch geprüft. Schon aus theoretischen Gründen ist es allerdings wenig wahrscheinlich, daß durch diese Maßnahme zusätzlich Lithium entfernt werden kann. Für eine Plasmaseparation gibt es in keinem Fall eine Indikation, da keine Eiweißbindung für das Lithium besteht.

Aus theoretischen Erwägungen könnte eine Hämofiltration zur Giftelimination günstig sein, da Lithium aufgrund der fehlenden Proteinbindung sehr gut ultrafiltriert wird. Diese Maßnahme erscheint ähnlich wie die Peritonealdialyse besonders dafür geeignet, das Intervall zwischen mehreren Dialysen zu überbrücken und somit eine kontinuierliche Lithiumelimination zu gewährleisten. Berichte über ein solches Vorgehen liegen bisher in der Literatur nicht vor.

Kurze Darstellung der Behandlungsfälle mit Lithiumintoxikationen an der Toxikologischen Abteilung der II. Medizinischen Klinik der Technischen Universität München von 1974–1983

In Tabelle 1 sind die wichtigsten Daten und die Therapieform von stationären Behandlungsfällen aus den Jahren 1974–1983 an der Toxikologischen Abteilung der Technischen Universität München aufgeführt.

In diesen 10 Jahren wurden an unserer Abteilung 17 Lithiumvergiftungen behandelt. Die Gesamtzahl der behandelten Vergiftungsfälle betrug 21 702, womit die Inzidenz der an diesem Zentrum behandelten Lithiumintoxikationen bei 0,78‰ liegt. 10 oder 17 Patienten (58%) hatten Lithium in suizidaler Absicht aufgenommen. Diese Zahl liegt höher als die Angaben skandinavischer Autoren (Hansen u. Amdisen 1978), die 33% suizidale Intoxikationen beobachtet hatten. Dies dürfte an der Patientenvorauswahl liegen, da auf unserer Abteilung vorwiegend Fälle mit sehr schweren Intoxikationen und Patienten mit suizidalen Vergiftungen behandelt werden. 7 dieser Patienten, also 70% der suizidalen Patienten, hatten zusätzlich Tranquillantien oder Schlafmittel bzw. Alkohol aufgenommen. Bei diesen Kombinationsvergiftungen wird die Beurteilung des klinischen Bildes deutlich erschwert, womit der quantitative Nachweis der verschiedenen Gifte besonders wichtig für die Therapieentscheidung wird. Nur zwei Patienten hatten das Gift ohne vorherige Lithiumbehandlung aufgenommen. Beide Patienten waren jugendliche Familienangehörige von Lithiumbehandelten. Kein Patient hatte das Gift akzidentell aufgenommen. Es handelte sich um vier schwere, eine mittlere und zwölf leichte Vergiftungen. Nur eine Vergiftung nahm einen tödlichen Verlauf, wobei die Grundkrankheiten und eine komplizierende Pneumonie die eigentliche Todesursache waren. Bei einem Patienten, der gleichzeitig den höchsten Lithiumspiegel von allen aufwies, kam es zu einer bleibenden zerebralen Schädigung. Besonderer Beachtung verdient, daß 3 der 4 schweren Vergiftungen chronisch akkumulativ entstanden sind, was die Notwendigkeit einer sorgfältigen Überwachung der Lithiumtherapie nochmals unterstreicht. Von den leichten Vergiftungen wurden 7 nur mit Kochsalzsubstitution behandelt. Eine forcierte Harnstoffdiurese wurde bei 5 der 17 Behandlungsfälle durchgeführt. Dreimal wurde eine andere Form der forcierten Diurese gewählt. Zwei der schwer vergifteten Patienten wurden einmalig hämodialysiert, wobei der eine Patient im Anschluß an die Dialyse mit einer Peritonealdialyse, der andere mit einer forcierten Harnstoffdiurese weiterbehandelt wurde. Eine der

Tabelle 1. Zusammenstellung aller Patienten, die an der Toxikologischen Abteilung der Technischen Universität München wegen Lithiumintoxikation behandelt wurden

Patient	Chronisch akkumulativ	Suizidal	Vorbehandelt	Lithiumspiegel mmol/l	Leitsymptome	Kombination von Lithium mit	Schweregrad der Vergiftung	Behandlung	Therapieerfolg
1126/74	–	+	+	2,3	Erbrechen, Diarrhoe	Äthanol	Leicht	NaCl-Infusion	Gut
0289/75	+	–	+	2,0	Apathie, Verwirrtheit, Somnolenz	–	Schwer	Diurese mit Theophyllin u. Spironolacton	Verstorben an Begleiterkrankungen
2072/75	–	+	+	1,2	Koma	Methaqualon	Mittel	forcierte Harnstoffdiurese	Gut
0077/76	–	+	+	1,0	Somnolenz	Phenobarbital	Leicht	NaCl-Infusion	Gut
1099/76	+	–	+	1,6	Nausea, Erbrechen	–	Leicht	Symptomatisch	Gut
1551/76	–	+	+	5,8	Somnolenz, Hyperkinese, Bradyarrhythmien	–	Schwer	Hämodialyse, Peritonealdialyse	Bleibendes hirnorganisches Psychosyndrom u. zerebelläre Störung
0049/77	+	–	+	2,9	Krämpfe, Somnolenz, Delir, Hyperkinese, Markdepression	–	Schwer	Hämodialyse, Beatmung, Harnstoffdiurese	Gut
2340/77	–	+	–	2,1	Keine Symptome	Äthanol	Leicht	NaCl oral	Gut
2472/78	+	–	+	1,0	Somnolenz (Diazepam)	Diazepam	Leicht	NaCl-, Theophyllininfusion	Gut
0232/79	–	+	+	2,56	Verlangsamt, Augenflimmern, Hyperkinesie	–	Leicht	NaCl-Infusion	Gut
0971/80	+	–	+	1,62	Verlangsamt, aggressiv	–	Leicht	Forcierte Harnstoffdiurese	Gut
1156/80	+	–	+	2,0	Verlangsamt	–	Leicht	Diurese mit Mannit u. Theophyllin	Gut

0388/81	–	+	–	+	1,6	Verlangsamt	Bromazepam	Leicht	NaCl-Infusion	Gut
0911/81	+	–	+	+	4,1	Diarrhoe, Somnolenz, Koma, Hyperkinesie	–	Schwer	Forcierte Diurese mit Theophyllin, NaHCO$_3$, Mannit	Gut
1967/81	–	+	–	–	2,6	Hyperreflexie	–	Leicht	Forcierte Harnstoffdiurese, Azetazolamid	Gut
1601/83	–	+	+	+	2,5	Somnolenz	–	Leicht	Forcierte Harnstoffdiurese	Gut
1619/83	–	+	+	+	1,5	Verlangsamt	Äthanol, Bromazepam	Leicht	NaCl-Infusion	Gut

schweren Vergiftungen wurde mit forcierter Mannit-, Theophyllin- und Bicarbonatdiurese behandelt. Der Therapieerfolg war bei 15 der 17 Patienten gut.

Literatur

Albrecht J, Müller-Oerlinghausen B (1980) Kardiovaskuläre Nebenwirkungen von Lithium. Dt Med Wschr 105:651–655

Amdisen A, Skjoldborg H (1969) Hemodialysis for lithium poisoning. Lancet II:213

Brown EA, Wlikowski TRB (1978) Lithium intoxication treated by peritonal dialysis. Brit J Clin Pract 32:628

Burrows GD, Davies B, Kincaid-Smith P (1978) Unique tubular lesions after lithium. Lancet 1:1310

Gerdes H (1978) Symptomatologie und Therapie der Lithiumintoxikation. Internist 19:252–254

Greil W (1981) Pharmakokinetik und Toxikologie des Lithiums. Bibl Psychiat 161:69–103

Greil W, Calker D van (1983) Lithium: Grundlagen und Therapie. In: Langer, Heimann (Hrsg) Psychopharmaka. Springer, Wien, S 162–202

Hansen HE, Amdisen A (1978) Lithium intoxication. Quart J Med 47:123–144

Koufen H, Consbruch U (1972) Die Lithium-Intoxikation. Nervenarzt 43:145–152

Lee RV, Jambol LM, Brown WV (1971) Nephrogenic diabetes insipidus and lithium intoxication: Complications of lithium carbonate therapy. N Engl J Med 93/94:284

Leonhardt KF (1974) Pharmakodynamische Aspekte der Lithiumtherapie. Dt Med Wsch 99:715–717

McEvoy GK (ed) (1984) Drug information. American society of hospital pharmacists, Bethesda, pp 824–832

Möschlin S (1980) Klinik und Therapie der Vergiftungen, 6. Aufl. Thieme, Stuttgart, S 11–12

Myschetzky A, Lassen NA (1963) Urea – induced osmotic diuresis and alcalisation of urine in acute barbiturate intoxication. JAMA 185:936–942

Olesen OV, Thomsen K (1976) A preventive effect of potassium against fatal lithium intoxication in rats. Neuropsychobiol 2:112–117

Rossof AH, Robinson WA (eds) (1980) Lithium effects on granulopoesis and immune function. Adv Exp Med Biol 127:475

Rothstein G, Clarkson D, Larsen W et al. (1978) Effect of lithium on neutrophil mass and production. N Engl J Med 298:178–180

Schou M (1974) Heutiger Stand der Lithium-Rezidivprophylaxe bei endogenen affektiven Erkrankungen. Nervenarzt 45:397–418

Seyffart G (1983) Giftindex: Dialyse und Hämoperfusion bei Vergiftungen. Fresenius, Bad Homburg

Stead AH, Moffat AC (1983) A collection of therapeutic, toxic and fatal blood drug concentrations in man. Human toxicol 3:437–464

Wraal O (1978) The pharmacokinetics of lithium in the brain and cerebrospinal fluid and serum of rat. Brit J Pharmacol 64:273–279

Wolff J (1979) Lithium interactions with the thyroid gland. In: Cooper TB et al. (eds) Lithium: Controversies and unresolved issues. Excerpta Medica, Amsterdam, pp 552–564

4.11 Wechselwirkungen von Lithiumsalzen mit anderen Arzneimitteln

B. MÜLLER-OERLINGHAUSEN

Synopsis

1. Bedingt durch höheres Alter, Multimorbidität, Behandlung durch mehrere Ärzte, Selbstmedikation und Rezidive sind Kombinationstherapie und Multimedikation bei Patienten unter langfristiger Lithiummedikation häufig.
2. Unter der psychotropen Zusatzmedikation dürften die Neuroleptika, z. B. Haloperidol oder Thioridazin, am häufigsten, wenn auch absolut gesehen, insgesamt selten zu klinisch bedeutsamen Wechselwirkungen führen. Dabei müssen Beobachtungen über neurotoxische Effekte bei therapeutischen Lithiumserumspiegeln strikt von solchen getrennt werden, die nach Anwendung hoher und höchster Neuroleptikadosen und/oder bei subtoxischen Lithiumplasmaspiegeln auftreten.
3. Antiphlogistika wie Phenylbutazon, Diclofenac, Ibuprofen, Indometacin, nicht aber Acetylsalicylsäure erniedrigen die renale Lithiumclearance und erhöhen somit das Risiko einer Lithiumintoxikation.
4. Ähnliches gilt für die im Rahmen der Hochdrucktherapie oft eingesetzten Diuretika. Thiaziddiuretika scheinen die stärkste, kaliumsparende Substanzen eine eher schwache Hemmung der renalen Lithiumexkretion zu bewirken. Furosemid dagegen gilt, solange keine Dehydratation erzeugt wird, als relativ sicher, wenn es bei Lithiumlangzeitpatienten angewendet wird. Beta-Rezeptorenblocker können wohl ohne Schwierigkeiten mit Lithiumsalzen kombiniert werden, während Methyldopa eine Lithiumintoxikation induzieren kann.
5. Vor operativen Eingriffen bzw. einer Elektrokrampftherapie (EKT) sollte Lithium für 24–48 Stunden abgesetzt werden. Es verstärkt möglicherweise bei einigen Patienten die unerwünschten Wirkungen der EKT und kann die durch Muskelrelaxantien bewirkte neuromuskuläre Blockade verlängern.
6. Die Wirkung von Barbituraten oder Benzodiazepinen wird nicht beeinflußt.
7. Kasuistische Evidenz besteht für eine ungünstige Wechselwirkung zwischen Lithium und einigen Antibiotika.

Ursachen für Mehrfachmedikation während einer Lithiumprophylaxe

Kombinationstherapie und Multimedikation sind in der heutigen medizinischtherapeutischen Praxis, insbesondere bei stationär behandelten Patienten häufig. Dies gilt, wie verschiedene Untersuchungen gezeigt haben, auch für psychiatrische Patienten (Dölle et al. 1985). Unter einer Kombinationstherapie verstehen wir die gleichzeitige Anwendung mehrerer Arzneimittel für eine Indikation, während Multimedikation die Anwendung mehrerer Arzneimittel für gleichzeitig bestehende, verschiedene Indikationen bezeichnet. Dabei zielt eine rationale Kombinationstherapie ganz allgemein auf eine Optimierung der Behandlungsstrategie, d. h. beschleunigten Beginn, Verstärkung bzw. Verbreiterung therapeutischer oder prophylaktischer Wirkungen und/oder auf Abschwächung unerwünschter Arzneimittelwirkungen (Helmchen u. Müller-Oerlinghausen 1981).

Für eine Multimedikation besteht nicht selten eine medizinische Rechtfertigung z. B. durch die Multimorbidität alter Patienten; häufig ist sie jedoch nicht rational begründet, etwa wenn sekundäre oder tertiäre Symptome einer Grundkrankheit mit verschiedenen Arzneimitteln behandelt werden, obwohl unter einer ausreichenden Therapie der primären Erkrankung deren Folgesymptome, wie etwa Kopfschmerzen bei einer Hypertonie, Obstipation bei einer Herzinsuffizienz oder allgemeine Leistungsschwäche bei einer Depression ebenfalls remittieren würden.

Auch die langfristige Lithiummedikation wird, wie jede andere Dauertherapie, oft mit anderen medikamentösen, aber auch nicht medikamentösen Behandlungen wie z. B. einer Elektrokrampftherapie kombiniert. Die Zusatzmedikation kann aus den oben erwähnten Gründen notwendig sein; in vielen Fällen ist sie aber, insbesondere, wenn es sich um psychotrope Substanzen handelt, überflüssig. Sie kann mit bewußtem, therapeutischem Vorsatz erfolgen, sie kann auch quasi zufällig, gelegentlich unbemerkt zustande kommen, z. B. wenn mehrere Ärzte den gleichen Patienten unabhängig voneinander behandeln, oder wenn ein mit Lithium behandelter Patient bewußtlos in ein Krankenhaus eingeliefert wird.

Folgende Gründe dürften u. a. zu einer Kombinationstherapie oder Multimedikation bei Patienten unter einer Lithiumprophylaxe führen:

– *Schlafstörungen* und gelegentliche Angst- oder Unruhezustände, die auch in einem sonst „freien" Intervall bei manisch-depressiven Patienten vorkommen;
– *Rezidiv* während der Lithiumbehandlung;
– *schizoaffektive Psychose;*
– höheres *Alter,* das seinerseits mit *Multimorbidität* verknüpft ist;
– *unerwünschte Wirkungen* der Lithiummedikation wie z. B. Tremor;
– *Antikonzeption;*
– *Selbstmedikation* der Patienten.

Die drei erstgenannten Gründe beziehen sich vornehmlich auf eine zusätzliche Behandlung mit Psychopharmaka oder Elektrokrampftherapie, die folgenden eher auf Arzneimittel für nicht psychiatrische Indikationen.

Häufigkeit von Mehrfachmedikation während einer Lithiumprophylaxe

In verschiedenen Untersuchungen größerer Lithiumambulanzen wurde festgestellt, daß der Anteil an Patienten mit Zusatzmedikation erheblich ist, d. h. bei ca. 50 % und darüber liegt. Die Ergebnisse einer älteren Auswertung der Berliner Lithiumkatamnese sind in Tabelle 1 dargestellt (Kanowski u. Müller-Oerlinghausen 1973). Eine spätere Auswertung ergab noch eine weitere interessante Information, nämlich daß im Verlauf von drei Jahren die Gesamtmenge (in Gramm) der zusätzlich verschriebe-

Tabelle 1. Anzahl der Patienten (Gesamtzahl = 40), bei denen verschiedene Formen kombinierter medikamentöser Therapie im Laufe einer mindestens 3jährigen Lithiumprophylaxe angewandt wurden

Behandlung	Häufigkeiten[a]			Δ Pat.[b]
	zu Beginn	im 3. Jahr		
		inter-mittierend	kon-tinuierlich	
Lithium + Neuroleptika	10	1	7	−2
Lithium + Antidepressiva	7	4	3	0
Lithium + Neuroleptika + Antidepressiva	5	–	3	−2
Lithium + Sedativa + Antidepressiva	2	–	–	−2
Lithium + Sedativa	1	2	2	+3
Lithium + Verschiedenes	2	1	–	−1
	27	8	15	−4
	(21 ♀, 6 ♂)	(5 ♀, 3 ♂)	(10 ♀, 5 ♂)	

[a] Dargestellt sind die Häufigkeiten zu Beginn der Lithiummedikation und im 3. Jahr der Behandlung. Die Zusatzmedikation wurde entweder kontinuierlich oder intermittierend verschrieben

[b] Δ Pat. = Unterschied zwischen der Zahl der Patienten zu Beginn und jener im 3. Jahr der Behandlung

nen Antidepressiva bei der untersuchten Stichprobe um 45 % abnahm, während die Menge an verordneten Neuroleptika um 63 % anstieg (Müller-Oerlinghausen 1977). Eine Untersuchung an der großen Stichprobe der Freiburger Nervenklinik (vgl. Kap. 3.10) zeigte, daß dort im Jahre 1976 599 von 833 Patienten neben Lithium auch Neuroleptika erhielten (Degkwitz et al. 1976). Eine skandinavische Forschergruppe fand, daß zu einem bestimmten Stichtag 29 % der untersuchten 76 Patienten zusätzlich antidepressive oder antimanische Medikation erhielten (Bech et al. 1976). An der Lithiumklinik in Aarhus wurden 1977 ebenfalls nur etwas mehr als ein Drittel der 237 Patienten allein mit Lithium behandelt. (Vestergaard et al. 1979).

Spezielle Risiken der Mehrfachmedikation

Das Risiko einer Kombinationstherapie bzw. einer Multimedikation besteht ganz allgemein in

1. einer erhöhten Wahrscheinlichkeit des Auftretens unerwünschter Arzneimittelwirkungen, bedingt insbesondere durch pharmakologische Wechselwirkungen;
2. einer verschlechterten Patientencompliance auf Grund der erhöhten Zahl von täglich einzunehmenden Tabletten (vgl. Dölle et al. 1985).

Allerdings ist bei der kritischen Bewertung derartiger statistischer Zusammenhänge zu beachten, daß nicht nur die Multimedikation selbst, sondern auch die zugrunde liegende Ursache, etwa die Intensität der Krankheit, die Multimorbidität oder das Alter die hier untersuchte abhängige Variable, z. B. Zahl der unerwünschten Ereignisse oder Zahl der vergessenen Tabletten beeinflussen kann. Trotz dieser Einschränkung erscheint bemerkenswert, daß auch die oben genannten empirischen Studien übereinstimmend eine größere Häufigkeit von unerwünschten Wirkungen unter der Kombinationstherapie im Vergleich zur Lithiummonotherapie fanden.

Im folgenden wollen wir von den möglichen Gründen und Indikationen für eine Mehrfachmedikation ganz absehen; diese werden in den verschiedenen klinischen Abschnitten des vorliegenden Buches, insbesondere in dem abschließenden Kapitel zur praktischen Durchführung der Lithiumtherapie dargestellt. Vielmehr sollen ausschließlich die möglichen Risiken einer Kombination von Lithiumsalzen mit anderen Arzneimitteln diskutiert werden. Dabei erscheint eine Beschränkung auf die klinisch wichtigsten und zumindest kasuistisch am Menschen belegten Wechselwirkungen schon aus Gründen der Übersichtlichkeit sinnvoll. Nur theoretisch mögliche oder allein im Tierversuch beobachtete Effekte werden deshalb im allgemeinen nicht aufgeführt. Für eine detailliertere Information sei der Leser auf zwei Übersichten von Jefferson et al. (1981) und Schou (1983) sowie auf den Computerinformationsdienst des Lithium-Information-Center verwiesen (s. S. 385).

Antidepressiva

Nach den oben angeführten Studien aus dem In- und Ausland kommt offenbar eine gleichzeitige antidepressive Medikation bei mit Lithium behandelten Patienten häufig vor, wobei durchaus unklar ist, ob insbesondere für die längerfristige Verordnung dieser Kombination immer eine Indikation besteht (vgl. Kap. 3.3). Jedenfalls sprechen die bisher vorliegenden empirischen Ergebnisse nicht für einen Vorteil einer Kombination von Lithium mit Antidepressiva gegenüber einer Lithiummonotherapie zur Prophylaxe beim unipolaren Verlaufstyp der endogenen Depression.

Werden trizyklische Antidepressiva oder MAO-Hemmstoffe zur Behandlung depressiver Rezidive unter laufender Lithiumtherapie eingesetzt, so muß, abgesehen von dem Risiko einer manischen Exazerbation[1] bzw. der Induktion eines instabilen Zustandes mit schnell wechselnden manischen bzw. depressiven Episoden (vgl. Kap. 3.5), damit gerechnet werden, daß sich der Lithium-bedingte Tremor verstärkt (Kanowski u. Müller-Oerlinghausen 1973; Jefferson u. Ayd 1983; Schou 1983). Kasuistisch wurden eine verstärkte extrapyramidalmotorische Symptomatik sowie Krampfanfälle beobachtet (Gabriel et al. 1976; Solomon 1979). Detaillierte EKG-Auswertungen erbrachten keinen eindeutigen Hinweis auf eine theoretisch denkbare Potenzierung des negativen Einflusses von Lithium auf die Repolarisationsphase durch psychotrope Zusatzmedikation (Albrecht u. Müller-Oerlinghausen 1977).

Klinisch relevante pharmakokinetische Wechselwirkungen zwischen Lithium und Antidepressiva sind bislang nicht bekannt geworden.

Neuroleptika

Seit dem Bericht von Cohen u. Cohen aus dem Jahre 1974 über eine angebliche neurotoxische Wirkung der Kombination von Lithiumsalzen mit Haloperidol sind zahlreiche Publikationen, meist kasuistischer Natur, zu dieser zweifellos wichtigen

---

[1] Allerdings wurde auch diskutiert, ob nicht gerade unter einer gleichzeitigen Lithiummedikation das Risiko einer durch Antidepressiva induzierten manischen Exazerbation vermindert ist (O'Flanagan 1973)

Frage erschienen (Übersicht bei Jefferson u. Greist 1980). Wie schon im Kap. 4.1 betont und näher ausgeführt wurde, ist es unumgänglich, die Ergebnisse derjenigen Studien getrennt zu betrachten, in denen offensichtlich intoxikierte Fälle beschrieben werden, sei es, daß die neuroleptische Dosierung oder die Lithiumplasmaspiegel – letztere sind gelegentlich gar nicht genannt – ungewöhnlich hoch waren (vgl. Tupin u. Schuller 1978; Frankel u. Spring 1982; Schou 1983). Baastrup et al. (1976) konnten bei 425 Patienten keine erhöhte Frequenz „neurotoxischer" Symptome unter einer kombinierten Behandlung mit Lithium und Neuroleptika finden. Wenn auch beispielsweise die Untersuchung an der Freiburger Nervenklinik zeigte, daß die Häufigkeit von Tremor bei zusätzlich neuroleptisch behandelten Patienten fast doppelt so hoch war wie bei denjenigen unter Lithiummonotherapie, so machen doch neuere Studien deutlich, daß schwere, womöglich irreversible neurologische Nebenwirkungen sehr selten sind, so lange nicht exzessiv hohe Dosen eingesetzt werden. Gerade angesichts eines neueren Berichts (Thomas et al. 1982) über 7 Patienten, die mit einer Kombination von Lithium und Haloperidol behandelt worden waren und im Vergleich zur Kombination von Lithium mit Chlorpromazin schlechtere Leistungen in einem speziellen Teil des Wechsler-Intelligenztests gezeigt hatten [2], erscheint es interessant, einen von Schou (1983) schon zitierten juristischen Experten zu Wort kommen zu lassen: „Die Anwendung der Kombination von Lithium mit Haloperidol ist nicht zu vertreten, ohne daß (bei dem Behandler) Kenntnis über den derzeitigen Stand der wissenschaftlichen Diskussion besteht. Ein besonnener Einsatz dieser Behandlungsstrategie für einen individuellen Patienten ist vertretbar und absolut zu rechtfertigen, sofern die Voraussetzungen für eine professionelle Urteilsbildung und eine angemessene praktische Ausführung der Therapie gegeben sind" (Ladimer 1980).

Eine klinische Studie zeigte einen statistisch signifikanten, aber im Mittel weniger als 0,1 mmol/l betragenden Abfall der Lithiumserumkonzentration nach Absetzen der Haloperidolmedikation bei zunächst kombiniert behandelten manischen Patienten (Schaffer et al. 1984). Schwer interpretierbar sind neuere Ergebnisse, wonach die In-vitro-Aufnahme von Lithium in Erythrozyten manisch-depressiver Patienten nach Behandlung mit Haloperidol (10–50 mg/die) signifikant vermindert ist (Werstink et al. 1984).

Neben der Kombination von Lithium mit Haloperidol wurde insbesondere auf die Kombination mit Thioridazin hingewiesen. Jedoch wurden auch in den von Spring (1979) beschriebenen Fällen teilweise beachtlich hohe Dosen von Thioridazin verabreicht. Besonders prominente EEG-Auffälligkeiten und zwei Grand-mal-Anfälle wurden unter Kombination von Lithium und Clozapin beobachtet (Helmchen u. Kanowski 1971), wobei vielleicht nicht ohne Bedeutung ist, daß sich diese beiden Neuroleptika in pharmakologischer Hinsicht recht ähnlich darstellen.

Auch bezüglich der Wirkung von Lithium auf die Nierenfunktion ergab sich aus einigen Studien der Verdacht auf eine mögliche Potenzierung durch längerfristige neuroleptische Behandlung. Jedenfalls war in zwei Untersuchungen die renale Konzentrationsfähigkeit bei solchen Patienten signifikant geringer, die zusätzlich zur Lithiumprophylaxe noch Neuroleptika erhalten hatten (Bucht u. Wahlin 1978; Vestergaard et al. 1979).

---

[2] Auch in diesem Bericht fehlen, wie in Briefen an den *Lancet* kritisch bemerkt wurde, wesentliche Informationen

Alkohol, Sedativa, Hypnotika, Opiate und andere Drogen

Die Alkoholwirkung scheint nach Untersuchungen am Fahrsimulator nicht eindeutig und konsistent durch gleichzeitige Lithiumgabe potenziert zu werden (Linnoila et al. 1974). Möglicherweise kann eine Lithiummedikation Alkoholentzugssymptome etwas abschwächen.

Abgesehen von einem gut belegten Fall, in dem die gleichzeitige Gabe von Lithium und Diazepam zu einer ausgeprägten Hypothermie führte (Naylor u. McHarg 1975), sind klinisch relevante Interaktionen mit Benzodiazepinen oder Barbituraten nicht bekannt geworden.

Behauptungen, daß Lithium die durch bestimmte Drogen ausgelöste Euphorie bzw. deren Abhängigkeitspotential abschwächt, konnten nicht bestätigt werden. Bedeutsame Interaktionen scheinen weder mit Amphetaminen, Kokain, Marihuana noch mit Opiaten zu bestehen.

Antikonvulsiva

Zumindest kasuistische Berichte legen nahe, daß eine gleichzeitige Medikation mit Diphenylhydantoin oder Carbamazepin die Häufigkeit und Intensität von (Lithiumbedingten?) Nebenwirkungen verstärken kann (Ghose 1980; Maccallum 1980; Chaudry u. Waters 1983; Raskin 1984; Shukla et al. 1984). Es kann nicht etwa grundsätzlich von einer Erniedrigung der Krampfschwelle unter üblichen Plasmaspiegeln von Lithium ausgegangen werden.

Nicht-steroidale Antiphlogistika, Analgetika

Verschiedene Antiphlogistika/Antirheumatika wie Indometacin, Ibuprofen, Ketoprofen, Phenylbutazon, Oxyphenbutazon oder Piroxicam können – möglicherweise über den ihnen gemeinsamen Wirkungsmechanismus der Prostaglandinsynthesehemmung und dadurch bedingter Reduktion der Nierendurchblutung – die renale Clearance von Lithium hemmen, wodurch bei gleichbleibender Lithiumdosis die Gefahr einer Lithiumintoxikation entsteht (vgl. Schou 1983; Kerry et al. 1983). Auf der anderen Seite wurde von Reimann et al. (1983) gezeigt, daß Acetylsalicylsäure keine Erhöhung des Lithiumplasmaspiegels bewirkt.

Anaesthetika/Muskelrelaxantien

Sowohl im Rahmen chirurgischer Eingriffe wie auch der Elektrokrampftherapie erhebt sich die Frage, ob eine gleichzeitige Lithiummedikation hierbei ein erhöhtes Risiko bedeutet. Grundsätzlich empfiehlt sich eine Lithiumpause von 24–48 Stunden vor chirurgischen Eingriffen bzw. einer Narkose, weil der Patient insbesondere durch die präoperative aber auch postoperative Einschränkung der Flüssigkeitszufuhr sonst gefährdet wird. Eine solche Gefährdung kann bei polyurischen Patienten auch trotz einer kurzfristigen Unterbrechung der Lithiummedikation bestehen (Havdala et al. 1979; Schou u. Hippius 1983). Außerdem bestehen Hinweise für eine verlängerte Wirkung von bei der Anaesthesie eingesetzten Muskelrelaxantien wie Pancuroniumbromid oder Succinylcholin (Hill et al. 1977). Die Elektrokrampftherapie kann im übrigen auch unter einer laufenden Lithiummedikation durchgeführt werden, obwohl gelegentlich über verstärkte zentrale Nebenwirkungen wie delirante Zustände oder ausgeprägte Gedächtnisstörungen berichtet wurde (Ayd 1981).

Wechselwirkungen mit Lokalanaesthetika wurden u. W. nicht beobachtet.

Diuretika, Antihypertensiva

Eine der wohl bekanntesten, zum pharmakologischen Examenswissen gehörenden Wechselwirkungen ist die klinisch zweifelsohne relevante Herabsetzung der renalen Lithiumclearance unter gleichzeitiger Gabe von Diuretika (Jefferson et al. 1981). Die diesbezüglichen Warnungen (vgl. Kerry et al. 1980) beziehen sich vor allem auf die Thiaziddiuretika, jedoch scheinen auch kaliumsparende Verbindungen wie Spironolacton in geringerem Umfang die Lithiumplasmaspiegel erhöhen zu können. Dies erklärt sich möglicherweise damit, daß im Verlaufe einer diuretischen Therapie die Natriumrückresorption im proximalen Tubulus, also dem bevorzugten Ort der Lithiumrückresorption, kompensatorisch gesteigert wird. Dagegen besitzen Furosemid und vielleicht Theophyllin keine derartige Wirkung, ja erhöhen u. U. sogar die Lithiumausscheidung (Saffer u. Coppen 1983; Perry et al. 1984). Ähnliches wurde für Verapamil berichtet (Weinrauch et al. 1984). Keine ungünstigen Wechselwirkungen sind mit Beta-Rezeptorenblockern beobachtet worden, während Methyldopa bei einigen mit Lithium behandelten Patienten neurotoxische Symptome ausgelöst haben soll (Byrd 1977).

Antibiotika

Ob vereinzelten kasuistischen Berichten über einen Anstieg des Lithiumserumspiegels bzw. über Hypernatriämie unter der Kombination mit verschiedenen Antibiotika bzw. Chemotherapeutika wie Tetrazyklin, Spectinomycin, Ticarcillin oder Metronidazol praktische Bedeutung zukommt, muß vorläufig offen bleiben.

Literatur

Albrecht J, Müller-Oerlinghausen B (1977) EKG-Veränderungen unter akuter und chronischer Applikation von Lithium. Pharmakopsychiat 10:325–333
Ayd FJ (1981) Lithium-ECT induced cerebral toxicity. Int Drug Ther Newslett 16:21–23
Baastrup PC, Hollnagel P, Sorensen R, Schou M (1976) Adverse reactions in treatment with lithium carbonate and haloperidol. J Amer Med Ass 236:2645–2646
Bech P, Vendsborg PB, Rafaelsen OJ (1976) Lithium maintenance treatment of manic-melancholic patients: Its role in the daily routine. Acta Psychiat Scand 53:70–81
Borden H, Clarke MT, Katz H (1974) The use of pancuronium bromide in patients receiving lithium carbonate. Canad Anaesth Soc J 21:79–82
Bucht G, Wahlin A (1978) Impairment of renal concentrating capacity by lithium. Lancet I:789
Byrd GJ (1977) Lithium carbonate and methyldopa: Apparent interaction in man. Clin Toxicol 11:1–4
Chaudry RP, Waters BGH (1983) Lithium and carbamazepine interaction. J Clin Psychiat 44:30–31
Cohen WH, Cohen NH (1974) Lithium carbonate, haloperidol and irreversible brain damage. J Amer Med As 230:1283–1287

Degkwitz R, Consbruch U, Haddenbrock S, Neusch B, Oehlert W, Unsöld R (1976) Therapeutische Risiken bei der Langzeitbehandlung mit Neuroleptika und Lithium. Nervenarzt 47:81–87

Dölle W, Müller-Oerlinghausen B, Schwabe U (1986) Kombinationstherapie und Multimedikation. In: Dölle W, Müller-Oerlinghausen B, Schwabe U (Hrsg) Grundlagen der Arzneimitteltherapie, Entwicklung, Beurteilung und Anwendung von Arzneimitteln. Bibliographisches Institut, Mannheim

Frankel MH, Spring GK (1982) Questions about combined lithium and haloperidol treatment. Amer J Psychiat 139:537–538

Frölich JC, Leftwich R, Ragheb M, Oates JA, Reimann I, Buchanan D (1979) Indomethacin increases plasma lithium. Brit Med J I:1115–1116

Gabriel E, Karobath M, Lenz G (1976) Extrapyramidale Symptomatik bei Kombination der Lithium-Langzeittherapie mit Nortriptylin. Nervenarzt 47:46–48

Ghose K (1980) Interaction between lithium and carbamazepine. Eur J Clin Pharmacol 280:1122

Havdala HS, Borison RL, Diamond BI (1979) Potential hazards and applications of lithium in anesthesiology. Anesth 50:534–537

Helmchen H, Kanowski S (1971) EEG-Veränderungen unter Lithium-Therapie. Nervenarzt 42:144–148

Helmchen H, Müller-Oerlinghausen B (1981) Die Kombination von Antidepressiva mit anderen Medikamenten. Fortschr Neurol Psychiat 49:371–379

Hill GE, Wong KC, Hodges MR (1977) Lithium carbonate and neuromuscular blocking agents. Anesth 46:122–126

Jefferson JW, Ayd FJ (1983) Combining lithium and antidepressants. J Clin Psychopharmacol 3:303–307

Jefferson JW, Greist JH (1980) Haloperidol and lithium: Their combined use and the issue of their compatibility. In: Ayd FJ (ed) Haloperidol Update: 1958–1980. Ayd Med Commun, Baltimore, pp 73–82

Jefferson JW, Greist JH, Baudhuin M (1981) Lithium: Interactions with other drugs. J Clin Psychopharmacol 1:124–134

Jephcott G, Kerry RH (1974) An anaesthetic risk. Brit J Anaesth 46:389–390

Kanowski S, Müller-Oerlinghausen B (1973) Need for additional medication in outpatients during 3 years of prophylactic lithium treatment. In: Ban, Boissier et al. (eds) Proc. VIIIth CINP Congr., Copenhagen 1972. North Holland, Amsterdam, pp 105–108

Kerry RJ, Ludlow JM, Owen G (1980). Diuretics are dangerous with lithium. Brit Med J 281:371

Kerry RJ, Owen G, Michaelson S (1983) Possible toxic interaction between lithium and piroxicam. Lancet I:418–419

Ladimer I (1980) Combined lithium/haloperidol therapy. In: Ayd FJ (ed) Haloperidol update: 1958–1980. Ayd Med Commun Baltimore 1980, pp 93–101

Linnoila M, Saario I, Maki M (1974) Effect of treatment with diazepam or lithium and alcohol on psychomotoric skills related to driving. Eur J Clin Pharmacol 7:337–342

Maccallum WAG (1980) Interactions of lithium and phenytoin. Brit Med J 280:610–611

Müller-Oerlinghausen B (1977) 10 Jahre Lithium-Katamnese. Nervenarzt 48:483–493

Naylor GJ, McHarg A (1975) Profound hypothermia on combined lithium carbonate and diazepam treatment. Brit Med J 2:22

O'Flanagan PM (1973) Clomipramine infusion and lithium carbonate: A synergistic effect? Lancet II:974

Pandey GN, Goel I, Davis JM (1979) Effect of neuroleptic drugs on lithium uptake by the human erythrocyte. Clin Pharmacol Ther 26:96–102

Perry PJ, Calloway RA, Cook BL, Smith RE (1984) Theophylline precipitated alterations of lithium clearance. Acta psychiat Scand 69:528–537

Raskin DE (1984) Lithium and phenytoin interaction. J Clin Psychopharmacol 4:120

Reimann IW, Diener U, Frölich JC (1983) Indomethacin but not aspirin increases plasma lithium ion levels. Arch Gen Psychiat 40:283–286

Rivera-Calimlim L, Kerzber B, Karch FE (1978) Effect of lithium on plasma chlorpromazine levels. Clin Pharmacol Ther 23:451–455

Saffer D, Coppen A (1983) Frusemide: A safe diuretic during lithium therapy? J Affect Dis 5:289–292

Schaffer CB, Batra K, Garvey MJ, Mungas DM, Schaffer LC (1984) The effect of haloperidol on serum levels of lithium in adult manic patients. Biol Psychiat 19:1495–1499

Schou M (1983) Interaction of lithium. In: Dukes NMG (ed) Side effects of drugs, Annual 7. Excerpta Medica, Amsterdam Oxford Princeton

Schou M, Hippius H (1983) Lithium-Prophylaxe und operative Eingriffe. Münch Med Wschr 125:705–706

Shukla A, Godwin CD, Long LEB, Miller MG (1984) Lithium-carbamazepine neurotoxicity and risk factors. Amer J Psychiat 141:1604–1606

Smith DF, Shimizu M, Schou M (1977) Lithium absorption, distribution and clearance, and the body temperature in rats given lithium plus haloperidol. Pharmacology 15:337–340

Solomon JG (1979) Seizures during lithium-amitriptyline. Postgrad Med 66:145–148

Spring GK (1979) Neurotoxicity with combined use of lithium and thioridazine. J Clin Psychiat 40:135–138

Thomas C, Tatham A, Jakubowski S (1982) Lithium/haloperidol combinations and brain damage. Lancet I:626

Tupin JP, Schuller AB (1978) Lithium and haloperidol imcompatibility reviewed. Psychiat J Univ Ottawa III:245–251

Vestergaard P, Amdisen A, Hansen HE, Schou M (1979) Lithium treatment and kidney function. Acta Psychiat Scand 60:504–520

Weinrauch LA, Belok S, D'Elia JA (1984) Decreased serum lithium during verapamil therapy. Amer Heart J 108:1378–1379

Werstiuk ES, Grof P, Rotstein ED, Werner L (1983) Effect of combined haloperidol-lithium treatment on in vitro RBC lithium uptake in patients with affective disorders. Progr Neuropsychopharmacol Biol Psychiat 7:831–834

5 Alternativen zur Lithiumprophylaxe

H. M. EMRICH

Synopsis

1. Für Patienten, die auf die Lithiumprophylaxe nur unzureichend ansprechen bzw. wegen Nebenwirkungen nicht mit dieser Therapieform behandelt werden können, wurde in den letzten Jahren eine Reihe von medikamentösen Alternativen entwickelt.
2. Eine antidepressive Dauermedikation erscheint sinnvoll bei Patienten mit häufig wiederkehrenden unipolar-depressiven Phasen. Eine neuroleptische Dauermedikation scheint dagegen indiziert bei Patienten mit häufig rezidivierenden manischen Phasen einer affektiven oder schizoaffektiven Psychose.
3. Eine wichtige zusätzliche Alternative zur Lithiumprophylaxe (bzw. Zusatztherapie zu dieser) besteht in der Anwendung von Antikonvulsiva. Eindeutige Untersuchungsergebnisse liegen für Valproat, Dipropylacetamid und Carbamazepin vor. Diese Präparate scheinen sowohl als Adjuvantien (Zusatztherapie bei niedrigdosierter Fortführung der Lithiumprophylaxe) als auch als monotherapeutische Phasenprophylaktika wirksam zu sein. Dabei ist offenbar das antimanische Therapiepotential etwas stärker ausgeprägt als dasjenige hinsichtlich depressiver Phasen.

Einleitung

Obwohl der therapeutische Nutzen der Lithiumprophylaxe bei affektiven und schizoaffektiven Psychosen eindeutig erwiesen ist, gibt es doch eine Reihe von Gründen, nach Ergänzungen bzw. nach Alternativen zu dieser Behandlung zu suchen. So ist beispielsweise die niedrige therapeutische Breite von Lithium ein Problem, das die strikte Durchführung von Kontrollen des Blutspiegels und anderer klinisch-chemischer Parameter erfordert. Darüber hinaus gibt es eine Reihe von Nebenwirkungen (insbesondere im Bereich der Schilddrüse und der Nieren), die es erforderlich machen können, daß die Lithiumprophylaxe beendet wird. Ein weiterer Grund, nach Alternativen zur Lithiumprophylaxe zu suchen, liegt in der insbesondere bei jungen Frauen gelegentlich beobachteten starken Gewichtszunahme, die häufig zur Ablehnung der Medikation („non compliance") bzw. zur objektiven Notwendigkeit der Unterbrechung der Lithiumprophylaxe führt. Bei einem gewissen Prozentsatz von Patienten kommt es außerdem trotz konsequent durchgeführter Lithiumprophylaxe nicht zu einem therapeutischen Erfolg („Lithium-Nonresponders"), so daß aus diesem Grunde nach einer Alternative zu Lithium bzw. nach Möglichkeiten der Verstärkung des Lithiumeffekts gesucht werden muß. Hierbei ist insbesondere zu beachten, daß

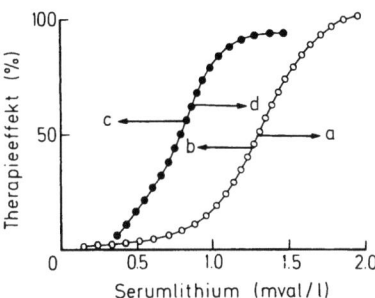

Abb. 1. Schema der Dosiswirkungskurven für Lithium; *Punkte:* therapeutische Wirkung; *Kreise:* unerwünschte Nebenwirkungen. Bei Patienten mit besonders geringen Lithiumnebenwirkungen ist eine Verschiebung nach *a* anzunehmen, bei starken Nebenwirkungen in Richtung *b*. Bei Patienten mit geringem Prophylaxeerfolg („Nonrespondern") tritt eine Verschiebung nach *d* auf. Verstärkung des therapeutischen Effekts von Lithium: Linksverschiebung nach *c*

einige Patienten nur teilweise auf Lithium ansprechen („partial responders"), was besondere therapeutische Überlegungen herausfordert.

Eine mögliche Erklärung dafür, daß ein Teil der Patienten nicht oder nur unzureichend auf Lithium anspricht, ergibt sich aus einem Dosiswirkungsschema nach Schou (1974) (Abb. 1). Hiernach ist die Dosiswirkungskurve für die Nebenwirkungen gegenüber derjenigen für die prophylaktische Wirkung nach rechts verschoben. Es ist aber durchaus denkbar, daß bei einem Teil der Patienten die Beziehung zwischen den beiden Kurven von diesem Schema abweicht: Wenn die Dosiswirkungskurve für die körperlichen Nebenwirkungen mit derjenigen für die therapeutische Wirkung koinzidiert bzw. noch stärker nach links verschoben ist, so kann sich nur eine teilweise Wirkung oder gar kein Therapieeffekt von Lithium einstellen.

Aus diesem Schema geht auch hervor, daß Substanzen denkbar sind, die die Dosiswirkungskurve für den erwünschten therapeutischen Effekt nach links verschieben (s. Abb. 1 sowie S. 358 ff.):

Die derzeit vorhandenen Möglichkeiten einer Dauermedikation als Alternative zur Lithiumprophylaxe sind die Verwendung von

a) Antidepressiva
b) Neuroleptika
c) Antikonvulsiva
d) anderen Stoffen.

Diese therapeutischen Möglichkeiten werden im folgenden abgehandelt.

Dauermedikation mit Antidepressiva

Die Frage nach einer therapeutischen Wirksamkeit einer Dauereinstellung auf Antidepressiva ergibt sich insbesondere bei Patienten mit häufigen depressiven Phasen einer endogenen Depression. Eine entsprechende Untersuchung wurde 1973 von Prien et al. publiziert. Hierbei wurden 78 Patienten mit unipolarer und 44 Patienten mit bipolarer affektiver Psychose in einer randomisierten Studie entweder einer Lithiumprophylaxe, einer Imipramindauerbehandlung oder einer Plazebodauerbehandlung zugeführt. Nach einem Behandlungszeitraum von 2 Jahren zeigte sich in der Gruppe unipolarer Fälle die niedrigste Rückfallsrate unter Imipramin, das den Effekt von Lithium sogar noch etwas übertraf, während bei den bipolaren Fällen sich die Imipraminmedikation als unwirksam erwies. Dagegen wurde unter Lithium bei den bipolaren Fällen eine besonders niedrige Rückfallshäufigkeit beobachtet. Eine multizentrische, Plazebo-kontrollierte Therapiestudie an unipolar Depressiven, bei der die Wirkung einer Lithiumdauerbehandlung mit derjenigen einer Amitriptylinlangzeitmedikation verglichen wurde, zeigte eine deutliche Überlegenheit beider Therapieformen gegenüber Plazebo (Glen et al. 1981). Aus diesen Ergebnissen wird deutlich, daß eine langfristige antidepressive Therapie dann in Erwägung zu ziehen ist, wenn im Rahmen einer unipolaren endogenen Depression gehäufte depressive Phasen vorkommen, die aus einem der in der Einleitung genannten Gründe nicht mit Lithium therapierbar sind. Diese Schlußfolgerungen sind im Einklang mit weiteren Untersuchungen von Mindham et al. (1973) und Paykel et al. (1975) sowie Klerman et al. (1974), wobei sich auch eine Amitriptylindauermedikation als wirksam erwies. Allerdings wurde in einer Plazebo-kontrollierten, prospektiven Studie unter Verwendung von Lithium im Vergleich zu Imipramin bei Patienten mit häufig wiederkehrenden Depressionen kein prophylaktischer Effekt des Antidepressivums gefunden, während Lithium sich als wirksam erwies (Kane et al. 1982). Bei den zuletzt genannten Untersuchungen handelt es sich um Studien mit dem Ziel, die Fähigkeit eines Arzneimittels zur Prävention eines Rückfalls während einer noch bestehenden, medikamentös kompensierten depressiven Phase zu prüfen, was die Effizienz von Antidepressiva etwas günstiger erscheinen läßt als reine Prophylaxestudien. Auch neuere Antidepressiva (Maprotilin, Mianserin) wurden hinsichtlich ihrer prophylaktischen Effizienz mit derjenigen von Lithium verglichen und erwiesen sich als unterlegen (Coppen et al. 1976, 1978).

Dauermedikation mit Neuroleptika

Eine weitere Alternative zur Lithiumprophylaxe stellt die Neuroleptikadauertherapie dar. Eine umfangreiche, multizentrische Studie hierzu wurde 1981 von Ahlfors et al. publiziert. Bei 93 Patienten wurde eine Behandlung mit Flupenthixoldecanoat mit der Wirkung der Lithiumprophylaxe verglichen (vorwiegend Patienten, die auf die Lithiumprophylaxe nur unzureichend ansprachen). Unter der Flupenthixoldauertherapie zeigte sich eine Verringerung der Häufigkeit manischer Phasen (auf etwa die Hälfte des Ausgangswertes) bei gleichzeitiger Zunahme der Häufigkeit depressiver Verstimmungen (um ca. 50%). Diese Zunahme der Depressionen ist allerdings möglicherweise durch das Wegfallen der prophylaktischen Lithiumwirkung bei diesen Patienten zu erklären. Aufgrund der vorliegenden Ergebnisse ist anzunehmen, daß bei Patienten mit häufig rezidivierenden manischen Phasen im Verlauf einer bipolaren affektiven Erkrankung bzw. einer schizoaffektiven Psychose eine Dauerbehandlung mit einem Neuroleptikum bezüglich der manischen Phasen prophylaktisch wirksam ist.

Dauermedikation mit Antikonvulsiva

Geschichtliche Entwicklung

Eine Reihe von Antikonvulsiva (Carbamazepin[1], Oxcarbazepin, Natriumvalproat[1], Dipropylacetamid[1]) können als Alternativen zu Lithium im engeren Sinne bezeichnet werden, da sie offenbar ein dem Lithium verwandtes Wirkungsspektrum bei psychia-

---

1 z. B. Tegretal, Ergenyl, Dépamide

trischen Erkrankungen aufweisen (vgl. Ballenger u. Post 1980; Emrich 1982). Diese Antikonvulsiva können sowohl in Kombination mit Lithium (zur Verstärkung des therapeutischen Effekts) verwendet werden, als auch als Monotherapeutika als Ersatz für die Lithiumprophylaxe fungieren. Die erwähnten Antikonvulsiva wurden zwar vom Bundesgesundheitsamt bisher noch nicht für die Indikation „affektive Psychosen" zugelassen, können aber im Rahmen der ärztlichen Therapiefreiheit hierfür verordnet werden. Allerdings ist Carbamazepin in Holland sowie Dipropylacetamid in Frankreich, Italien und Spanien für die Prophylaxe und Therapie affektiver Psychosen offiziell eingeführt.

Bereits 1949 zeigten Kubanek u. Rowell, daß das Antikonvulsivum Diphenylhydantoin bei Patienten mit akuter Manie wesentlich stärker therapeutisch wirksam ist als bei schizophrenen Patienten. Weitere Therapiestudien unter Verwendung von Diphenylhydantoin existieren aber unseres Wissens nicht (vgl. Post u. Uhde 1983). Seit 1966 verwendet die Arbeitsgruppe von Lambert das Antikonvulsivum Dipropylacetamid bei Patienten mit affektiven Psychosen. Bei Dipropylacetamid handelt es sich um das Säureamid von Valproat. Lambert et al. (1966, 1975) fanden, daß die Substanz bei akuten Manien einen therapeutischen Effekt hat und die therapeutische Wirkung von Neuroleptika potenziert. Neben schwach ausgeprägten antidepressiven Effekten wurde eine deutliche prophylaktische Wirkung von Dipropylacetamid beobachtet. Diese Befunde wurden später von mehreren Arbeitsgruppen repliziert (Puzyński und Kłosiewicz 1984; Vencovský et al. 1984). 1973 beobachteten dann Okuma et al. auf der Basis von Befunden von Takezaki u. Hanaoka (1971), daß das Antikonvulsivum Carbamazepin sowohl akut antimanisch als auch bei längerer Gabe prophylaktisch bei Patienten mit bipolaren affektiven Psychosen wirksam ist. Hierbei zeigte sich (vgl. Okuma et al. 1979), daß die antimanische, sowohl akute als auch prophylaktische Wirkung wesentlich deutlicher ausgeprägt ist als die antidepressive. Das Wirkungsspektrum ist also demjenigen von Lithium ähnlich. Die akuten Wirkungen und die Langzeiteffekte von Carbamazepin wurden in einer großen Anzahl von offenen und Doppelblindstudien repliziert (Ballenger u. Post 1980; vgl. Emrich et al. 1984c). 1980 untersuchten Emrich et al. die möglichen Wirkungen von Valproat bei Patienten mit Manie. Unter Doppelblindbedingungen konnte eine akute antimanische Wirkung von Natriumvalproat gesichert werden. Darüber hinaus wurde gefunden, daß Patienten, die auf die Lithiumprophylaxe nur unzureichend oder gar nicht ansprachen, durch zusätzliche Langzeittherapie mit Valproat – bei Senkung der Lithiumdosierung – einer wirksamen prophylaktischen Therapie zugeführt werden konnten. Dabei zeigte sich (vgl. Emrich et al. 1984a), daß auch Patienten mit schizoaffektiver Psychose signifikant gebessert werden konnten, daß aber die prophylaktische Wirkung bei den reinen affektiven Psychosen deutlicher ausgeprägt war als bei Patienten mit schizoaffektiver Psychose. 1983 wurde dann beobachtet (Emrich et al. 1983), daß auch das Ketoderivat von Carbamazepin akute antimanische Wirkungen zeigt. Die prophylaktische Wirksamkeit von Oxcarbazepin wird zur Zeit untersucht.

Theoretische Grundlagen der Phasenprophylaxe mit Antikonvulsiva

Ähnlich wie der therapeutische Wirkungsmechanismus von Lithium (vgl. Kap. 2.2 sowie Emrich et al. 1982) ist auch derjenige der Antikonvulsiva noch Gegenstand intensiver Forschung. Für die Pathogenese von Anfallsleiden scheinen zentrale

GABAerge Systeme von besonderer Bedeutung zu sein (vgl. Lloyd et al. 1981), und es konnte gezeigt werden, daß einige Antikonvulsiva einen ausgeprägten GABAergen Effekt besitzen (z. B. Diphenylhydantoin und Barbiturate). Auch Carbamazepin und Valproat zeigen in vivo (Bernasconi 1982; Bernasconi et al. 1984) GABA-fazilitierende Effekte; Lithium führt andererseits neben hemmenden Wirkungen auf Adenylatzyklasen auch zu einem Anstieg der GABA-Konzentration im menschlichen Liquor (Berrettini et al. 1986). Allerdings geben neuere Untersuchungen auch deutliche Hinweise auf eine zentrale Rolle des intrazellulären Kalziums bei der Pathogenese von Anfallsleiden (Heinemann et al. 1985), und sowohl Lithium als auch Carbamazepin wirken auf den neuronalen Kalziumeinstrom in Nervenzellen ein (Aldenhoff u. Lux 1982; Lux u. Winkel, persönliche Mitteilung). Insofern stehen GABAerge Prozesse und deren Beziehung zur Kalzium-abhängigen Transmitterfreisetzung derzeit im Zentrum des Interesses der Pharmakopsychiatrie affektiver Psychosen.

Klinische Studien

Die Ergebnisse der klinischen Studien über die Wirkung von Antikonvulsiva bei affektiven Psychosen wurden kürzlich zusammenfassend dargestellt (Emrich et al. 1984c). Dabei zeigte sich, daß sowohl Valproat (und dessen Säureamid Dipropylacetamid (Valpromide; Depamide) als auch Carbamazepin sowohl eine ausgeprägte akut antimanische als auch prophylaktische Wirksamkeit aufweisen. Im folgenden werden nur die prophylaktischen Effekte beschrieben.

Valproat (bzw. Dipropylacetamid) wurde in vier Untersuchungen hinsichtlich der prophylaktischen Wirkungen geprüft (Tabelle 1). Die Fragestellung jeder dieser Untersuchungen war etwas unterschiedlich. Lambert (1984) prüfte die Frage, inwieweit Dipropylacetamid bei Patienten mit bipolarer bzw. unipolar-depressiver affektiver

Tabelle 1. Übersicht über Prophylaxestudien unter Verwendung von Dipropylacetamid (DPA) und Valproat

Autoren	Medikament	Patienten	Methodik	Ergebnisse
Lambert (1984)	DPA	32 Patienten mit bipolarer affektiver Psychose	Offene Studie	4mal geringere Rückfallshäufigkeit als ohne Medikation
Emrich et al. (1984a)	Valproat	12 Patienten mit bipolarer affektiver und schizoaffektiver Psychose (Lithium-Nonresponder)	Offene Studie (Vergleich mit Lithiumprophylaxe)	4mal geringere Rückfallshäufigkeit als unter Lithium
Pużyński u. Kłosiewicz (1984)	DPA	15 Patienten mit bipolarer affektiver und schizoaffektiver Psychose (teilweise Lithium-Nonresponder)	Offene Studie (Vergleich mit Lithiumprophylaxe)	2mal geringere Rückfallshäufigkeit als in der Vorbehandlungsphase
Vencovský et al. (1984)	DPA	38 Patienten mit bipolarer affektiver Psychose	Offene Studie (Vergleich mit vorheriger Lithiumprophylaxe	Gleich hohe Rückfallshäufigkeit wie unter Lithium, aber weniger Nebenwirkungen

Psychose, die vorher nicht auf ein Phasenprophylaktikum eingestellt worden waren, einen vorbeugenden Effekt aufweist. Bei 32 Patienten wurde unter der Dipropylacetamiddauerbehandlung eine viermal geringere Rückfallshäufigkeit als ohne Medikation beobachtet. Emrich et al. (1984a, 1985) prüften bei Patienten, die auf Lithium nicht angesprochen hatten, die Frage, ob die Zusatzmedikation mit Valproat bei weiterbestehender, niedriger dosierter Lithiumprophylaxe zu einem verbesserten therapeutischen Resultat führt. Bei zwölf Patienten mit bipolarer affektiver und schizoaffektiver Psychose wurde eine viermal geringere Rückfallshäufigkeit als unter der vorher bestehenden Monotherapie mit Lithium beobachtet. Hierbei ist hervorzuheben, daß es sich bei der Untersuchung um ausgesprochene Problempatienten handelte, bei denen die Lithiumphasenprophylaxe unwirksam gewesen war. Der Phasenkalender eines solchen Patienten und die Wirkung der Valproatzusatzmedikation ist in Abb. 2 dargestellt. Puzyński u. Kłosiewicz (1984) untersuchten die Frage der Wirksamkeit der Dipropylacetamidprophylaxe bei Patienten, die teilweise auf Lithium angesprochen hatten, teilweise aber nicht. Bei dieser gemischten Selektion fanden sie bei 15 Patienten mit bipolarer affektiver und schizoaffektiver Psychose eine zweimal geringere Rückfallshäufigkeit als unter der Vorbehandlung mit Lithium. Vencovský et al. (1984) untersuchten die Frage, ob eine Dipropylacetamidprophylaxe gleich wirksam ist wie die Lithiumprophylaxe, wobei sie eine Selektion von Patienten verwendeten, die auf Lithium angesprochen hatten. Bei 38 Patienten mit bipolarer affektiver Psychose fanden sie eine gleich gute prophylaktische Wirksamkeit von Dipropylacetamid und Lithium, beobachteten aber unter Dipropylacetamid weniger Nebenwirkungen.

Die Untersuchungen zeigen also, daß die Zugabe von Valproat bei unzureichend wirksamer Lithiumphasenprophylaxe verstärkend wirkt, und daß andererseits Dipropylacetamid offenbar eine dem Lithium äquivalente phasenprophylaktische Wirkung aufweist.

Eine Übersicht über Prophylaxestudien unter Verwendung von Carbamazepin wird in Tabelle 2 gegeben. Die Fragestellungen der einzelnen Untersuchungen sind zum Teil unterschiedlich und ergänzen einander. Bei diesen Therapiestudien wurden

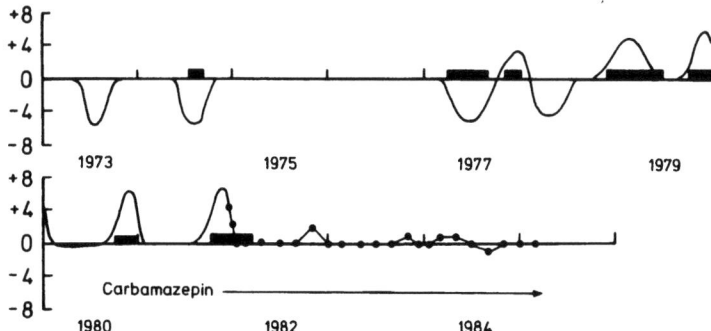

Abb. 2. Phasenkalender eines 51jährigen Patienten mit unzureichender Therapiewirkung der Lithiumprophylaxe. Verlaufsdokumentation durch Verwendung der Verlaufsbeurteilungsskala (*positive Werte:* Schweregrad des manischen Syndroms; *negative Werte:* Schweregrad der Depression). *Blöcke:* stationäre Therapie. Durch Zusatzmedikation von Valproat weitgehendes Verschwinden der affektiven Schwankungen. Nach kurzzeitigem Absetzen der Medikation aus internistischen Gründen hypomanische Phase im Jahr 1982

Tabelle 2. Übersicht über Prophylaxestudien unter Verwendung von Carbamazepin

Autoren	Patienten	Methodik	Ergebnisse
Okuma et al. (1975)	51 Patienten mit bipolarer affektiver Psychose	Offene Studie; Vergleich mit vorherigem Verlauf	Völliges Verschwinden der manischen und depressiven Phasen in 35% der Fälle; Abschwächung der Phasen in 32% der Fälle; fehlende Wirkung bei 33%
Okuma et al. (1973, 1975)	17 Patienten mit bipolarer affektiver Psychose	Offene Studie; intraindividueller Vergleich Lithiumprophylaxe vs Carbamazepinprophylaxe	Gutes Ansprechen auf Lithium in 4 von 17 Fällen; gutes Ansprechen von Carbamazepin in 10 von 17 Fällen
Okuma et al. (1981)	22 Patienten mit bipolarer affektiver Psychose	Doppelblindstudie über 1 Jahr; Plazebogruppe (n = 10) vs Carbamazepingruppe (n = 12)	Völliges Verschwinden der manischen und depressiven Phasen bzw. Abschwächung der Phasen unter Plazebo bei 22% der Fälle und unter Carbamazepin bei 60%
Kishimoto (1984)	55 Patienten mit bipolarer affektiver Psychose	Offene Studie über 2 Jahre; teilweise mit antidepressiver bzw. neuroleptischer Zusatzmedikation	Völliges Verschwinden bzw. deutliche Abschwächung der manischen Phasen bei 75% und der depressiven Phasen bei 65% der Fälle
Post et al. (1983)	7 Patienten mit bipolarer affektiver Psychose	Offene Studie über im Mittel 1¾ Jahre	Bei 6 der 7 Fälle signifikante Verminderung bzw. Abschwächung der manischen und depressiven Phasen
Nolen (1984)	9 Patienten mit bipolarer affektiver Psychose	Offene Studie bei Patienten, die nicht oder unzureichend auf Lithium angesprochen hatten. In den meisten Fällen Kombinationstherapie mit Lithium	Gutes bis sehr gutes Ansprechen bei 6 von 9 Fällen
Poddighe u. Burrai (1984)	25 Patienten mit bipolarer affektiver oder schizoaffektiver Psychose	Offene Studie (1–3 Jahre); bei 6 Fällen Fortsetzung der vorbestehenden Lithiumprophylaxe; bei den Patienten mit schizoaffektiver Psychose (n = 7) zusätzlich Neuroleptika	Gutes bis partielles Ansprechen bei 21 Fällen; kein Therapieeffekt bei 4 Patienten. Die Wirkung hinsichtlich der Abschwächung der Phasen wird als besser beurteilt als hinsichtlich der Häufigkeit der Phasen
Lenzi et al. (1985)	30 Patienten mit bipolarer affektiver oder schizoaffektiver Psychose	Doppelblindstudie Carbamazepin- vs Lithiumprophylaxe (n = 16 vs n = 14)	Gleich gutes Ansprechen auf Lithium und auf Carbamazepin. Lithium schien stärker auf reine affektive Psychosen und Carbamazepin auf affektive Psychosen mit schizophreniformen Begleitsymptomen zu wirken

Carbamazepindosierungen von 200–800 mg/die eingesetzt, bzw. Plasmaspiegel von 6–12 µg/ml erzielt.

In einer ersten Untersuchung zur Prüfung eines möglichen prophylaktischen Effekts von Carbamazepin behandelten Okuma et al. (1975) 51 Patienten mit bipolarer affektiver Psychose und verglichen die Therapiewirkungen mit dem vorherigen Spontanverlauf. In 67% der Fälle wurde ein deutlicher phasenprophylaktischer Effekt bzw. ein völliges Verschwinden der affektiven Schwankungen beobachtet, während bei 33% der Fälle kein Therapieeffekt auftrat. 1981 untersuchten die Autoren im Rahmen einer Doppelblindstudie den Effekt von Carbamazepin im Vergleich zu Plazebo. Die Therapiewirkung von Carbamazepin war ca. 3mal so hoch (60%) wie diejenige von Plazebo, wobei die Beobachtungsphase ein Jahr betrug. Die Autoren untersuchten auch bei 17 Patienten mit bipolarer affektiver Psychose, die zum Teil unzureichend auf Lithium angesprochen hatten, die prophylaktische Wirkung von Carbamazepin. Es zeigte sich bei dieser ungünstigen Selektion von Patienten ein gutes Ansprechen auf Carbamazepin in 10 von 17 Fällen (Okuma et al. 1973, 1975). In einer weiteren offenen Therapiestudie untersuchte Kishimoto (1984) bei 55 Patienten mit bipolarer affektiver Psychose das prophylaktische Potential von Carbamazepin und fand einen guten bis sehr guten therapeutischen Effekt hinsichtlich der manischen Phasen bei 75%, und hinsichtlich der depressiven Phasen bei 65% der behandelten Patienten. Post et al. (1983) untersuchten bei 7 Patienten mit bipolarer affektiver Psychose den phasenprophylaktischen Effekt von Carbamazepin. Die Autoren beobachteten bei einem mittleren Beobachtungszeitraum von 1¾ Jahren eine signifikante Abschwächung bzw. Verminderung der Häufigkeit manischer und depressiver Phasen in 6 von 7 Fällen. Nolen (1984) untersuchte in einer offenen Studie die Wirksamkeit von Carbamazepin bei 9 Patienten mit bipolarer affektiver Psychose, die auf Lithium nur unzureichend angesprochen hatten. Ein gutes bis sehr gutes Ansprechen beobachtete er bei 6 von 9 dieser Patienten. Poddighe und Burrai (1984) untersuchten bei 25 Patienten mit bipolarer affektiver bzw. schizoaffektiver Psychose die prophylaktische Wirksamkeit von Carbamazepin. In 21 von 25 Patienten wurde ein gutes bis teilweises Ansprechen auf die Therapie beobachtet. Lenzi et al. (1985) verglichen in einer doppelblinden Versuchsanordnung die prophylaktische Wirkung von Carbamazepin mit derjenigen von Lithium und beobachteten ein gleichgutes Ansprechen auf beide Prophylaktika. Die Autoren hatten den Eindruck, daß Lithium stärker auf rein affektive Psychosen wirkt, während Carbamazepin bei affektiven Psychosen mit schizophreniformen Begleitsymptomen besonders günstige Therapieresultate hervorruft.

Eigene Beobachtungen im Max-Planck-Institut für Psychiatrie in München unter Verwendung von Carbamazepin bei Problempatienten mit affektiven bzw. schizoaffektiven Psychosen haben bisher sehr günstige Resultate ergeben. Allerdings ist eine valide Auswertung der Daten noch nicht möglich, da der Beobachtungszeitraum in der größeren Zahl der Fälle noch zu kurz ist. Abb. 3 gibt den Phasenkalender einer Patientin wieder, die aus medizinischen Gründen nicht mit Lithium behandelt werden konnte, und die unter der Carbamazepinprophylaxe weitgehend symptomfrei wurde.

Zusammenfassend läßt sich sagen, daß die prophylaktische Behandlung mit Carbamazepin derjenigen unter Verwendung von Lithium etwa gleichwertig zu sein scheint, wobei das Wirkungsspektrum demjenigen von Lithium vergleichbar ist: Der ausgeprägteste Effekt findet sich hinsichtlich der manischen Phasen im Vergleich zu den depressiven Schwankungen, und das niedrigste Prophylaxepotential ergibt sich

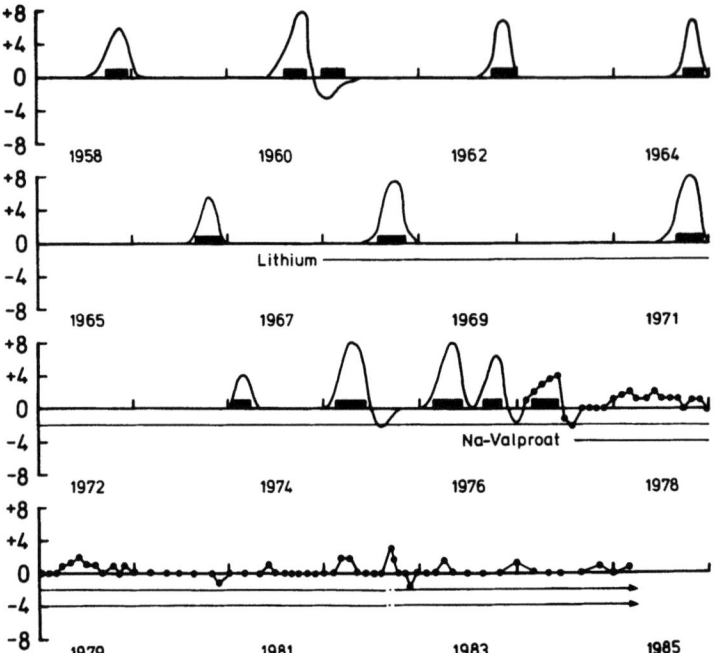

Abb. 3. Phasenkalender einer 35jährigen Patientin mit bipolarer affektiver Psychose, bei der aus internistischen Gründen keine Lithiumprophylaxe durchgeführt werden konnte. Unter der Carbamazepinbehandlung weitgehendes Verschwinden der affektiven Schwankungen. Verlaufsdokumentation durch Verwendung der Verlaufsbeurteilungsskala (positive Werte: Schweregrad des manischen Syndroms; negative Werte: Schweregrad der Depression). Blöcke: stationäre Therapie

hinsichtlich der schizoaffektiven Episoden. Besonders hervorzuheben ist das Ergebnis, daß Patienten, die auf Lithium unzureichend ansprechen, zum Teil noch durch die Verwendung von Carbamazepin bzw. durch die Kombinationsbehandlung Lithium plus Carbamazepin gebessert werden können.

Therapierichtlinien

Soweit bisher bekannt, ist das Spektrum der affektiven Psychosen, die mit Antikonvulsiva behandelt werden können, demjenigen von Lithium vergleichbar. Da die Lithiumbehandlung inzwischen eine fest etablierte Standardtherapie darstellt, kommen derzeit für die Antikonvulsivabehandlung vorwiegend Patienten, die auf die Therapie nur unzureichend ansprechen („Lithium-Nonresponder") oder Patienten mit medizinischen Kontraindikationen zur Lithiumtherapie infrage. Auch Patienten, die aus verschiedenen Gründen eine Lithiumprophylaxe ablehnen, können mit Antikonvulsiva behandelt werden. Bezüglich der Frage, welches Antikonvulsivum im Einzelfall zu bevorzugen ist, gibt es noch keine festen Richtlinien. Allerdings kann man vom Nebenwirkungsspektrum dieser Substanzen ableiten, daß Patienten mit Lebererkrankungen oder mit einer Tendenz zu Gewichtszunahme nicht mit Valproat behandelt werden sollten, und daß andererseits Patientinnen, die mit oralen Antikon-

Tabelle 3. Tagesdosis, kinetische Parameter, therapeutische Plasmaspiegel und Plasmaproteinbindung von Carbamazepin und Natriumvalproat

	Carbamazepin	Valproat
Dosis bei Langzeittherapie	600–1200 mg/die	900–1800 mg/die
Einzeldosen	3–4	3–4
Eliminationshalbwertszeit		
– Einzeldosen bei gesunden Probanden	32–38 Std.	12–17 Std.
– bei Langzeittherapie	16–23 Std.	4–15 Std.
Therapeutische Plasmaspiegel bei Behandlung von Anfallskranken	> 6 µg/ml	> 40 µg/ml
Toxische Plasmaspiegel	> 15 µg/ml	> 120 µg/ml
Plasmaproteinbindung	54–80%	90–95%

zeptiva behandelt werden, bevorzugt nicht mit Carbamazepin behandelt werden sollten, da hier Interferenzen (Abschwächung des kontrazeptiven Effektes) möglich sind. Bei Valproat ist eine therapeutische Wirkung der Monotherapie (ohne niedrigdosierte begleitende Lithiumprophylaxe) noch nicht völlig gesichert. Aus den Studien mit dem chemisch eng verwandten Dipropylacetamid (vgl. Lambert 1984; Puzyński u. Kłosiewicz 1984; Vencovský et al. 1984) ist aber zu vermuten, daß auch Valproat allein ein wirksames Prophylaktikum darstellt.

Als allgemeine Therapierichtlinien (vgl. Emrich et al. 1984b) für die Anwendung von Antikonvulsiva bei affektiven Psychosen kann gelten, daß dieselben Dosierungen verwendet und dieselben Plasmaspiegel angestrebt werden sollten wie bei der antikonvulsiven Standardtherapie. Ebenso sollten dieselben klinisch-chemischen Kontrollen durchgeführt werden wie in der Epilepsiebehandlung. Die pharmakologischen Basisdaten ergeben sich aus Tabelle 3.

Sowohl bei Carbamazepin als auch bei Valproat wurden Kombinationen mit der Lithiumprophylaxe beschrieben. Bei Carbamazepin wird allerdings auf eine Wirkungsverstärkung und eine Verstärkung der Nebenwirkungen hingewiesen (Ghose 1978), so daß bei der Kombination sehr vorsichtig dosiert werden muß. Im Fall von Valproat und Dipropylacetamid wurde eine Verstärkung des Lithiumeffektes durch die antikonvulsive Zusatztherapie beobachtet (Lambert et al. 1975; Emrich et al. 1980), was möglicherweise durch eine Linksverschiebung der Dosiswirkungskurve des therapeutischen Effekts erklärt werden kann (vgl. Abb. 1).

Da die Nebenwirkungen der Antikonvulsiva (Sedierung, Übelkeit, Schwindel etc.) vorwiegend beim Beginn der Behandlung beobachtet werden, sollte der Dosisanstieg innerhalb von mehreren Wochen sehr langsam erfolgen.

Typische Nebenwirkungen der Carbamazepinbehandlung sind Leukopenie und gelegentlich auftretende Exantheme. Bei der Valproatbehandlung wurden neben Thrombozytopenie und Abschwächung der Thrombozytenfunktion, vorwiegend bei Kindern, Fälle von Leberkoma (Willmore et al. 1978; Donat et al. 1979; Suchy et al. 1979; Sussman u. McLain 1979) beschrieben. Deshalb sind während der ersten Woche der Valproatbehandlung wiederholte Leberfunktionsprüfungen erforderlich. Bei Gravidität ist das teratogene Risiko von Valproat zu beachten (Editorial 1982; Robert u. Guibaud 1982).

Dauertherapie mit anderen Stoffen

Weitere Substanzen, die als Alternativen zur Lithiumtherapie vorgeschlagen wurden, sind der MAO-Hemmstoff Clorgylin (Potter et al. 1982), Thyroxin (Stancer u. Persad 1982) und der Aldosteronantagonist Spironolacton (Hendler 1978). Der mögliche therapeutische Nutzen einer Anwendung dieser Substanzen ist aber noch zu wenig untersucht, als daß eine klinische Anwendung derzeit empfohlen werden könnte.

Literatur

Ahlfors UG, Baastrup PC, Dencker SJ et al. (1981) Flupenthixol decanoate in recurrent manic-depressive illness. Acta Psychiat Scand 64:226–237

Aldenhoff JB, Lux HD (1982) Effects of lithium on calcium-dependent membrane properties and on intracellular calcium concentration in helix neurons. In: Emrich HM, Aldenhoff JB, Lux HD (eds) Basic mechanisms in the action of lithium. Excerpta Medica, Amsterdam, pp 50–63

Ballenger JC, Post RM (1980) Carbamazepine in manic depressive illness: A new treatment. Amer J Psychiat 137:782–790

Bernasconi R (1982) The GABA hypothesis of affective illness: Influence of clinically effective antimanic drugs on GABA turnover. In: Emrich HM, Aldenhoff JB, Lux HD (eds) Basic mechanisms in the action of lithium. Excerpta Medica, Amsterdam, pp 183–192

Bernasconi R, Hauser K, Martin P, Schmutz M (1984) Biochemical aspects of the mechanism of action of valproate. In: Emrich HM, Okuma T, Müller AA (eds) Anticonvulsants in affective disorders. Excerpta Medica, Amsterdam, pp 14–32

Berrettini WH, Nurnberger JI Jr, Hare TA, Simmons-Alling S, Gershon ES, Post RM (1986) Reduced plasma and CSF GABA in affective illness: Effect of lithium carbonate. Biol Psychiat

Coppen A, Montgomery SA, Gupta RK, Bailey JE (1976) A double-blind comparison of lithium carbonate and maprotiline in the prophylaxis of the affective disorders. Brit J Psychiat 128:479–485

Coppen A, Ghose K, Rao R, Bailey J, Peet M (1978) Mianserin and lithium in the prophylaxis of depression. Brit J Psychiat 133:206–210

Donat JF, Bocchini JA Jr, Gonzales E, Schwendimann RN (1979) Valproic acid and fatal hepatitis. Neurology 29:273–275

Editorial (1982) Valproate and malformations. Lancet II:1313–1314

Emrich HM (1982) Prophylactic therapies in affective disorders: Mode of action from a clinical point of view. In: Emrich HM, Aldenhoff JB, Lux HD (eds) Basic mechanisms in the action of lithium. Excerpta Medica, Amsterdam, pp 202–214

Emrich HM, Zerssen D von, Kissling W, Möller HJ, Windorfer A (1980) Effect of sodium valproate on mania. The GABA-hypothesis of affective disorders. Arch Psychiat Nervenkr 229:1–16

Emrich HM, Aldenhoff JB, Lux HD (eds) (1982) Basic mechanisms in the action of lithium. Excerpta Medica, Amsterdam

Emrich HM, Altmann H, Dose M, Zerssen D von (1983) Therapeutic effect of GABA-ergic drugs in affective disorders: A preliminary report. Pharmacol Biochem Behav 19:369–372

Emrich HM, Dose M, Zerssen D von (1984a) Action of sodium valproate and of oxcarbazepine in patients with affective disorders. In: Emrich HM, Okuma T, Müller AA (eds) Anticonvulsants in affective disorders. Excerpta Medica, Amsterdam, pp 45–55

Emrich HM, Stoll KD, Müller AA (1984b) Guidelines for the use of carbamazepine and of valproate in the prophylaxis of affective disorders. In: Emrich HM, Okuma T, Müller AA (eds) Anticonvulsants in affective disorders. Excerpta Medica, Amsterdam, pp 211–214

Emrich HM, Okuma T, Müller AA (eds) (1984c) Anticonvulsants in affective disorders. Excerpta Medica, Amsterdam

Emrich HM, Dose M, Zerssen D von (1985) The use of sodium valproate, carbamazepine and oxcarbazepine in patients with affective disorders. J Affect Dis 8:243–250

Ghose K (1978) Effect of carbamazepine in polyuria associated with lithium therapy. Pharmakopsychiat 11:241–245

Glen AIM, Johnson AL, Shepherd M (1981) Continuation therapy with lithium and amitriptyline in unipolar depressive illness: A controlled clinical trial. Psychol Med 11:409–416

Heinemann U, Konnerth A, Pumain R, Wadman WJ (1985) Extracellular calcium and potassium concentration changes in chronic epileptic brain tissue. In: Delgado-Escueda AV, Woodbury DM (eds) Basic mechanisms of epilepsy: Cellular and molecular aspects. Raven, New York

Hendler NH (1978) Spironolactone prophylaxis in manic-depressive disease. J Nerv Ment Dis 166:517–520

Kane JM, Quitkin FM, Rifkin A, Ramos-Lorenzi R, Nayak DD, Howard A (1982) Lithium carbonate and imipramine in the prophylaxis of unipolar and bipolar II illness. Arch Gen Psychiat 39:1065–1069

Kishimoto A (1984) A follow-up prophylactic study of carbamazepine in affective disorders. In: Emrich HM, Okuma T, Müller AA (eds) Anticonvulsants in affective disorders. Excerpta Medica, Amsterdam, pp 88–92

Klerman GL, DiMascio A, Weissman M, Prusoff B, Paykel ES (1974) Treatment of depression by drugs and psychotherapy. Amer J Psychiat 131:186–191

Kubanek JL, Rowell RC (1946) The use of dilantin in the treatment of psychotic patients unresponsive to other treatment. Dis Nerv Syst 7:1–4

Lambert PA (1984) Acute and prophylactic therapies of patients with affective disorders using valpromide (dipropylacetamide). In: Emrich HM, Okuma T, Müller AA (eds) Anticonvulsants in affective disorders. Excerpta Medica, Amsterdam, pp 33–44

Lambert PA, Carraz G, Borselli S, Carrel S (1966) Action neuropsychotrope d'un nouvel antiépileptique: Le Dépamide. Ann Med Psychol (Paris) 1:707–710

Lambert PA, Carraz G, Borselli S, Bouchardy M (1975) Le dipropylacetamide dans le traitement de la psychose maniaco-depressive. L'Encephale I:25–31

Lenzi A, Andreani MF, Rampello E, Lazzarini F, Massimetti G, Grossi E, Placidi GF (to be published) A double blind long term study on carbamazepine versus lithium: Preliminary results after two years of treatment

Lloyd KG, Munari C, Worms P, Bossi L, Bancaud J, Talairach J, Morselli PL (1981) The role of GABA mediated neurotransmission in convulsive states. In: Costa E, DiChiara G, Gessa GL (eds) GABA and benzodiazepine receptors. Raven, New York, pp 199–206

Mindham RHS, Howland C, Shepherd M (1973) An evaluation of continuation therapy with tricyclic antidepressants in depressive illness. Psychol Med 3:5–17

Nolen WA (1984) Carbamazepine: an alternative in lithium-resistant bipolar disorder. In: Emrich HM, Okuma T, Müller AA (eds) Anticonvulsants in affective disorders. Excerpta Medica, Amsterdam, pp 132–138

Okuma T, Kishimoto A, Inoue K et al. (1973) Antimanic and prophylactic effects of carbamazepine (Tegretol) on manic depressive psychoses. A preliminary report. Folia Psychiat Neurol Jpn 27:283–297

Okuma T, Kishimoto A, Inoue K, Ogura C, Motoike M (1975) Carbamazepine (Tegretol) in mania. Seishin Igaku 17:617–630

Okuma T, Inanaga K, Otsuki S et al. (1979) Comparison of the antimanic efficacy of carbamazepine and chlorpromazine: A double-blind controlled study. Psychopharmacology 66:211–217

Okuma T, Inanaga K, Otsuki S et al. (1981) A preliminary double-blind study of the efficacy of carbamazepine in prophylaxis of manic-depressive illness. Psychopharmacology (Berlin) 73:95–96

Paykel ES, DiMascio A, Haskell D, Prusoff BA (1975) Effects of maintenance amitriptyline and psychotherapy on symptoms of depression. Psychol Med 5:67–77

Poddighe A, Burrai C (1984) Carbamazepine in the prophylactic treatmet of affective disorders. Abstracts, 14. CINP Kongreß, Florenz, p 772

Post RM, Uhde TW (1983) Treatment of mood disorders with antiepileptic medications: Clinical and theoretical implications. Epilepsia 24 (Suppl 2):97–108

Post RM, Uhde TW, Ballenger JC, Squillace KM (1983) Prophylactic efficacy of carbamazepine in manic-depressive illness. Amer J Psychiat 140:1602–1604

Potter WZ, Murphy DL, Wehr TA, Linnoila M, Goodwin FK (1982) Clorgyline: A new treatment for refractory rapid cycling patients? Arch Gen Psychiat 39:505–510

Prien RF, Klett CJ, Caffey EM Jr (1973) Lithium carbonate and imipramine in prevention of affective episodes. Arch Gen Psychiat 29:420–425

Pużyński S, Kłosiewicz L (1984) Valproic acid amide as a prophylactic agent in affective and schizoaffective disorder. In: Emrich HM, Okuma T, Müller AA (eds) Anticonvulsants in affective disorders. Excerpta Medica, Amsterdam, pp 68–75

Robert E, Guibaud P (1982) Maternal valproic acid and congenital neural tube defects. Lancet II:937

Schou M (1974) Heutiger Stand der Lithium-Rezidivprophylaxe bei endogen affektiven Erkrankungen. Nervenarzt 45:397–418

Stancer HC, Persad E (1982) Treatment of intractable rapid-cycling manic-depressive disorder with levothyroxine. Arch Gen Psychiat 39:311–312

Suchy FJ, Balistreri WF, Buchino JJ et al. (1979) Acute hepatic failure associated with the use of sodium valproate. New Engl J Med 300:962–966

Sussman NM, McLain LW Jr (1979) A direct hepatotoxic effect of valproic acid. J Amer Med Assoc 242:1173–1174

Takezaki H, Hanaoka M (1971) The use of carbamazepine (Tegretol) in the control of manic-depressive psychosis and other manic-depressive states. Clin Psychiat 13:173–183

Vencovský E, Soucek K, Kabes J (1984) Prophylactic effect of dipropylacetamide in patients with bipolar affective disorders. In: Emrich HM, Okuma T, Müller AA (eds) Anticonvulsants in affective disorders. Excerpta Medica, Amsterdam, pp 66–67

Willmore LJ, Wilder BJ, Bruni J, Villarreal HJ (1978) Effect of valproic acid on hepatic function. Neurology 28:961–964

6.1 Praktische Ratschläge zur Durchführung und Kontrolle einer Lithiumbehandlung

B. Müller-Oerlinghausen und W. Greil

Vorbemerkung

In dem nachstehenden Kapitel werden in einer kompakten Darstellungsweise die wichtigsten praktischen Aspekte einer Lithiumbehandlung bzw. -prophylaxe dargestellt und Richtlinien zur Durchführung dieser Therapie gegeben. Der theoretische Hintergrund der hier für praktische Zwecke zusammengestellten Empfehlungen findet sich in den vorangehenden Kapiteln dieses Buches, auf die jeder Leser verwiesen sei, der an weitergehender Information und insbesondere auch an Literaturhinweisen interessiert ist.

Unsere Empfehlungen entsprechen weitgehend denen, die heute sowohl in europäischen Ländern als auch in den USA üblich geworden sind (vgl. Schou 1980; Müller-Oerlinghausen 1982; Greil u. van Calker 1983) und sich bereits in einem differenzierten, aber nicht sehr praktikablen, aus den USA stammenden Algorithmus niedergeschlagen haben (Johnston et al. 1984).

Da die Modalitäten der kurativen Anwendung von Lithium bei der Manie oder anderen Indikationen sich nicht wesentlich von denen der prophylaktischen Anwendung unterscheiden, wird in diesem Kapitel grundsätzlich von den technischen Problemen der Durchführung einer Prophylaxe ausgegangen. Kurze Anmerkungen zu den Besonderheiten der kurativen Anwendung finden sich am Schluß des Kapitels.

Indikationen, Therapieziel und Patientenauswahl

Eine prophylaktische Lithiumbehandlung sollte nur begonnen werden, wenn mit hoher Wahrscheinlichkeit weitere Krankheitsphasen zu erwarten sind, deren Schweregrad und deren soziale Auswirkungen eine medikamentöse Dauerbehandlung rechtfertigen. Die Rückfallwahrscheinlichkeit abzuschätzen sowie Nutzen und Risiko der geplanten Lithiumtherapie abzuwägen, ist im individuellen Fall oft schwierig. Zu den möglichen Indikationen einer Lithiumprophylaxe wird in den Kapiteln 3.1–3.4 ausführlich Stellung genommen. Tabelle 1 gibt eine summarische Darstellung der wichtigsten Indikationen.

Als *Selektionskriterium* für eine prophylaktische Lithiumtherapie bei Patienten mit affektiven Psychosen wird meist empfohlen, daß zumindest bereits drei Krankheitsphasen aufgetreten sein sollten: die letzten drei in einem Zeitraum von fünf Jahren, oder die letzten beiden im Abstand von höchsten zwei bis drei Jahren (vgl. Kap. 3.3). Aus einer Studie des Schweizer Psychiaters Angst (1981) wurden neue Selektionskriterien abgeleitet. Außer der „Indexphase", welche den Patienten zur aktuellen Behandlung veranlaßte, muß innerhalb eines gewissen anamnestischen Zeitraumes nur mindestens *eine frühere Krankheitsphase* abgelaufen sein, und zwar

Tabelle 1. Wichtigste psychiatrische und internistische Indikationen der Lithiumprophylaxe und -behandlung

1. Kurativ
Manie
Thyreotoxikose

2. Prophylaktisch
Endogene Depression (bipolar, unipolar)
Monopolare Manie
Schizoaffektive Psychose
Periodische Aggressionszustände
Cluster-Kopfschmerz

a) bei unipolaren Depressionen innerhalb von fünf Jahren,
b) bei bipolaren Psychosen innerhalb von vier Jahren,
c) bei schizoaffektiven Psychosen innerhalb von drei Jahren.

Dabei wird das Jahr der Indexerkrankung mitgezählt.

Nach diesen Indikationskriterien werden 70% der Patienten mit unipolaren und bipolaren Erkrankungen richtig erkannt, bei denen in den nächsten fünf Jahren mindestens zwei weitere Erkrankungsphasen auftreten werden (für die schizoaffektiven Psychosen liegt nach diesen Kriterien die zutreffende Einschätzung bei 58%).

Die Selektionskriterien von Angst können jedoch nur den wahrscheinlichkeitsstatistischen Hintergrund für die Entscheidung zu einer Lithiumprophylaxe darstellen. Sie geben keinerlei Hinweise auf den möglichen Erfolg oder Mißerfolg der tatsächlich im individuellen Fall eingeleiteten Prophylaxe. Für eine differenzierte Nutzen-Risiko-Abwägung einer Lithiumtherapie müssen deshalb zusätzlich berücksichtigt werden:

– Schweregrad der bisherigen Krankheitsphasen.
– besondere Risiken und Kontraindikationen einer Lithiumtherapie, und
– die innere Einstellung des Patienten zu einer medikamentösen Langzeitbehandlung.

Weitere Hinweise zur Voraussage eines möglichen Prophylaxeerfolges finden sich in Kap. 3.6.

Kontraindikationen

Die Kontraindikationen für eine Lithiumtherapie ergeben sich aus den unten bzw. in den einschlägigen Kapiteln dieses Buches dargestellten unerwünschten Wirkungen von Lithium (Tabelle 2).

Absolute Kontraindikationen für Lithium stellen das *akute Nierenversagen* und der *akute Myokardinfarkt* dar.

Wegen des Risikos teratogener Schädigung soll Lithium auch *im ersten Schwangerschaftsdrittel* nicht gegeben werden (vgl. Kap. 4.8).

Relative Kontraindikationen sind *renale Störungen,* die mit einer verminderten glomerulären Filtrationsrate einhergehen, z.B. Glomerulonephritis, da verminderte glomeruläre Filtration zur Lithiumretention führt und dadurch zu einer Erhöhung

Tabelle 2. Kontraindikationen von Lithium

	Absolut	Relativ	Besondere Vorsicht bei
Renal	Akutes Nierenversagen	Störungen mit verminderter glomerulärer Filtration	
		Tubuläre Störungen	
Kardiovaskulär	Akuter Myokardinfarkt	Herzrhythmusstörungen („Sick sinus")	
		Arterielle Hypertonie	
Neurologisch		Zerebelläre Störungen	Zerebralsklerose
		Myasthenia gravis	Demenz
			Epilepsie
			Morbus Parkinson
Dermatologisch		Psoriasis	
Endokrin		Hypothyreose	
		Morbus Addison	
Gynäkologisch		Schwangerschaft, 1. Trimenon	Schwangerschaft, 2. und 3. Trimenon
			Entbindung
			Stillen
Hämatologisch		Myeloische Leukämie	
Allgemein		Natriumarme Diät	Diarrhoe
		Narkose/Operation	Erbrechen
			Fieber
Medikamente		Diuretika	Indometacin, Phenylbutazon
			Muskelrelaxantien, Anästhesie
			Antikonvulsiva
			Tetrazykline
			Spectinomycin
			Methyldopa
			Herzglykoside
			Neuroleptika

des Lithiumserumspiegels. Vorbestehende tubuläre Störungen können durch Lithium verstärkt werden.

Da Lithium selbst zu Ataxie und zu Muskelschwäche führen kann (vgl. Kap. 4.1), sollte eine Lithiumtherapie bei *zerebellären Störungen* und bei *Myasthenia gravis* vermieden werden.

Relativ kontraindiziert ist Lithium auch bei der *Psoriasis,* da die Symptomatik sich unter Lithium verstärken kann. Wie in Kap. 4.6 näher ausgeführt wird, kann Lithium in seltenen Fällen auch eine Psoriasis induzieren. Eine klinisch manifeste

Hypothyreose wird durch Lithium verstärkt; jedoch ist eine Lithiumtherapie nach Einstellung einer entsprechenden hormonellen Substitution und unter verstärkten Kontrollen durchaus möglich. Lithium sollte auch bei Patienten mit *Morbus Addision* nicht angewendet werden, da diese Krankheit zu einem Natriumverlust führt.

Bei Kombination von Lithium mit *natriumarmer Diät* oder mit *Diuretika* (vgl. Kap. 4.11) kann durch eine vermehrte Lithiumrückresorption in der Niere der Lithiumserumspiegel in toxische Bereiche gelangen. Auch im Falle einer *Narkose* und *Operation* sollte Lithium präoperativ ca. 48 Stunden abgesetzt werden, um zu vermeiden, daß es durch Interaktion von Lithium mit Muskelrelaxantien oder durch operationsbedingte Elektrolytverschiebungen zu einer Lithiumintoxikation kommt (vgl. Kap. 4.9). Kritische Situationen können vor allem dann entstehen, wenn präoperativ die Flüssigkeitszufuhr erheblich eingeschränkt wird. Normale Flüssigkeits- und Kochsalzzufuhr vorausgesetzt, kann postoperativ Lithium meist sofort wieder in der bisherigen Dosierung gegeben werden.

Eine weitere Kontraindikation für Lithium stellt die *myeloische Leukämie* dar, weil Lithium selbst zu einer leichten Leukozytose führt (vgl. Kap. 3.13).

Gewisse Krankheiten erfordern *besondere Vorsicht* bei der Durchführung der Lithiumtherapie wie möglichst niedrige Lithiumserumspiegel, häufige Serumkontrollen und sorgfältige Überwachung der Grundkrankheit. Hierzu gehören z.B. Herzrhythmusstörungen, die Anlaß für regelmäßige EKG-Kontrollen sein sollten. Eine *Bradyarrhythmie,* insbesondere ein „Sick-Sinus"-Syndrom, stellt sogar eine relative Kontraindikation für Lithium dar (vgl. Kap. 4.2). Bei Patienten mit *arterieller Hypertonie* (keine kochsalzarme Diät, Vorsicht bei Gabe von Diuretika!) und beim *Diabetes mellitus* sind die renalen Spätfolgen der Erkrankungen zu beachten. Bei Zerebralsklerose, Demenz und anderen *psychoorganischen Störungen* kann Lithium zu Verwirrtheitszuständen und anderen neurotoxischen Symptomen führen (vgl. Kap. 4.1), weshalb auf möglichst niedrige Lithiumserumspiegel eingestellt werden sollte. Über die besonderen Bedingungen der Lithiumbehandlung bei *älteren Menschen* informieren Kap. 3.9, 3.10. Bei Patienten mit *Epilepsie* sind regelmäßige EEG-Kontrollen ohnehin indiziert; die Häufigkeit von Grand-mal-Anfällen kann unter Lithium vermehrt aber auch vermindert sein; eine kombinierte Behandlung mit Lithium und Antiepileptika ist durchaus möglich. Die Symptome eines *Morbus Parkinson* werden möglicherweise unter Lithium verstärkt (vgl. Kap. 4.1).

Schwangerschaft, Entbindung, Stillen: Im ersten Trimenon der Schwangerschaft sollte kein Lithium gegeben werden. Im weiteren Verlauf der Schwangerschaft soll die Lithiumgabe nur bei strenger Indikation erfolgen. Häufige Serumkontrollen und Anpassung der Dosis sind erforderlich, insbesondere in der Zeit unmittelbar vor der Entbindung (verminderte Lithiumclearance!). Da Lithium auch in der Muttermilch ausgeschieden wird, sollten Frauen unter einer Lithiumtherapie nicht selbst stillen.

Durchführung der Lithiumprophylaxe

Notwendige Voruntersuchungen

Vor Beginn einer Lithiumtherapie ist nicht nur eine psychiatrische, sondern auch gründliche internistische Anamnese sowie eine internistisch-neurologische Untersuchung durchzuführen. Dabei ist insbesondere auch der dermatologische Status zu beurteilen. Wichtig sind ferner eine sorgfältige Medikamentenanamnese und eine Exploration des Patienten bezüglich seiner Einstellung zur geplanten Langzeitmedikation.

Außerdem sind *Körpergewicht* und *Halsumfang* zu dokumentieren.

Die wichtigsten Laboruntersuchungen sind:

- Kreatinin im Serum, u. U. Minirin-Test (DDAVP-Test) zur Feststellung der renalen Konzentrationsfähigkeit;
- T_3, T_4, basales TSH im Serum;
- Nüchternblutzucker;
- Blutbild;
- EEG und EKG sollten vor Beginn der Medikation einmal abgeleitet werden (vgl. Kap. 4.1, 4.2).

Ersteinstellung: Welche Dosierung? Welche Präparate?

Die therapeutische Breite von Lithiumsalzen ist ähnlich schmal wie etwa diejenige von Herzglykosiden. Die erwünschte klinische Wirkung ist jedoch meist erst nach längerer Zeit, d. h. nach Monaten oder Jahren, feststellbar; deshalb kann die Dosierung nur anhand des Lithiumserumspiegels erfolgen. Nach ausführlicher Aufklärung des Patienten[1] und den oben sowie in Tabelle 3 dargestellten Voruntersuchungen kann eine Behandlung mit einem der in Tabelle 4 aufgeführten Präparate begonnen werden.

Es sind verschiedene Salze von Lithium, wie z. B. Lithiumkarbonat, Lithiumsulfat, Lithiumazetat oder Lithiumaspartat auf dem Markt. Die Salzform spielt für praktische Zwecke keine wesentliche Rolle, weil nur der Lithiumanteil des Salzes, das Lithiumion, wirksam ist. Auch die Kinetik der einzelnen Salzformen unterscheidet sich nicht in praktisch relevanter Weise (vgl. Kap. 2.8). Dagegen bestehen zwischen normalen und retardierten Präparaten pharmakokinetische Unterschiede.

Lithiumaspartat, das in Deutschland in vergangenen Jahren auch einen gewissen Marktanteil besaß, ist allerdings eine klinisch wenig untersuchte Substanz. Seine Verwendung kann deshalb nur mit Zurückhaltung empfohlen werden. Insbesondere ist die Behauptung des Herstellers, daß man bei der Verwendung von Aspartat mit geringeren Lithiumserumkonzentrationen auskommen kann, als sie sonst üblich sind, wissenschaftlich nicht ausreichend begründet.

Bei den in Tabelle 4 aufgeführten Lithiumpräparaten schwankt die Lithiummenge von 6–12,2 mmol/Tablette; ungewollte Über- oder Unterdosierungen sind dadurch zustande gekommen, daß diese Unterschiede nicht berücksichtigt wurden. Es ist zweckmäßiger, die Lithiummenge in *mmol von Lithiumionen pro Tablette* auszudrükken als in mg von Lithiumsalz pro Tablette. Im Falle des Behandlungsbeginns im symptomfreien Intervall können zunächst, je nach Alter und Körpergewicht, 12–24 mmol/die auf 2 bis 3 Einzeldosen verteilt, gegeben werden. Zur Vermeidung initialer Nebenwirkungen, die eine negative Einstellung des Patienten zur Lithiumprophylaxe auslösen können, sollte mit einer möglichst niedrigen Tagesdosis begonnen werden.

---

[1] Hierfür eignen sich die speziell für Patienten und Angehörige entwickelten Taschenbücher von Rafaelsen u. Helmchen (1982) und von Schou (1980)

Tabelle 3. Untersuchungen bei Lithiumtherapie

Vor der Therapie	Während der Therapie	
Psychiatrische und somatische Anamnese; Internistisch-neurologische Untersuchung Medikamentenanamnese	Fragen nach Nebenwirkungen (Tremor, Polyurie, Polydipsie, Gewichtszunahme) Halsumfang messen (Struma?)	
Labor:	Labor:	
– Kreatinin im Serum	– Lithium-Serumkontrollen	
– Urinstatus	bei Einstellung:	wöchentlich
– T_3, T_4, TSH	später:	im Abstand von 1–3 Monaten
– Elektrolyte: Natrium, Kalium im Serum		
– Blutbild	– Kreatinin im Serum:	im Abstand von 6–12 Monaten
– Blutglukose		
EKG	– T_3, T_4, TSH:	jährlich
EEG	– Blutbild:	jährlich
	EKG:	jährlich
	EEG:	gelegentlich
Fakultative Untersuchungen: TRH-Test Prüfung der glomerulären Filtrationsrate Prüfung der renalen Konzentrationsleistung		

Tabelle 4. Lithiumpräparate in der Bundesrepublik Deutschland (D), Österreich (A) und der Schweiz (CH)

Lithiumsalz	Handelsnamen			Lithium pro Tablette		Hersteller
	D	A	CH	Lithium-salz (mg)	Lithium (mmol)	
Normalpräparate						
Lithiumazetat	Quilonum		Quilonorm	536	8,1	Smith-Kline-Dauelsberg
Lithium-karbonat	–	Neurolepsin	–	300	8,1	Kwizda
Retardpräparate						
Lithium-karbonat	Quilonum retard	Quilonorm retard		450	12,2	Smith-Kline-Dauelsberg
	Hypnorex	–	Hypnorex	400	10,8	Delalande
Lithiumsulfat	–	–	Lithiofor	660	12	Vifor S.A.
	Lithium Duriles	–	–	330	6	Astra

Lithiumtabletten werden häufig, wie andere Medikamente auch, als „3 × täglich" verordnet, obwohl dies mehr der Gewohnheit als wissenschaftlichen Überlegungen entspricht. Es ist bei mittleren Tagesdosen durchaus möglich, die Tabletten nur morgens und abends einzunehmen. Ohnehin zeigt die Erfahrung nämlich, daß die Mittagsdosis oft vergessen wird bzw. daß sich die Patienten genieren, ihre Tabletten am Arbeitsplatz einzunehmen. Ob die Tabletten vor, während oder nach der Mahlzeit eingenommen werden, scheint keine wesentliche Rolle zu spielen. Bei Auftreten gastrointestinaler Beschwerden sollte versucht werden, ob durch Tabletteneinnahme nach den Mahlzeiten eine Besserung erzielt wird. Wichtig ist, daß die Patienten die Tabletten mit genügend Flüssigkeit zu sich nehmen. Ohnehin sollte darauf geachtet werden, daß die Patienten eine ausreichende Flüssigkeitszufuhr einhalten, auch wenn keine unerwünschten Wirkungen der Therapie wie verstärkter Durst oder Polyurie vorliegen.

Ob für den Patienten ein normales oder ein retardiertes Präparat günstiger ist, kann meist erst im weiteren Verlauf der Behandlung anhand der Nebenwirkungen entschieden werden. Es gibt einige Hinweise dafür, daß subjektive Nebenwirkungen, wie z. B. Tremor unter Retardpräparaten, geringer ausgeprägt sind. Auf der anderen Seite ist bislang nicht eindeutig geklärt, ob normale oder Retardpräparate eher renale Veränderungen begünstigen (vgl. Kap. 4.4). Auch können Retardpräparate unter Umständen zu verstärkten Diarrhöen bzw. sehr weicher Stuhlkonsistenz führen.

Nach einer Woche wird der Lithiumserumspiegel unter standardisierten [2] Bedingungen bestimmt und hieraus auf der Basis einer einfachen Proportionalität die vorläufige endgültige Dosis festgelegt, die im Durchschnitt bei 24–30 mmol/die liegt, jedoch erhebliche interindividuelle Schwankungen zeigt.

Bei einem 30jährigen Patienten wird nach einer Woche unter einer Dosis von 24 mmol/die Lithiumsulfat ein standardisierter Lithiumserumspiegel von 0,5 mmol/l bestimmt. Der Patient soll zunächst auf einen Lithiumspiegel von 0,7–0,8 eingestellt werden. Dementsprechend wird die Dosis um 50 % erhöht, also auf 36 mmol/die, z. B. morgens und abends je 3 Tabletten eines Ratardpräparates à 6 mmol, womit voraussichtlich ein Lithiumserumspiegel von etwa 0,75 mmol/l erreicht werden wird (Sollte sich in den nächsten Wochen und Monaten herausstellen, daß der Patient unter Diarrhöen leidet, so würde sich empfehlen, die Medikation auf 3 × 12 mmol eines Normalpräparates wie z. B. Lithiumazetat umzustellen.).

Die technischen Details der Serumspiegelbestimmungen sind in Kap. 6.3 beschrieben, ebenso wie die Begründung der Notwendigkeit, den Lithiumserumspiegel exakt 12 ± 1 Stunde nach der letzten Tabletteneinnahme zu bestimmen.

Klinische und klinisch-chemische Kontrolluntersuchungen, Patientendatei

Lithiumserumspiegel

Eine sichere Lithiumprophylaxe ist nur unter regelmäßiger Kontrolle des Lithiumserumspiegels möglich (Tabelle 5). Patienten, die sich hierauf nicht einlassen können, müssen von einer Lithiumtherapie ausgeschlossen werden. Ebenso sollten Ärzte keine Lithiumprophylaxe durchführen, die, aus welchen Gründen immer, regelmäßige Spiegelbestimmungen nicht durchführen möchten. Die kontinuierliche Kontrolle des Lithiumserumspiegels dient nicht nur der ständigen Überprüfung der adäquaten Dosierung und der Compliance der Patienten, sondern er läßt auch eine eventuell sich verschlechternde Nierenfunktion rechtzeitig erkennen. Sollte der Lithiumserumspiegel trotz gleichbleibender Dosierung und guter Patientencompliance ansteigen, so können hierfür nur zwei Gründe verantwortlich sein: entweder eine veränderte, d.h. im Vergleich zu früheren Bestimmungen negative Natriumbilanz (Schwitzen, Durchfälle, Diuretika) oder eine verringerte Filtrationsleistung der Niere. In jedem Fall muß dies Anlaß geben, nicht nur die Dosis wieder neu anzupassen, sondern vor allem die Ursachen zu eruieren.

---

[2] Standardisierter Serumspiegel bedeutet, daß die Blutabnahme möglichst exakt 12 Stunden nach der letzten Tabletteneinnahme erfolgt. Gegen diesen wesentlichen Grundsatz, ohne dessen Beachtung Lithiumserumspiegelbestimmungen nur wenig aussagekräftig sind, wird leider sehr häufig verstoßen (vgl. Kap. 6.3)

Tabelle 5. Grenzwerte für Lithiumserumspiegel und übliche Kontrollintervalle

Lithiumserumspiegel (mmol/l)

Im allgemeinen	0,6–0,8
Selten nötig	bis 1,2
Intoxikation	ab 2,0
Lebensgefahr	ab 3,5

Kontrollintervalle des Lithiumserumspiegels

Anfangs wöchentlich
Später 6–8wöchentlich
Engmaschige Kontrolle bei
– Unzuverlässigkeit des Patienten
– Veränderter Natriumbilanz
– Post partum

Nach erfolgter Ersteinstellung wird der Lithiumserumspiegel zunächst noch wöchentlich, später in ca. 6–8wöchigen, mindestens aber dreimonatigen Abständen untersucht. Bei allen Dosisveränderungen muß grundsätzlich etwa eine Woche abgewartet werden, bis sich ein neues Gleichgewicht zwischen Gewebe und dem intravasalen Kompartiment eingestellt hat, so daß der Lithiumserumspiegel beurteilt werden kann.

Im einzelnen wird sich der Abstand zwischen den Serumspiegelbestimmungen nach der Zuverlässigkeit des Patienten, nach den auftretenden Nebenwirkungen und nach weiteren Begleitumständen wie z. B. eine zusätzliche Medikation und der jeweiligen Natriumbilanz zu richten haben. Jeder Kochsalzmangel, sei es durch verringerte Zufuhr, sei es durch Kochsalzverluste, verringert die renale Lithiumclearance und bringt somit ein erhöhtes Intoxikationsrisiko mit sich.

Für eine Lithiumprophylaxe wird im allgemeinen ein Serumspiegel von 0,6–0,8 mmol/l eingestellt. Bei älteren oder auf Nebenwirkungen sehr empfindlich reagierenden Patienten kann versucht werden bzw. ist es unter Umständen ratsam, den Lithiumspiegel noch weiter abzusenken; *jedoch scheinen Lithiumspiegel unter 0,4 mmol/l nur selten ausreichend wirksam zu sein.*

Ein praktisches Beispiel, wie die notwendige Anpassung der Lithiumdosis aussehen kann, gibt Schou (1980, S. 48):

„Bei einem Patienten wurde die Lithiumbehandlung am 3. Januar mit zwei Tabletten täglich eines üblichen Lithiumpräparates begonnen. Nach einer Woche betrug die Lithiumserumkonzentration ungefähr 0,3 mmol/l. Die Dosis wurde daraufhin auf vier Tabletten erhöht, und die Lithiumserumkonzentration stieg entsprechend auf die gewünschte Höhe zwischen 0,6 und 0,8 mmol/l an. Anfang März trat bei dem Patienten ein schwerer und lästiger *Tremor* auf. Die Dosis wurde daraufhin auf drei Tabletten reduziert, und die Lithiumserumkonzentration fiel auf etwa 0,5 mmol/l. Am 2. Mai war die Lithiumserumkonzentration auf etwa 0,8 mmol/l angestiegen, obwohl die Dosierung nicht verändert worden war. Eine zweite Blutprobe einige Tage später bestätigte dieses Ergebnis. Die Erklärung für diesen Anstieg lag darin, daß der Patient mit einer Abmagerungsdiät begonnen hatte. Er nahm zusätzlich Kochsalz zu sich, aber dennoch war die renale Ausscheidungskapazität so stark abgefallen, daß die Lithiumserumkonzentration um etwa 0,3 mmol/l anstieg. Der Patient hatte nun wieder einen lästigen Tremor. Die Dosis wurde deshalb auf zwei Tabletten reduziert, und der Lithiumserumspiegel sank jetzt auf 0,5 mmol/l. Ab 12. Juni aß der Patient wieder normale Kost, und gleichzeitig wurde seine Lithiumdosis auf drei

Tabletten erhöht. Auf diese Weise blieb die Lithiumserumkonzentration mit etwa 0,5 mmol/l konstant."

Selten sind für die prophylaktische Behandlung höhere Spiegel (bis 1,2 mmol/l) notwendig. Serumspiegel über 1,4 mmol/l ergeben nur eine Zunahme der unerwünschten, nicht aber der erwünschten Wirkungen.

Nicht nur aufgrund der interindividuell sehr unterschiedlichen renalen Lithiumclearance, sondern auch aufgrund des unterschiedlichen Ansprechens der Patienten auf Lithium ist die endgültige Dosierung im Rahmen einer Lithiumprophylaxe von Patient zu Patient sehr verschieden. Im Durchschnitt wird sie bei 20–30 mmol/die liegen, jedoch kommen in Extremfällen auch Tagesdosen von nur 10 oder 72 mmol/die vor! Für eine optimale Lithiumdosierung gilt es, drei Forderungen gleichzeitig gerecht zu werden, nämlich

a) die aus wissenschaftlichen Untersuchungen bekannt gewordenen statistischen Zusammenhänge zwischen der Höhe des Lithiumserumspiegels und der Häufigkeit erwünschter wie unerwünschter Wirkungen zu berücksichtigen;
b) unerwünschte Wirkungen der Medikation möglichst gering zu halten;
c) einen ausreichenden und den Patienten zur Fortführung der Therapie auch motivierenden prophylaktischen Erfolg zu erzielen.

Die Schwierigkeit liegt darin, daß zumindest einige Nebenwirkungen sich schon recht bald einstellen können, während der prophylaktische Erfolg häufig erst nach einem Jahr oder mehreren Jahren beurteilt werden kann. Man wird deshalb den Patienten zunächst mangels anderer Informationen auf den in der Literatur empfohlenen Serumspiegelbereich einstellen und beim Auftreten dosisabhängiger, unerwünschter Wirkungen versuchen, den Serumspiegel etwas zu senken. Kommt es dabei dann zu einem Rezidiv, so muß unter Berücksichtigung der Begleitumstände gemeinsam mit dem Patienten ein Kompromiß gesucht werden. Es mag sein, daß der Patient eher bereit ist, gewisse Nebenwirkungen, wie z. B. leichte Durchfälle zu ertragen, als nochmals ein Rezidiv zu erleiden. Es mag auch sein, daß ein Antidot verfügbar ist, um Nebenwirkungen erträglicher zu machen, wie z. B. Betarezeptorenblocker gegen den Lithium-induzierten Tremor. Es kommt durchaus auch vor, daß bei Wiedererhöhung des Lithiumserumspiegels die früher geklagten, unerwünschten Wirkungen jetzt nicht mehr oder in sehr viel schwächerer Form auftreten. Falls sich eine für Patient, Arzt und Angehörige akzeptable Nutzen-Risiko-Relation nicht herstellen läßt, muß gegebenenfalls auch an eine Alternative gedacht werden (s. u., vgl. auch Kap. 5). Dagegen ist die langfristige Kombination eines Antidepressivums mit einer als Monotherapie zu niedrig dosierten Lithiummedikation im allgemeinen nicht als eine geeignete Therapiestrategie zu betrachten (vgl. auch Kap. 3.5).

Die intraindividuelle Variabilität der Lithiumspiegel ist auch bei gleichbleibender Dosierung von Patient zu Patient unterschiedlich. Die Gründe hierfür scheinen nicht nur in einer unterschiedlichen Compliance der Patienten zu liegen (Tabelle 6). Es erscheint deshalb vorteilhaft, sich ein Bild von der „normalen" individuellen Schwankungsbreite der Serumspiegel einzelner Patienten zu machen.

So lassen sich relativ einfache Rechnerprogramme entwickeln, mit denen die wichtigsten Labordaten aller Patienten ständig auf einer kleinen Magnetbandkassette gespeichert sind und einzeln pro Patient abgerufen werden können (Tabelle 7). Man hat so auf einen Blick den individuellen Mittelwert jedes einzelnen Patienten, hochgerechnet bis zum jeweiligen Tag, ver-

Tabelle 6. Ursachen für Schwankungen des Lithiumserumspiegels

1. Unzuverlässige Tabletteneinnahme
2. Veränderungen des zeitlichen Abstandes zwischen letzter Tabletteneinnahme und Blutentnahme
3. Veränderung der Lithiumresorption z. B. durch Diarrhoe
4. Veränderung der renalen Lithiumausscheidung
   z. B. durch Diuretika
          natriumarme Diät
          Dehydratation
          interkurrente renale Erkrankung

Tabelle 7. Beispiel eines individuellen Computerausdrucks (Ausschnitt) der gespeicherten und hochgerechneten Lithiumplasmakonzentrationen eines individuellen Patienten

21.02.78	0,55
25.04.78	1,10
16.05.78	0,60
20.06.78	0,90
31.08.78	0,80
02.11.78	0,65
27.02.79	0,55
14.06.79	0,60

Rechnung von:
29.04.76
Rechnung bis:
14.07.79
Lithiumkonzentration im Plasma (mmol/l)
1: Anzahl vorhandener Werte
2: Mittelwert
3: SD-Abweichung
4: Variationskoeffizient (%)
5: 95%-Bereich

1:	15,00
2:	0,70
3:	± 0,19
4:	27,09
5:	0,32–1,08

fügbar, inklusive des 95%igen Vertrauensbereiches, und braucht nur noch zu prüfen, ob der jeweilige aktuelle Lithiumserumspiegel noch innerhalb des Vertrauensbereiches fällt oder außerhalb liegt. Natürlich schließt man Werte, die plausiblerweise zu hoch oder zu niedrig sind, weil der Patient z. B. morgens gerade seine Tabletten eingenommen hat oder seine Dosis geändert worden war, nicht in die laufende Hochrechnung mit ein und bezieht sich auch nur auf Zeiträume mit gleicher Dosierung.

Aufgrund der langen Eliminations-Halbwertzeit von Lithium ist es nicht wesentlich, daß die Tabletten jeden Tage exakt zur selben Zeit eingenommen werden, obwohl dies wahrscheinlich im allgemeinen aus Gründen der Compliance zu empfehlen ist. Unterschiede von einigen Stunden spielen aber praktisch keine Rolle. Wichtig ist nur, daß die letzte Tabletteneinnahme am Abend vor einer Kontrolle des Blutspiegels exakt 12 + 1 Stunde vor der Blutentnahme erfolgt (s. Fußnote auf S. 375).

Wenn ein Patient vergessen hat, seine Tabletten einzunehmen, so sollte er dies nicht dadurch kompensieren, daß er etwa zum nächsten Einnahmezeitpunkt bzw. am nächsten Tag die doppelte Menge zu sich nimmt. Derartige Einnahmefehler sind aufgrund der Pharmakokinetik der Lithiumsalze nach wenigen Tagen wieder ausgeglichen. Wichtig ist, daß der Patient dem Arzt wahrheitsgemäß berichtet, wie er in den vorausgegangenen Tagen seine Tabletten eingenommen hat. Andernfalls kann auch ein exakt bestimmter Lithiumserumspiegel nicht adäquat beurteilt werden.

Weitere Kontrollen während der Behandlung mit Lithiumsalzen

Die Sicherheit eines Patienten unter langfristiger Lithiummedikation ist nur gewährleistet, wenn neben den regelmäßigen Lithiumserumspiegelkontrollen die folgenden zusätzlichen, wenig Zeit und Kosten beanspruchenden klinischen und laborchemischen Kontrollen durchgeführt werden.

Bei jedem Arztbesuch ist der Patient gezielt *nach unerwünschten Wirkungen zu befragen*, insbesondere nach *Durst, Polyurie, Tremor, psychischen Effekten* (Gedächtnis?), *dermatologischen Veränderungen und Diarrhöen*. Bei geringsten Hinweisen auf eine möglicherweise vorliegende (Sub-)Intoxikation wie verstärkter, evtl. grobschlägiger Tremor, verstärkter Durst oder verwaschener Sprache, ist das Ergebnis der Lithiumserumspiegelbestimmung sofort, möglichst telefonisch vom Labor zu erfragen. Bei erhöhten Werten sollte der Patient umgehend zu einer Kontrolluntersuchung wieder einbestellt werden.

Jedesmal sollte der *Halsumfang* gemessen werden, um rechtzeitig das Entstehen einer Struma erkennen zu können. Auch die regelmäßige Kontrolle des *Körpergewichtes* ist unumgänglich, um Klagen der Patienten über eine Gewichtszunahme objektivieren zu können. Ohnehin sollten Patienten unter einer Lithiummedikation angehalten werden, sich regelmäßig zu wiegen, um rechtzeitig bei einer sich abzeichnenden Gewichtszunahme diätetische Gegenmaßnahmen im Sinne einer verringerten Kalorienzufuhr (mit ausreichender Kochsalzzufuhr!) zu besprechen (Andererseits sind die Patienten darauf hinzuweisen, daß sie keinesfalls ohne Rücksprache mit dem Arzt Abmagerungskuren, sei es mit oder ohne medikamentöse Unterstützung, beginnen dürfen!).

Laborchemische Kontrollen

Die Bestimmung des *Kreatinins im Serum* sollte zumindest alle 6–12 Monate vorgenommen werden.

Nach abgeschlossener Ersteinstellung auf Lithium, d.h. im allgemeinen nach etwa drei Monaten, kann die renale Konzentrationsfähigkeit mittels des Minirintestes (DDAVP-Test), der weder zeit- noch personalaufwendig ist, bestimmt werden, um damit einen Vergleichswert bei eventuell später auftretenden, nephrologischen Veränderungen zur Hand zu haben. Selbstverständlich wird man dabei aufgrund der in Kap. 4.4 näher dargestellten Wirkung von Lithium auf die Wasserrückresorption häufig eine erheblich erniedrigte Osmolalität im Urin feststellen.

Der hormonale *Schilddrüsenstatus* sollte durch die Bestimmung von T_3, T_4 und des basalen TSH im Serum einmal jährlich überprüft werden. Eine besonders sensible aber aufwendigere Methode ist ein TRH-Test. Eine leichte Erhöhung der TSH-Werte ohne klinische Zeichen einer Hypothyreose muß nicht zu weiteren therapeutischen Konsequenzen führen, bei stärkeren Auffälligkeiten der Schilddrüsenhormonwerte sind allerdings in jedem Fall kürzere Kontrollintervalle anzuraten (vgl. Kap. 4.3).

Das *Blutbild* oder zumindest die *Leukozytenzahl* sollte in 6–12monatigem Abstand kontrolliert werden. Die Lithiummedikation führt bei vielen Patienten zu einer leichten Leukozytose. Es ist deshalb wichtig, sich über die natürlichen Schwankungen der Leukozytenzahl unter den Bedingungen der Lithiummedikation ein Bild zu machen, um Blutbildveränderungen, die nicht Lithium-bedingt sind, erkennen zu können (vgl. Kap. 3.13, 4.7).

Auch die gelegentliche Ableitung von *EKG* und *EEG* hat vor allem den Sinn, den status quo unter den Bedingungen der Lithiumprophylaxe für den Fall zu dokumentieren, daß aus anderen medizinischen Gründen eine EKG- oder EEG-Diagnostik später notwendig werden sollte. Das EEG spielt außerdem eine wichtige Rolle für die Beurteilung einer Lithiumintoxikation.

Unerwünschte Wirkungen, Risikopatienten

Aufgrund der Tatsache, daß das Lithiumion eine große Zahl wichtiger biochemischer Prozesse beeinflußt (vgl. Kap. 2.1), ist das relativ breite Spektrum der unerwünschten Wirkungen von Lithium, die sich an den verschiedensten Organsystemen manifestieren, gut verständlich. Die Tabellen 8 u. 9 geben eine Übersicht über die Art und Häufigkeit der wichtigsten psychischen und somatischen Veränderungen, die unter einer Lithiumtherapie beobachtet werden. Dabei müssen grundsätzlich unterschieden werden:

a) akut auftretende von langfristig sich entwickelnden Veränderungen;
b) im Verlauf einer lege artis durchgeführten Lithiumprophylaxe mehr oder minder häufig auftretende Anzeichen einer beginnenden Lithiumintoxikation.

Zu Beginn einer Behandldung mit Lithiumsalzen können unerwünschte Wirkungen auftreten, die häufig nach ein bis zwei Wochen wieder verschwinden. Der Patient kann z. B. über Übelkeit, Schmerzen in der Magengegend, vermehrten Stuhlgang, Zittern der Hände, vermehrten Durst und vermehrtes Wasserlassen klagen. Diese Beschwerden können, müssen aber nicht bei einer Dauerbehandlung bestehen bleiben. Andererseits können neue Ereignisse, wie z. B. ein psoriatisches Ekzem, unter Umständen erst nach jahrelanger Behandlung mit Lithium auftreten.

Gerade angesichts des recht umfangreichen Nebenwirkungsspektrums überrascht zunächst, daß im Gegensatz zu anderen Psychopharmaka die subjektiv erlebten *psychischen* Wirkungen der Behandlung im Durchschnitt so gering sind, daß manche Patienten überhaupt bezweifeln, eine aktive Medikation zu erhalten. Gelegentlich wird über eine gewisse *psychophysische Müdigkeit* bzw. *Mattigkeit* geklagt, die aber von einer depressiven Restsymptomatik nicht einfach zu unterscheiden ist. Von Patienten, die dem bipolaren Verlaufstyp zugehören, wird das Ausbleiben der früher als angenehm empfundenen, leichten manischen Schwankungen bzw. die Dämpfung eines hypomanischen Lebensgefühls gelegentlich bedauert und auch zum Anlaß für den Abbruch einer sonst erfolgreichen Prophylaxe genommen. Über Störungen des *Gedächtnisses* bzw. der *Merkfähigkeit* klagen einige Patienten sowohl spontan wie

Tabelle 8. Unerwünschte Wirkungen von Lithiumsalzen

Organsysteme	Symptome	Bemerkungen/Therapie
Neurologisch/ psychiatrisch	Feinschlägiger Tremor der Finger	Häufig. Dosisreduktion. Änderung des Dosierungsschemas. Evtl. Betarezeptorenblocker
	Müdigkeit Muskelschwäche Mnestische Störungen (?) Rigor (?)	Eher bei Beginn der Lithiumtherapie
	Koordinationsstörungen Muskuläre Zuckungen Dysarthrie Zerebrale Anfälle Verwirrtheit Desorientiertheit Delir Bewußtseinstrübung	Hinweis auf oder Ausdruck einer drohenden oder manifesten Lithiumintoxikation Lithiumserumkontrollen! Dosisreduktion oder Absetzen von Lithium Evtl. Therapie der Intoxikation
Gastrointestinal	Übelkeit Erbrechen Bauchschmerzen Diarrhoe	Oft bei Beginn der Lithiumtherapie Diarrhoen häufiger bei Lithiumretardtabletten Diarrhoen und Erbrechen können Ausdruck einer Lithiumintoxikation sein
Kardiovaskulär	EKG-Veränderungen: T-Wellen-Abflachung T-Wellen-Umkehr.	Reversibel, ungefährlich
	Arrthythmien: Sinusknotensyndrom, ventrikuläre Extrasystolen AV-, Schenkelblock	Sehr selten. Folge von Störungen der Reizbildung oder der Erregungsleitung. Eher bei vorbestehenden Herzerkrankungen. Absetzen von Lithium. Antiarrhythmika. Schrittmacherimplantation
Renal	Funktionell: Polyurie, Polydipsie, verminderte Konzentrationsleistung (Durstversuch, DDAVP-Test)	Reversibel, ungefährlich evtl. *Dosisreduktion* Vorsicht bei *Diuretikabehandlung* (cave: Lithiumüberdosierung)
	Histologisch: interstitielle Fibrose Nephronatrophie, Glomerulosklerose	
Elektrolyt- und Wasserhaushalt	Gewichtszunahme	Häufig. Kalorienarme Diät bei normaler Kochsalzzufuhr
	Ödeme	Selten. Vorsicht bei Gabe von Diuretika!
Endokrin	Struma	Häufig. Hormonsubstitution
	TSH-Anstieg im TRH-Test	Strumigen! Evtl. Hormonsubstitution
	Hypothyreose (?)	Selten
	Potenz-, Libidostörung (?)	
	Hyperparathyreoidismus mit Hyperkalzämie	Vereinzelt beschrieben

Tabelle 8 (Fortsetzung)

Organsysteme	Symptome	Bemerkungen/Therapie
Hämatologisch	Leukozytose	Häufig. Reversibel, ungefährlich
Dermatologisch	Akne	
	Haarausfall (?)	
	Psoriasis	Exazerbation einer Psoriasis möglich Psoriasis: Relative Kontraindikation

Tabelle 9. Häufigkeit unerwünschter Wirkungen der Lithiumtherapie. Die angegebenen Häufigkeiten entsprechen der Studie von Felber (1979), die sich auf Erhebungen an 850 Patienten in der DDR stützt

Symptom	Häufigkeit (%)
Durst	25
Tremor	23
Struma	22
Übelkeit	14
Gewichtszunahme	10
Diarrhoe	8
Mattigkeit	3
Ödeme	2

auch bei gezielter Nachfrage (vgl. Kap. 2.5). Da die unerwünschten, psychischen Wirkungen bei einer adäquat durchgeführten Lithiumbehandlung im allgemeinen nur gering ausgeprägt sind, besteht keine Einschränkung der *Fahrtauglichkeit*.

Die wichtigsten somatischen unerwünschten Wirkungen, die auch nach kurzfristiger Lithiummedikation schon auftreten können, sind:

a) ein bei manchen Patienten sehr starkes *Durstgefühl,* das in unmittelbarem Zusammenhang mit der Tabletteneinnahme auftreten und subjektiv sehr lästig werden kann. Es geht gelegentlich aber nicht notwendigerweise mit einer Polyurie einher, wodurch erhebliche Durchschlafstörungen resultieren können. Es wird angenommen, daß der Durst zumindest auch zentral bedingt ist;

b) eine oft erhebliche *Gewichtszunahme* (8–10 kg), deren Ursache nicht restlos geklärt ist. Neben einer kalorienreichen Ernährung trägt zur Entstehung der Gewichtszunahme bei, daß eine Reihe von Patienten wegen des vermehrten Durstes zuviel kalorienhaltige, süße Getränke zu sich nehmen. Eine entsprechende diätetische Beratung (dünner Tee, Mineralwasser; Kauen von künstlich gesüßtem Kaugummi, „Gummibärchen" oder Trockenobst) und Anleitung zu regelmäßiger Gewichtskontrolle ist deshalb notwendig. Dies gilt insbesondere für Patienten, die schon vor Beginn der Lithiumeinstellung an Übergewicht litten; bei ihnen ist das Risiko einer Lithium-bedingten Gewichtszunahme besonders groß (vgl. Kap. 4.5). Dringend abzuraten ist den Patienten von eigenmächtigen Abmagerungskuren, weil diese zur Lithiumintoxikation aufgrund zu geringer Kochsalzzufuhr führen können;

c) ein feinschlägiger *Fingertremor,* der sich bei emotionaler Belastung verstärkt und damit für den Patienten sozial lästig sein kann, sehr selten auch einmal die

Tabelle 10. Symptome der Lithiumintoxikation

Starker Durst
Grobschlägiger Tremor
Diarrhoe
Gesteigerte Reflexe, Myoklonus
Verlangsamung, Somnolenz, Koma
Verwaschene Sprache, Ataxie
EEG: Allgemeinveränderung, gesenkte Krampfschwelle
Parkinsonoid, Dyskinesien

Tabelle 11. Ursachen der Lithiumintoxikation

1. Niereninsuffizienz
2. Dehydratation und Kochsalzmangel z. B. durch
   a) Abmagerungsdiät
   b) starkes Schwitzen, Fieber
   c) Änderung der Nahrungs- und Flüssigkeitszufuhr
      in manischer oder depressiver Phase
3. Verminderte Lithiumclearance durch
   a) Antirheumatika
   b) Thiaziddiuretika
4. Möglicherweise: Kombination mit Neuroleptika
   (erhöhte Neurotoxizität?)

berufliche Arbeit behindert. Im letzteren Fall kann als wirksames Antidot ein Beta-Rezeptorenblocker, wie z. B. Propranolol oder Pindolol, eingesetzt werden (vgl. Kap. 4.1);

d) *Diarrhöen* oder, genauer, breiige Stuhlkonsistenz, die vor allem bei Verwendung von Retardpräparaten auftreten. Auch Bauchschmerzen und Übelkeit werden insbesondere zu Beginn der Lithiumeinstellung berichtet. Verstärkte gastrointestinale Symptome können Hinweise auf eine drohende Lithiumintoxikation sein! Patienten mit häufigen Stuhlentleerungen, bei denen die Umstellung auf ein anderes Lithiumpräparat bzw. eine Dosisreduzierung nicht möglich bzw. nicht wirksam ist, kann durch intermittierende Verordnung von Antidiarrhoika, wie z. B. Loperamid (Imodium), geholfen werden. Kohlepräparate dagegen sind wirkungslos (vgl. Kap. 4.5).

Tremor, Durst und Diarrhoe, deren relative Häufigkeit Tabelle 9 verdeutlicht, sind dosisabhängig. Die Intensität nimmt bei vielen Patienten im Laufe der Behandlung ab, bei anderen treten sie überhaupt nicht auf. Andererseits muß eine unerwartete Verstärkung dieser Symptome wegen des Verdachtes auf eine beginnende Lithiumintoxikation sofort zu einer Bestimmung des Lithiumserumspiegels Anlaß geben; dabei ist zu beachten, daß Intoxikationssymptome persistieren können, obwohl der Lithiumserumspiegel sich scheinbar schon wieder normalisiert hat!

Die wichtigsten Symptome einer *Lithiumintoxikation,* die wegen des damit verbundenen Risikos der Nierenschädigung unter allen Umständen vermieden werden muß, sind in Tabelle 10 aufgeführt. Die Ursache der Intoxikation muß, falls nicht eine Dosisveränderung vorausging, immer in einer Verringerung der renalen Lithiumclearance gesehen werden; mögliche Gründe hierfür sind in Tabelle 11 zusammengestellt. Die Lithiumclearance kann nicht nur durch Diuretika, sondern auch durch bestimmte Antirheumatika wie Phenylbutazon und Indometacin, negativ beeinflußt werden (vgl. Kap. 4.11).

Längerfristige somatische Veränderungen unter Lithiumtherapie betreffen vor allem die Schilddrüsen- und Nierenfunktion.

Schilddrüsenfunktion. Lithium besitzt einen thyreostatischen Effekt und führt damit zu einer Erhöhung des basalen TSH und unter Umständen zur Strumabildung (vgl. Kap. 4.3).

Klinisch sind zu unterscheiden:

- Euthyreote, diffuse Struma,
- manifeste Hypothyreose mit oder ohne Struma,
- pathologische Hormonbefunde, d.h. vor allem Anstieg des TSH und Titeranstieg für Schilddrüsenantikörper, ohne daß eine manifeste klinische Symptomatik vorliegt.

Bei sich nicht spontan zurückbildender euthyreoter Struma empfiehlt sich die Einleitung einer Suppresionstherapie mit 50–100 µg L-Thyroxin/d, wobei die Lithiummedikation fortgeführt werden kann. Selten sind echte Hypothyreosen oder Myxödeme vor allem beim weiblichen Geschlecht und bei schon vorgeschädigter Schilddrüse. Eine klinische Hypothyreose muß internistisch untersucht und behandelt werden. Auch hier kann in vielen Fällen die Lithiummedikation fortgeführt oder zumindest nach einer Unterbrechung wieder aufgenommen werden.

Nierenfunktion. Die Wirkung von Lithium auf die Nierenfunktion ist in Kap. 4.4 detailliert dargestellt worden. Bei der Diskussion dieser Problematik muß die Veränderung der *Nierenfunktion* von der Möglichkeit irreversibler Nieren*schäden* klar getrennt werden. Die Tatsache, daß Lithiumsalze eine verringerte renale Konzentrationsfähigkeit und somit einen Diabetes-insipidus-artigen Zustand erzeugen können, ist seit langer Zeit bekannt. Die zugrundeliegende Störung der Wasserrückresorption kommt vorwiegend durch die Hemmung der Vasopressin-abhängigen Adenylatzyklase in der Niere zustande. Sie hat insofern praktische Konsequenzen, als *polyurische Patienten besonders leicht in Gefahr sind, eine Lithiumintoxikation zu entwickeln,* wenn die Trinkmenge nicht kompensatorisch erhöht wird, oder es zu Kochsalzverlusten gekommen ist (vgl. Tabelle 11). Bei diesen *Risikopatienten* ist deshalb eine verstärkte Überwachung notwendig, und diese besteht vorzugsweise in der besonders regelmäßigen und akkuraten Bestimmung des standardisierten Lithiumserumspiegels (vgl. Kap. 6.3; im übrigen vgl. die obenstehenden Ausführungen zur Bedeutung der regelmäßigen laborchemischen und anderen Kontrolluntersuchungen; s. Tabelle 12).

1977 wurde erstmals über chronisch-morphologische Veränderungen in bioptisch gewonnenem Nierengewebe berichtet. Diese Befunde sind inzwischen weltweit überprüft und haben zu folgenden Ergebnissen geführt: Bei den morphologischen Veränderungen handelte es sich um offenbar sehr unspezifische und, falls überhaupt, nur sehr langsam progrediente insterstitielle Fibrosen, die vor allem bei solchen Patienten gefunden wurden, die zuvor Lithiumintoxikationen, sei es auch nur leichter Art, erlitten hatten bzw. bei denen hohe Serumspiegel eingestellt waren. Es hat sich jedoch inzwischen herausgestellt, daß ganz entsprechende histologische Veränderungen auch

Tabelle 12. Kontrollen zur Verminderung des nephrologischen Risikos

A. *Vor Therapiebeginn*
  Ziel: Erkennen von Risikopatienten!
  deshalb:
  a) Nierenanamnese
  b) Nierenfunktion

B. *Bei Therapiebeginn* (*steady state*)
  Ziel: Basiswert der Konzentrationsleistung
  deshalb:
  Konzentrationsversuch mit DDAVP (Minirin)

C. *Unter der Therapie*
  Ziel: Vermeidung auch nur leichter Lithiumintoxikationen!
  deshalb:
  1. Regelmäßig standardisierter Lithiumserumspiegel!
  2. Cave Patienten mit Polyurie, da Intoxikationsrisiko erhöht!
  3. Bei nicht plausiblem Ansteigen des Lithiumspiegels: nephrologische Diagnostik!
  4. Wenn renale Konzentrationsleistung erheblich vermindert ist und Lithiumspiegel ansteigt: Medikation absetzen. Falls keine Remission: unter Umständen Nierenbiopsie

bei manisch-depressiven Patienten beobachtet werden, die noch niemals Lithiumsalze eingenommen haben, während sie bei entsprechenden Kontrollpersonen nicht gefunden wurden.

Wichtig ist, daß sich die glomeruläre Filtrationsrate (GFR), wie sie sich z. B. in der endogenen Kreatininclearance ausdrückt, nach dem Ergebnis der überwiegenden Zahl bislang verfügbarer Studien unter einer Lithiummedikation nicht wesentlich verändert. Auch ist bislang kein durch eine Lithiumdauerbehandlung verursachter Fall eines Nierenversagens bzw. einer Urämie berichtet worden. Die wichtigste Maßnahme zur Vermeidung von Nierenschäden besteht darin, es auf keinen Fall auch nur zu gering ausgeprägten Lithiumintoxikationen kommen zu lassen bzw. diese rechtzeitig zu erkennen und sofort zu behandeln. Gründliche und ständig wiederholte Aufklärung von Patienten und Angehörigen ist hierfür eine notwendige Voraussetzung.

Vorstehend sind nur die wichtigsten, unerwünschten Wirkungen von Lithium dargestellt worden. Es wird im übrigen auf die einschlägigen Kapitel dieses Buches bzw. auf neuere zusammenfassende Literatur hingewiesen (Jefferson et al. 1983; Jefferson u. Greist 1977). In speziellen Fragen kann man sich an die nachfolgend genannten Institution wenden, die über eine ausgezeichnet funktionierende und ständig auf den neuesten Stand gebrachte *Dokumentation der gesamten Lithium-Literatur* verfügt: Lithium Information Center, Department of Psychiatry, University of Wisconsin, 600 Highland Avenue, Madison, WI 53 792, USA.

Aus den oben dargestellten, unerwünschten Wirkungen der Lithiumtherapie ergeben sich die *Kontraindikationen* und *Risikopatienten,* die schon oben (S. 370ff.) sowie in Tabelle 2 aufgeführt wurden. An dieser Stelle sei nochmals darauf hingewiesen, daß *ältere Patienten*, obwohl bei ihnen eine Lithiumprophylaxe durchaus möglich und erfolgreich sein kann, doch insofern als Risikopatienten anzusehen sind, als sie nicht selten schon bei relativ niedrigen Lithiumserumspiegeln unerwünschte Wirkungen zeigen (vgl. Kap. 3.9). Auch Intoxikationen, insbesondere mit neurotoxischen Sym-

Tabelle 13. Wichtigste Interaktionen von Lithiumsalzen mit nicht psychotropen Medikamenten

1. Thiazid – unter Umständen auch – Schleifendiuretika Antirheumatika (z. B. Phenylbutazon, Indometacin)	→ Lithiumclearance↓
2. Jodsalze (hochdosiert):	strumigene Wirkung verstärkt
3. Narkotika, Muskelrelaxantien:	Wirkung verstärkt

ptomen, scheinen bei älteren Patienten schon bei Serumspiegeln um 1,5 mmol/l vorzukommen. Ein weiteres Risiko stellt die gleichzeitige Medikation mit anderen Arzneimitteln dar, wobei für praktische Zwecke vor allem zu beachten ist, daß sowohl durch Antirheumatika wie durch Diuretika die renale Lithiumclearance vermindert und somit das Risiko einer Lithiumintoxikation erhöht werden kann (vgl. Tabelle 13).

Eine weitere Risikogruppe stellen schließlich *schwangere Patientinnen* dar. Aus in Kap. 4.8 näher erläuterten Gründen soll im ersten Trimenon der Schwangerschaft kein Lithium gegeben werden. Wenn aufgrund einer sehr strengen Indikation im weiteren Verlauf der Schwangerschaft die Lithiummedikation wieder aufgenommen wird, sind häufige Serumkontrollen und Anpassung der Dosis erforderlich, insbesondere in der Zeit unmittelbar vor der Entbindung. Spätestens bei Einsetzen der Wehen ist die Lithiumbehandlung abzusetzen. Falls die Lithiumbehandlung nach der Entbindung fortgesetzt werden soll, ist es notwendig, daß die Patientin abstillt, da Lithium in die Muttermilch in hoher Konzentration übertritt.

Wegen der möglichen Teratogenität von Lithium sollten bei Frauen im gebärfähigen Alter *kontrazeptive Maßnahmen* gesichert sein. Hierbei können alle Formen der Schwangerschaftsverhütung eingesetzt werden. Wenn während der Lithiumprophylaxe eine Schwangerschaft eintritt, sollte Lithium, wenn irgend möglich, zumindest für das erste Trimenon abgesetzt werden. Die Indikationsstellung zu einer *Interruptio* sollte sich nicht nur auf die mögliche Teratogenität von Lithium stützen, sondern auch von anderen Indikationskriterien (soziale Situation, weitere Mißbildungsrisiken, psychiatrische Grundkrankheit) abhängig gemacht werden.

Behandlungsdauer, Abbruchkriterien

Bei spontanem Krankheitsverlauf nimmt mit zunehmender Krankheitsdauer die Phasenfrequenz sowohl beim unipolaren wie beim bipolaren Verlaufstyp affektiver Psychosen und bei den schizoaffektiven Psychosen zu, d. h. der Abstand zwischen den Phasen nimmt ab. Im Prinzip ist deshalb ein prophylaktischer Schutz durch Lithium im Verlauf der Krankheit immer dringender notwendig. Ein spontanes Sistieren der Phasen im höheren Lebensalter (über 65 Jahre) ist am ehesten bei den unipolaren Depressionen zu erwarten. Das Abwägen von Nutzen und Risiko einer Lithiumbehandlung kann im Verlauf der Therapie zu der Überlegung führen, die *Lithiumprophylaxe abzubrechen*, und zwar

- bei ungenügender Wirkung oder bei Wirkungslosigkeit von Lithium;
- bei Eintreten von schwerwiegenden Nebenwirkungen;
- bei Auftreten von Kontraindikationen (Schwangerschaft oder interkurrenten Erkrankungen).

Langfristige Rezidivfreiheit während der Lithiumtherapie ist häufig der Grund, daß Patienten wünschen, die Lithiumprophylaxe zu beenden. Nach Absetzen von Lithium entfällt jedoch der prophylaktische Schutz, und die Erkrankung zeigt wieder ihren natürlichen Verlauf.

Andere Gründe, aus denen heraus auch bei gutem Arzt-Patienten-Verhältnis der Patient die Lithiumdauermedikation eventuell beenden will, sind in Kap. 6.2 näher ausgeführt. Manche Patienten sind durch die Medien, die die unbekannten Risiken von Medikamenten anprangern, verunsichert, andere werden innerlich nicht mit dem Problem fertig, dauernd an der „chemischen Leine" zu liegen, andere vermissen ihre submanischen Phasen. Vielleicht werden aber auch gelegentlich depressive Phasen vermißt. Zumindest scheint für manche Patienten nach Beobachtungen über den „Gestaltwandel" der manisch-depressiven Erkrankung unter Lithiumtherapie (Krauss u. Lauter 1971) die Tatsache, daß sie selbst kaum mehr richtig unterscheiden können, ob gerade eine subklinische depressive oder manische Phase abläuft, oder ob sie einfach schlechter Laune sind, so belastend, daß sie lieber die Therapie abbrechen.

Zwei Dinge erscheinen besonders wichtig, wenn im Gespräch zwischen Arzt und Patient die Frage eines freiwilligen Therapieabbruchs diskutiert wird: Zum einen muß für beide Partner soweit wie möglich Klarheit geschaffen werden, warum der Versuch des Absetzens gemacht werden soll. Welches sind die Motive des Patienten und welches sind die Motive des Arztes, daß er zustimmt oder sogar selbst dazu rät? Zum anderen muß durch eine möglichst exakte Dokumentation des Verlaufs der bisherigen Behandlung zumindest für den Arzt, aber auch für den Patienten, ein objektivierbares Urteil darüber möglich werden, ob es sich im vorliegenden Fall um einen vollständigen oder partiellen Prophylaxeerfolg oder um einen eindeutigen Mißerfolg handelt. Erfahrungsgemäß sind hierzu meist drei Jahre der Beobachtung notwendig. Deshalb ist es wichtig, den Patienten *vor Beginn der Therapie* darauf hinzuweisen, daß es aus leicht erklärlichen Gründen nicht möglich ist, vor Ablauf dieser Zeit ein fundiertes Urteil über den Prophylaxeerfolg abzugeben. Man sollte im allgemeinen die Einstellung auf Lithium ablehnen, wenn der Patient nicht von vorneherein bereit ist, die Therapie über diese Zeitdauer zu versuchen, natürlich vorausgesetzt, daß nicht unerwünschte Wirkungen den Abbruch erzwingen. Aber auch gut dokumentierte drei Jahre der Behandlung erlauben eine Beurteilung nur, wenn mindestens die davorliegenden drei Jahre ebenso gut dokumentiert sind. Auch dies stellt verständlicherweise oft ein Problem dar.

Abruptes Absetzen von Lithium kann nach neueren Befunden akute, schwere Rezidive von manischen, depressiven und schizoaffektiven Psychosen auslösen (Klein et al. 1981; Christodoulou u. Lykouras 1982). Dies scheint vor allem für solche Patienten zuzutreffen, die während der Lithiumtherapie psychisch nicht vollständig stabilisiert waren und wegen ihrer Residualsymptomatik eine zusätzliche Behandlung mit Antidepressiva bzw. Neuroleptika benötigten. Wiederansetzen von Lithium führte zu einer raschen Besserung der psychotischen Symptomatik.

Nach einem Absetzversuch nach mehrjähriger Lithiumtherapie sollte deshalb die *Dosis* über mehrere Monate *schrittweise*, z. B. auf die Hälfte, *reduziert* werden. Wenn unter der reduzierten Dosis der psychische Zustand weiterhin über Monate stabil bleibt, kann ein Absetzen von Lithium gewagt werden. Falls jedoch psychopathologische Symptome zunehmen, muß die Dosis wieder auf die ursprüngliche Höhe gebracht werden. Medizinische Gründe wie schwerwiegende Nebenwirkungen,

Schwangerschaft oder gravierende interkurrente Erkrankungen können freilich ein abruptes Absetzen von Lithium erforderlich machen.

In jedem Fall sollte der Patient auch nach dem versuchsweisen Absetzen der Lithiummedikation weiterhin zunächst im üblichen Turnus zum Gespräch einbestellt werden, damit der Verlauf kontrolliert werden kann. Nur so kann aus diesem vom Patienten bzw. Arzt gewünschten, nicht risikofreien Experiment eine maximale Information gewonnen werden, die die Berechtigung für den Absetzversuch liefert.

Bei Patienten mit bipolarem Verlaufstyp affektiver Psychosen bzw. schizoaffektiven Psychosen kommt wegen des hohen Rückfallrisikos ein Abbruch der bislang zumindest teilweise erfolgreichen Lithiumprophylaxe nur selten in Frage. Dagegen ist dies bei Patienten mit unipolarem Verlaufstyp eher gerechtfertigt. Wenn unter der Lithiumtherapie noch Krankheitsphasen geringer Intensität bestehen, spricht dies im allgemeinen gegen einen Absetzversuch.

Die Situation ist somit ganz analog wie beim Versuch eines Digitalisauslaßversuches ensprechend den neueren Empfehlungen.

Zur Behandlung akuter manischer Zustände

Die Wirksamkeit von Lithiumsalzen im Vergleich zu Neuroleptika bei akuten manischen Syndromen wird in Kap. 3.1 im Detail dargestellt.

Die praktische Durchführung einer Lithiumtherapie bei dieser Indikation zeigt einige kleinere Abweichungen von den oben beschriebenen allgemeinen Richtlinien zur Durchführung einer Lithiumprophylaxe.

Bei psychomotorisch erregten manischen Patienten kann, zumindest bei Beginn der Behandlung, auf Neuroleptika oft nicht verzichtet werden, da die therapeutische Wirkung von Lithium erst nach ca. einer Woche einsetzt. Eine gleichzeitige oder aufeinanderfolgende Therapie mit Neuroleptika und Lithium ist möglich und stellt ein in der Klinik übliches Vorgehen dar. Bezüglich möglicher Wechselwirkungen zwischen Lithium und höher dosierten Neuroleptika vgl. Kap. 4.11. Wenn auch das Risiko neurotoxischer Symptome unter dieser Kombination in der Literatur gelegentlich überbetont wurde, so sind doch gute Überwachung und, wenn mögich, EEG-Kontrollen dann anzuraten, wenn höhere Dosen von Neuroleptika bei gleichzeitig erhöhtem Lithiumserumspiegel angewendet werden. Der Lithiumserumspiegel wird bei dieser Indikation unter Umständen bis zu einer Höhe von 1,2 mmol/l eingestellt. Noch höhere Spiegel sind nicht indiziert. Eine schnellere Dosissteigerung ist möglich, sofern der Serumspiegel in kurzen Intervallen, d. h. alle zwei bis drei Tage, kontrolliert wird.

Im allgemeinen wird von den manischen Patienten die Wirkung von Lithium im Vergleich zu derjenigen von Neuroleptika als sehr viel angenehmer empfunden.

Literatur

Angst J (1981) Ungelöste Probleme bei der Indikationsstellung zur Lithiumprophylaxe affektiver und schizoaffektiver Erkrankungen. Biblthca Psychiat 161:32–44

Christodoulo GN, Lykouras EP (1982) Abrupt lithium discontinuation in manic-depressive patients. Acta Psychiat Scand 65:310–314

Felber W (1979) Die rezidivprophylaktische Behandlung der Zyklothymie mit Lithium. Auswertung von 850 unter gemeinsamer Arbeitskonzeption 1968–1973 vorgenommenen Lithiumbehandlungen in der DDR. Med Dissertation, Med Akademie Dresden
Greil W, Calker D van (1983) Lithium: Grundlagen und Therapie. In: Langer G, Heimann H (Hrsg) Psychopharmaka. Springer, Wien New York, S 162–202
Jefferson JW, Greist JH (1977) Primer of lithium therapy. Williams & Wilkins, Baltimore
Jefferson JW, Greist JH, Ackerman DL (1983) Lithium. Encyclopedia for Clinical Practice. American Psychiatric Press, o.O.
Johnston JA, Powers DA, Colemann JH, Eddlemon JK, May CN, Druff JH (1984) Protocols for the use of psychoactive drugs: Part III. Protocol for the treatment of bipolar affective disorder with lithium. J Clin Psychiat 45:210–213
Klein HE, Broucek B, Greil W (1981) Lithium withdrawal triggers psychotic states. Brit J Psychiat 139:255–256
Krauss B, Lauter H (1971) Beobachtungen zum Gestaltwandel manischer Phasen unter einer Lithiumdauerbehandlung. Nervenarzt 42:356–359
Müller-Oerlinghausen B (1982) Medikamentöse Behandlung und Rezidivprophylaxe des manisch Kranken mit Lithiumsalzen. Therapiewoche 32:1774–1781
Rafaelsen O, Helmchen H (1982) Depression, Melancholie, Manie. Ein Buch für Kranke und Angehörige. Thieme, Stuttgart
Schou M (1980) Lithiumbehandlung der manischen-depressiven Krankheit. Information für Arzt und Patienten. Thieme, Stuttgart

6.2 Probleme der Patienten mit der eigenen Wahrnehmung ihrer Krankheit und deren Langzeitbehandlung. Zusammenarbeit zwischen Patient und Arzt*

M. Schou

Synopsis

1. Eine wirksame Lithiumprophylaxe setzt eine enge Zusammenarbeit zwischen Arzt, Patient und Angehörigen voraus. Es ist wichtig, daß die Patienten die Therapieanweisungen genau befolgen und daß die Ärzte die psychischen Probleme beachten, die bei einer manisch-depressiven Erkrankung und während einer Lithiumlangzeitbehandlung auftreten.
2. Obwohl manisch-depressive Patienten im Intervall des Krankheitsverlaufs gewöhnlich symptomfrei sind, können ihre Erfahrungen aus früheren Phasen und die Angst vor neuerlicher Erkrankung zu psychischen Problemen führen, die verstanden und bewältigt werden müssen.
3. Bei einer effizienten Lithiumlangzeittherapie überwiegen die Vorteile. Gleichwohl können Probleme auftreten, die man voraussehen sollte, um Non-Compliance und den Abbruch der Behandlung gegen ärztlichen Rat zu vermeiden. Derartige Probleme entstehen entweder, weil die Behandlung wirksam ist (Fehlen von hypomanischen Phasen), oder aber weil sie nicht wirksam genug ist. Patienten wehren sich u. U. dagegen, von einem Medikament „abhängig" zu sein. Somatische und psychische Nebenwirkungen können zu Schwierigkeiten führen. Außerdem ist die Interaktion mit Familie und Freunden zu berücksichtigen.
4. Eine Studie über die Kreativität von Künstlern während einer Lithiumprophylaxe ergab, daß die kreative Fähigkeit bei einigen Patienten abnahm, bei einigen gleichblieb und bei einigen sogar zunahm. Diese letzte Gruppe war die größte.
5. Für die Patienten in einer Lithiumlangzeittherapie ist es wichtig zu wissen, daß der Arzt erreichbar ist, wenn Probleme entstehen sollten. Unterstützung kann der Patient auch von Krankenschwestern, Psychologen und Sozialarbeitern erhalten. Zudem kann der Erfahrungsaustausch mit anderen Lithiumpatienten von beträchtlichem Wert sein.

Um zufriedenstellende Ergebnisse zu erzielen, muß eine Langzeiterhaltungstherapie auf einer engen und vertrauensvollen Zusammenarbeit zwischen Arzt, Patient und Angehörigen beruhen. Besonders wichtig ist dies bei der Lithiumbehandlung, die ja gegen eine Krankheit eingesetzt wird, welche tief in die Persönlichkeit, in das Selbst-

---

* Übersetzt von Maria-Luisa Mairhofer

wertgefühl und in die zwischenmenschlichen Beziehungen eingreift. Zudem wird Lithium oft als ein Medikament empfunden, das direkte Auswirkungen auf die Persönlichkeit hat.

In dieser therapeutischen Gemeinschaft müssen sich Patienten und Angehörige mit pharmakologischen Fragen vertraut machen, so daß die Patienten die Therapieanweisungen befolgen und dem Arzt über Wirkungen und Nebenwirkungen möglichst verständlich berichten können. Zu diesem Zweck sind speziell an Patienten und deren Angehörige gerichtete Aufklärungsbroschüren und Bücher geschrieben worden (Mühlbauer u. Müller-Oerlinghausen 1982; Schou 1980b, 1983).

Es ist aber ebenso wichtig, daß der Arzt versucht, die Probleme aus der Sicht der Patienten und der Angehörigen zu sehen, die über die – zugegebenermaßen wichtigen – Fragen der Diagnosestellung, der Therapieverordnung und Therapieüberwachung hinausgehen. Der Arzt behandelt nicht nur die Krankheit des Patienten, sondern den ganzen Menschen. Fehler in dieser Hinsicht können zu Non-Compliance oder zu ungerechtfertigtem Behandlungsabbruch führen. In diesem Kapitel werden Erfahrungen und Meinungen von Patienten angesprochen, die der Arzt bei einer Lithiumlangzeitbehandlung berücksichtigen sollte.

Subjektive Erfahrungen manisch-depressiver Patienten

Psychiatrische Lehrbücher betonen oft, daß manisch-depressive Patienten während der Intervalle zwischen manischen und depressiven Phasen völlig gesund und gänzlich symptomfrei sind, zumindest wenn sich bei ihnen ein typischer Krankheitsverlauf zeigt. Dies trifft weitgehend zu und hat die wissenschaftliche Aufmerksamkeit auf einen wichtigen Unterschied gegenüber anderen psychischen Erkrankungen gelenkt, die trotz variabler Intensität durch ein Persistieren der Krankheitssymptome charakterisiert sind. Für den manisch-depressiven Patienten ist es wichtig zu wissen, daß die manische oder depressive Phase abklingen wird, und zwar ohne bleibende Veränderung.

Es wäre freilich mehr als eigenartig, wenn der Patient und seine Familie von solch dramatischen Erfahrungen wie Manie und Depression völlig unberührt blieben. Taten, die während einer manischen oder depressiven Phase begangen wurden, können verhängnisvolle Folgen haben. Eheliche Zerwürfnisse heilen langsam. Patienten mit häufigen Phasen haben es schwer, ihre eigene Identität zu finden, weil sie sich selbst jeweils anders sehen und weil sie von ihrer Umgebung jeweils unterschiedlich beurteilt werden, wenn sie sich in einer manischen oder depressiven Phase befinden bzw. in einem Intervall. Vielen Patienten mit Erfahrungen einer manisch-depressiven Krankheit ist unklar, wann sie „normal" oder zu sehr in Hochstimmung oder auf dem Weg in eine Depression sind. Das dauernde Achten auf Krankheitssymptome kann zu einer Selbstbeobachtung führen, die den Patienten und seine Familie stört.

Patienten mit schweren manischen oder depressiven Phasen werden oft in eine besondere soziale Situation eingebunden, in der der Ehepartner, die Kinder und die Bekannten im gemeinsamen Bemühen, die Folgen der ununterbrochenen Stimmungsschwankungen abzumildern, eine Rolle spielen. In Fällen mit langem Krankheitsverlauf kennt die Familie kaum noch ein Leben, das nicht von der Furcht vor einem bevorstehenden Unglück beherrscht wird, seien es Suizidversuche in der Depression oder Fehlhandlungen in der Manie. Die Atmosphäre wird geprägt durch ständige Wachsamkeit; Pläne können nur mit Vorbehalt erstellt, jede Aktivität muß gezwungenermaßen den Launen der immer wiederkehrenden Krankheit untergeordnet werden. Die Angehörigen bedürfen oft einer psychologischen Beratung, und es ist wichtig, daß die Ärzte sie über diese Vorgänge informieren, auch während der Patient stationär behandelt wird.

Trotz dieser düsteren Aspekte kann die manisch-depressive Krankheit auch positive Erfahrungen hervorbringen. Diese sind gebunden an die hypomanen Phasen, welche gesteigertes Selbstvertrauen, mehr Sensibilität und Entschlußkraft mit sich bringen, die sexuelle Aktivität steigern, die Inspiration und Kreativität beleben und ein wundervolles Gefühl sozialen Wohlbefindens erzeugen. Während dieser Phase verschwinden die depressive Ängstlichkeit und die Furcht vor Depressionen; der Patient fühlt, daß er sich selbst akzeptieren kann. Depressive Phasen bleiben selten in guter Erinnerung, aber gelegentlich können Depressionen die Familie enger zusammenführen. Auch können die Erfahrungen einer Depression für das Verständnis von Problemen anderer Menschen sensibilisierend wirken.

Sind manisch-depressive Patienten wirklich „Patienten"?

Personen mit manisch-depressiver Krankheit können sicher als Patienten bezeichnet werden, wenn sie sich in einem manischen oder depressiven Zustand befinden, der eine Behandlung oder eine Krankenhausaufnahme notwendig macht. Es ist jedoch fraglich, ob diese Bezeichnung zutrifft, wenn sie sich in einem Intervall befinden, oder wenn sie durch eine Lithiumbehandlung von Krankheitsepisoden befreit worden sind. Unter diesen Umständen sind sie nicht „krank". Viele von ihnen werden es vorziehen, nicht als Patient mit dem Beigeschmack von Krankenhauswelt und Passivität etikettiert zu werden. Vielleicht fällt es dem Arzt bei seinem Umgang mit Lithiumpatienten schwer, sie nicht als Patienten zu betrachten, aber es kann gut und nützlich sein, sie eher als Gefährten in einer Gemeinschaft denn als passive Empfänger ärztlicher Hilfe zu behandeln.

Über das Befinden während einer Lithiumtherapie

Vorteile

Die rezidivierende manisch-depressive Krankheit ist eine schreckliche Erfahrung. Die Krankheitsattacken können Gefühle der Vernichtung und der Verzweiflung hervorrufen, die Intervalle sind geprägt von Unsicherheit, Angst und Furcht vor der Zukunft. All dies ändert sich bei einer erfolgreichen Lithiumprophylaxe. Rückfälle werden selten, verlaufen abgeschwächt oder bleiben gänzlich aus. Die Patienten werden wieder so wie sie waren, bevor die Krankheit begann. Ehepartner berichten, daß der Patient jetzt „ausgeglichen" ist, „in viel besserer Form als er vor Jahren war", „viel besser mit schwierigen Situationen fertig wird", „wieder derselbe ist wie damals, als wir heirateten" usw.

Nach Jahren im Schatten der Angst ist es schwer, wieder zu hoffen, aber nach und nach erfahren der Patient und die Familie, daß sich der Krankheitsverlauf geändert hat, daß sich die Fesseln der Angst lösen. Der Patient fühlt, daß das Leben wieder sicher und vorhersagbar wird und daß normale Beziehungen hergestellt bzw. wiederhergestellt werden können. Ein Patient schrieb: „Vor allem ist es erfreulich, daß mir die Menschen wieder vertrauen und daß die Umgebung beginnt, normale Ansprüche an mich zu stellen." Bei Patienten, deren Leben von häufigen und schweren manisch-depressiven Phasen beherrscht war, kann die Lithiumbehandlung die Lebensqualität beeindruckend verbessern.

Probleme

Die Lithiumtherapie ist also zweifellos für viele Patienten wertvoll. Wie kommt es dann, daß sie manchmal bei Patienten und Angehörigen gemischte Gefühle oder gar Ablehnung hervorruft? Warum vernachlässigen die Patienten gelegentlich die Tabletteneinnahme? Und warum brechen manche Patienten die Behandlung gegen ärztlichen Rat ganz ab? Diese Fragen können kaum pauschal beantwortet werden, aber wir sollten mögliche Antworten reflektieren, damit wir mit den Patienten darüber sprechen können.

Wirksame Therapie. Die tatsächliche Wirksamkeit einer Lithiumprophylaxe kann – und häufig trifft dies zu – der Grund sein, weshalb Patienten die Therapie abbrechen. Waren sie längere Zeit frei von Rückfällen, glauben sie, die Behandlung sei nicht länger notwendig, und setzen sie dann ab. Die Ärzte sollten ausdrücklich vor dem Rückfallrisiko warnen, das sich daraus ergibt.

Patienten mit einem bipolaren Krankheitsverlauf können während einer wirksamen Lithiumprophylaxe die gesteigerte Aktivität, Produktivität und das soziale Wohlbefinden einer Hypomanie vermissen. Dies kann dann der Grund für das Absetzen der Therapie sein. Schwere Rückfälle und Einweisung zur stationären Behandlung können die Folgen sein. Die Patienten sollten dahingehend beraten werden, die Therapie nicht abzubrechen, ohne vorher den Arzt zu konsultieren.

Es ist jedoch nicht immer die Hochstimmung, die vermißt wird. Ein Unternehmer (Leichenbestatter) wurde wegen seines offensichtlichen Mangels an Anteilnahme getadelt, nachdem Lithium seine subdepressiven Phasen beseitigt hatte. Ein anderer Patient bedauerte, daß er nicht mehr fähig war, in Diskussionen jenen Grad an „Erregung" zu erreichen, den er für notwendig hielt. Er sagte: „Herr Doktor, ich bin Politiker und *muß* in Erregung kommen, wenn ich diskutiere."

Unwirksame Therapie. Patienten können die Lithiumtherapie absetzen, weil sie entweder überhaupt nicht oder nicht so gut wirkt, wie dies der Patient erwartet und erhofft hat. Vielleicht wurde die Behandlung auf der Basis einer falschen Diagnose begonnen, vielleicht hatte der Patient eine hundertprozentige Wirksamkeit erwartet oder erhofft, daß die Therapie alle seine persönlichen und ehelichen Probleme lösen würde. Vielleicht gibt es Faktoren im Leben des Patienten, welche das Krankheitsbild und die Patientenrolle aufrechterhalten. Vielleicht nimmt der Patient die Tabletten nicht regelmäßig ein. Vielleicht wurde die Behandlung nicht lange genug durchgeführt. Patient und Arzt müssen diese Probleme besprechen und dann entscheiden, ob die Behandlung abgebrochen oder fortgesetzt werden soll, eventuell in einer anderen Dosierung.

Angst vor Medikamentenabhängigkeit. Es gibt Patienten, die nicht einsehen können, daß sie eine Langzeitbehandlung benötigen. Sie akzeptieren die Vorstellung nicht, daß ihre psychische Gesundheit und ihr emotionales Gleichgewicht von einem Medikament geregelt werden sollen, von dem sie somit „abhängig" werden. Dies ist sicher keine Arzneimittelabhängigkeit im traditionellen Sinne des Wortes, aber die Notwendigkeit, ein Medikament jeden Tag einnehmen zu müssen, kann ein Gefühl des Gebundenseins ergeben.

Der Beginn einer Lithiumbehandlung kann durch ausgesprochene Ablehnung bei Familie und Freunden erschwert werden. Diese wohlmeinenden Verwandten und Bekannten verstehen nicht, daß es zwischen Medikamenten mit generell sedierender Wirkung und Medikamenten wie Antidepressiva oder Lithium, die eine spezielle Wirkung auf ganz bestimmte Störungen ausüben, erhebliche Unterschiede gibt. Sie insistieren, daß der manisch-depressive Patient moralisch versagt, wenn er ärztliche Hilfe sucht und eine medikamentöse Behandlung akzeptiert. Ähnliche Einstellungen werden häufig von den Medien vertreten und können dadurch Patienten abhalten, eine medizinisch indizierte und notwendige Lithiumtherapie anzunehmen. Ärzte tun gut daran, reichlich Zeit dafür aufzuwenden, solche Mißverständnisse durch vollständige und nüchterne Information über die Krankheit und deren Behandlung zu korrigieren.

Nebenwirkungen. Patienten könnten eine Lithiumtherapie deshalb ablehnen, weil sie Nebenwirkungen befürchten, oder sie könnten die Therapie abbrechen, weil Nebenwirkungen aufgetreten sind. Die Motivation für den Abbruch einer Lithiumtherapie ist verständlicherweise größer, wenn die Nebenwirkungen sehr stark sind und die prophylaktische Wirkung zweifelhaft ist. Nebenwirkungen die gewöhnlich zum Absetzen von Lithium führen, sind Polydipsie und Polyurie, Tremor der Hände mit Beeinträchtigung der Handschrift und Gewichtszunahme. Diese Probleme müssen genau beachtet werden. Oft können die Nebenwirkungen durch geringfügige Reduktion der Lithiumdosis oder durch eine zusätzliche Therapie, z. B. mit Beta-Rezeptorenblockern gegen den Lithium-induzierten Tremor, beseitigt werden.

Gelegentlich haben Patienten das Gefühl, daß die Lithiumtherapie ihre Persönlichkeit und ihr Verhalten verändere. Das Leben ist „grauer" als zuvor, der Enthusiasmus, die Energie und Entschlossenheit nehmen ab, die psychischen und physischen Reaktionen sind nicht so prompt wie gewohnt, das Gedächtnis ist nicht so gut (vgl. Kap. 2.5). Ein Grund für diese Erfahrungen mag sein, daß Lithium die Hochstimmung der Manie verhindert, aber es kann nicht ausgeschlossen werden, daß Lithium bei manchen Patienten die geistige Produktivität beeinträchtigt und ein Gefühl von Persönlichkeitsänderung hervorruft. Es gibt Patienten, die nach Unterbrechung der Lithiumbehandlung oder nach einer Dosisreduktion eine Erleichterung spüren, weil sie das Gefühl haben, daß sich nun ihre frühere Persönlichkeit wieder einstellt.

Interaktion mit Familie und Freunden. Für die Familie und die Freunde des Patienten ist in fast allen Fällen ein Gefühl großer Erleichterung die vorherrschende Reaktion auf eine erfolgreiche Lithiumbehandlung. Aber dem Patienten Nahestehende brauchen Zeit, um sich auf die neue Situation einzustellen. Am besten veranschaulicht dies der Einfluß einer Lithiumtherapie auf eheliche Beziehungen. In den meisten Fällen werden die ehelichen Beziehungen merklich besser, aber gelegentlich vermissen die

Ehepartner den Enthusiasmus und die sexuelle Intensität, welche der Patient vorher in hypomanen Phasen zeigte.

Eine erfolgreiche Lithiumprophylaxe führt auch zu einer radikalen Umverteilung der Rollen und Verantwortlichkeiten in der Familie (vgl. Kap. 3.11). Hauptleidtragender ist dabei derjenige Ehepartner, dessen zentrale Rolle als Stütze von Haus und Familie durch die Genesung des Patienten gefährdet wird, und der deshalb die Behandlung u. U. versteckt oder offen sabotiert. Patient, Arzt und Ehepartner müssen bei derartigen Problemen zusammenarbeiten (Cochran 1984; Fitzgerald 1972; Jamison et al. 1979; Johnson 1980–81; Müller-Oerlinghausen 1981; Schou u. Baastrup 1973; Schou 1980a).

„Es ist anstrengend, mit einer Lithiumtherapie zu leben", schrieb eine Patientin. Sie dachte dabei wohl an die Notwendigkeit der täglichen Tabletteneinnahme aber auch an die Probleme, die durch die Neugier und Verunsicherung der Mitmenschen entstehen, welche die Tabletteneinnahme bemerken. Manche Patienten ziehen es vor, offen zu ihrer manisch-depressiven Erkrankung und zur Lithiumbehandlung zu stehen („Diejenigen, die dich ablehnen, sind es nicht wert, für Freunde gehalten zu werden"); andere wiederum ziehen es vor, vielleicht aufgrund bitterer Erfahrung, die Krankheit geheim zu halten und die Tabletten zu nehmen, wenn niemand sie dabei beobachtet. Dieselbe Briefschreiberin schilderte, wie manchmal das Verhalten der Familie den Patienten in seinem Krankheitszustand festhält, sogar nachdem Lithium die Krankheit unter Kontrolle gebracht hatte: „Es bedarf geistiger Zähigkeit, um gegen die negativen Erwartungen der Familie anzukämpfen."

Lithium und Kreativität. Patienten behaupten gelegentlich, daß die Lithiumbehandlung ihren Ideenfluß, ihre Phantasie und ihre Produktivität beeinträchtige und daß die Kreativität abgenommen habe. Dies sind ernstzunehmende Nachteile für Menschen, deren berufliche Tätigkeit auf der Fähigkeit beruht, Ideen hervorzubringen, und diese in praktische, wissenschaftliche oder künstlerische Produktivität umzusetzen. Dennoch wird die Langzeittherapie mit Lithium Patienten mit häufigen manischen oder depressiven Phasen verordnet, und allein schon diese Episoden können ihre Kreativität beeinträchtigen. Die Frage ist deshalb: Was ist schlimmer, die Krankheit oder die Behandlung?

Dies wurde in einer Studie an manisch-depressiven Künstlern untersucht, deren Krankheit mit Lithium behandelt wurde (Schou 1979). Ihnen stellte man die Frage: „Was geschah mit Ihren kreativen Fähigkeiten?"

Von 24 Künstlern berichteten sechs, daß ihr Ideenfluß unverändert geblieben sei. Weitere sechs hatten das Gefühl, daß ihr Ideenfluß zäher sei, und daß die Produktivität während der Lithiumbehandlung abgenommen habe. Zwei setzten Lithium aus diesem Grunde ab; sie zogen die Inspiration und Energie der Hypomanien vor und waren dafür bereit, Depressionen und schwere Manien zu riskieren. Die restlichen 12 Künstler hatten das Gefühl, während der Lithiumbehandlung mehr und in einigen Fällen auch besser arbeiten zu können als zuvor. Ihre Depressionen waren schmerzvoll und künstlerisch unfruchtbar, ihre Manien waren gekennzeichnet von wertloser Überaktivität. Als Lithium die Krankheit unter Kontrolle gebracht hatte, konnten sie mit Ausdauer und besserer künstlerischer Disziplin arbeiten, was sich auf die Quantität und die Qualität ihrer Arbeit positiv auswirkte.

Zusammenarbeit zwischen Arzt und Patient

In den meisten Fällen ergibt die Lithiumbehandlung keine größeren medizinischen oder psychologischen Probleme, und der Kontakt zwischen Patient und Arzt kann auf die relativ kurzen Konsultationen im Zusammenhang mit den Laborkontrollen beschränkt bleiben. Aber der Arzt muß auch für das Befinden des Patienten und seine positiven und negativen Erfahrungen während der Behandlung Interesse haben. Wenn Probleme auftauchen, müssen diese zur Diskussion gebracht werden. Manchmal ist es vorteilhaft, die Lithiumbehandlung mit einer regulären Psychotherapie zu kombinieren. Gruppentherapie und Familientherapie können ebenso in Betracht gezogen werden (Benson 1975; Davenport et al. 1977; Ellenberg et al. 1980; Grona et al. 1978; Jamison u. Goodwin 1983; Mayo 1979; Shakir et al. 1979).

Es ist für den Patienten wichtig zu wissen, daß der Arzt erreichbar ist und Zeit hat, wenn Probleme auftreten. Die Kontaktperson kann auch eine Krankenschwester sein oder ein Psychologe oder ein Sozialarbeiter mit Erfahrung auf dem Gebiet der manisch-depressiven Krankheit und der Lithiumbehandlung. Spezielle Hilfe kann durch andere Patienten geleistet werden, die in Lithiumbehandlung stehen oder standen. Der Erfahrungsaustausch im Wartezimmer einer Lithiumambulanz kann von beträchtlichem Wert sein. Gute Ergebnisse wurden mit Gruppen von Patienten – mit meist bipolarem Krankheitsverlauf – in einer Lithiumtherapie erzielt, die sich regelmäßig trafen, um Probleme zu diskutieren und Erfahrungen auszutauschen (Gitlin 1982).

Literatur

Benson R (1975) The forgotten treatment modality in bipolar illness: Psychotherapy. Dis Nerv Syst 36:634–638
Cochran SD (1984) Preventing medical noncompliance in the outpatient treatment of bipolar affective disorder. J Consult Clin Psychol 52:873–878
Davenport YB, Ebert MH, Adland ML, Goodwin FK (1977) Couples group therapy as an adjunct to lithium maintenance of the manic patient. Amer J Orthopsychiat 47:495–502
Ellenberg J, Salamon I, Meaney C (1980) A lithium clinic in a community mental health center. Hosp Commun Psychiat 31:834–836
Fitzgerald RG (1972) Mania as message: treatment of mania with family therapy and lithium. Amer J Psychother 26:547–554
Gitlin MJ (1982) Lithium clinics: clinical practices. In: Jamison KR (ed) Lithium: Clinical considerations. Excerpta Medica, Amsterdam, p 25
Grona R, Greil W, Jungkunz G, Engelsittenfeld P (1978) Verhaltenstherapie in der Gruppe als psychologische Zusatzbehandlung bei der Lithiumprophylaxe affektiver Psychosen. Arzneimittelforsch 28:1521–1522
Jamison KR, Gerner RH, Goodwin FK (1979) Patient and physician attitudes toward lithium: Relationship to compliance. Arch Gen Psychiat 36:866–869
Jamison KR, Goodwin FK (1983) Psychotherapeutic treatment of manic-depressive patients on lithium. In: Greenhill MH, Gralnick A (eds) Psychopharmacology and psychotherapy. Free, New York, p 53
Johnson FN (1980–81) Social and psychological support adjunctive to lithium therapy: A critical review. Int J Psychiat Med 10:255–264
Mayo JA (1979) Marital therapy with manic-depressive patients treated with lithium. Compr Psychiat 20:419–426

Mühlbauer HD, Müller-Oerlinghausen B (1982) Praktische Tips zur Lithiumprophylaxe. Arzneiverord Prax 3:17–19

Müller-Oerlinghausen B (1981) Probleme der Langzeitprophylaxe. Bibl Psychiat 161:224–236

Schou M (1979) Artistic productivity and lithium prophylaxis in manic-depressive illness. Brit J Psychiat 135:97–103

Schou M (1980a) Social and psychological implications of lithium therapy. In: Johnson FN (ed) Handbook of lithium therapy. MTP Press, Lancaster, p 378

Schou M (1980b) Lithiumbehandlung der manisch-depressiven Krankheit: Information für Arzt und Patienten. Thieme, Stuttgart New York

Schou M (1983) Lithium treatment of manic-depressive illness: A practical guide, 2nd revised edn. Karger, Basel München Paris London New York Sydney

Schou M, Baastrup PC (1973) Personal and social implications of lithium maintenance treatment. In: Ban TA et al. (eds) Psychopharmacology, sexual disorders and drug abuse. North-Holland, Amsterdam London, 1973. Avicenum, Prague, 1973, p 65

Shakir SA, Folkmar FR, Bacon S, Pfefferbaum A (1979) Group psychotherapy as an adjunct to lithium maintenance. Amer J Psychiat 136:455–457

6.3 Labormethoden zur Bestimmung von Lithium in Körperflüssigkeiten*

A. AMDISEN

Synopsis

1. Der allgemein gebräuchliche, mittlere therapeutische Lithiumserumspiegel lag über mehr als 10 Jahre bei etwa 0,80 mmol/l, obwohl es nach wie vor keine allgemeine Übereinstimmung über Einzelfragen dieses therapeutischen Bereichs gibt.
2. Der am weitesten verbreitete Parameter für die Therapieüberwachung ist heutzutage wohl der 12-h-Serumlithiumwert. Der pharmakokinetisch genau charakterisierte 12-h-standardisierte-Serumlithiumwert (12h-stSLi-Wert) ist ein guter Maßstab für die Verlaufskontrolle eines einzelnen Patienten; benutzt man ihn als allgemeingültigen pharmakodynamischen Prädiktor, so enthält er wesentliche Nachteile. Dies ist bedauerlich, jedoch macht das hohe Risiko einer Lithiumintoxikation einen Prädiktor dringend erforderlich, und sei er so grob wie der gegenwärtig verwendete, daß nämlich der 12h-stSLi-Wert 1,40 mmol/l nicht übersteigt.
3. In besonderen Situationen kann die standardisierte 12-h-Speichellithiumkonzentration ein brauchbarer Ersatz für die 12h-stSLi-Konzentration sein.
4. Der zeitliche Ablauf der Lithiumkonzentration in Erythrozyten ist ein anderer als im Serum. Ihre *interindividuelle Variationsbreite* ist noch größer als die der Lithiumkonzentration im Serum. Die Konsistenz der intraindividuellen Veränderung wurde noch nicht hinreichend untersucht. Werden aber die individuellen kritischen Erythrozytenwerte im voraus bestimmt, so kann die zeitliche Versetzung der Kurve im Vergleich zu der Serumlithiumkonzentrationskurve benutzt werden, um sowohl eine *Noncompliance* bei der Tabletteneinnahme wie auch eine kürzlich abgelaufene *Intoxikation* auszuschließen.
5. Unsere gegenwärtige Kenntnis über die Pharmakokinetik beim Menschen wie auch die Tatsache, daß Lithium in der Praxis ausschließlich über die Niere ausgeschieden wird, können ausgenutzt werden, um durch eine Vortestung mit einer einzelnen Dosis die Erhaltungsdosis vorher abzuschätzen. Es wird allerdings empfohlen, für diesen Zweck einen sichereren Vortest mit mehreren Dosen zu verwenden.
6. Die Höhe der täglichen Dosis entspricht der täglichen Lithiumausscheidung im Urin; dies kann unter bestimmten Umständen benutzt werden, um eine schlechte Patientencompliance auszuschließen.
7. Der 12h-stSLi-Wert kann nur dann einen befriedigenden klinischen Nutzen haben, wenn seine Spezifikation genau beachtet wird und zugleich die Faktoren berücksichtigt werden, die seine klinische Genauigkeit beeinflussen können. Es

---

* Übersetzt von S. SCHMIDT

muß als angemessene Forderung gelten, daß der intraindividuelle Variationskoeffizient kleiner als 10% ist. Unter anderem macht diese Forderung es notwendig, daß die zahlreichen im Labor liegenden Fehlerquellen erkannt werden, da das Labor in der Lage sein sollte, Ergebnisse mit einer technischen Genauigkeit zu liefern, die einem Variationskoeffizienten von < 3% entspricht.
8. Das Analyseverfahren der Wahl ist nach wie vor die Messung der Lithiumresonanzlinie bei 670,8 nm von erhitzten Lithiumatomen, sei es die Intensität der Emission oder diejenige der Absorption. Die dafür in der klinischen Praxis verfügbaren Geräte sind von sehr unterschiedlicher Qualität. Im Anhang wird ein Überblick über einige relevante Verfahren gegeben.

Klinische Bedeutung der Lithiumbestimmung

Die Kontroverse über den „therapeutischen Bereich" von Lithium ist keineswegs beendet, vor allem wegen der zahlreichen Schwierigkeiten, die mit einer Bestimmung der Wirksamkeit eines Medikamentes („drug response") bei psychiatrischen Patienten verbunden sind (Fähndrich 1984), in gewissem Maße aber auch, weil bisher keine allgemeine Übereinstimmung besteht über die Charakterisierung der zu prüfenden Blutproben, wenn die Pharmakokinetik von Lithium beim Menschen in Betracht gezogen werden muß. Jüngste Richtlinien, die leider pharmakokinetische Gesichtspunkte nur teilweise berücksichtigen, gehen davon aus, daß im Rahmen einer Erhaltungstherapie der typische Serum- oder Plasmaspiegel zwischen 0,60 und 0,80 mmol/l liege, wobei Patienten, die mit solchen Serumspiegeln einen Rückfall erleiden, auf eine höhere Lithiumdosis eingestellt und mit dieser weiterbehandelt werden sollten (Prien 1983).

Seit der Veröffentlichung der Ergebnisse aus der hervorragenden klinischen Studie von Noack u. Trautner im Jahre 1951 halten es die meisten Psychiater für therapeutisch notwendig, die dem toxischen Bereich nahe liegende Lithiumerhaltungsdosis flexibel auf den einzelnen Patienten einzustellen. Im oberen Bereich des schmalen „therapeutischen Fensters" des Lithiumserumspiegels besteht eventuell das Risiko, einen sich selbst verstärkenden Prozeß in Gang zu setzen, der über eine zunehmende Einschränkung der Nierenfunktion zu einer ansteigenden Lithiumkonzentration und unter Umständen zur Intoxikation führt (Hansen u. Amdisen 1978; Amdisen 1983). Aus diesen Beobachtungen entstand nach und nach die Einsicht, daß die praktische Durchführung einer Lithiumbehandlung hauptsächlich von dauernder klinischer Beobachtung abhängt, vor allem – nach sorgfältiger Anleitung – durch den Patienten oder enge Bezugspersonen; zusätzlich aber bedarf es regelmäßiger Medikamentenkontrolle durch die Bestimmung des Lithiumspiegels im Serum oder Plasma.

Frühere Untersuchungen empfahlen einen therapeutischen Bereich des Lithiumserumspiegels zwischen 0,50 und 2,00 mmol/l, ohne auch nur den Zeitpunkt der Blutabnahme festzulegen; d.h. sie hielten eine Lithiumkonzentration von 2,00 mmol/l in jeder zu einem beliebigen Zeitpunkt abgenommenen Blutprobe für eine sichere Obergrenze. Da die pharmakokinetischen Eigenschaften des Lithium beim Menschen nicht berücksichtigt wurden, blieb dieser Sicherheitsbereich unbestimmt und damit notwendigerweise problematisch. Man kann ihm dennoch weiterhin in Handbüchern und

Aufsätzen begegnen (Amdisen 1980), obwohl es anerkannt ist, daß ein Lithiumserumspiegel von 1,00 mmol/l in einer Blutprobe, die unter Gleichgewichtsbedingungen (steady state) und bei einmal pro Tag erfolgender Dosisapplikation zufällig unmittelbar vor der Einnahme der täglichen Dosis abgenommen wurde, meist eine drohende Intoxikation anzeigt; ein unter entsprechenden Umständen, aber bei zweimal täglich erfolgender Dosiseinnahme gefundener Lithiumserumspiegel von 2,00 mmol/l zeigt in den meisten Fällen eine bereits manifeste Intoxikation an.

Die Berücksichtigung der Pharmakokinetik wurde Mitte der 60er Jahre für die Medikamentenüberwachung bei einer Lithiumbehandlung empfohlen (Amdisen 1967, 1975a), was zu der nach und nach erfolgten Einführung und Anwendung des Konzeptes vom „12h-stSLi-Wert" führte, obwohl auch diese genau spezifizierte Einzelpunktkontrolle ihre gewichtigen Nachteile hat (s. S. 408).

Die Konzentration der biologisch aktiven Substanz der Lithiumbehandlung, des Lithiumions (Li^+), unterliegt über den Verlauf von 24 Stunden deutlichen und schnellen Veränderungen, wobei diese Veränderungen sowohl von der Größe der Dosis als auch von dem Zeitplan der Dosiseinnahme abhängen. Wenn der Kurvenverlauf einer solchen veränderlichen Konzentration für klinische Kontrollzwecke anwendbar gemacht werden soll, so sollte ein Punkt auf dieser Kurve gewählt werden, der bei den meisten Untersuchungszeitpunkten *intra*individuell reproduzierbar ist; ein ideales, aber möglicherweise nicht erreichbares Ziel wäre, einen Kontrollpunkt zu finden, der auch *inter*individuell repräsentativ und für alle Konzentrationsverläufe von Belang ist (Abb. 1, 2). Es bedarf daher einer pharmakokinetisch begründeten genauen Charakterisierung der Blutprobe, die für eine Einzelpunktkontrolle benutzt werden soll. Die heutzutage in der Lithiumtherapie wohl meist gebrauchte Einzelpunktkontrolle wurde „12h-stSLi" genannt (für genauere Hinweise s. S. 407). Sie ist nahezu ideal für die *intra*individuelle Kontrolle (s. Abb. 3, 4), aber weniger geeignet für *inter*individuelle Vergleiche und dementsprechend auch für den Gebrauch als pharmakodynamischer Prädiktor (s. Abb. 2); für diesen Zweck sind aufwendigere Verfahrensweisen unvermeidbar. Es scheint aber, daß der bei Einzelpunktkontrollen gängige Sicherheitsbereich gegenüber Intoxikationen, ($\leq 1{,}40$ mmol/l), der sehr eng mit dem genauestens spezifizierten 12h-stSLi verbunden ist, für praktische Zwecke als brauchbarer Kompromiß anerkannt ist.

Im Rahmen einer Lithiumbehandlung richtet sich das Interesse bei der Bestimmung von Lithium in biologischen Materialien im allgemeinen vor allem auf *Serum* oder *Plasma*. Eine im Speichel bestimmte Lithiumkonzentration liegt zwei- bis dreimal höher als die entsprechende Konzentration im Serum, was in Bezug auf die Genauigkeit der Labormessungen anerkanntermaßen einen deutlichen Vorteil darstellt. Einer direkten Anwendung dieses Wertes steht aber die im Vergleich zur Lithiumkonzentration im Serum noch geringere interindividuelle Vergleichbarkeit entgegen. Anderseits gibt es Ausnahmen, etwa wenn ein nichtinvasiver Ersatz für die Blutabnahme besser oder notwendig ist, z. B. bei Kindern oder in anderen Situationen, in denen eine Blutabnahme schwer durchzuführen ist. Es sollte aber beachtet werden, daß die Bestimmung der Lithiumkonzentration im Speichel nur sinnvoll ist, wenn der Patient zum Zeitpunkt der Abnahme des Speichels einen normalen Speichelfluß hat (Burgen 1958); in diesem Falle können die intraindividuellen Konzentrationsveränderungen so begrenzt sein, daß nach der Dosiseinstellung mit Hilfe des 12h-stSLi-Wertes und nach der Ermittlung des Speichelserumverhältnisses der stan-

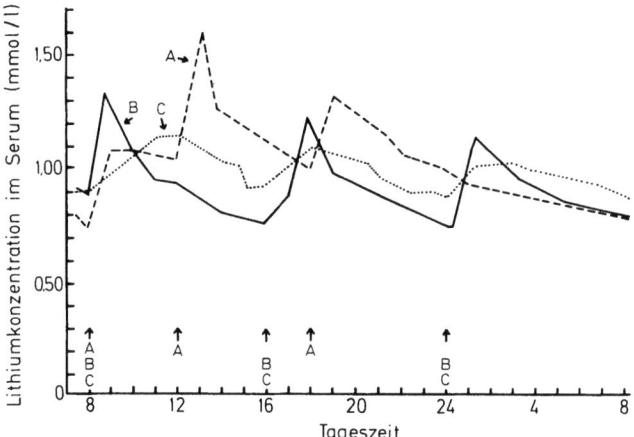

Abb. 1. Einfluß des Zeitplans der Dosiseinnahme und der Freisetzungseigenschaften der Tabletten auf den Lithiumkonzentrationsverlauf über 24 Stunden bei einem einzelnen Patienten, bei dem ein Gleichgewichtszustand zwischen Lithiumeinnahme und -ausscheidung vorliegt. Lithiumdosis: 12 mmol 3mal pro Tag. *A* Normale Lithiumkarbonattabletten. Herkömmlicher Zeitplan der Dosiseinnahme mit den Hauptmahlzeiten, d.h. unterschiedliche Zeitabstände zwischen den Einzeldosen; *B* normale Lithiumkarbonattabletten. Rationaler Zeitplan der Dosiseinnahme mit regelmäßigen 8stündigen Abständen zwischen den Einzeldosen; *C* Retardpräparat mit kontrollierten Freisetzungseigenschaften (Litarex). Rationaler Zeitplan der Dosiseinnahme wie in *B*

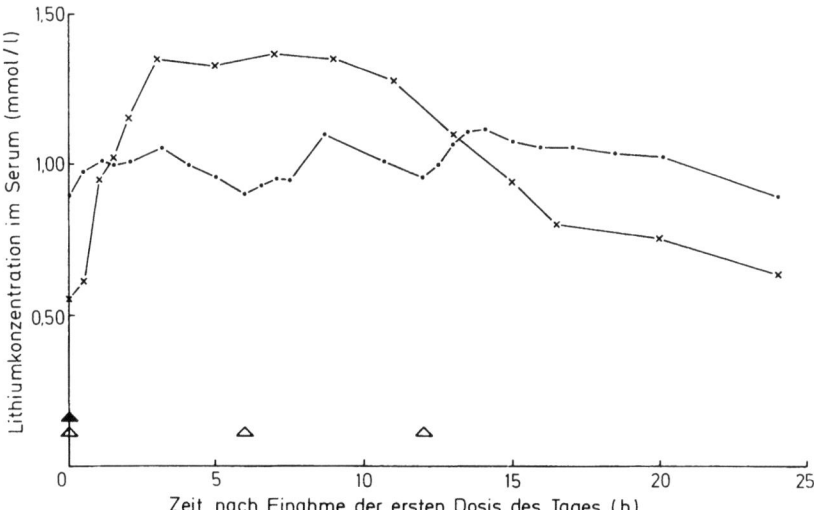

Abb. 2. Eine Illustration, wie die Schwankungen der Lithiumserumspiegelkurve durch mehrmals pro Tag erfolgende Dosiseinnahme verkleinert werden können (●—●). Zusätzlich eine Illustration der Verlaufsform des Lithiumserumspiegels bei einmaliger Dosis pro Tag und seines niedrigen Minimalpunktes (×—×). Ein Patient, in beiden Fällen unter Gleichgewichtsbedingungen bei einer täglichen Dosis von 36 mmol eines Lithiumretardpräparates (Litarex)

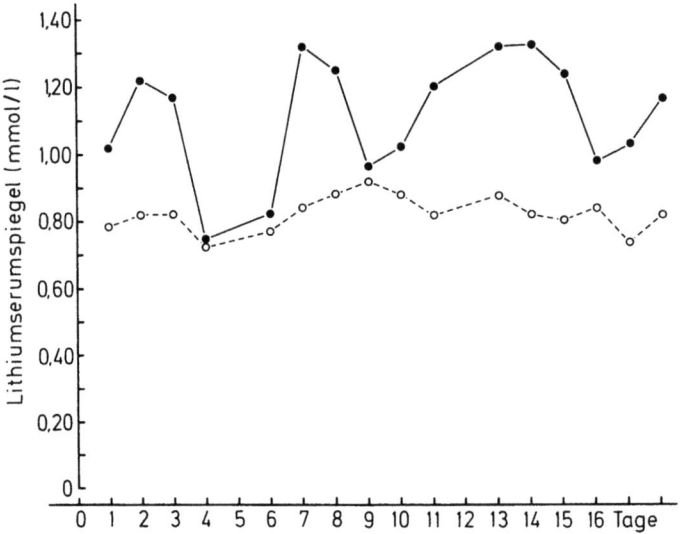

Abb. 3. Illustration der intraindividuellen Reliabilität von aufeinanderfolgenden 12h-stSLi-Werten (o—o); Mittelwert 0,82 mmol/l, Variationskoeffizient 6,5%. Die Abbildung zeigt auch die entsprechenden Werte desselben Patienten zwei Stunden nach der Morgendosis (●—●); Mittelwert 1,11 mmol/l, Variationskoeffizient 16,1%. Dosierungsschema: 12 mmol Lithium dreimal täglich in Form einfacher Lithiumkarbonattabletten. Hospitalisierter Patient

dardisierten 12-h-Werte die 12h-stLi-Konzentration im Speichel als alternative Meßgröße benutzt werden kann.

Die Bestimmung von Lithium in Erythrozyten oder im Urin ist als Routinetestverfahren ebenso vorgeschlagen worden wie – eher ausnahmsweise – die Bestimmung von Lithium im Liquor; keines dieser Verfahren wurde aber experimentell hinreichend bestätigt, um als sicheres und durchführbares Testverfahren für die normale Medikamentenkontrolle einer Lithiumbehandlung gelten zu können (Cooper u. Carroll 1981).

Die *Lithium-Konzentration in Erythrozyten* verändert sich über den Verlauf von 24 Stunden weniger als die Lithiumkonzentration im Serum, und zwar aufgrund des verhältnismäßig langsamen Flusses von Lithium durch die Erythrozytenmembran, so daß die Maxima und die Minima der Lithiumkonzentration in Erythrozyten geringeren Abweichungen unterliegen und einige Stunden später als im Serum erreicht werden. Dieses zeitlich versetzte und geglättete Profil des Lithiumkonzentrationsverlaufes in Erythrozyten ist dem Verlauf im gesamten Gehirn der meisten Versuchstiere täuschend ähnlich. In Abhängigkeit von der Spezies kann der endgültige Spiegel in Erythrozyten niedriger als die Serumkonzentration oder dieser gleich sein, wogegen der Spiegel im Gehirn der Serumkonzentration gleicht oder höher als diese ist. Beim Menschen liegt der Erythrozytenspiegel niedriger und der Spiegel im gesamten Gehirn höher als die Serumkonzentration, was folglich die Ähnlichkeit ungewiß erscheinen läßt. Aber die Erythrozytenmembran soll einige wichtige Eigenschaften mit der des Neurons gemeinsam haben, und während der 10 Jahre seit der Entdeckung dieser

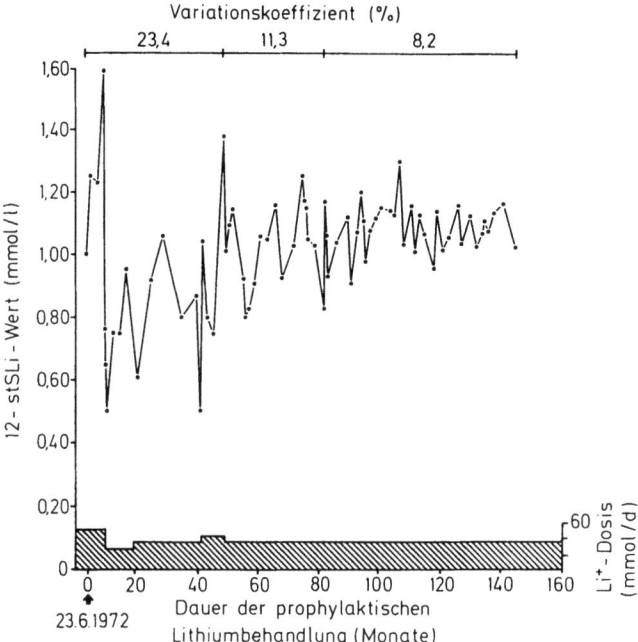

Abb. 4. Veränderungen des Kontrollwertes, „12h-stSLi", bei einem einzelnen Patienten, in Abhängigkeit von einfachen bzw. Retardtabletten und von der Gründlichkeit der Patienteninformation. Variationskoeffizient in Prozent nach Dosiseinstellung (36 mmol/Tag Lithium), berechnet aus den dargestellten 12h-stSLi-Werten. Variationskoeffizient 23,4 % = Periode I, Variationskoeffizient 11,3 % = Periode II, Variationskoeffizient 8,2 % = Periode III.
Männlicher Patient, geboren 1930, der an einer bipolaren manisch-depressiven (m-d) Psychose leidet. 1968–1972 ambulanter Patient, herkömmliche Behandlung mit Neuroleptika, Antidepressiva und Lithium. Keine besondere Berücksichtigung der Compliance. Juni 1972 Beginn einer prophylaktischen Langzeitbehandlung mit einfachen Lithiumkarbonattabletten. Keine zusätzliche Information des Patienten während der *Perioden I und II*. Bei Beginn der *Periode II* Umstellung von einfachen auf Retardtabletten (Litarex). Von Beginn an wurde während der *Periode III* mit Erfolg eine besonders gründliche Information des Patienten durchgeführt. 1968–1972 mehrere m-d Episoden mit zwei jeweils einen Monat dauernden stationären Aufenthalten 1968 und 1972 (Manie). Während *Periode I* mehrere m-d Rückfälle, die aber jetzt nur von mäßiger Intensität sind. Während der *Periode II* entsprechende, aber noch mildere Episoden. Während der *Periode III* nur noch ganz leichte und nicht störende Stimmungsschwankungen. Dieser Fall ist wohl ein repräsentatives Beispiel für die positive Korrelation zwischen dem Grad der Compliance und dem Grad der Wirksamkeit einer prophylaktischen Langzeitbehandlung mit Lithium (Connelly et al. 1982). Deutlich wird auch, daß ein einzelner, leicht abweichender 12h-stSLi-Wert keine Dosisänderung provozieren sollte; eine solche sollte erst nach mehreren Kontrollwerten stattfinden. Nur eine deutlichere Abweichung eines einzelnen 12h-stSLi-Wertes erfordert mehr als eine alsbaldige Kontrolle des Untersuchungswertes

Eigenschaften hat sich ein großes Forschungsinteresse auf die leicht verfügbaren Erythrozyten gerichtet.

Der Brauchbarkeit der Konzentration in Erythrozyten oder des sogenannten Erythrozyten-Plasma-Quotienten steht aber die verhältnismäßig geringe interindividuelle Vergleichbarkeit von beiden Parametern im Wege, wie auch eine unzureichende

Bestimmung der intraindividuellen Reproduzierbarkeit. Dieser Quotient könnte theoretisch ein nützliches Maß sein, um eine *Noncompliance* auszuschließen: Wenn ein Patient seine Lithiumdosis für einige Zeit bewußt ausgelassen hat, und wenn dieser Patient hinreichend über die Lithiumbehandlung informiert wurde, dann kann er durchaus in der Lage sein, einen pseudokorrekten 12h-stSLi-Wert zu produzieren, vor allem durch Einnahme einer entsprechend großen Dosis zu einem passenden Zeitpunkt kurz vor der Blutabnahme. Der Quotient dieses Patienten müßte aufgrund der Zeitverschiebung der Erythrozytenkurve im Prinzip abnorm klein sein; umgekehrt würde der Quotient abnorm groß sein, wenn ein Patient kurz zuvor eine latente *Intoxikation* entwickelt hat, und das Blut zu einem Zeitpunkt abgenommen wurde, als die Serumlithiumkurve wieder auf einen Wert innerhalb des therapeutischen Bereiches gefallen war. Um die Validität dieser beiden Prüfmethoden bewerten zu können, müßten die beiden kritischen Grenzwerte des Erythrozytenquotienten bestimmt worden sein: Dieses Kriterium ist aber bisher noch nicht erfüllt. Weder die Häufigkeit von positiven Resultaten bei Noncompliancepatienten (d. h. die Spezifität der Untersuchungsmethode), noch die von negativen Resultaten bei Compliancepatienten (d. h. die Sensitivität der Methode) wurden bei einem kleinen Wert des Quotienten bisher untersucht. Das gleiche gilt für den erhöhten Wert des Quotienten im Falle einer kurz zuvor aufgetretenen, latenten Intoxikation. Eine weitere Voraussetzung für die Brauchbarkeit des Erythrozyten-Plasma-Quotienten ist, daß im voraus der normale Wert des Quotienten eines einzelnen Patienten bestimmt worden ist.

Zwei Methoden, eine sog. direkte und eine indirekte Methode, sind im Gebrauch, um die Konzentration von Lithium in Erythrozyten zu bestimmen.

Bei der direkten Methode werden Erythrozyten durch entsprechende Zentrifugierung (z. B. 1600 g für eine Stunde) isoliert und die Lithiumkonzentration dann in einer Probe von gründlich gewaschenen und hämolysierten Erythrozyten bestimmt. Diese Methode ist vergleichsweise zeitaufwendig, da die Erythrozyten vor Hämolyse und Lithiumbestimmung wiederholt mit einer kalten, passend zusammengesetzten Elektrolytlösung gewaschen werden müssen, um Verunreinigungen durch verbleibendes Plasma zu vermeiden.

Bei der weniger aufwendigen indirekten Methode wird eine Probe von stabilisiertem Vollblut benutzt und darin das prozentuale Erythrozytenvolumen mit einer Mikrohämatokritzentrifuge bestimmt. Die Lithiumkonzentration wird zweifach, d. h. getrennt im hämolysierten Vollblut sowie im Plasma bestimmt. Die Lithiumkonzentration in Erythrozyten wird dann mit der folgenden Formel errechnet:

$$\text{Ery}_{Li} = \frac{VB_{Li} - Pl_{Li} \cdot (1 - Hkt)}{Hkt},$$

dabei bedeuten

Ery_{Li} = Lithiumkonzentration in Erythrozyten,
VB_{Li} = Lithiumkonzentration im Vollblut,
Pl_{Li} = Lithiumkonzentration im Plasma
Hkt = Hämatokrit (in Volumenprozent).

Der Quotient (%) wird berechnet wie folgt:

$$\frac{Ery_{Li}}{Pl_{Li}} \cdot 100.$$

Praktisch gesehen führen die beiden Methoden zu gleichen Ergebnissen, so daß zweifellos die indirekte Methode zu empfehlen ist.

Die *Lithiumkonzentration im Urin* ist abhängig von der Flüssigkeits- und der Lithiummenge, die während der Zeit der Urinsammlung von den Nieren ausgeschieden werden. Die Menge des ausgeschiedenen Lithium hängt andererseits von dem sich ändernden Lithiumserumspiegel ab. Die Lithiumkonzentration im Urin als solche ist daher meist ohne klinische Bedeutung. Unter normalen Umständen wird Lithium aber ausschließlich durch die Nieren ausgeschieden, d. h. die Bestimmung der 24-h-Ausscheidung durch eine Multiplikation des Urinvolumens pro 24 h mit der Lithiumkonzentration kann in mindestens zwei Zusammenhängen brauchbar sein:

a) Unter Steady-state-Bedingungen entspricht die 24-h-Ausscheidung annähernd der täglichen Lithiumdosis; dies kann ausgenutzt werden, um eine *Compliance* bzw. Noncompliance bei der Dosiseinnahme aufzudecken.

b) Die mittlere renale *Lithiumclearance* über 24 h kann errechnet werden, indem man die Lithiumausscheidung pro 24 h durch eine Lithiumserumkonzentration dividiert, die repräsentativ ist für die jeweilige 24-h-Periode, in welcher der Urin gesammelt wurde:

$$\text{mittlere renale Lithiumclearance}/24\,h = \frac{U_v \cdot U_{Li}}{S_{Li,\,repr.}},$$

dabei bedeuten

U_v = 24-h-Urinvolumen,
U_{Li} = Lithiumkonzentration in U_v,
$S_{Li,\,repr.}$ = die für die Sammelperiode repräsentative Lithiumserumkonzentration:

$$S_{Li,\,repr.} = \frac{S_{Li,\,1} - S_{Li,\,2}}{2,3 \cdot \log(S_{Li,\,1}/S_{Li,\,2})}.$$

Dabei bedeuten

$S_{Li,\,1}$ = Lithiumkonzentration im Serum in einer Blutprobe die exakt bei Beginn
$S_{Li,\,2}$ = Lithiumkonzentration im Serum in einer Blutprobe, die exakt am Ende der Urinsammlung abgenommen wurde.

Es sollte festgehalten werden, daß eine Voraussetzung der zweiten Formel eine logarithmische Abnahmerate ist, d.h. daß der Patient den „Endpunkt der Verteilung" erreicht hat. Mit anderen Worten, der Patient muß vor dem Beginn der Urinsammlung bereits in der Ausscheidungsphase sein (s. S. 407). Bei einem Test mit nur einmaliger Dosis werden sich daraus Probleme mit der Präzision ergeben: Bei einigen Patienten kann der $S_{Li,\,2}$ unter 0,26 mmol/l liegen (s. S. 412); um das zu vermeiden, wäre es dann aber notwendig, eine zumutbar hohe Dosis zu verabreichen, vor allem wenn ein Retardpräparat oder ein Präparat mit nicht kontrollierten Freisetzungseigenschaften verwendet wird (s. S. 400, 406–408 u. 411).

Bei diesen beiden Auswertungen der Lithiumkonzentration im Urin müssen zwei Vorbehalte in Betracht gezogen werden. Zuerst: Eine exakte Urinsammlung ist eine schwierige Angelegenheit. Internisten mißtrauen einzelnen Urinsammlungen; um eine annehmbare Vorstellung von dem Volumen zu gewinnen, ist es unabdingbar, den Mittelwert aus mindestens zwei unabhängigen Sammelperioden zu bilden (Docktor 1983). Zweitens: Die Existenz eines zumindest interindividuell unterschiedlichen Tag-Nacht-Verhältnisses der renalen Clearance muß beachtet werden (Lauritsen et al. 1981). Eine Sammelperiode, die kürzer als 24 Stunden ist, wird meist tagsüber stattfinden und in einer falschen und deutlich zu hohen Lithiumclearance resultieren (vgl. Baastrup 1971).

Die Lithiumausscheidung kann praktisch als ausschließlich renal angesehen werden; das bedeutet, daß sie eine lineare und enge Korrelation zu der benötigten Dosis hat. Aufgrund dieser Tatsache ist empfohlen worden, die aus einer Vorbestimmung mit einer einzigen Dosis erhaltenen Informationen für eine Bestimmung der individuellen Lithiumerhaltungsdosis zu verwerten, die mit dem unter Steady-state-Bedingungen ermittelten 12h-stSLi-Wert korreliert. Obwohl diese verschiedenen Methoden im Prinzip hervorragend sind, können sie bisher noch nicht empfohlen werden, weil die gegenwärtig verfügbaren Lithiumpräparate sich bezüglich ihres Lithiumgehalts, Lösungsverhaltens und der Bioverfügbarkeit doch so stark unterscheiden können, daß die Auswertung einer Vortestung mit einer einzelnen Dosis sich als unsicher erwiesen hat; damit ist die unerläßlich hohe Validität des Ergebnisses einer solchen einmaligen Dosisverabreichung aufgehoben (Amdisen 1975b; Tyrer u. Shaw 1983).

Ein sicheres Vorgehen für die anfängliche Einstellung der benötigten Erhaltungsdosis besteht darin, daß zahlreiche Kontrollen während einem stufenweisen Anstieg der Dosis durchgeführt werden; dabei ist vor jeder neuen Stufe der unter Steady-state-Bedingungen ermittelte 12h-stSLi-Wert zu kontrollieren. Nach der Einstellung der Erhaltungsdosis sollte über ein bis zwei Monate wöchentlich der 12h-stSLi-Wert kontrolliert werden (Amdisen 1980).

Auch eine regelmäßige Bestimmung der renalen Clearance ist für die klinische Kontrolle der Nierenfunktion im Rahmen einer Lithiumlangzeitbehandlung empfohlen worden. Die Lithiumclearance ist in der Regel eng korreliert mit der Kreatininclearance und mit anderen möglichen Parametern für die glomeruläre Filtrationsrate (Docktor 1983); solche herkömmlichen und leicht verfügbaren Routinemessungen werden im allgemeinen genügen, vor allem, wenn sie ergänzt werden durch spezifische Kontrollen der Lithiumkinetik, indem von Zeit zu Zeit die Konsistenz des Verhältnisses von Lithiumserumspiegel zur gleichzeitig verabreichten Dosis kontrolliert wird (Müller-Oerlinghausen 1981; vgl. Kap. 6).

Kürzlich wurde die Aufmerksamkeit auf die während des Tages zu bestimmende, ungefähre 7-h-Lithiumclearance gelenkt, um die Wasser- und Natriumrückresorption jeweils im proximalen und im distalen Tubulus getrennt, aber zum gleichen Zeitpunkt bestimmen zu können (Thomsen 1984).

Die *Lithiumkonzentration im Liquor* beträgt im Mittel ungefähr 40% von der entsprechenden Lithiumkonzentration im Serum. Der Verlauf der Konzentration im Liquor wurde im Rahmen der Notfallbehandlung von Lithiumintoxikationen bestimmt und diente als indirekter Nachweis für die Wirksamkeit der Dialysebehandlung auf das ZNS (Hansen u. Amdisen 1978).

Praxis der Lithiumbestimmung:

Klinische und pharmakokinetische Hintergründe für den klinischen Chemiker

Die Interpretation des Lithiumserumspiegels ist mit Problemen verbunden, von denen bis heute viele zum größten Teil übersehen wurden, weil zu wenig auf die Komplexität der entscheidenden 24-h-Pharmakokinetik des Lithium und ihren bisher nur ansatzweise beschriebenen Zusammenhang mit der pharmakodynamischen Wirkung geachtet worden ist.

Der Zeitverlauf der Lithiumkonzentration im menschlichen Serum kann ungefähr folgendermaßen beschrieben werden:

Unmittelbar nach der Einnahme z. B. einer Dosis eines Lithiumpräparates mit kontrollierter und schneller Substanzfreisetzung steigt die Kurve innerhalb von etwa einer halben bis zwei Stunden steil an (in etwa vier Stunden bei Anwendung eines Retardpräparates) (s. Abb. 1), bis sie einen Konzentrationsgipfel erreicht – *die Resorptionsphase*. Darauf folgt ein steiler Konzentrationsabfall – *die Alphaphase*. Nachdem der „Endpunkt der Verteilung" erreicht ist, fällt die Konzentration etwas langsamer weiter ab, wobei die prozentuale Veränderung der biologischen Halbwertzeit entspricht – *der Betaphase* (vgl. Kap. 2.8).

Die *Resorptionsphase* stellt als Ganzes das Ergebnis von Lithiumresorption im Gastrointestinaltrakt, Ein- und Ausstrom in verschiedenen physiologischen Kompartimenten des Körpers und renalem Lithiumverlust aus dem Blut dar.

Die Abnahmerate in der *Alphaphase* wird vorherrschend bestimmt durch die Verbindung von Verteilung und renaler Ausscheidung. Während die unvermeidliche, gegenläufige Wirkung einer verbleibenden Resorption bei Verwendung konventioneller Tabletten eine untergeordnete Rolle spielt, kann sie von entscheidender Bedeutung sein bei Verwendung von Retardpräparaten (s. Abb. 1) sowie von Präparaten mit nicht vorhersehbar langsamer Substanzfreisetzung.

Wenn der jeweilige Patient vor der nächsten Dosiseinnahme überhaupt den Endpunkt der Verteilung erreicht, dann folgt die Betaphase, in welcher die Lithiumkonzentration gleichförmig, jeweils um den etwa gleichen prozentuellen Anteil pro Stunde abnimmt (s. S. 405); diese Phase ist abhängig von den bidirektionalen Verteilungsvorgängen sowie der renalen Ausscheidung und ist charakterisiert durch eine mittlere Abnahmerate von etwa 24 Stunden als Halbwertszeit, allerdings mit einer großen Variationsbreite, nämlich 14–40 Stunden (Nielsen-Kudsk u. Amdisen 1979; Amdisen 1980).

Zum Zeitpunkt der nächsten Lithiumeinnahme ist die Konzentration auf einen Minimalwert abgefallen (s. Abb. 1 u. 2), der daher im letzten Bereich der Alphaphase oder im frühen Teil der Betaphase liegt.

Es sollte beachtet werden, daß für die häufige Praxis einer einmal täglich erfolgenden Lithiumgabe vor allem die Pharmakokinetik der abgegrenzten 24-h-Periode von besonderem Interesse ist (s. Abb. 1).

Seit Talbotts Bericht (1950) hat ein willkürlicher Einzelpunkt der Lithiumserumkonzentrationskurve immer wieder den unverdienten Ruf als Prädiktor vor allem für eine Intoxikation genossen; dies folgt logisch aus der groben Unterbewertung der üblicherweise weitreichenden Veränderungen, denen die Kinetik des Lithiumserumspiegels in einem begrenzten 24-h-Abschnitt unterliegt. Gerade die Lithiumserumkonzentrationen von Blutproben, die morgens 12 Stunden nach der letzten Dosis abgenommen wurden, d. h. der zur Zeit gebräuchlichste Kontrollwert in der Therapieüberwachung, sind empfindlich gegenüber einer Vielzahl von Einflußgrößen (Amdisen 1983). Von den nicht kontrollierbaren *biologischen* Variablen kann man nennen: die physiologische Resorptionsrate im Gastrointestinaltrakt, die Größe der zentralen und peripheren Kompartimente und die Größe des renalen Lithiumverlustes. Unter den *„technischen"* Variablen, die im Prinzip kontrollierbar sind, sind zu nennen: die Behandlungscompliance, die Zahl der Tabletten, Kapseln etc. und deren Gehalt, die Freisetzungseigenschaften des Präparates (Abb. 1, 2), die Wechselwirkung von Medikament und Nahrungsmittel mit der gastrointestinalen Resorption und der renalen Exkretion, die Durchführung der medikamentösen Behandlung (Abb. 1, 2), der Zeitpunkt der täglichen Dosiseinnahme und die Beachtung des 12-h-Intervalls (etwa 12 Stunden nach der letzten Abenddosis ergeben sich interindividuelle Unterschiede in der morgendlichen Abnahmerate des Lithiumserumspiegels von mindestens 10 % bis zu 1,5 %/Stunde) (Amdisen 1975 b) (Abb. 5). Bei einer großen Gruppe von Patienten, die während des Tages vergleichbare Lithiumserumspiegel haben, zeigt auch der in jeder Beziehung korrekt bestimmte 12-h-Morgenwert einen großen 95 % Vertrauensbereich; diese Variationsbreite ist so groß, daß sie die Hälfte des „klassischen" therapeutischen Bereiches (0,30–1,30 mmol/l) umfaßt (s. Abb. 5) und vollständig den reduzierten Bereich von 0,30–0,90 mmol/l, den Prien (1983) kürzlich vorgeschlagen hat.

Eine Konsequenz daraus ist, daß von einem 12h-stSLi-Wert, der innerhalb des therapeutischen Bereiches gehalten wird, kaum erwartet werden kann, daß er eine enge Korrelation zur Wirkung von Lithium aufzeigt oder in irgendeiner Weise als Prädiktor dienen kann, wenn Daten betroffen sind, die sich auf Patientengruppen beziehen. Diese Schlußfolgerung gilt allerdings nicht für den Fall der Lithiumintoxikation: Dieser Zustand ist so schwerwiegend, daß auch ein grober, das Risiko eher überschätzender Prädiktor Gültigkeit hat (Amdisen 1977).

Wenn man die üblicherweise lange Verzögerungsperiode berücksichtigt, die vor dem Sichtbarwerden einer therapeutischen Wirkung und vor dem Auftreten von Nebenwirkungen wie Polyurie und Beeinträchtigung der renalen Konzentrationsfähigkeit liegt, dann ist es sinnvoll, die *mittlere Konzentration in einem abgegrenzten Zeitraum von 24 Stunden* als entscheidenden interindividuellen Prädiktor für die erwünschte Wirkung wie auch für schwere Nebenwirkungen anzusehen.

Es scheint daher, daß bei der Verwendung des 12h-stSLi-Wertes als universell gültigem Prädiktor Vorsicht geboten ist – auch wenn die Bedeutung der 24-h-Pharmakokinetik berücksichtigt wird. In diesem Falle *sollte er nur zusätzlich zur klinischen Beobachtung als grobes Mittel benutzt werden, um zu niedrige und zu hohe Dosen zu vermeiden.* Wenn der Wert unter 0,30 mmol/l liegt, dann kann eigentlich bei keinem Patienten ein therapeutischer Effekt erwartet werden; bei empfindlichen Patienten muß ein Wert über 1,40 mmol/l stets als Warnsignal einer drohenden Intoxikation angesehen werden (Hansen u. Amdisen 1978; Amdisen 1983).

In diesem Falle muß das Laborergebnis umgehend dem (den) für die Behandlung Verantwortlichen mitgeteilt werden, damit eine zusätzliche Untersuchung des aktuellen Zustandes des Patienten begonnen und jede weitere Entwicklung des sich selbst verstärkenden akuten Nierenversagens und der Intoxikation umgangen werden können.

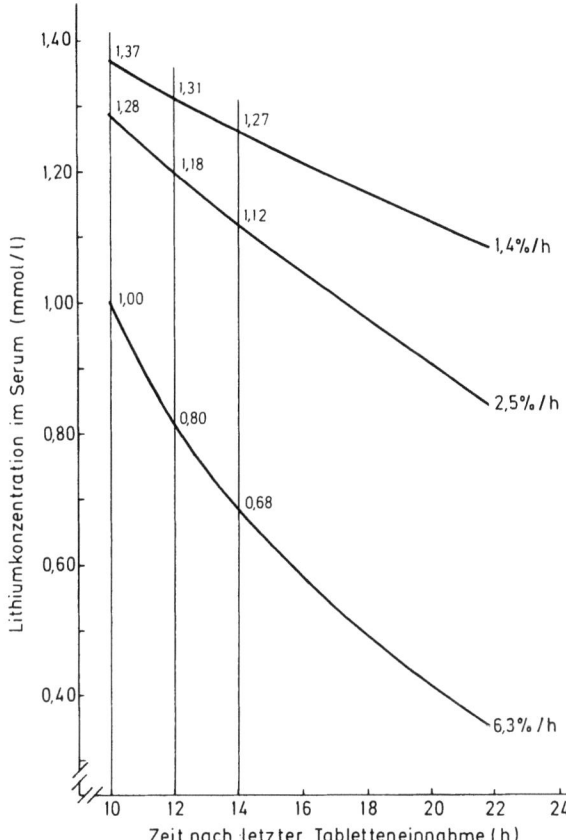

Abb. 5. Zunehmende interindividuelle Streuung des Serumlithiumkontrollwertes bei zunehmendem zeitlichen Abstand von der letzten Lithiumdosis. Simulierte Kurve von drei Patienten mit unterschiedlichen Abnahmeraten an einem Tag ohne Lithiumbehandlung; zuvor gleicher 24-h-Mittelwert und zweimalige Dosis pro Tag. Die Abnahmeraten wurden ausgewählt unter Berücksichtigung der linksschiefen Verteilung der entsprechenden Abnahmeraten von 224 Personen; Bereich von links nach rechts: 1,4–10,0%/h (Amdisen 1975a)

Trotz der begreiflicherweise damit verbundenen Schwierigkeiten könnte es die Mühe lohnen, pharmakodynamisch relevantere Einzelpunktkontrolltests zu finden und dann in Zukunft zu benutzen. Von einem biologischen Standpunkt aus ist der 12h-stSLi-Wert lediglich ein willkürlicher, aber eben auch ein bequemer Meßwert; um einen besseren allgemeingültigen Maßstab für die Dosiseinstellung und für die meisten klinischen Voraussagen zu erhalten, müßte er ergänzt werden, z. B. durch seltener bestimmte Konzentrationsmittelwerte.

Eine Methode, dieses Ziel zu erreichen, könnte darin bestehen, daß man die Patienten ihre tägliche Dosis in der Form kleiner Mengen eines Retardpräparates mit kontrollierten Freisetzungseigenschaften nehmen läßt, wobei während der letzten zwei Tage vor der klinischen Laborkontrolle kurze, gleich lange Zwischenräume (max. 4 Stunden) gelassen werden. Die Blutabnahme sollte dann an einem festgelegten Zeitpunkt nur ein bis zwei Stunden nach der Einnahme der letzten kleinen Dosis des Retardpräparates erfolgen (s. Abb. 2, Kurve ●—●).

Es sollte ausdrücklich betont werden, daß es sowohl theoretisch wie praktisch selbstverständlich falsch ist, den mittleren Lithiumserumspiegel eines einzelnen Patienten zu errechnen, indem man seinen speziellen 12h-stSLi-Wert mit einem Faktor multipliziert, den man aus dem Mittelwert von zahlreichen Patienten abgeleitet hat (Lauritsen et al. 1981).

Außerhalb der Kontrolle des 12h-stSLi-Wertes können die meisten Patienten den bequemeren Weg einer einmaligen Dosis pro Tag nehmen, um an jedem Behandlungstag so lange wie möglich eine möglichst niedrige Konzentration zu haben (s. Abb. 2, Kurve x—x); hypothetisch könnte dies den Nieren eine größere Chance zu Erholungsphasen geben (Abb. 6). Die Minimalkonzentration unmittelbar vor der Einnahme einer seltener verabreichten Einzeldosis könnte sich als brauchbar erweisen, um speziell die Lithium-bedingten Nierenschäden zu beurteilen (Wallin et al. 1982).

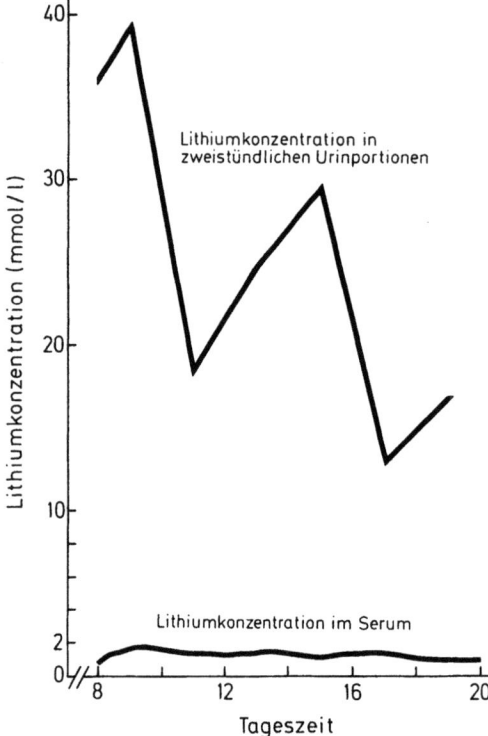

Abb. 6. Eine Illustration der im Verhältnis zur Lithiumkonzentration im Serum zeitweise extrem hohen Lithiumkonzentration in den distalen Teilen der Tubuli recti der Nephronen (entspricht der Konzentration im Urin). Lithiumdosis: einfache Lithiumkarbonattabletten (24 mmol 2mal pro Tag). Der Patient war etwas polyurisch: Urinausscheidung pro Tag etwa 2,5 l, mittlere Lithiumkonzentration im Urin etwa 19,5 mmol/l. Die beiden Kurven zeigen auch die meist nicht voraussagbaren Abweichungen der Urinkurve von der verhältnismäßig eben verlaufenden Kurve der Lithiumkonzentration im Serum. Ungefähre Urinausscheidung in sechs aufeinanderfolgenden Bestimmungen des 2-h-Urins: 132, 315, 160, 152, 267 und 170 ml

Der genau definierte Kontrollwert, der „12h-stSLi-Wert" [Definition durch: *Zeitintervall nach der letzten Lithiumdosis (12 Stunden), Tageszeit (morgens), Vorliegen von Gleichgewichtsbedingungen, mehrfach pro Tag erfolgende Dosiseinnahme*] wurde vor etwa 15 Jahren gewählt, um zumindest eine gewisse Validität allgemeiner Aussagen im Rahmen eines einfachen Routinekontrolltests sicherzustellen (Amdisen 1980). Zur Vermeidung der deutlicheren Einflüsse des unterschiedlichen Lösungsverhaltens der Tabletten und der gastrointestinalen Resorption auf den Lithiumspiegel im Serum, die man bei kürzeren Intervallen findet, wurde der genannte Zeitpunkt als das kürzest mögliche Intervall gewählt. Auf der anderen Seite ist das 12-h-Intervall das längste, das noch akzeptiert werden kann, um die unvermeidlich extrem großen *inter*individuellen Unterschiede minimal zu halten; diese Unterschiede vergrößern sich bei zunehmenden, 12 Stunden überschreitenden Zeitintervallen. Dies ist speziell von Bedeutung bei der relativ großen Zahl von Patienten mit schnellerem Abfall des Lithiumserumspiegels (s. Abb. 5). Von großer Bedeutung für die Wahl des 12-h-Intervalles war auch die Rücksichtnahme auf die alltäglichen Bedürfnisse der Patienten.

Wird der 12h-stSLi-Wert *intra*individuell als Kontrollvariable verwendet, so kann er im Hinblick auf erwünschte wie auch auf unerwünschte pharmakodynamische Wirkungen jedenfalls als reliabel (s. Abb. 3) (Amdisen 1980) und brauchbar angesehen werden. Unter bestimmten Bedingungen ist er besonders wertvoll: Während der Anfangsphase einer Lithiumbehandlung wird er mit Hilfe zahlreicher Kontrollen zur Anpassung der individuellen Dosis genutzt, und im Rahmen einer Langzeitbehandlung dient er – bei alle zwei bis vier Monate erfolgenden Kontrollen – zur Überwachung (Amdisen 1980; Schou 1983). Ein langsam, aber stetig ansteigender Wert zeigt eine interkurrente, aber stumm verlaufende Nierenstörung an, ein zu großer Variationskoeffizient weist auf Noncompliance hin. Der Grund für die Brauchbarkeit und in dieser Hinsicht auch Unverzichtbarkeit des 12h-stSLi-Wertes liegt darin, daß die den 24-h-Konzentrationsverlauf beeinflussenden *intra*individuellen biologischen Veränderungen vor allem des renalen Exkretions- und Verteilungsvolumens im Gegensatz zu den *inter*individuellen Veränderungen vernachlässigt werden können. Darüberhinaus ist eine anfänglich höhere Frequenz von intraindividuellen Kontrolluntersuchungen oft entscheidend, um bei Beginn der Behandlung auftretende Intoxikationen zu verhüten.

Es ist bemerkenswert, daß der „Rauscheffekt" von unterschiedlichem Gehalt, Lösungsverhalten und Bioverfügbarkeit der letzten Dosis auf die Präzision des 12h-stSLi-Wertes mit der Größe der letzten Dosis anwächst und daher – bei Gleichbleiben anderer Faktoren – am ausgeprägtesten ist bei einmaliger Dosis pro Tag (Amdisen 1975b).

Im Zusammenhang mit dem Gebrauch eines auf Einzelmessung beruhenden Kontrollverfahrens sollte ausdrücklich vermerkt werden, daß der wichtigste Ungenauigkeitsfaktor zweifellos die Noncompliance ist; dieser Faktor kann nur durch intensive und extensive Information der Patienten unter Kontrolle gebracht werden, so daß jede(r) Patient(in) zum Supervisor seiner (ihrer) eigenen Behandlung wird (Linden 1979). Die durch die Präparateeigenschaften bedingten, unterschiedlichen Einflüsse können kontrolliert werden, indem man ein Lithiumpräparat verwendet, bei dem Gehalt, Lösungsverhalten und Bioverfügbarkeit gesichert sind (s. Abb. 4) (Caldwell et al. 1981).

Schwarcz u. Silbergeld (1982) empfahlen, zum Ausschluß einer Noncompliance Stichproben durchzuführen, bei denen zwei Stunden nach der Einnahme der vorausgesetzten morgendlichen Dosis eine Blutprobe abgenommen wird. Man sollte davon ausgehen, daß der Lithiumserumspiegel an diesem Zeitpunkt (zwei Stunden) bei in der Resorptionsphase meist steil ansteigender Konzentration (Amdisen 1980) deutlich höher ist als irgendein 12h-stSLi-Wert; ist dies nicht der Fall, so kann man vermuten, daß es sich um einen noncomplianten Patienten handelt. Diese Annahme trifft allerdings nicht zu, wenn das Lithiumpräparat keine verbürgten und kontrollierten Freisetzungseigenschaften hat (Amdisen 1980): Bei Verwendung herkömmlicher Tabletten kann deren initiale Freisetzung so schnell erfolgen wie in einer Lösung, aber gelegentlich – und nicht voraussagbar – kann die Substanzfreisetzung auch so verzögert sein, daß sie zu einem Stichprobenwert führt, der dem erwarteten 12h-stSLi-Wert gleich ist oder eben auch niedriger als dieser (s. Abb. 3, Kurve ●—●).

Technische Voraussetzungen für den klinischen Chemiker

Wie bereits erwähnt, liegt der therapeutisch notwendige Lithiumserumspiegel meist in einem Bereich, der dem toxischen notwendigerweise nahe ist; d. h. wenn die Zuverlässigkeit des 12h-stSLi-Wertes versagt, dann kann seine Verwendung als Kontrollverfahren für die medikamentöse Behandlung eher gefährlich als nützlich sein. Es ist daher zu fordern, daß die verschiedenen Einflußgrößen wirklich so effektiv kontrolliert werden können, daß die ganze intraindividuelle klinische Variationsbreite des

Kontrollverfahrens auf einen Variationskoeffizienten von 7–8% reduziert wird (Abb. 3, Kurve o—o u. Abb. 4). In dieser Situation dürfte es eigentlich unvernünftig erscheinen, wenn ein Meßergebnis bis auf zwei Dezimalstellen gefordert wird, d.h. eine Laborgenauigkeit, die einem Variationskoeffizienten von 1–3% entspricht. Es sollte aber berücksichtigt werden, daß diese Forderung berechtigt ist aufgrund der entscheidenden Bedeutung, die der Möglichkeit zukommt, bei einem einzelnen Patienten den aktuellen 12h-stSLi-Wert mit dem von der Dosis abhängigen Mittelwert zu vergleichen, der sich aus der Vielzahl der vorausgegangenen Kontrollen ergibt. Ein in einer genügenden Zahl von 12h-stSLi-Werten über einen hinreichend langen Zeitraum erhaltener Variationskoeffizient von nahezu 20% kann auf Noncompliance hinweisen und damit auf die Notwendigkeit weiterer mündlicher Aufklärung des Patienten (Leppik et al. 1978).

Auch für die engmaschige Überwachung eines Patienten während der Behandlung einer Lithiumintoxikation sind zwei Dezimalstellen dringend zu fordern (Hansen u. Amdisen 1978). In dieser Situation können die intraindividuellen Schwankungen vernachlässigt werden; die Reliabilität der aufeinanderfolgenden Messungen ist daher nahezu vollständig von der Präzision der Labormeßmethode abhängig.

Glasartikel, die Lithium abgeben können, sollten nicht benutzt werden.

Bei Plasma- und Vollblutproben sollte selbstverständlich kein Lithiumheparin zur Gerinnungshemmung verwendet werden.

Um unbeabsichtigte, durch einen Elektrolytaustausch zwischen den Erythrozyten und der Umgebung entstehende Veränderungen in der Zusammensetzung des Serums zu vermeiden, sollte die Blutprobe sinnvollerweise so schnell wie möglich, spätestens eine Stunde nach der Blutabnahme durch Zentrifugieren getrennt werden. Eine hämolytische Blutprobe sollte nicht analysiert werden.

Speziell mit der praktischen Durchführung einer Lithiumbehandlung sind zwei grundlegende Forderungen verbunden. Einerseits muß die Bestimmungsmethode so präzise und genau wie möglich, andererseits auch leicht verfügbar sein, zuerst und vor allem wegen des Bedarfs an schnellen Meßergebnissen im Falle einer vermuteten Intoxikation, weiterhin auch wegen der zahlreichen schnellen Resultate, die in den ersten Tagen nach dem Beginn einer Maniebehandlung gebraucht werden. Vor allem aber gilt dies während der Überwachung und Behandlung einer Intoxikation (Hansen u. Amdisen 1978). Darüber hinaus sollte die Meßmethode so präzise sein, daß eine akzeptable Genauigkeit in der *intra*individuellen Behandlungskontrolle erreicht wird. Heutzutage kann zurecht von einer Labormethode eine Präzision mit einem Variationskoeffizienten $\leq 1,5\%$ verlangt werden, wenn es sich bei dem jeweiligen Meßgerät um ein modernes und hochempfindliches Modell handelt und solange die Lithiumkonzentration über 0,25 mmol/l liegt. In der Tat ist dies die erste Voraussetzung dafür, daß die Bestimmungsmethode eine für alle klinischen Situationen ausreichende Zuverlässigkeit besitzt.

Die *Neutronenaktivierungsmethode* und die *Massenspektrometrie* sind beide sehr empfindliche und genaue, aber auch teure wissenschaftliche Methoden; da sie praktisch für den klinischen Gebrauch kaum verfügbar sind, erfüllt keine von ihnen das Kriterium, ein *leicht verfügbares* Meßverfahren zu sein.

Die *Messung mit ionenselektiven Elektroden* funktioniert nach demselben Prinzip wie die altbekannte pH-Glaselektrode und liefert befriedigende Ergebnisse bei reinen, wässrigen Lithiumlösungen; offenbar aber war es nicht möglich, die Wechselwirkungen der in der Grundsubstanz außerdem noch vorhandenen Bestandteile auszuschalten oder zu kompensieren, ohne die Genauigkeit der Methode zu verlieren. Dies ist bedauerlich, da sie im Prinzip genauso billig und bequem verfügbar ist wie die pH-Meßmethode, d.h. auch in geographisch abgelegensten Orten zur Verfügung steht (Dwarakanath u. Talekar 1978).

Eine weitere, möglicherweise leicht verfügbare Methode ist die *herkömmliche spektralphotometrische Methode,* die die abgegrenzte bathochrome Verschiebung mißt, welche Lithium in der spektralen Absorptionskurve von *Thoron* bewirkt, einer zusammengesetzten organischen Substanz (Trautman et al. 1983). Die Präzision einer solchen Methode kann allerdings ungenügend sein und ihre Genauigkeit, d.h. der Einfluß von weiteren Bestandteilen der Grundsubstanz ist für den unteren Bereich des 12h-stSLi-Wertes (Werte zwischen 0,10 und 0,60 mmol/l) noch nicht genügend untersucht worden.

Für die Bestimmung des Lithiumserumspiegels im Rahmen der Medikationsüberwachung bei herkömmlichen Lithiumtherapien ist die Methode der Wahl noch immer die Messung der intensivsten Spektrallinie von erhitzten Lithiumatomen. Drei Verfahren stehen hier zur Verfügung: *die Atomemissionsflammenphotometrie,* die die bei weitem am meisten verbreitete Methode ist; *die Atomabsorptionsflammenphotometrie,* die anspruchsvoller, teurer und weniger gebräuchlich ist, obwohl sie in der Lithiumbestimmung ähnlich zuverlässig ist (Fry 1981) und *die flammenlose Atomabsorptionsphotometrie,* die eine seltener verwendete und höher entwickelte Methode mit einer außerordentlich großen Empfindlichkeit ist und in der Mikroversion angewendet wird; diese Methode aber steht in klinisch-chemischen Labors selten zur Verfügung (Price 1979).

Kirchhoff u. Bunsen (1860) ahnten bereits die Möglichkeiten der Atomspektralanalyse in der Chemie. Aber ihre Leistung konnte in diesem Zusammenhang erst verwertet werden, als Lundegårdh um 1930 die Umwandlung der qualitativen in die quantitative Methode durch kontrollierbare Zufuhr einer flüssigen Probe in den Brenner, den „Atomisierer", entwickelt hatte, und als etwa 1950 kommerziell verfügbare Geräte herauskamen.

Das Grundprinzip dieser Verfahren besteht darin, daß der Lithiumgehalt einer Testsubstanz gegen Standardreferenzlösungen von Lithium gemessen wird, welche in Bezug auf Wechselwirkungen und Einflüsse der im Meßgerät enthaltenen Begleitsubstanzen den Grundbestandteilen der Testsubstanz angemessen angepaßt sind. Man nimmt eine längere oder kürzere, mindestens zwei Standardlösungen enthaltende Reihe von Referenzlösungen, wobei die Zahl dieser Standardlösungen davon abhängt, wieweit die Eichkurve des betreffenden Meßgerätes linearisiert werden kann.

Bis vor wenigen Jahren lag der Konzentrationsbereich von Lithium im Serum während einer Behandlung, ungefähr 0,80 mmol/l (Amdisen 1975a), für die vorhandenen Meßgeräte verhältnismäßig niedrig, und die Forderung nach sehr hoher Präzision brachte schwierige technische Probleme mit sich. Das Problem war, daß einerseits eine Verdünnung der Proben unverzichtbar war, wenn das Verstopfen an wichtigen Stellen in dem Meßgerät vermieden werden sollte, und daß andererseits die Lithiumkonzentration in der endgültigen Lösung hoch genug war, um eine präzise Messung zu ermöglichen. Praktisch gesehen sind die üblicherweise bei der Anwendung des Lithiumserumspiegels für die Therapiedurchführung auftretenden Probleme gelöst durch die Verwendung moderner, hochempfindlicher Meßgeräte. Aber nach wie vor erfordert auch das einfachste der verschiedenen Meßgeräte, daß im klinischen Labor einige der komplizierteren Verfahren durchgeführt werden. Diese Verfahren erfordern dringend eine persönliche Erfahrung der Labortechniker mit den Eigenschaften des jeweiligen Meßgerätes und einen leichten Zugang zu gelegentlich sehr dringend erforderten, speziellen technischen Sachkenntnissen. Diese Situation mag zum Teil dadurch erklärt werden, daß trotz des Erscheinens von Hunderten von Untersuchungen, Aufsätzen und Büchern Horncastles Bemerkung aus dem Jahre 1973 (S. 6) nach wie vor von Bedeutung ist: *"The theory of flames is complicated and is a judicious blend of inspiration, imagination, and perspiration. All that is really known, definitely, is that a signal emerges."*

Man sollte stets genau nach der Bedienungsanleitung des Herstellers vorgehen, in der meist ein spezieller Abschnitt über Lithium enthalten ist; sicherheitshalber aber sollte jedes einzelne Atomspektralphotometer bezüglich der unterschiedlichen Wechselwirkungen und Einflußgrößen als einzigartig angesehen werden. Ebenso sollte bedacht werden, daß sich diese Faktoren im Laufe der Zeit verändern könnten. Die speziellen Eigenschaften jedes Atomspektralphotometers sollten in dem jeweiligen Labor von Anfang seiner Anwendung für die Lithiumbestimmung an aufgezeichnet werden; er sollte während jeder einzelnen Meßperiode wiederholt geprüft und gereinigt werden, um einen Verlust von Genauigkeit und Präzision zu verhindern. Gesonderte Prüfungen sollten durchgeführt werden zur Vermeidung einer kurz- und langfristigen Funktionsabweichung, welche ein spezielles Risiko eines systematischen Fehlers enthält sowie den Verlust von Empfindlichkeit, Genauigkeit und Präzision bedeutet. Jedes Meßgerät mit hoher Empfindlichkeit kann ohne weiteres für Messungen mit Mikrovolumina verwendet werden. Für Leser, die an detaillierteren Informationen über Lithiummessungen im einzelnen interessiert sind, können die Übersichtsartikel von Fry (1981) und Maessen (1980) empfohlen werden. Weiterhin sind der hervorragende Übersichtsartikel über das Thema als Ganzes von Horncastle (1973) und das umfassende Buch von Price (1979) zu empfehlen.

Bei biologisch und innerhalb der Homöostase so genau kontrollierten Flüssigkeiten wie Serum, Plasma und Liquor bringt das Verfahren der Lithiumbestimmung keine unlösbaren technischen Probleme mit sich, vorausgesetzt, daß die für die Analyse als Standard verwendeten Referenzlösungen den entscheidenden Bestandteilen der Testsubstanz entsprechend angepaßt sind. Die Kehrseite der Medaille wird allerdings deutlich bei der Lithiumbestimmung im Urin und im Speichel, bei denen große und nicht voraussagbare Veränderungen von weiteren Bestandteilen der Grundsubstanz die Lithiummessung oft entscheidend beeinflussen, vor allem solche Bestandteile wie Natrium, Kalium, Kalzium und organische Substanzen, welche unter Umständen wechselnde Detergenzeigenschaften in der endgültigen Lösung haben (Maessen 1980; Fry 1981).

In diesem Zusammenhang sollte noch besonders angemerkt werden, daß viele klinische Labors mit modernen Emissionsflammenphotometern ausgerüstet sind, die im Prinzip nur für Routinemessungen von Natrium und Kalium im menschlichen Plasma oder Serum vorgesehen sind, und die eine stärkere Lithiumlösung als internen Standard gebrauchen; d.h. diese Geräte haben neben den beiden für Kalium und Natrium verwendeten Photosensoren einen weiteren Photosensor für die Lithiumspektrallinie bei 670,8 nm. Ein solches Meßgerät kann für Lithium benutzt werden, indem man den betreffenden Photosensor von Lithium auf Kalium umstellt und eine angemessene Kaliumkonzentration anstelle von Lithium als internen Standard verwendet. Dieses Verfahren sollte aber nur für Serum oder Plasma angewendet werden und keinesfalls für Urin, da die Kaliumkonzentration im Urin deutlich schwankt und die Kaliumbezugselektrode in unvorhersehbarer Weise beeinflussen wird, ein Einfluß, der nicht ausgeglichen werden kann.

Das heißt, daß die für die Lithiumbestimmung im Serum geeigneten, leichter zugänglichen Methoden mit billigeren Meßgeräten für die Bestimmung im Urin und im Speichel generell nicht in Frage kommen. Für diesen Zweck sind komplizierte und daher meist teurere und aufwendigere Verfahren erforderlich, z. B. Emissionsflammenphotometer mit hoher Empfindlichkeit, die mit Sicherheit keine die Messung beeinflussende Hintergrundemission bei 670,8 nm haben, oder Atomabsorptionsphotometer.

Anhang: Spezielle Analyseverfahren

Im folgenden geben wir einige Hinweise nicht nur für das in diesem Zusammenhang wichtigste Untersuchungsmaterial Serum (bzw. Plasma), sondern auch für die hier weniger wichtigen Materialien wie z. B. Liquor, Urin, Vollblut, Speichel, Leukozyten und Erythrozyten.

Das Analyseverfahren hängt ab von dem Typ des Untersuchungsmaterials, aber auch die Eigenschaften des Meßgerätes sind von maßgeblicher Bedeutung. Die Besonderheiten eines Meßgerätes sind oft nicht nur eine Frage des Typs oder des Alters; auch unberechenbare Launen des einzelnen Gerätes können entscheidend sein.

Am wichtigsten ist die Beachtung der folgenden Faktoren:

1. Die zahlreichen auf dem Markt befindlichen Typen von Atomspektralphotometern sind in den meisten Fällen bestimmt für Natrium- und Kaliumbestimmungen im klinisch-chemischen Labor. Es gibt billige Geräte, die in Bezug auf die Lithiumbestimmung von geringer Qualität und Empfindlichkeit sind; dann gibt es teurere, die – z. T. in Abhängigkeit vom Preis – jede im klinischen Bereich denkbare Fragestellung an eine Atomspektralanalyse von Lithium befriedigend lösen können.

2. Die Entwicklungen der letzten Jahre verliefen rasch und führten zu einer Qualitätsverbesserung von Instrumenten zur quantitativen Atomspektralanalyse. Aber nicht alle klinischen Labors konnten mit dieser Entwicklung Schritt halten und vielfach stehen nur altmodische Modelle zur Verfügung.

3. Genauigkeit und Präzision der Analyse sind Voraussetzungen für einen sicheren klinischen Gebrauch der Lithiumbestimmung; diese Forderungen können nur erfüllt werden, wenn die Qualität wie auch die Launen des jeweiligen Gerätes aufmerksam beobachtet werden.

Obwohl das Analyseverfahren an sich einfach ist, kann es in der Praxis doch oft etwas kompliziert werden; die folgenden Richtlinien können daher nur als allgemeine Empfehlung angesehen werden, die meist noch zusätzlicher, für das einzelne Gerät spezifischer Detailinformationen bedürfen.

Meßverfahren

Es ist zu empfehlen, daß die betreffenden Labors eine streng und gründlich kontrollierte *Lithiumstammlösung* zur Verfügung haben, z. B. 2,00 mol/l Lithiumchlorid. Eine solche Lösung ist bei sorgfältiger Lagerung über Jahre stabil:

2,00 mol/l Lithiumstammlösung
Reagentien: Lithiumcarbonat pro Analysis (p.a.)
1 N HCl-Lösung, p.a.
Deionisiertes Wasser von hoher Qualität oder doppelt destilliertes Wasser

Vorrangig sollte Lithiumcarbonat genommen werden, da es das am wenigsten hygroskope Lithiumsalz ist, auch wenn es unzubereitet noch einen Wassergehalt von etwa 5% hat.

Der Puder muß daher vor Anwendung bis zu einem stabilen Gewicht getrocknet werden. Es muß allerdings beachtet werden, daß auch die „p.a.-Qualität" normalerweise nur zu 99% Lithiumcarbonat enthält; dies ist bei der Herstellung der Stammlösung zu berücksichtigen.

Die gewünschte Menge Lithiumcarbonat und die entsprechende Menge 1 N HCl-Lösung werden mit der passenden Menge doppelt destillierten Wassers verdünnt.

Lithiumchloridarbeitslösung zur Herstellung von Referenzstandards

Soll ein Meßgerät darauf eingestellt werden, einen Lithiumkonzentrationsbereich im Untersuchungsmaterial von 0–2,00 mmol/l wiederzugeben, so werden nur die Referenzlösungen für den Nullpunkt und für 2,00 mmol/l (Referenzstandard Li2) benötigt, vorausgesetzt, die Eichkurve des Gerätes ist exakt linear. Ist die Eichkurve kurvilinear, so muß eine ausreichende Zahl von dazwischenliegenden Referenzstandards hergestellt werden.

Arbeitslösung Li2 zur Herstellung des Referenzstandards Li2:
100 µl der Lithiumchloridstammlösung (2,00 mol/l) werden in einem Meßkolben mit doppeldestilliertem Wasser auf 100,0 ml verdünnt.
(Arbeitslösungen anderer Konzentrationen können hergestellt werden, indem man 100 µl der *Stammlösung* in Meßkolben der entsprechenden Volumina verdünnt, z. B. 150,0, 200,0, 250,0 und 300,0 ml für schwächere Lösungen, und 75,0, 50,0 und 25,0 ml für stärkere Lösungen.)
Bei diesen schwachen Lösungen sollte sorgfältig beachtet werden, daß sie auch bei kühler Lagerung nur wenige Tage haltbar sind.

Es muß beachtet werden, daß die meisten Gerätetypen nach Zündung der Gasflamme eine Anheizperiode von mindestens 30 min brauchen.

Im folgenden wird die Verdünnung 1 + 9 verwendet als Beispiel für weniger empfindliche Geräte, die nur eine leicht verdünnte endgültige Lösung der Testsubstanz tolerieren. Man findet auch maximale Verdünnung von 1 + 2 oder auch 1 + 1.

Endgültige Verdünnungen von 1 + 25 bis 1 + 100 oder auch mehr sind charakteristisch für jene Meßgerätetypen, die im folgenden als hochempfindliche Geräte bezeichnet werden: Es sind entweder Emissions- oder Absorptionsgeräte. In der Regel, aber nicht immer, haben hoch empfindliche Emissionsgeräte keine Hintergrundemission; naturgemäß haben Atomabsorptionsgeräte praktisch keinerlei Hintergrundemission.

Emissionsmethoden

Serum/Plasma

Verfahren IA
Verfahren für ein Gerät, das für die Anpassung an die Grundsubstanz (matrix matching) bei den Referenzstandards Serum oder Plasma benötigt und eine Empfindlichkeit hat, die keine über 1 + 9 hinausgehende Verdünnung der Testsubstanz gestattet.

Referenzstandard für Verfahren IA. Für dieses Verfahren braucht man „lithiumfreies", menschliches Serum (oder Plasma) mit einer Lithiumkonzentration, die mit Sicherheit nicht über dem physiologischen Lithiumgehalt des Organismus liegt; dabei muß die jeweilige geographische Region berücksichtigt werden.

Referenzstandard Li0:
1000 µl lithiumfreies Serum + 9,00 ml doppelt destilliertes Wasser
Referenzstandard Li2:
1000 µl lithiumfreies Serum + 1000 µl *Arbeitslösung Li2* + 8,00 ml doppelt destilliertes Wasser

Wenn zahlreiche Proben analysiert werden sollen, dann sollten die Referenzstandards in größerer Menge hergestellt werden, da während des Meßvorganges mehrfach die Justierung des Gerätes geprüft werden muß.

Mit den beiden obengenannten Referenzstandards stellt man das Gerät auf 0 bzw. auf den höchsten stabilen Ausschlag ein.

Wenn die Eichkurve des Gerätes kurvilinear verläuft, dann müssen Arbeitslösungen verschiedener Konzentrationen (s. oben) benutzt werden; diese Kurve ist aufzuzeichnen.

Testsubstanz:
1000 µl Testserum + 9,00 ml doppelt destilliertes Wasser

Man liest den Ausschlag am justierten Gerät ab und berechnet das Ergebnis oder liest es auf der Eichkurve ab.

Wenn eine Eichkurve erforderlich ist, so muß an jedem Arbeitstag eine neue Kurve vorbereitet werden.

Beachte: Je weniger eine Probe verdünnt ist, desto häufiger muß das Gerät gereinigt werden, und desto öfter muß während des Meßverfahrens die Justierung geprüft werden.

Verfahren IB,1
Verfahren für ein Gerät, das wässerige Standards toleriert, die für den Einfluß von Ionen korrigiert sind, mit Hilfe eines synthetischen Detergenz auch für den „Proteineinfluß", und die bei Serumproben nur eine maximale Verdünnung von 1 + 9 tolerieren.

Für die Anwendung dieser Verfahrensweise wird empfohlen, eine Stammlösung der Kationen zur Verfügung zu haben, die für die Korrektur der Grundsubstanz der Standardlösungen relevant sind:

Stammlösung zur Anpassung von Ionen- und Proteingehalt (matrix matching), *K 40, Na 1400, Ca 50, Detergenz:*
Reagentien: Kaliumchlorid, p.a.
Natriumchlorid, p.a.
Kalziumcarbonat, p.a.
1 N HCl-Lösung, p.a.
Ein entsprechendes Detergenz in passender Menge

Man stellt das gewünschte Volumen einer Lösung her, die Kalium 40 mmol/l, Natrium 1400 mmol/l, Kalzium 50 mmol/l und das Detergenz in angemessener Konzentration enthält. Bevor man die entsprechende Menge von doppelt destilliertem Wasser zugibt, fügt man 1 N HCl in einem Volumen hinzu, das der Menge von Kalziumcarbonat äquivalent ist.

Die Lösung ist stabil, wenn sie kühl aufbewahrt wird.

Diese *Stammlösung zur Anpassung von Ionen- und Proteingehalt* ist auch empfehlenswert für Laboratorien, die mit empfindlichen Meßgeräten ausgestattet sind, welche eine stärkere Verdünnung der Testsubstanz gestatten; die Referenzstandards müssen entsprechend angepaßt werden.

Arbeitslösung zur Anpassung von Ionen- und Proteingehalt von Standardlösungen:
1000 µl der *Stammlösung zur Anpassung von Ionen- und Proteingehalt* + 9,00 ml doppelt destilliertes Wasser
Die Lösung ist nur wenige Tage stabil.

Referenzstandards für Verfahren IB,1
  Referenzstandard Li0:
  1000 µl der *Arbeitslösung zur Anpassung von Ionen- und Proteingehalt* + 9,00 ml doppelt destilliertes Wasser
  Referenzstandard Li2:
  1000 ml der *Arbeitslösung zur Anpassung von Ionen- und Proteingehalt* + 1000 µl der *Arbeitslösung Li2* + 8,00 ml doppelt destilliertes Wasser

  Bezüglich Volumina und Zahl der Referenzstandards s. Anmerkungen zu Verfahren IA.

  Testsubstanz:
  1000 µl des Testserums + 9,00 ml doppelt destilliertes Wasser

  Weiter wie im Verfahren IA.

Verfahren IB,2; Verfahren IB,3; Verfahren IB,4
Es gibt Geräte, die den im Verfahren IB,1 erwähnten ähneln und die eine nur minimale Empfindlichkeit für Kalzium in normaler Serumkonzentration haben, die aber noch eine Korrektur für den „Proteineffekt" brauchen. Für solche Geräte sollte die *Stammlösung zur Anpassung von Ionen- und Proteingehalt* ohne Kalziumkarbonat und Salzsäure zubereitet werden; *Verfahren IB,2*.

Andere Geräte des selben Typs brauchen eine Korrektur für Kalzium, dagegen nicht für den „Proteineffekt". Bei diesen sollte die *Stammlösung zur Anpassung von Ionen- und Proteingehalt* ohne das Detergenz zubereitet werden; *Verfahren IB,3*.

Weiterhin gibt es Geräte, die weder für Kalzium noch für den „Proteineffekt" eine Korrektur brauchen. Für solche Geräte sollte die *Stammlösung zur Anpassung von Ionen- und Proteingehalt* ohne Kalziumkarbonat, Salzsäure und Detergenz zubereitet werden; *Verfahren IB,4*.

Abgesehen von den verschiedenen *Stammlösungen zur Anpassung von Ionen- und Proteingehalt* werden die Verfahren IB,2, IB,3 und IB,4 genau wie Verfahren IB,1 durchgeführt.

Verfahren II
Verfahren für Meßgeräte, bei denen das Eiweiß der Serumprobe ausgefällt werden muß und die nur eine mäßige Verdünnung, z. B. 1 + 9, tolerieren.

Dieses Verfahren betrifft häufig Geräte, bei denen der Vernebler innerhalb des „Atomisierers" (des Brenners) angebracht ist.

  Reagentien: *Arbeitslösung Li2*
  Stammlösung zur Anpassung von Ionen- und Proteingehalt ohne Detergenz
  Trichloressigsäure (TCA), p.a.

Das Verfahren entspricht IB,3 oder IB,4, aber anstelle von doppelt destilliertem Wasser nimmt man zur Zubereitung des Referenzstandards Li0 9,00 ml 5,25% TCA und für den Referenzstandard Li2 8,00 ml 5,9% TCA. Die Testlösung wird zubereitet, indem man in einem Zentrifugenröhrchen 500 µl des Testserums zu 5,00 ml 5,25% TCA gibt, mischt, für 10 min stehen läßt und zentrifugiert.

Der Überstand wird in einem Meßgerät abgelesen, das für die Lithiumbestimmung mit dem Referenzstandard dieses Verfahrens justiert ist.

Verfahren III
Geräte, die für gleichzeitige Bestimmung von Natrium und Kalium im Serum oder Plasma konstruiert sind und eine verhältnismäßig hohe Li^+-Konzentration als internen Standard brauchen.

Solche Geräte tolerieren im allgemeinen eine hohe Verdünnung der Testsubstanz und liefern daher keine Probleme mit dem „Proteineffekt". Sie werden meist für eine genaue Lithiumbestimmung benutzt, indem der Kalium-messende durch den Lithium-messenden Meßkanal ersetzt und Kaliumchlorid statt Lithiumchlorid als interner Standard verwendet wird. Die Bedienungsanleitung des Herstellers wird für diesen Fall die notwendigen Details des Verfahrens mitteilen. Das Prinzip entspricht stets dem Verfahren IB,3 oder IB,4, bloß daß eine KCl-Lösung anstelle von doppelt destilliertem Wasser zur Verdünnung der Referenzstandards und der Testsubstanz benutzt wird.

Anzumerken ist, daß Verfahren III nicht bei Materialien verwendet werden sollte, in denen die Kaliumkonzentration nicht über die Homöostase kontrolliert ist, wie z. B. im Urin oder im Speichel.

Verfahren IVA
Verfahren für Geräte, die höhere Verdünnungen der Testsubstanz tolerieren, aber noch eine Hintergrundemission zeigen.

Die höhere Verdünnung führt zu einem Verschwinden des „Proteineffektes", was für das jeweilige Gerät geprüft werden sollte. In jedem Falle kann ein Verfahren der oben aufgeführten IB-Reihe benutzt werden, auch bei höherer Verdünnung.

Verfahren IVB
Verfahren für Geräte, die wie in Verfahren IVA höhere Verdünnungen der Testsubstanz tolerieren, aber keine Hintergrundemission von K, Na, Ca und Phosphat haben.

In diesem Fall betrifft der Einfluß der Begleitsubstanzen nur den Effekt, den die Ionen in der Flamme auf das Gleichgewicht (Li^+) $\rightleftharpoons$ (atomares Lithium) haben. Eine Verdünnung der Referenzstandards und der Serumtestprobe mit einer KCl-Lösung (etwa 15 mmol oder auch weniger) wird genügen, um den Ioneneffekt zu unterdrücken.

Ausgegangen wird von einem Meßgerät, das z. B. eine Verdünnung 1 + 50 toleriert:

Reagentien: *Arbeitslösung Li2*
KCl-Verdünnungslösung = Kaliumchlorid, p.a., mit doppelt destilliertem Wasser auf 15 mmol/l zubereitet

Referenzstandardlösungen
Referenzstandardlösung Li0:
500 µl doppelt destilliertes Wasser + 25,0 ml *KCl-Verdünnungslösung*
Referenzstandardlösung Li2:
500 µl *Arbeitslösung Li2* + 25,0 ml *KCl-Verdünnungslösung*
Testprobe:
50 µl Serum + 2,50 ml *KCl-Verdünnungslösung*

Solche empfindlicheren Geräte haben in dem Lithiumkonzentrationsbereich, der im Zusammenhang mit der klinischen Anwendung von Interesse ist, meist eine exakt-lineare Eichkurve. Das weitere Vorgehen entspricht dem Verfahren IA.

Angemerkt werden sollte, daß ein solches Gerät problemlos auch für die Bestimmung von Lithium im Urin und Speichel benutzt werden könnte, und zwar nach demselben Verfahren wie bei der Bestimmung im Urin mit der Atomabsorptionsmethode. Die Idee dabei ist, daß man unter Verwendung einer entsprechend starken Referenzstandardlösung eine ungefähre Bestimmung der hohen Urinkonzentration macht, und dann den Urin bis auf eine Konzentration verdünnt, die dem Konzentrationsbereich entspricht, in welchem das jeweilige Gerät nach vorherigen Messungen seine höchste Präzision und Genauigkeit hat.

Liquor

Die *Arbeitslösung zur Anpassung von Ionen- und Proteingehalt* sollte in Anbetracht der niedrigeren normalen Kaliumkonzentration im Liquor (im Mittel 3,0 mmol/l) auf K 30 umgestellt werden. Ansonsten wie beim Serum vorgehen, je nach Gerätetyp.

Atomabsorptionsmethoden

Den größten Vorzug der Atomabsorption stellt die Ausschaltung der Hintergrundemission dar, während der Ioneneffekt im Atomisierer in allerdings geringem Ausmaß noch vorhanden ist. Die spezielle Bedeutung dieser Vorteile der Atomabsorption wurde aber etwas vermindert, nachdem Emissionsgeräte mit hoher Empfindlichkeit und ohne Hintergrundemission eingeführt worden sind. In älteren Flammenabsorptionsgeräten ist der „Proteineffekt" noch vorhanden; für solche Geräte würden die Verfahren IA oder IB.1 passen.

Moderne Absorptionsgeräte gestatten eine stärkere Verdünnung der Probe, wodurch der „Proteineffekt" zurückgedrängt wird. Für solche Geräte wäre das Verfahren IVB-geeignet. In älteren Geräten kann eine höhere KCl-Konzentration in der Verdünnungslösung erforderlich sein; damit entsteht die Möglichkeit, daß das Gerät verstopft. In diesem Fall kann KCl durch NH_4Cl ersetzt werden, z. B. in einer Verdünnungslösung mit 11 mmol/l KCl + 55 mmol/l NH_4Cl (Amdisen 1975b).

Vollblut

Wegen der niedrigeren Lithiumkonzentration in Erythrozyten sollten nur empfindlichere Meßgeräte verwendet werden. Das Meßverfahren entspricht dem Verfahren IA, aber nach der letzten Verdünnung von Standardlösung und Testsubstanz mit doppelt destilliertem Wasser sollten diese sorgfältig hämolysiert werden mit Hilfe eines mechanischen Mischgerätes. Das Verfahren für Gewebeproben kann ebenfalls gut angewendet werden.

Mikromethoden

Die Möglichkeit, stärker verdünnte Proben zu verwenden, vermindert die erforderliche Menge der Testsubstanz. Darüber hinaus gestattet die moderne Ableseelektronik eine Ablesung, bevor die jeweilige Substanz in dem Meßgerät eine gleichmäßige Verteilung erreicht hat. Das heißt, man braucht ein geringeres Volumen der endgültigen Lösung und damit auch weniger von der ursprünglichen Probe. Dies ist der Vorteil der echten Mikromethoden. Die flammenlose Atomabsorptionsmethode hat eine bemerkenswert hohe Empfindlichkeit und erfordert daher noch kleinere Mengen der Testsubstanz.

Urin

Die Bestimmung der Lithiumkonzentration im Urin bringt für das Verfahren der Atomspektralanalyse zwei Hauptprobleme mit sich. Das erste Problem sind die großen und nicht voraussagbaren Schwankungen der die Messung beeinflussenden Elektrolyte Natrium, Kalium, Kalzium, Phosphat und eventuell Magnesium. Andererseits ist der Einfluß organischer Substanzen meist ohne Bedeutung. Das zweite Problem ist die häufig hohe und großen Veränderungen unterliegende Lithiumkonzentration; diese ist oft so hoch, daß die Eichkurve kurvilinear wird. Dieses zweite Problem kann gelöst werden, indem man eine vorausgehende, ungefähre Bestimmung der Konzentration durchführt und die Urinprobe dann zunächst bis auf ein Niveau verdünnt, in dem die Eichkurve linear ist. Nach der Ausfällung von Kalzium mit Kaliumoxalat und von Phosphat mit Zirkoniumoxychlorid können Emissionsgeräte mittlerer Empfindlichkeit benutzt werden. Auch dieses Verfahren ist nur brauchbar innerhalb eines eher schmalen Bereiches der Lithiumkonzentration im Urin, und man sollte nur mit zahlreichen Vorbehalten von der Genauigkeit der Messung ausgehen. Die mit solchen Geräten durchgeführte Lithiumbestimmung im Urin wird daher kaum ideal sein (Amdisen 1975b).

Meßgeräte, die Kalium als internen Standard für die Lithiumbestimmung verwenden, können zu Urinuntersuchungen nicht empfohlen werden.

Hochempfindliche Emissionsgeräte *ohne Hintergrundemission* können für die Messung im Urin hervorragend sein, wenn Verfahren IVB angewendet wird.

Bis vor kurzem gab es für die Lithiumbestimmung im Urin kein der Atomabsorptionsmethode gleichwertiges Verfahren. Dem wesentlich niedrigeren Einfluß der Ioneneffekte in der Flamme kann durch Verwendung einer KCl-Lösung zur endgültigen Verdünnung der Proben entgegengewirkt werden. Dies betrifft nur empfindliche Atomabsorptionsgeräte; für die meisten hochempfindlichen Geräte sind Verfahren IVB entsprechende Verfahrensweisen zweifellos hervorragend. Ältere Geräte benötigen üblicherweise so hohe Konzentrationen der KCl-Lösung, daß es zum Verstopfen des Gerätes kommen kann. Dieses Problem kann gelöst werden, indem etwas von dem KCl durch NH_4Cl ersetzt wird; man kann eine Verdünnungslösung mit 11 mmol KCl/l und 55 mmol NH_4Cl/l benutzen (Amdisen 1975b).

Speichel

Unter normalen Bedingungen hat der Speichel eine sehr hohe Variationsbreite von sowohl Natrium (10–25 mmol/l) als auch Kalium (15–40 mmol/l). Die speziell für Messungen im Serum bestimmten Verfahren sollten daher wohl nicht angewendet werden; statt dessen sollten die oben beschriebenen Verfahren der Lithiumbestimmung im Urin vorgezogen werden, wobei die Verdünnungsmengen an den im Speichel üblicherweise gefundenen Lithiumkonzentrationsbereich angepaßt werden. Im allgemeinen sollte die Atomabsorption bevorzugt werden.

Eine angemessene Speichelmenge wird zum passenden Zeitpunkt gesammelt und über Nacht kalt aufgehoben. Nach Zentrifugieren wird der Überstand für ein dem vorhandenen Gerät entsprechendes Verfahren benutzt.

Leukozyten

Leukozyten sollten einfach als Gewebeproben angesehen werden, d. h. für die Herstellung einer Standardlösung zur Validitätsprüfung sollte eine vergleichbare Leukozytenprobe von einem Lithium-freien Subjekt derselben Spezies benutzt werden.

Gewebeproben

Reagentien: *Stammlösung von Lithiumchlorid* 2,00 mol/l
Lithiumchlorid 20 mmol/l (hergestellt aus der *Stammlösung* durch Verdünnung 1:100 mit doppelt destilliertem Wasser)
Salpetersäure mindestens 65% p.a.

Man sollte vorzugsweise die Atomabsorption anwenden, geeignet sind aber auch hochempfindliche Emissionsgeräte ohne Hintergrundemission.

Die Grundlage des Vorgehens bei Gewebeproben ist die Verwendung des entsprechenden Gewebes eines Lithium-freien Subjekts derselben Spezies; dieses Gewebe wird zur Prüfung der Validität der Testresultate mit einer bekannten Konzentration Lithium versehen.

Die Eichkurve ist im allgemeinen kurvilinear, so daß zahlreiche Standardlösungen zur Herstellung einer Eichkurve benötigt werden:

Aus der *Stammlösung von Lithiumchlorid* (2 mol/l) werden mit doppelt destilliertem Wasser Arbeitslösungen in ausreichenden Mengen und z. B. mit den folgenden Lithiumkonzentrationen hergestellt: 0,05, 0,15, 0,30, 0,60, 1,00, 1,50, 2,00 und 3,00 mmol/l.

Referenzstandardlösungen:
Zu einem Teil, üblicherweise 5,00 ml von jeder dieser acht Arbeitslösungen, gibt man 1 ml konzentrierte HNO_3, p.a.

Diese Lösungen werden gleichzeitig mit der Standardlösung zur Validitätsprüfung und der Testprobe gekocht und danach für die Herstellung der Eichkurve und für die Prüfung des Gerätes während des Meßvorganges benutzt.

Standardlösung zur Validitätsprüfung:
Zu 0,975 Teilen von dem Lithium-freien Gewebe gibt man 0,025 Teile Lithiumchlorid 20 mmol/l. Dazu gibt man ein Teil konzentrierte HNO_3, p.a.

Diese Kontrollprobe entspricht einer Lithiumkonzentration im Gewebe von 0,50 mmol/kg Feuchtgewicht.

Testsubstanz:
Man gibt ein Teil von dem Gewebe zu einem Teil konzentrierte HNO_3, p.a.

Alle Präparate werden im kochenden Wasserbad erhitzt, bis eine klare Lösung der Gewebeproben erreicht ist und diese vom Meßgerät gelesen werden können. Die Dauer dieses Erhitzungsvorganges hängt von Art und Menge des Gewebes ab; sie kann drei bis vier Stunden betragen.

Die Eichkurve muß an jedem Arbeitstag neu vorbereitet werden.
Beachte, daß man spezielle Vernebler und Brenner verwenden muß, die starke Säure vertragen.

Der Grund, daß diese Methode trotz Verwendung wässeriger Standardlösungen ohne Anpassung an den Ionen- und Proteingehalt angewendet werden kann, besteht wahrscheinlich darin, daß der Ioneneffekt in der Flamme durch die starke Säure unterdrückt wird. Es sollte noch angemerkt werden, daß diese Methode auch für Messungen im Vollblut, in isolierten Erythrozyten und Leukozyten benutzt werden kann.

Literatur

Amdisen A (1967) Serum lithium determinations for clinical use. Scand J Clin Lab Invest 20:104–108
Amdisen A (1975a) Monitoring of lithium treatment through determination of lithium concentration. Dan Med Bull 22:277–291
Amdisen A (1975b) The estimation of lithium in urine. In: Johnson FN (ed) Lithium research and therapy. Academic Press, London New York San Francisco, p 181
Amdisen A (1977) Serum level monitoring and clinical pharmacokinetics of lithium. Clin Pharmacokinet 2:73–92
Amdisen A (1980) Lithium. In: Evans WE, Schentag JJ, Jusko WJ (eds) Applied pharmacokinetics. Applied Therapeutics, San Francisco, p 586
Amdisen A (1983) Serum level monitoring and clinical pharmacokinetics of lithium. In: Gibaldi M, Prescott L (eds) Handbook of clinical pharmacokinetics, Section IV. ADIS Health Sciences, New York, p 109
Baastrup PC (1971) Practical problems concerning lithium maintenance therapy. In: Vinař O, Votava Z, Bradley PB (eds) Advances in neuro-psychopharmacology. North-Holland, Amsterdam, p 39
Burgen ASV (1958) The secretion of lithium in saliva. Canad J Biochem Physiol 36:409–411
Caldwell HC, Westlake WJ, Schriver RC, Bumbier EE (1981) Steady-state lithium blood level fluctuations in man following administration of a lithium carbonate conventional and controlled-release dosage form. J Clin Pharmacol 21:106–109
Connelly CE, Davenport YB, Nurnberger JI, Jr (1982) Adherence to treatment regimen in a lithium carbonate clinic. Arch Gen Psychiat 39:585–588
Cooper TB, Carroll BJ (1981) Monitoring lithium dose levels: Estimation of lithium in blood and other body fluids. J Clin Psychopharmacol 1/2:53–58
Docktor WJ (1983) Creatinine clearance. In: Mungall DR (ed) Applied clinical pharmacokinetics. Raven, New York, p 349
Dwarakanath BS, Talekar SV (1978) A technical note on Li^+ estimations in solution state using Na^+ selective electrode of possible use in patients undergoing Li^+ therapy. National Institute of Mental Health and Neuro Sciences, Bangalore, India
Fähndrich E (1984) The arbitrariness of response definition in clinical trials with antidepressants. Pharmacopsychiatria 17:107–108
Fry S (1981) Lithium – analytical techniques. In: Richens A, Marks V (eds) Therapeutic drug monitoring. Churchill Livingstone, Edinburgh London Melbourne New York, p 217
Hansen HE, Amdisen A (1978) Lithium intoxication (report on 23 cases and review of 100 cases from the literature). Q J Med 47:123–144
Horncastle DCJ (1973) Atomic absorption spectrophotometry. Med Sci Law 13:3–22
Kirchhoff G, Bunsen R (1860) Chemische Analyse durch Spectralbeobachtungen. In: Poggendorff JC (Hrsg) Annalen der Physik und Chemie, 4. Reihe, Bd. 20. Barth, Leipzig, p 161
Lauritsen BJ, Mellerup ET, Plenge P, Rasmussen S, Vestergaard P, Schou M (1981) Serum lithium concentrations around the clock with different treatment regimens and the diurnal variation of the renal lithium clearance. Acta Psychiat Scand 64:314–319
Leppik IE, Cloyd J, Sawchuk RJ (1978) Coefficient of variation as measure of compliance. Lancet 2:849
Linden M (1979) Therapeutische Ansätze zur Verbesserung von „Compliance". Nervenarzt 50:109–114
Maessen FJMJ (1980) Atomic spectrometric methods and techniques for the determination of lithium in biological materials: Fundamental principles and recent advances. In: Johnson FN (ed) Handbook of lithium therapy. MTP Press, Lancaster, p 205

Müller-Oerlinghausen B (1977) 10 Jahre Lithium-Katamnese. Nervenarzt 48:483–493
Müller-Oerlinghausen B (1981) Probleme der Langzeitprophylaxe. Bibl Psychiat 161:224–236
Nielsen-Kudsk F, Amdisen A (1979) Analysis of the pharmacokinetics of lithium in man. Eur J Clin Pharmacol 16:271–277
Noack CH, Trautner EM (1951) The lithium treatment of maniacal psychosis. Med J Aust 38:219–222
Price WJ (1979) Spectrochemical analysis by atomic absorption. Heyden, London
Prien F (1983) Long-term prophylactic pharmacologic treatment of bipolar illness. Psychiatr Update 2 (Part 4):303–318
Schou M (1983) Significance of the serum lithium concentration and the treatment regimen for wanted and unwanted effects of lithium treatment. In: Gram L, Usdin E, Dahl SG, Kragh-Sørensen P, Sjöqvist F, Morselli PL (eds) Clinical pharmacology in psychiatry. McMillan, London, p 193
Schwarcz G, Silbergeld S (1983) Serum lithium spot checks to evaluate medication compliance. J Clin Psychopharmacol 3:356–358
Talbott JH (1950) Use of lithium salts as a substitute for sodium chloride. Arch Int Med 85:1–10
Thomsen K (1984) Lithium clearance: A new method for determining proximal and distal tubular reabsorption of sodium and water. Nephron 37:217–223
Trautman JK, Gadzekpo VPY, Christian GD (1983) Spectrophotometric determination of lithium in blood serum with thoron. Talanta 30:587–591
Wallin AL, Alling C, Aurell M (1982) Impairment of renal function in patients on long-term lithium treatment. Clin Nephrology 18:23–28

Handelsnamen der im Text erwähnten Pharmaka (Auswahl[1])

	Deutschland	Österreich	Schweiz
Acetazolamid	Diamox	Diamox	Diamox
Acetylsalicylsäure	Aspirin	Aspirin	Aspirin
Amitriptylin	Saroten	Saroten	Saroten
	Tryptizol	Tryptizol	Tryptizol
	Laroxyl		Laroxyl
Bromazepam	Lexotanil	Lexotanil	Lexotanil
Carbamazepin	Tegretal	Tegretol	Tegretol
Carbimazol	Carbimazol 10	Neo-Mercazole	Neo-Mercazole
Chlorpromazin	Megaphen	Largactil	Largactil
Clomipramin	Anafranil	Anafranil	Anafranil
Clopenthixol	Ciatyl	Sordinol	Sordinol
Clorgylin	∅ [2]	∅	∅
Clozapin	∅	Leponex	Leponex
Cyclophosphamid	Endoxan	Endoxan-Asta	Endoxan-Asta
Des(im)ipramin	Pertofran	Pertofran	Pertofran
Diazepam	Valium	Valium	Valium
Diclofenac	Voltaren	Voltaren	Voltaren
Diphenylhydantoin s. Phenytoin			
Dipropylacetamid s. Valproinsäure			
Disulfiram	Antabus	Antabus	Antabus
D-Penicillamin s. Penicillamin			
Ergotamin	Ergotamin Medihaler	Secupan	∅
Etacrynsäure	Hydromedin	Edecrin	Edecrin
Etretinat	Tigason	∅	Tigason
Flupenthixol	Fluanxol	Fluanxol	Fluanxol
Fluphenazin	Dapotum	Dapotum	Dapotum
	Lyogen		Lyogen
Flurazepam	Dalmadorm	Dalmadorm	Dalmadorm
Furosemid	Lasix	Lasix	Lasix
Haloperidol	Haldol	Haldol	Haldol
Ibuprofen	Brufen	∅	Brufen
Imipramin	Tofranil	Tofranil	Tofranil
Indometacin	Amuno	Indo-Arcana	Confortid
Ketoprofen	Alrheumun	Alrheumun	Alrhumat
Levodopa	Larodopa	Larodopa	Larodopa
Levomepromazin	Neurocil	Nozinan	Nozinan
Levothyroxin	Euthyrox	Euthyrox	Eltroxin

1 Die jeweils ausgewählten Beispiele für Handelsnamen stellen keine Wertung dar
2 ∅: im Handel nicht erhältlich

	Deutschland	Österreich	Schweiz
Liothyronin	Thybon	Trijodthyronin „Sanabo"	Cynomel
Lithiumacetat	Quilonum	Quilonorm	Quilonorm
Lithiumaspartat	Lithium-aspartat	∅	∅
Lithiumcarbonat	Quilonum ret	Quilonorm ret	Quilonorm ret
	Hypnorex ret	∅	Hypnorex ret
Lithiumcitrat	∅	∅	Litarex ret
Lithiumorotat	Lithiumorotat	∅	∅
Lithiumsulfat	Lithium-Duriles	∅	Lithiofor
Loperamid	Imodium	Imodium	Imodium
Maprotilin	Ludiomil	Ludiomil	Ludiomil
Methotrexat	Methotrexat	Methotrexat	Methotrexate
Methoxypsoralen	Meladinine	Oxsoralen	Oxsoralen
Methyldopa	Presinol	Aldometril	Sembrina
Methylthiouracil	Thyreostat	∅	Methiocil
Methysergid	Deseril	Deseril	Deseril
Metronidazol	Flagyl	Trichex	Flagyl
Mianserin	Tolvin	Tolvon	Tolvon
Natriumperchlorat	Irenat	Irenat	∅
Natriumvalproat s. Valproinsäure			
Nimodipin	∅	∅	∅
Oxcarbazepin	noch nicht im Handel		
Oxyphenbutazon	Tanderil	Tanderil	Tanderil
Penicillamin	Trolovol	Metalcaptase	Mercaptyl
Perchlorat s. Natriumperchlorat			
Pancuroniumbromid	Pancuronium „Organon"	Pavulon	Pavulon
Phenelzin	∅	∅	∅
Phenylbutazon	Butazolidin	Butazolidin	Butazolidin
Phenobarbital	Luminal	Agrypnal	Luminal
Phenytoin	Epanutin	Epanutin	Epanutin
Pindolol	Visken	Visken	Visken
Piroxicam	Felden	Felden	Felden
Prednison	Decortin	∅	Ultracorten
Probenecid	Benemid	Benemid	Benemid
Propranolol	Dociton	Inderal	Inderal
Propylthiouracil	Propycil	∅	Propyl-Thiouracil
Psoralen s. Methoxypsoralen			
Retinsäure (13 cis)	Roaccutan	∅	Roaccutan
Spectinomycin	Stanilo	Trobicin	Trobicin
Spironolacton	Osyrol	Aldactone	Osiven
Succinylcholin s. Suxamethoniumchlorid			
Suxamethoniumchlorid	Lysthenon	∅	Succinyl-Asta
Tetracyclin	Hostacyclin	Hostacyclin	Hostacyclin
Theophyllin	PulmiDur	Pulmidur	Euphyllin
Thiamazol	Favistan	Favistan	Tapazole
Thiouracil s. Methylthiouracil Propylthiouracil			

Handelsnamen der im Text erwähnten Pharmaka (Auswahl)

	Deutschland	Österreich	Schweiz
Thioridazin	Melleril	Melleril	Melleril
Thyroxin s. Levothyroxin			
Ticarcillin	Aerugipen	Ticarpen	Ticarpen
Tranylcypromin	Parnate	∅	∅
Triamteren	Jatropur	Jatropur	Dyrenium
Trifluoperazin	Jatroneural	Jatroneural	Terfluzine
Trijodthyronin s. Liothyronin			
Tryptophan	Kalma	∅	∅
Valproinsäure	Convulex	Convulex	Convulex
Verapamil	Isoptin	Isoptin	Isoptin
Vincristin	Vincristin Bristol	Oncovin	Oncovin

Sachverzeichnis

Abbruchkriterien 386–388
Abhängigkeit 394
Abmagerungskur 302
Absetzen der Lithiumtherapie 219, 387
Acne vulgaris 311
Akne 307
Adenylatzyklase 24, 281, 294
ältere Patienen 250
affektive Psychosen, Aminhypothese 15
– –, atypische 200–201
– –, bipolare 143
– –, Spontanverlauf 140–141
affektive Überschwemmung 225
Agammaglobulinämie 281
Aggression 203
Aggressionszustände, periodische 201, 203
aggressives Verhalten 72
Aggressivität 75
–, periodisch auftretende 196, 201, 203
Akathisie 252
Aktionspotential 36
–, Hyperpolarisation 36
Aktivität, Amphetamin-induzierte 53
–, explorative 52
–, hirnelektrische 99
–, koloniestimulierende 239
Aktivitätsrhythmus 54
akute Depression 130–135
akute myeloische Leukämie 239
akute Niereninsuffizienz 289
akuter exogener Reaktionstypus 252–253
akutes organisches Psychosyndrom 252
Aldosteron 319–320
Algorithmus 369
Alkalimetalle 106
alkalische Phosphatase im Serum 320
Alkohol 352
Alkoholismus 195
Alkoholmißbrauch 207
Alphaausprägung 83
Alphaband 88
Alphafrequenz 78
–, dominante 256
Alter 206
Altersgruppen 217
Ambivalenz 224
Amine, biogene 13–16

Aminhypothese affektiver Psychosen 15
Amitriptylin 132, 358
AMP-Dokumentation 249
Amphetamine 16
Amphetamin-induzierte Aktivität 53
– Stereotypien 53
Amplituden-Reizintensitäts-Funktion 99, 101–103
Anämien, aplastische 240
Anaesthetika 352
Analgetika 352
Analyseverfahren 415
Anankasmus 71
Angst-Glücks-Psychose 165
Anorexia nervosa 197
Anteriorisierung 78
antiaggressiver Effekt 203
Antiarrhythmica 273
Antibiotika 353
Antidepressiva 147–152, 179, 270, 350, 357–358
–, tetrazyklische 132
–, trizyklische 132
–, –, Interaktion mit Lithium 272
antidepressive Behandlung 177
antidiuretisches Hormon 242
Antihypertensiva 353
Antikörpertiter 281
–, gegen Thyreoglobulin 281
Antikonvulsiva 352, 358–365
–, orale 364–365
Antiparkinsonmittel 250
Antiphlogistika 352
Antirheumatika 209, 217, 334
aplastische Anämien 240
Arbeitsunfähigkeit 156
Arrhythmien, supraventrikuläre 269
–, ventrikuläre 269–270
arterielle Hypertonie 372
Arzneimittelwirkungen, unerwünschte 217
Arzt-Patienten-Beziehung 215, 387
Aspekt, strukturpsychologischer 224
Atomabsorptionsmethoden 419
Atomemissionsflammenphotometrie 413
atrioventrikuläre Blockierungen 265
atypische affektive Psychose 200–201

Aufmerksamkeit 98
Augenkammerwasser 110
„Augmenter" 101
Ausprägungsmaximum, Vorverlagerung 256
Außenreize, Empfindlichkeit 227
Auswärtstransport von Lithiumionen 10
Autoimmunphänomene 281–282
Autonomie, personale 71
AV-Knoten 269
AV-Block 269
Azetylcholin 16–17
Azidose, renale tubuläre 294–295

basales TSH 278
Bedingungsrelationen 61
Befunde, neurophysiologische 35–44
Begriffsanalyse 66
Begriffsebene 63
begriffslogischer Aspekt 62
Behandlung, antidepressive 177
Behandlungsabbruch 391
Behandlungsdauer 386–388
Behinderung, geistige 197
Beschwerden, psychosomatische 225
Bestimmung der Lithiumkonzentration im Urin 420
Betarezeptorenblocker 250, 353
Betawellen 78, 256
Bewegungsaktivität 51–56
Bewegungsstörungen, choreoathetotische 254
Beziehungen, eheliche 394
Beziehungsperson 224
Bikarbonatverlust 294
biogene Amine 13–16
biologische Systeme, schwingungsfähige 43
Bioverfügbarkeit 411
bipolare affektive Psychosen 143
Blickkrämpfe 259
Blockierungen, atrioventrikuläre 265
–, sinuatriale 265
Blutbild 373, 380
–, weißes 318–319
Bluckdruck 272
Blut-Hirn-Schranke 9
Blutzucker 373
Bradyarrhythmie 372
Bradykardie 209
Broca-Index 300

Cade, John F. J. 2, 117
c-AMP 25, 307
Carbamazepin 43, 128, 358
Chediak-Higashi-Syndrom 241
Chemotaxisdefekt 241

Chemotherapie 239
Chlorimipramin 132
Chlorpromazin 116
Cholin 12, 207
cholinerge Transmitter 17, 53
Chorea Huntington 235
Choreoathetose 254
choreoathetotische Bewegungsstörungen 254
Chromosomenaberrationen 326
chronisch sekretorische Diarrhoe 302
chronobiologische Aktivität von Lithiumsalzen 46
Clearance 111
–, renale 110
Clorgylin 366
Clozapin 333
Cluster-Kopfschmerz 231
„colony stimulating activity" (CSA) 319
Compliance 209, 251, 309, 349, 356, 377, 411
Computertomogramm 260
„cyclical migraine" 234

D-Amphetamin 134
Dehydratation 207
Deltawellen 256
Demenz 372
Depolarisationsgeschwindigkeit 270
Depression, akute 130–135
–, –, Behandlung mit Lithium 130–135
–, therapieresistente 132
–, unipolare 147
Depressionsbehandlung 130–135, 177
Dermatitis, exfoliative 310
Dermatologie 305–313
Desimipramin 132
Dexamethasonsuppressionstest 186
Diabetes mellitus 300, 372
Diät, natriumarme 372
„Diagnostic and Statistical Manual"-DSM III 165
Diarrhoe 302, 375, 383
–, chronisch sekretorische 302
Differentiae specificae 61
Differentialblutbild 319
Digitalis 273
Dipropylacetamid 358
Dispositionen 81
Diurese, forcierte 340–341
Diuretika 273, 334, 340, 353, 372, 386
Dopamin 14–16
Dopaminrezeptoren 20
Dosierung 373
Dosisreduktion 250
Dosiswirkungskurve 357
Drogenabhängigkeit 195
duales Modell 62
Durstgefühl 382

Sachverzeichnis

Dysphorie 197
Dysregulation, neuroendokrinologische 185–186
Dysthymie im Kindesalter 201

Ebstein-Anomalie 325
EEG 78–91, 99–103, 372
–, Alphafrequenz 78
–, Amplitudenzunahme 100
–, Amplituden-Reizintensitätsfunktion 101–103
–, Anteriorisierung 78
–, Ausprägungsmaximum 256
–, Betawellen 78, 256
–, Deltawellen 256
–, Dysrhythmien 79
–, epileptiforme Muster 256
–, evozierte Potentiale 99–103
–, fokale Veränderungen 257
–, Frequenzspektrum 79
–, Grundaktivität 78, 256
–, P-Technik 91
–, Subalphawellen 256
–, SW-Komplex 256
–, Thetaaktivität 89
–, Thetawellen 256
–, Topik 78
EEG-Veränderungen 42–43, 254–257
Effekt, antiaggressiver 203
–, neurotoxischer 209
Effekte, mutagene 326
–, neurologische 246–260
–, neuromuskuläre 246–260
–, neurotoxische 246–260
–, perinatale 325–326
–, postnatale 325–326
–, teratogene 324
eheliche Beziehungen 394
Ehepartner 391–392
eingeschränkte Nierenfunktion 111
Einwärtstransport, Lithiumionen 10
Einzelbehandlung, psychotherapeutische 229
Einzelpunktkontrolle 400
Eisen im Serum 320
EKG 264, 350, 373
Elektroden, ionenselektive 412
Elektrokrampftherapie 128, 352
Elektrolythaushalt 295
Elektromyogramm 43, 258
Elementarhilfe 339
Elimination 110–113
Eliminationshalbwertzeit 338
EMG 43, 258
Empfindlichkeit für Außenreize 227
Endorphine 103
Entbindung 372
Entdynamisierung 227

Entwicklung, expansive 224
Epilepsia partialis continua 100
Epilepsie 234–235, 372
epileptiforme Muster 256
Erbrechen, periodisch auftretendes 196
Erfolgsorientierung, hypomanische 71, 74–75
Erhaltungstherapie 138–140
Erholungsfunktion 103
Erkrankungen, kardiovaskuläre 302
–, maligne 239
–, neurologische 235–236
Erregbarkeit, kortikale 99
Ersteinstellung 373
Erwartung 98
Erythropoese 239
Erythrozyten, Lithiumkonzentration 402
–, als Modellsystem 9
Erythrozyten-Plasma-Quotient 9, 403
Eßgewohnheiten 300
evozierte Potentiale 99–103
– –, Latenz 101
– –, Latenzabnahme 99
Exanthem, makulo-papulöses 310
exfoliative Dermatitis 310
expansive Entwicklung 224
expansive Nachreifung 225
explorative Aktivität 52
extrapyramidalmotorische Wirkungen 209, 251, 332
Extrasystolen, ventrikuläre 269
extrazelluläres Kalium 35

Fahrtauglichkeit 382
Familie 394
Familiendynamik 223–236
Familientherapie 229, 396
Felty-Syndrom 240
Fertilität 326
Fettgewebsvermehrung 300
Fibrillationen 257
Filtrationsrate, glomeruläre (GFR) 385
Fingertremor 251, 382
„floppy syndrome" 325
Flupenthixoldecanoat 358
fokale Veränderungen 256
Follikulitis 310
forcierte Diurese 340–341
Forschungsebenen 27, 98
Forschungsstrategie 91
FPI 225
Freisetzungseigenschaften der Tabletten 401
Funktionen, gastrointestinale 297–302
Furosemid 353

GABA 18
GABA-Rezeptoren 41

galenische Zubereitung 107
Garrod, Sir Alfred Baring 1
Gastrinsekretion 243
gastrointestinale Funktionen 297–302
gastrointestinale Störungen 221
Gaumenspalten 324
Gedächtnis 72, 74, 380, 394
Gefühle 72
–, Variabilität 227
geistige Behinderung 197
Gemeinschaft, therapeutische 391
Genus proximum 63
Gewebedepots 110
Gewichtszunahme 221, 301, 356, 364, 382
gichtige Manie 1
Giftelimination 338–340
Gilles-de-la-Tourette-Syndrom 235
Glaubersalz 340
glomeruläre Filtrationsrate (GFR) 385
Glomerulonephritis 370
Glukagon 298
Glukoseaufnahme 298
Glukosetoleranz 299, 320
Glutamat 106
Glykogensynthese 298
Glyzin 18
„good-prognosis schizophrenia" 165
Grand-mal-Anfälle 372
Granulozytenfunktionen 240
Granulozytopenie 239
Granulozytopoese 319
Grundaktivität 78, 256
Gruppenpsychotherapie 230, 396

Haarausfall 311
Haarzelleukose 240
Hämodialyse 341–342
Haloperidol 116, 253
Halsumfang 278, 379
Handknochen 318
Harnsäurediathese 1
Haut 305–313
Helfer-T-Zellen 281
Hemmung des Knochenwachstums 204
Herpes simplex 242
Herzfunktion 269
Herzinsuffizienz 270
Herz-Kreislauf-System 264–273
Herzmuskelfaser 270
Herzmuskelschädigungen 270
hirnelektrische Aktivität 99
Hirnschädigungen 194–195
Hochdosierungen 256
Hormon, antidiuretisches (SIADH) 242
Hormone 194, 242
Hyperaktivität 52–53, 201
Hyperkalzämie 318

Hyperkinesen 254
Hyperparathyreoidismus 317–318
Hyperpolarisation im Aktionspotential 36
Hypersensitivitätsreaktion 292
Hypersomnie, periodisch auftretende 196, 235
Hyperthyreose, jodinduzierte 242
Hypertonie, arterielle 372
Hypnotika 352
Hypoaktivität 54
hypomanische Erfolgsorientierung 71, 74–75
Hypothyreoidismus 311
Hypothyreose 278, 318, 339

Ich-Funktionen 225
Imipramin 132
Immunglobulin 281
Immunsystem 241, 276–283
Impulsfortleitung 35, 37
inadäquate Sekretion von antidiuretischem Hormon (SIADH) 242
Indikationskriterien für Rezidivprophylaxe 141–143
infektiöse Komplikationen 239
Inositol 26
Insulin 298, 320
Intelligenz 98
Intelligenztest 351
Interaktion mit Familie und Freunden 394
interhemisphärale Koordination 78, 84
„International Classification of Diseases" 165
interneuronale Verschaltung 35
interstitielle Nephropathie 290
intestinale Symptome 332
Intoxikationen bei älteren Patienten 218–219
intrapsychischer Konflikt 225
intrazelluläre Kaliumkonzentration 295
intrazelluläre Kalziumionen 35
intrazelluläre Kalziumkonzentration 39
intrazelluläre Natriumkonzentration 35
In-vitro-Versuche 8
Ionenmilieu 35
ionenselektive Elektroden 412

Jodclearance 277
jodinduzierte Hyperthyreose 242
Jodstoffwechsel 280
Jugendliche 200–236

Kalium 317–318
–, extrazelluläres 35
Kalium-Kalzium-Gegentransportsystem 39
Kaliumkonzentration, intrazelluläre 295
Kaliumpermeabilität 36

Sachverzeichnis 433

Kalium-Undershoot 36
Kalmodulin 27
Kalorienzufuhr 301
Kalzium 134, 317-318
- im Plasma 295
- im Urin 295
Kalziumionen 27
-, intrazelluläre 35
Kalziumkonzentration, intrazelluläre 39
Kalzium-Magnesium-Konzentration 134
kardiale Nebenwirkungen 264
Kardiotoxizität 273
kardiovaskuläre Erkrankungen 302
kardiovaskuläres System 264
katamnestische Untersuchungen 152-159
katatone Zustände 202
katecholaminerge Transmitter 53
Killerzellen 281
Kinder 200-236
Kinderpsychiatrie 200-236
Knochen 110
Knochenmark 339
Knochenmarkschädigung, strahleninduzierte 241
Knochenveränderungen 318
Knochenwachstum, Hemmung 204
Kochsalzinfusion 110
Körpergewicht 297-302, 318, 379
Körpergröße 318
Körpertemperatur 49
Körperwasser 207
Koffein 248
Kognition 98
Kohlenhydratstoffwechsel 297-302
Kollege, unerfahrener ärztlicher 334
koloniestimulierende Aktivität 239
Kombination Lithium-Neuroleptika 127, 253
Kombinationstherapie 347
Kompartimente 109
Komplikationen, infektiöse 239
Konflikt, intrapsychischer 225
Kontraindikationen 370-372
Kontrollintervalle 376
Kontrolluntersuchungen 375
Koordination, interhemisphärale 78, 84
kortikale Erregbarkeit 99
Kortisol 319-320
Krampfanfälle 234
Kreatinin im Serum 218, 373
Kreativität 395
Krisen, thyreotoxische 242
Künstler 395

Ladungsdichte von Lithiumionen 7
Laktation 324
Lange, Carl 1-2
Lebensgewohnheiten 251

Lebensqualität 393
Lebenssituation 186
Lebererkrankungen 364
Leck in der Membran 9
Legierungspsychose 165
Lehrbücher, psychiatrische 391
Leistungsminderung 88
Leukämie, akute myeloische 239
-, myeloische 372
Leukopenien beim Felty-Syndrom 240
Leukozyten 307, 318
Leukozytenzahl 380
Linksschenkelblock 272
Lipowitz, A. 1
Liquor 109
Lithium in Erythrozyten 9, 351
- in Gewebeproben 421
- im Knochen 110
-, Kombination mit Neuroleptika 127
- in Leukozyten 42
- im Liquor 109
-, neurotoxische Effekte 209, 253
- in der Niere 110
- in der Schilddrüse 110
- im Speichel 110, 421
- im Vollblut 420
Lithiumadipat 106
Lithiumaspartat 106, 373
Lithiumauswärtsstrom 38
Lithiumazetat 106, 374
Lithiumbabyregister 325
Lithiumbedarf 216-217
Lithiumbehandlung, s. Lithiumtherapie
Lithiumclearance 111, 340, 406
- bei älteren Patienten 208
Lithiumeinwärtsstrom 37
Lithiumelimination 110-113
Lithiumintoxikation 288, 325, 329-335, 379, 383
-, Häufigkeit 330
-, Natriumsubstitution 340
-, Symptome 331-332
Lithiumionen, Auswärtstransport 10, 38
-, biochemische Effekte 5-29
-, Einwärtstransport 10, 37
-, Ladungsdichte 7
-, passive Diffusion 10
-, Periodensystem 7
-, zellphysiologische Effekte 5-29
Lithiumkarbonat 374
Lithiumkonzentration in Erythrozyten 9, 402
- im Liquor 406
- im Urin 405, 420
Lithiumnephropathie 290
Lithiumorotat 106
Lithiumpräparat 411

Lithiumprophylaxe im Alter 207
–, Mißerfolge 215
–, Wirksamkeit 215
Lithiumquotient 9
Lithiumresorption 338
Lithiumretention 109
Lithiumsalze, antiaggressiver Effekt 203
–, chronobiologische Aktivität 46
–, wasserlösliche 106
–, Wechselwirkungen 347–353
Lithiumsulfat 106, 374
Lithiumserumkonzentration 294
Lithiumserumspiegel 215, 375
–, Schwankungsbreite 216
–, standardisierter 375
Lithiumtagesdosis 216
Lithiumtherapie, Absetzen 219
–, akute Depression 130–135
–, extrapyramidalmotorische Wirkungen 251
–, Interaktion mit trizyklischen Antidepressiva und Neuroleptika 272
–, Nebenwirkungen 221
–, neurologische Effekte 246–260
–, neuromuskuläre Effekte 246–260
–, neurotoxische Effekte 246–260
Lithiumtransport 9–11, 35, 37
–, durch Bikarbonat stimulierbarer 9
–, Erythrozyten als Modellsystem 9
Lithiumverteilung 109–110, 338
Lithiumwirkung, serotonerge 14, 103
Lithiumzitrat 106, 302
Lösungsverhalten 411
L-Tryptophan 132
Lupus erythematodes 310
Lymphozyten 319
Lymphozytopoese 241

Magensaft, pH-Wert 107
Magenschmerzen 302
Magenspülung 340
Magnesium 134, 317–318
MAK 281
Makrobereich 65
Makrophagen 239
makulo-papulöses Exanthem 310
maligne Erkrankungen 239
Manie 116–128
–, gichtige 1
Maniebehandlung 116–128
manisch-depressive Psychosen, Verlaufscharakteristika 140, 173–181
MAO-Hemmstoffe 350
Maprotilin 358
Massenspektometrie 412
Mattigkeit 380
Megakaryozytopoese 239
Melatoninsekretion 47

Membranphysiologie der Nervenzelle 37
Membranpolarität 36
Membrantransportmechanismen 9
Merkfähigkeit 380
Methyldopa 353
Methysergid 232
MHPG 134
MHPG-Ausscheidung im Urin 49
Mianserin 358
Migräne 233–234
Mikrobereich 65
Mikromethoden 420
Minimalläsion 287
Minirin-Test 272
Mißbildungen 324
MMPI 134, 188
Modell, duales 62
–, psychologisches 71
Modelle manischer und depressiver Prozesse 62, 130
Modellsysteme 8
–, Erythrozyten als 9
–, subzelluläre 8–9
–, zelluläre 8
monoaminerge Neurotransmitter 51
Monoaminooxidaseinhibitoren 132
monosynaptischer Reflex 37
Morbus Addison 372
Morbus Menière 234
Morbus Parkinson 235, 252, 372
Mortalität 302
Mortalitätsrate 270
Motivation 98
Müdigkeit 380
Multimedikation 347
Multiple Sklerose 236
Muskeldehnungsreflexe 257
Muskelfaszikulationen 257
Muskelmasse 207
Muskelrelaxantien 352
muskuläre Schwäche 257, 258
Muster, epileptiforme 256
mutagene Effekte 326
Muttermilch 324
Myasthenia gravis 258, 371
myeloische Leukämie 372
– –, akute 239
Myokardinfarkt 370
Myoklonien 100
Mythos, therapeutischer 3

Nabelschnurblut 324
Nachreifung, expansive 225
Na^+-Li^+-Gegentransportsystem 9
Narkose 372
Nationaleinkommen 156
Natrium 317–318

Sachverzeichnis

natriumarme Diät 372
Natriumbilanz 110
Natrium-Kalium-ATPase 9
Natrium-Kalium-Pumpe 39
Natrium-Kalzium-Austauschsystem 39
Natriumkonzentration, intrazelluläre 35
Natrium-Lithium-Gegentransportsystem 9
Natriumpermeabilität 36
Natriumretention 320
Natriumsubstitution bei Lithiumintoxikation 340
Natriumvalproat 358
Nebennierenrindenfunktion 319-320
Nebenschilddrüsenfunktionen 317-318
Nebenwirkungen 221, 394
-, kardiale 264
Nephropathie, interstitielle 290
-, toxische 286
nephrotisches Syndrom 287
Nervenärzte, niedergelassene 212
nervenärztliche Praxis 211-221
Nervenleitgeschwindigkeit 40, 258
neuroendokrinologische Dysregulation 185-186
Neurohormone 15-19
Neuroleptika 121-126, 147-152, 270, 333, 350-351, 358
-, Interaktion mit Lithium 272
-, Kombination mit Lithium 127, 253
neurologische Effekte der Lithiumbehandlung 246-260
neurologische Erkrankungen 235-236
neurologische Störungen 207
neurologische Symptome 331-332
neuromuskuläre Effekte der Lithiumbehandlung 246-260
neuromuskuläre Symptome 332
Neuronenaktivierungsmethode 412
Neurophysiologie 78-91
-, tierexperimentelle 35-44
neurophysiologische Befunde 35-44
neurotoxische Effekte der Lithiumbehandlung 209, 246-260
Neurotoxizitätszeichen 252
Neurotransmitter, monoaminerge 51
Neurotransmittersysteme 42
Neutropenie, zyklische 240
niedergelassene Nervenärzte 212
Niere 110
Nierenfunktion 286-295, 384
-, eingeschränkte 111
Niereninsuffizienz 293
-, akute 289
Nierenleistung 207
Nierenversagen 370
Nimodipin 43
„Non-Responder" 158, 356, 364

Noradrenalin 14-16
Nystagmus 258

Objektbeziehung 224
Oedeme 301
Operation 372
Opiate 352
Opiatrezeptoren 22
orale Antikonvulsiva 364-365
Ordentlichkeit 74
organisches Psychosyndrom 235
- -, akutes 252
- -, hirndiffuses 259
Oszillatoren 46
Oxcarbazepin 358
Oxprenolol 250

Papillenödem 259
Parathormonsekretion 318
Patienten, ältere 250
Patientendatei 375
peptischer Ulkus 302
perinatale Effekte 325-326
Periodensystem 7, 106
periodisch auftretende Aggressivität 196, 201, 203
periodisch auftretende Hypersomnie 196, 235
periodisch auftretendes Erbrechen 196
Periodizität 46
Peritonealdialyse 341
Persönlichkeit, prämorbide 180-181
Persönlichkeitseigenschaften 60, 73-75
Persönlichkeitsmerkmale 99
Persönlichkeitszüge, s. Persönlichkeit
-, s. Persönlichkeitseigenschaften
personale Autonomie 71
Phänomene, psychologische 99
Pharmakokinetik 106-113, 338
Phasenfrequenz 141
Phasenverzögerung 47
Phosphatase, alkalische, im Serum 320
Phosphatidylinositol 26
Phospholipide 26
Photosensoren 414
pH-Wert des Magensaftes 107
Pindolol 250
plazentare Schranke 324
Polydipsie 221
polysynaptischer Reflex 37
Polyurie 221, 290, 293
postnatale Effekte 325-326
postsynaptische Potentiale 37
Potentiale, evozierte 97-103
-, -, Latenz 97, 101
-, postsynaptische 37
-, somatosensorisch evozierte (SEP) 42
-, steile 256

Potenz 326
PQ-Zeit 269
Prädiktoren 82, 91, 100, 134, 183–189
prämenstrueller Spannungszustand 197
prämorbide Persönlichkeit 180–181
Präparate 373, 411
Praxis, nervenärztliche 211–221
Prednison 232
Primärpersönlichkeit 64
Prolaktinsekretion 186
Propanolol 43, 250
Prophylaxemißerfolge 215
Prostaglandine 19
Prozeß, evolutionärer 64
–, involutionärer 64
Prozesse, depressive 62
–, familiendynamische 223–236
–, kognitive 72
–, manische 62
–, psychodynamische 223–236
Pseudodemenz 207
pseudoneurotisch 225
Pseudotumor cerebri 259
Psoriasis vulgaris 306, 371
psychiatrische Lehrbücher 391
Psychodynamik 223–236
Psychologie 63
psychologische Modelle 71
psychologische Phänomene 99
psychologische Variablen 134
psychomotorische Unruhe 124
psychomotorisch-kognitive Symptome 331
psychoorganische Störungen 372
Psychopathologie 63
Psychophysik 61
Psychose, atypische affektive 200–201
–, bipolare affektive 143
–, manisch-depressive 140, 173–181
–, –, Verlaufscharakteristika 173–181
–, reaktive 165
–, schizoaffektive 127, 164, 189
–, schizophreniforme 165
–, zykloide 165
psychosomatische Beschwerden 225
Psychosyndrom, organisches 235
–, –, akutes 252
–, –, hirndiffuses 259
psychotherapeutische Einzelbehandlung 229
P-Technik 91

Radiojodspeicherung 277
Radiojod-Zweiphasentest 280
Rapid cycler 176–177, 179–180, 189
Rapid cycling 179–180
Reagibilität 99
–, zerebrale 103
Reaktionstypen 78, 81

Reaktionstypus, akuter exogener 252–253
reaktive Psychose 165
Rechnerprogramme 377
„Reducer" 101
Reflex, monosynaptischer 37
–, polysynaptischer 37
Refraktärzeit 270
regressive Verarbeitung 225
Reizbarkeit 203
Relationalität 64
„remitting schizophrenias" 165
renale Clearance 110
renale Symptome 332
renale tubuläre Azidose 294–295
Renin-Angiotensin-System 320
Repolarisationsveränderungen 265
Research Diagnostic Criteria 166
Resorptionsphase 107
„Responder" 158
Retardformen 108
Resorption von Lithium 338
Retardpräparate 375
Retention von Lithium 109
Rezeptorsensitivitätsänderungen 23
Rezidivprophylaxe 138–140
–, Indikationskriterien 141–143
Rezidivrisiko 184
Rheumatismus 2
Rhythmik, zirkadiane 113
Rigidität der Muskulatur 252
Risikopatienten 185, 273, 380
Rollen 227, 395
rudimentäre Symptomatik 65
Rückfallfrequenz 141
Rückzugsverhalten 225
Ruhemembranpotential 36

Säure-Basen-Haushalt 294
Samenflüssigkeit 326
Schädigung, teratogene 370
Schilddrüse 110
Schilddrüsenfunktionen 53, 276–283, 384
Schilddrüsenstatus 377
schizoaffektive Psychose 127, 164, 189
Schizophrenie 192–194
– im Kindesalter 203
schizophreniforme Psychose 165
Schlaf-Wach-Rhythmus 47
Schranke, plazentare 324
Schrittmacher 273
Schuldgefühle 224
Schwäche, muskuläre 257
Schwangerschaft 323–327, 372, 386
Schwellensituationen 224, 228
schwingungsfähige biologische Systeme 43
„Second messenger"-Systeme 24
Sedativa 352

Sachverzeichnis

Sekretion von antidiuretischem Hormon (SIADH), inadäquate 242
Selektionskriterien 142, 183-189, 369
serotonerge Lithiumwirkung 103
Serotonin 14-16
Serotoninhypothese 130, 132
Serotoninrezeptoren 22
Serumkortisol 319
Serumkreatinin 218
Serumparathormonspiegel 318
Serumspiegel 215
-, Maxima 108
-, Schwankungsbreite 216
„Sick-Sinus"-Syndrom 372
sinuatriale Blockierungen 265
Sinusbradyarrhythmie 269
Sinusknoten 265
Sinusknotendysfunktionen 269
Situation, soziale 391
somatosensorisch evozierte Potentiale (SEP) 42
soziale Situation 391
soziales Wohlbefinden 392
Spätdyskinesien 235, 252, 254
Spannungszustand, prämenstrueller 197
Speichel 110
spektralphotometrische Methode 413
Spermatozoenmotilität 326
spezifisches Medikament 192
Spiegelmethode 152
Spironolakton 353, 366
Spontanaktivität 51-52
Spontanbildung 65
- rudimentärer Symptome 70
Spontanverlauf affektiver Psychosen 140-141
„steady state" 110
steile Potentiale 256
Stereotypie 52-53
-, Amphetamin-induzierte 53
Stillen 372
Stimmung 72
Störungen, extrapyramidalmotorische 209
-, gastrointestinale 221
-, neurologische 207
-, psychoorganische 372
-, zerebelläre 371
strahleninduzierte Knochenmarkschädigung 241
Streß 248
Striatum 254
Strukturierungsfähigkeit 60, 75
Strukturierungsschwäche 64, 71
strukturpsychologischer Aspekt 224
Struma 221, 277
Stuhlentleerung 302
Stuhlkonsistenz 302, 375

stuporöse Zustände 202
Subalphawellen 256
Subintoxikation 379
Subsensitivität 19
Substanz P 19
subzelluläre Modellsysteme 8-9
Suizidversuch 337
Supersensitivität 20
Suppressorzellaktivität 241
Suppressor-T-Zellen 281
supraventrikuläre Arrhythmien 269
Symptome, extrapyramidalmotorische 332
-, intestinale 332
-, neurologische 331-332
-, neuromuskuläre 332
-, psychomotorisch-kognitive 331
-, renale 332
-, zerebelläre 332
Syndrom, nephrotisches 287
System, dopaminerges 251
-, kardiovaskuläres 264
-, zirkadianes 43
SW-Komplexe 256
Symptomatik, rudimentäre 65
-, -, Spontanbildung 67

Tageszeit 113
TAK 281
Talgexkretion 309
Taschenbücher 373
teratogene Effekte 324
teratogene Schädigung 370
tetrazyklische Antidepressiva 132
therapeutische Gemeinschaft 391
therapeutischer Mythos 3
Therapieabbruch 387
therapieresistente Depressionen 132
Thetaaktivität 89
Thetawellen 256
Thiamazol 242
Thiaziddiuretika 353
Thioharnstoffderivate 281
Thioridazin 253, 333, 351
Thyreoiditis 281
Thyreotoxikose 277
thyreotoxische Krisen 242
Thyroxin 278
tierexperimentelle Neurophysiologie 35-44
Tierversuche 7, 35-44
T-Lymphozyten 288
Torticollis spasticus 235
toxische Nephropathie 286
„traits" 81
Transmitter, cholinerge 17, 53
-, katecholaminerger 53
Transport, s. Lithiumtransport

Transportmechanismen, transmembranale 35
Tremor 221, 247–251, 350
Triebimpulse 224
Trijodthyronin 278
Trinkverhalten 300
trizyklische Antidepressiva 132
– –, Interaktion mit Lithium 272
Tryptophan 13
TSH, basales 278
– im Serum 373
TSH-Konzentration 186
Tubulusfunktionsstörungen 293–295
Tubulusveränderungen 290
Typus melancholicus 71
Tyrosin 13
T-Zell-Kolonienbildung 241

Übelkeit 302
Über-Ich 224
Überschwemmung, affektive 225
Ulkus, peptischer 302
Ulkusprophylaxe 243
Ulzerationen 310
unerfahrener ärztlicher Kollege 334
unerwünschte Arzneimittelwirkungen 217, 380
Unruhe, psychomotorische 124
Untersuchungen, katamnestische 152–159
Urämie 289
Ure, Alexander 1

Valproat 43, 358
Variabilität der Gefühle 227
Variablen, psychologische 134
Vasopressin 294
ventrikuläre Arrhythmien 269–270
ventrikuläre Extrasystolen 269
Veränderungen, fokale 256
–, zirkadiane 113
Verapamil 43, 353
Verarbeitung, regressive 225
Verhalten, aggressives 72
Verhaltensstörungen im Kindesalter 201
Verlaufscharakteristika manisch-depressiver Psychosen 173–181

Verschaltung, interneuronale 35
Verteilung von Lithium 109, 338
Verteilungsgleichgewicht 110
Verwirrtheit 254
Verwirrtheitspsychose 165
Vigilanzminderung 78
Vigilanzregulierung 79
visuelle Wahrnehmung 72, 74
Voruntersuchungen 372–373

Wachaktivität 88
Wahrnehmung, visuelle 72, 74
Wahrnehmungsprozesse 99
Wassereinlagerung 300
Wasserhaushalt 293
wasserlösliche Lithiumsalze 106
Wasserrückresorption 294
Wechselwirkungen 347–353
weißes Blutbild 318–319
Wirksamkeit der Lithiumprophylaxe 215
Wirkungen, extrapyramidalmotorische 251
–, unerwünschte 380
Wirkungsmechanismus 60
Wohlbefinden, soziales 392

Zeitgeber 46
„Zeitgeist" in der Psychopharmakologie 54
Zellerregbarkeit 35
zelluläre Modellsysteme 8
zerebelläre Störungen 371
zerebelläre Symptome 332
zerebrale Reagibilität 103
Zerebralsklerose 372
zirkadiane Rhythmik 113
zirkadiane Veränderungen 113
zirkadianes System 46
Zubereitung, galenische 107
Zusatzmedikation 348
Zustände, katatone 202
–, stuporöse 202
Zwangsdiurese 294
Zweikompartimentenmodell 338
zyklische Neutropenie 240
Zyklo-AMP 24
zykloide Psychose 165
Zyklustyp 175

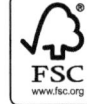

MIX
Papier aus verantwortungsvollen Quellen
Paper from responsible sources
FSC® C105338

If you have any concerns about our products,
you can contact us on
ProductSafety@springernature.com

In case Publisher is established outside the EU,
the EU authorized representative is:
**Springer Nature Customer Service Center GmbH
Europaplatz 3, 69115 Heidelberg, Germany**

Printed by Libri Plureos GmbH
in Hamburg, Germany